U0213197

髋关节伤病学

黄克勤　顾志华　高瑞亭　主编

北京科学技术出版社

图书在版编目(CIP)数据

髋关节伤病学/黄克勤,顾志华,高瑞亭主编. —北京:北京科学
技术出版社,2014.9
ISBN 978 - 7 - 5304 - 7303 - 0

Ⅰ.①髋… Ⅱ.①黄…②顾… ③高… Ⅲ.①髋关节 – 关节
疾病 – 诊疗 Ⅳ.①R648

中国版本图书馆 CIP 数据核字(2014)第 152753 号

髋关节伤病学

主　　编:黄克勤　顾志华　高瑞亭
策　　划:尤玉琢
责任编辑:张青山
责任校对:贾　荣
责任印制:李　茗
出 版 人:曾庆宇
出版发行:北京科学技术出版社
社　　址:北京西直门南大街 16 号
邮政编码:100035
电话传真:0086 - 10 - 66135495(总编室)
　　　　　0086 - 10 - 66113227(发行部)　0086 - 10 - 66161952(发行部传真)
电子信箱:bjkjpress@ 163. com
网　　址:www. bkydw. cn
经　　销:新华书店
印　　刷:三河国新印装有限公司
开　　本:787mm × 1092mm　　1/16
字　　数:516 千
印　　张:25
版　　次:2014 年 9 月第 1 版
印　　次:2014 年 9 月第 1 次印刷
ISBN 978 - 7 - 5304 - 7303 - 0/R · 1782

定　　价:80. 00 元

本书由多年从事高校教育、科研和临床实践的三位老专家共同完成。他们异途同向,二十余年间,完成国家和省、部级自然基金项目及应用研究课题十余项。本书的主要内容包括在多种刊物发表及在国内、国际学术会议交流的论文 42 篇,连同部分实验结果。

笔者采用有限元法、激光全息、散斑云纹、红外光谱、电声仪器、试验机等计算和实验方法,探讨了髋关节多种受力状态,并对骨电性质及力电效应等做了实验观察。进而探讨了股骨头坏死的病因、病理变化过程,探索髋关节伤病疗法应遵循的一般规律。通过观察髋关节结构特征、力学及物理特性的改变,了解病变情况。

根据骨的生物力学特性,笔者在大量临床和实验基础上提出了"骨折治疗的弹性固定准则",即 G·M 准则,尚天裕等老专家称之为"骨伤科学新理论";并提出"髋关节修复与再造准则"(简称 H·G 准则)及 H·G·G 法则。这些准则既是髋关节伤病疗法以及器械设计、实验观察等应掌握的指导原则,也是衡量髋关节伤、病疗法是否符合生物力学基本原则的客观标准。

本书还介绍了笔者按上述标准研制的单臂式外固定器、测力式骨科固定器等一批新型矫形及外固定器械,另外对多种不同固定方式器械优劣做了理论和实验对比。本书后半部分着力阐述了中医学理论和骨伤生物力学原理双重效应叠加而创立的"股骨头坏死新疗法",并对生物体广义功能适应性做了阐述。髋关节伤、病诊治是一项复杂的系统工程,本书力求既重视理论探讨,又有很强的实用性和新颖性。

本书适于骨科医师、研究生和医疗器械专业技术人员阅读,也可供物理、力学、生物学研究生选读,或供有一定理工科知识基础的自学者参考。

编 者 名 单

主　编　黄克勤　顾志华　高瑞亭

副主编　郎凤萍　黄　辉　黄永勋

编　委　（以姓氏笔画为序）

　　　　　石志刚　何金国　陈燕萍　郎凤萍

　　　　　赵英君　顾志华　高　亮　高瑞亭

　　　　　黄　宏　黄　辉　黄永勋　黄克勤

　　　　　黄柏勋　路　阳　蔡文仪

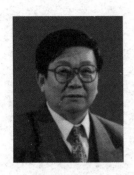

黄克勤

国务院政府特殊津贴获得者

吉林省名中医

吉林省英才

北京市知名中医专家、教授

中国民间中医医药研究开发协会常务副会长

世界中医骨伤联合会常务副主席

中华骨伤医学会副会长

中国人才研究会骨伤人才分会全国高等中医院校教育研究会常务副会长

中国人才研究会骨伤人才分会全国股骨头坏死学术委员会执行主任委员

全国骨伤人才法制学术委员会执行主任委员

世界中医联合会理事

中华中医药学会会员

1605388 中医中药专业咨询台股骨头坏死专科咨询专家

全国民营中医院院长工作委员会委员

中国医促会中老年保健专业委员会常务理事

曾任深圳大学骨伤推拿专业教授

曾任北京针灸骨伤学院骨伤系客座教授

国际华佗中医学院教授

北京皇城股骨头坏死专科医院院长

北京皇城股骨头坏死研究所所长

吉林市股骨头坏死专科医院院长

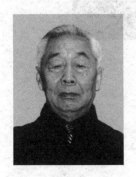

顾志华

国务院政府特殊津贴获得者

河北"科技群英"

河北省有突出贡献的科技专家

中国力学学会理事

全国骨伤外固定学会副理事长

全国生物力学专业委员会委员

中国人才研究会骨伤人才分会副会长

北京针灸骨伤学院原客座教授

《医用生物力学》杂志编委

河北省力学学会副理事长
河北省骨伤外固定学会顾问
河北省生物医学工程学会常务理事
河北省医疗器械专家组成员
河北省骨科系统工程研究中心主任
河北省科学院研究员

天津大学力学系教授
天津大学生物力学研究室主任
天津大学力学系硕士生导师
天津市力学学会生物力学学科组组长
全国骨伤外固定学会常务理事
全国骨伤外固定技术学会副理事长
北京皇城股骨头坏死专科医院基础理论部研究员
《医用生物力学》杂志编委

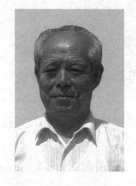

高瑞亭

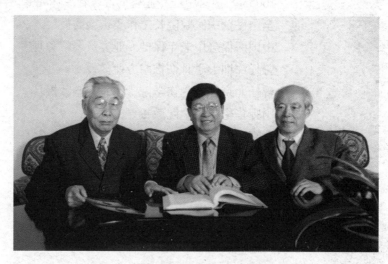

三位主编合影
顾志华(左),黄克勤(中),高瑞亭(右)

　　髋关节是人体最大的双面球形关节,一旦受损不仅给患者带来极大痛苦,也会给社会带来沉重的负担。随着科学技术的高速发展,由外伤等因素引起的髋关节伤病的发病率逐年升高。如何科学、有效并且尽量损伤小地治疗髋关节伤病,成为医学领域深入研究的课题之一。

　　人类在任何层面上研究生命现象都有"还原论""物理决定论"和"整体观""系统观"两种不同的立场和方法。在这两种理论的指导下,对髋关节伤病的治疗,世界上已形成两大趋势:一种是对技术工具的依赖,认为工具乃是人体器官的完美延伸,故此,形成了置换人工关节假体替代等手术疗法;另一种是在中医学指导下,研究人体功能状态下及各种运动方式相互作用,促进自我发展、自我和谐,激发生物体固有的修复属性,在生物学修复过程中保持髋关节结构的完整性,促进髋关节功能适应性重建,再现髋关节功能,以提高患者生活质量为治疗目的的中医疗法。

　　本书着重介绍了作者长期从事中医治疗髋关节伤病的临床体会和经验,图文并茂,理论和实践密切结合。书中存在很多不足,敬请同行批评指正!

黄克勤

2013 年 7 月 6 日

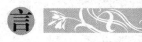

　　本书是笔者从事髋关节伤、病非手术疗法研究和实践二十余年的成果汇集。期间笔者曾先后承担国家和省、部自然科学基金及应用研究课题十余项,除进行理论探讨和实验研究外,还做了大量临床观察。二十余年来,笔者曾在《中国生物医学工程学报》《医用生物力学》《中华骨伤科杂志》《中医杂志》等多种刊物发表及国际、国内学术会议交流相关文章 40 余篇。本书髋关节损伤非手术疗法部分,近乎是研究成果的汇集。书中内容包括髋关节伤、病两部分,对后者论述较多。我们深知,所得结果是初步的、探索性的,但仍希望能与读者见面,听到反馈或起到互补的效果。

　　本书研究对象虽然比较单一,但使用的方法较多、涉的知识面较广。为方便读者,笔者将涵盖书中内容的两个问题首先加以介绍,希望能有助于读者对本书的理解。

一、对髋关节伤、病的研究是一项系统工程

　　我们对髋关节伤、病研究大体分四个层次。

　　(一)对髋关节功能结构及力学、物理性质研究

　　笔者采用有限元、激光全息、散斑云纹、电测等计算和实验方法,首先对髋关节的受力状态等做了研究,并对骨的压电性、动电现象、电磁场对正常骨组织影响、电极成骨等骨内电性质及力电效应等进行了探讨。其目的,一方面为疗法和医疗器械设计提供理论依据;另一方面是可通过髋关节正常功能、力学和物理性能的改变,了解其病变情况。

　　(二)股骨头坏死病因、病理变化过程研究

　　在股骨头坏死治疗上为什么没有寻找到一个普遍有效的疗法呢? 究其原因,主要是其病因不明。在病因学方面,多数学者同意"血管学说",于是一些学者设计了多种血管植入术,但到目前为止,是否由此能真正建立局部血循环,从而增加股骨头血流量尚有待观察。1979 年 Gershuni 报道了与"血管学说"相左的"股骨头过度增长论"。1968 年,Tachjian 提出"关节内压增高"理论。1982 年,Green 等提出"骨内压增高"说。正如缺血是病因还是后果一样,仍是不确定的问题。Kleinman 等还提出"血黏度"说,但与股骨头坏死两者间也未发现相关性,不一而论。

　　股骨头坏死病因、病理过程的研究可以从不同学科的多个角度进行,我们从骨科生物力学观点做了初步探讨。

　　笔者认为,多种原因如机械的、药物的、栓塞、特异等均可引起股骨头内部或边缘微

观区域产生力学性质和(或)结构的改变。从变性区域看是微观的,在某一处或多处同时或连续发生。一般情况下,某些微观区域的变化若外因是一时性的,因骨组织有较强修复能力,便可自行修复到正常态,若外因较长时间存在,则微小区域力学性质和结构得不到良性改变。无论是何种形式的改变,在该区域都将出现应力集中现象,该区域的受力可能远超过其正常承受能力。这时,微观损伤将扩大,出现相应的力学性质和(或)结构改变,日积月累骨组织将形成宏观区域变化。

与此同时,血管床遭破坏,血循环受阻,使受损骨组织的修复失去物质基础,当病变面积超过一定限度(5%~10%),便形成临床认为的股骨头坏死。

由此可见,从骨科生物力学观点看,造成微观损伤的原因可能不止一个,但发展到股骨头坏死,一般与应力集中不无关系。

所以,对股骨头坏死的治疗,必须同时考虑受损骨结构修复及血运两方面,两者是相辅相成的,没有骨结构的修复便无血管床,血循环系统不可能得到修复;同样没有血运,骨组织得不到应有的物质供应,也不可能使坏死股骨头得到修复。

(三)动物实验、临床观察及疗效分析

为验证基础理论在临床应用上的可信度,并为医疗器械研制和疗法设计提供依据,笔者在实施过程中还曾进行过多个实验验证,其中包括:中药方剂的动物实验观察;电磁场对骨重建影响的动物实验;力对骨愈合影响的动物实验与临床观察;骨的压电性及动电现象实验;电极对骨重建影响的动物实验;激光全息观察股骨头受力变形;散斑云纹法测量股骨头剖面的面位移;骨与骨针摩擦力的实验研究;功能锻炼对骨愈合影响的实验观察;股骨头坏死疗法的生物力学研究;骨针的不同几何形状对股骨颈骨折固定稳定影响的实验研究;股骨颈骨折双针固定支撑杆远端约束力稳定性实验观察;股骨颈骨折针型固定疗法骨伤生物力学研究;夹板、布带、肢体间摩擦力实验研究;双针固定股骨颈骨折的实验研究;股骨头坏死治疗仪的动物实验研究与临床观察;"股骨头坏死新疗法"的疗效分析等。

上述实验给我们提供了许多有价值的数据。结合多年的临床观察、病例分析,为临床疗效的进一步提高奠定了较好基础。

(四)在实验研究和临床观察基础上寻求髋关节伤、病疗法的一般规律

笔者根据骨的生物力学特性并在大量临床和实验基础上提出了"骨折治疗的弹性固定准则",也称顾孟准则,即 G·M 准则和"髋关节修复和再造准则"(简称 H·G 准则)即黄顾准则,以此作为设计髋关节伤、病疗法的理论依据,也即疗法设计掌握的基本原则。笔者还提出 H·G·G 法则,它是我们在股骨头坏死治疗中遵循的一般规律。对 G·M 准则,尚天裕教授等曾给予较高评价,认为是"骨伤科学中的新理论"。

这些"准则"和"法则"是我们实验研究和大量临床观察的总结,也是我们用以指导临床、实验、疗法选择、器械设计等遵循的指导原则和掌握的一般规律。我们应既将它们用以指导临床实践,又在临床实践中使之不断得到完善。

由上述介绍可知,我们之所以把髋关节伤、病学研究称为"系统工程",就是笔者对髋关节伤、病的治疗,不只是一方一药、盲目地、不自觉地"摸着石头过河",而是首先用当代科学技术认识髋关节的功能结构、力学及物理性质,尤其是生物力学特征;继而了解其病因、病理过程;在此基础上总结其一般规律和应掌握的基本原则,进而提出治疗方法和研制检测手段及相关医疗器械;再通过动物实验验证其可信度;并不断分析其疗效,积累临床数据和经验。

在实施的全过程还要不断加深对骨组织性质的认识,提高实验水平,完善治疗方法、检测方法和多种医疗手段,进一步提高疗效。

由此可以看出,非侵入性髋关节伤、病的诊治是一种全方位的、系统的、自觉的治疗方法,关系着从骨的组织结构,力学性质,检测和医疗器械研制,到具体疗法的理论分析、实验等全过程,所以称之为"系统工程"。

二、中医学与现代科技并重

（一）为什么选择中医疗法

1. 中医学是中华民族生存发展的守护神　所谓中医,简单说即是在中医理论指导下,对病证应用辨证施治方法,采用中药（或其他工具、器械）来防治疾病的医学。

中医植根于我国传统文化,几千年来中华民族的卫生、保健、防病、治病靠的就是中医。

历史上多种传染性疾病曾在中国流行,但从未像欧洲 14 世纪与 16 世纪鼠疫流行和 1918 年西班牙流感一次死亡上千万人,这无疑是中医的功劳。2003 年 SARS 流行时,中医药同样发挥了重大作用。对许多疾病,尤其是慢性病,中医药仍然有着非常满意的疗效,甚至有着难以替代的作用。几千年来中华民族就是在中医药庇护下,生命得以繁衍,身体得以健康。在我们这片黄土地上,中医药近百年来虽遇到这样那样的坎坷,但至今仍在滋养着中华儿女。

2. 中医疗法的优势　中医学大体经历了三个发展阶段,第一阶段是《黄帝内经》阶段,在这一时期奠定了中医学基础理论;第二阶段是《伤寒论》阶段,此期间奠定了中医辨证施治法则;第三阶段是《温病学》发展阶段,开辟了温病学,早在近代科学到来之前,就已发展得相当完善。

中医学是研究人体复杂系统的一种理论,从认识和掌握人体功能状态变化规律角度,整体上揭示人体生命活动规律。这种整体思想贯穿于中医的生理、病理、诊法、治疗和养生等所有领域。中医学从宏观、整体、系统角度研究问题,把维护人体健康长寿、预防疾病、调节心理平衡作为对象,其整体调节、辨证论治、自然疗法所显示的优势至今无其他医学能替代。

灵活性、辨证性、创造性是中医思维的三大优势,正是由于此,可使一些西医无从下手的疾病得以解决。

3. 中医学是尚未被完全认识的复杂性科学　什么是科学,辞书对其定义是"科学是关于自然、社会和思维的知识体系"或"科学是反映自然、社会、思维等的客观规律的分科知识体系"。

按此定义,中医学的科学性根本不容置疑,对"中医学是不是科学"的讨论显然毫无意义。中医学不仅是科学,而且还不是一般的知识体系,它是一个庞大的知识库,目前,任何一门学科都难以与之相比。中医学不仅有分科知识体系,还有综合各科的理论纲纪及长期的不可替代的实践效果,这是其他任何学科都不具备的。

所以说中医学是科学,是目前科学水平尚不能对其完全认识的复杂性学科。

应注意到,现代科学技术的发展,为更好地认识中医学科体系创造着或创造了客观条件,尤其大科学观的出现转变了人们的科学哲学观念,相对论、量子力学、热力学、模糊数学、信息科学等一些学科的进展,在自然哲学中重新刷新了世界图像,这些新兴的系统科学、非线性科学、生态科学给我们带来整体观念,使中医学能与自然界生命复杂系统相连接,它们已在冲击着还原论的线性走向的发展。

朱清时教授在《用现代科学观察中医》中说:"自20世纪后半叶诞生了复杂性科学之后,现代科学的观念,已发生重大转变,开启了认识中国传统文化的科学性大门";还说:"由于科学在过去几百年中的大发展主要使用还原论或分析的方法,现在自然界的各种简单规律已经大致清楚,科学开始转向研究真实世界复杂系统本身,才发现许多复杂系统的组分单元的数目太大,类型太多,无法用统计方法简单处理。使用分解和抽象时会丢掉许多看起来很小的因素,还有一些无法控制的初始条件中的微小变化可能导致最终结果的巨大差异,使这些系统的行为看起来像随机的,其规律不能由其组分单元的规律推出。还原论或分析的方法具有局限性,科学开始更加重视整体观方法。"

但因现代系统论思维是以还原论思维为基础,是在对还原论批判中形成和发展的,它汲取还原论思维的合理因素,弥补了还原论思维的缺陷,从而上升到一新的高度。中医学未经过这一阶段,缺乏对人体还原研究的必要基础,所以在细节上达不到现代科学系统的严格和准确程度,这是中医学的不足之处。

笔者深知,虽然现代科学技术的进步可为中医学研究提供必要工具,并从中汲取营养,认识和掌握这样一个极其复杂的生物系统,决不是一朝一夕的事,必然有个相当长的过程。我们也深信,认识它的一天,即掌握中医学内在客观规律的一天总会到来,起码在某个层次上是这样,再逐步加深而达到最终目的。

西医以人体的本体为其研究对象,沿着器官、组织、细胞、分子等方向去找生命的最终本体和本质;中医以"象"为认识对象,"象"是表现于外并能被人感官感知的人体功能表象。中医是系统思维而西医是还原思维。中西医在观察对象和思维方法上是完全不同的。因此,中西医各具优势,用西医模式套中医或完全用西医的方法研究中医都是不可取的。

4. 对中医学发展的期盼 笔者认为中医学的发展,应是提高疗效和理论研究并重。临床疗效是检验医学水平高低的唯一标准,疗效的有效性是存在并应受到重视的前提;而理论研究的进步可为疗效提高奠定良好基础,同时有效性也应有现代科学意义上的机制揭示,两者是相辅相成的,均不能忽视。

理论研究方面,笔者曾述管见,这里还想指出,用现代科学技术发展中医学只是把它作为一种工具,科学技术是人类文明的成果,它可能给我们提供研究的捷径。但应强调,用现代科学技术研究中医学不是改造它,更不是改变它,必须注意应尽力维护中医学理论的完整性。

对股骨头坏死的治疗,时至今日没有一种疗法被认为是满意的,是能得到人们普遍认可的。我们带着这样一个难题,开展对髋关节的系统研究,一方面探讨其病因、病理变化过程;另一方面寻求有效疗法,经过对中西医各自优缺点的分析,决定挖掘祖国医学宝库,在中医药中寻求治疗方法。这就是我们为什么选用中医药作为重要治疗手段之一的缘由。

(二)近代科技在髋关节伤、病诊治中的应用

由于我们对髋关节伤、病的诊治采用系统工程的办法,除筛选出一套中医内治、外治的完整疗法外,还广泛采用了近代科技成果。

在理论和实验研究方面,除吸收新兴边缘学科"骨科生物力学"原理外,还吸收了"生物物理学""骨电学""有限元法""激光全息""计算机技术""散斑云纹法"等多种学科知识。

在对现代理论和技术应用上主要体现在如下几方面。

1. 新型骨科医疗器械的研制　研制了满足骨科生物力学原理的骨科医疗器械:单臂式外固定器、测力式骨科固定器等一批新型外固定器械,它们符合 G·M 准则,既能实现稳定固定,又能使骨折端获得生理应力,且较少功能替代,是较理想的骨科外固定器械。

2. 计算机图像处理技术在诊断中的应用　研制该诊断系统之目的在于解决因多种因素导致 X 线片难以有影像统一化标准,难以判断、确诊有早期潜在的微小病变患者。

3. 股骨头坏死治疗仪　该仪器是电磁效应对骨修复理论在股骨头坏死治疗中的应用,并能将中药有效成分向股骨头内释放,是本病治疗的有效手段,也是新疗法之一。它能改善髋关节内电化学环境和骨内应力状态,调整生物电位,促进坏死骨区的修复和再造。

4. 骨盆平衡调整器　该器械是根据骨盆和髋关节结构特征,依据静力平衡原理,采用传感器测力方式研制的一种新型骨科医疗器械。它除可用于骨盆矫形外,还可用于股骨颈骨折的复位,省时、省力、轻松自如。

5. 髋关节动态模造八法　"八法"不同于一般所谓功能锻炼或功能活动的含义,它是依据 H·G 准则,突破医学定论而设计的有针对性、在医生指导下的一套练功方法。

综上所述,对髋关节伤、病的诊治,绝非一方一药可得到满意疗效,它是一项系统工程。若拟寻求有效的治疗方法,不仅需要相应理论指导,还必须对治疗前期的大量工作进行深入研究,这包括对髋关节的功能结构,生物物理、生物力学性质,尤其骨的功能适应性,力对骨愈合的影响,骨的压电性、动电现象,电磁场对骨重建影响,骨电特性等以及病因、病理过程的研究。这些均是有效治疗方法选择的前提。它不仅需科学理论指导,

还需大量实验实践为基础。因此,笔者把对髋关节伤、病疗法的研究看作是一项系统工程。

在对股骨头坏死的治疗上,我们把中医学理论和现代科学技术两者并重,吸取多学科知识。运用中医学"扶正固本""固本培元"等理论和"骨折治疗的弹性固定准则""髋关节修复和再造准则"及"H·G·G法则"等,初步寻找到股骨头坏死诊治的系列中药及多种医疗器械和仪器,形成一套较完整的治疗方法——非侵入性股骨头坏死新疗法,也称股骨头坏死黄氏疗法。

通过对髋关节伤、病的研究和实践,虽然初步寻找到一些治疗方法,并取得较满意疗效。但笔者深知它仍是初步的、探索性的,只能随着科学技术的进步,临床经验的丰富,并广泛吸收相关学科新成果和同行的临床经验,将研究工作不断导向深入,深刻掌握骨组织的内在规律性,才能使髋关节伤、病治疗获得更理想疗效。

在本项目研究过程中曾得到北京皇城股骨头坏死专科医院郎凤萍主任、河北省科学院张蒲副研究员、河北经贸大学石国生教授、河北大学张建辉教授和李书岐教授、北京大学何金国博士等的大力支持和帮助,在此一并表示感谢!

编者

目　录

第一章

骨的力学性质及髋关节重建的生物力学基础

第一节　骨结构特征和骨内血液循环

骨是一种复杂物质,是一种有生命的各向异性、非均匀材料,具有黏弹性和良好功能适应性,骨的一切优良性质都与它的功能相一致。

骨的功能主要有两方面:一是组成骨骼系统,用来支撑人体和维持人体的正常形态,保护内脏器官。骨骼是肌肉的附着部位,可以为肌肉收缩和身体运动创造条件,骨骼本身可以通过连续改变形状与结构来适应功能的需要。二是借调节血液的电解质 Ca^{2+},H^+,HPO_4^{2-} 的浓度来保持体内矿物质的动态平衡,即骨髓的造血、钙磷的储存与代谢等功能。

骨的形状与结构因骨的功能不同而不同,同一块骨的不同部位,由于功能不同,其形状与结构也不同,如股骨干与股骨头。所以,全面表述骨材料的性能、结构及其功能等是重要而复杂的问题。

一、骨的结构特征

(一) 骨的组织结构

"组织"是由类同的特殊细胞结合在一起而完成某一功能的结合体,结缔组织是结合到一起而构成生物体不同结构支架的组织。骨组织中包括细胞、纤维和骨基质 3 种成分。

骨组织中有 3 种细胞,分别是骨细胞、成骨细胞和破骨细胞。这 3 种细胞能互相转换,互相配合,从而吸收旧骨质,产生新骨质。

骨细胞埋于骨基质内,是骨正常情况下的基本细胞,呈扁椭圆形,在骨组织中起新陈代谢作用以维持骨的正常状态,在特定条件下它可以转化成另外两种细胞。

成骨细胞呈立方体或矮柱形,具有细小突起,它排列较整齐,胞核大而圆,位于胞体一端,细胞质为碱性,它可以产生纤维和黏多糖蛋白而成细胞间质,碱性胞质能使钙盐沉淀,而成为针状晶体排列于细胞间质中间,这些细胞间质将成骨细胞包围起来,成骨细胞逐渐变为骨细胞。

破骨细胞是多核的巨细胞,胞体直径可达 $30 \sim 100\mu m$,多分布于骨组织被吸收的表面上,细胞质为酸性,内含酸性磷酸酶,它可以溶解骨的无机盐和有机质,并把它转移或排出到其他部位,从而使该部分骨组织削弱或消失。

骨基质又称为细胞间质,它含有无机盐和有机质,无机盐又称为骨盐,其成分主要为羟基磷灰石晶体,长 $20 \sim 40nm$,宽 $3 \sim 6nm$,主要由钙、磷酸根和羟基结合而成 $[Ca_{10}(PO_4)_6(OH)_2]$,表面附有 Na^+、K^+、Mg^{2+} 等离子,无机盐占 65% 左右,有机质主要为黏多糖蛋白,组成骨中胶原纤维,羟基磷灰石晶体沿胶原纤维长轴排列。胶原纤维因骨的类型不同排列也不同,在交织网状纤维骨中,这些纤维是缠绕在一起的,在其他类型骨中,通常是整齐地排列。羟基磷灰石与胶原纤维结合在一起,具有很高的抗压性能。

骨纤维主要由胶原纤维构成,故称为骨胶原纤维。骨纤维束呈规则的分层排列,它与骨盐紧密结合起来,形成板状结构,称为骨板或板层骨。同一层骨板内纤维大多数是相互平行的,相邻两层骨板的纤维层呈交叉方向,骨细胞夹在骨板之间。由于骨板间排列方向不同,因而使骨质有较高的强度和韧性,能合理地承受各方向压力。

成年人骨组织几乎均为板层骨,依据骨板的排列形式和空间结构不同可分为密质骨和松质骨两类。密质骨又称为皮质骨,它位于扁骨的不规则骨的表层与长骨的骨干上,骨质致密而坚硬,其骨板排列很规整,并且结合紧密,仅留下一些部位作为血管与神经通道。松质骨位于骨的深部,有许多骨小梁互相交错构成,呈蜂窝网状,网孔大小不一,网孔内充满骨髓、血管和神经,骨小梁与力的传递方向一致,故骨质虽松但能承受较大的压力。另外,松质骨还具有巨大的表面积,所以又称为海绵状骨,以人的骨盆为例,平均体积约为 $40cm^3$,密质骨表面积的平均值为 $80cm^2$,而松质骨表面积的平均值可达 $1600cm^2$。

（二）骨的形态（图 1 - 1）

骨的形态大小不一,可分为 4 类,即长骨、短骨、扁骨和不规则骨。长骨呈管状,中间为骨干,两端为骨骺,骺较肥大,由关节面与邻近的骨构成关节,长骨主要分布于四肢。短骨近似立方形,多位于能承受一定压力又能活动的部位,如手的腕骨与足的跗骨。扁骨呈板状,它构成骨性腔的壁,对腔内器官起保护作用,如颅顶骨。不规则骨如椎骨。

骨由骨质、骨髓和骨膜构成,并有丰富的血管和神经。股骨长骨由骨干及两端膨起部分的骺端组成。每一骨骺端表面均有软骨覆盖而形成光滑的关节表面。关节接合面的软骨之间的摩擦系数非常低,可低到 0.0026。它是已知的固体之间最小的摩擦系数,这就使覆盖软骨面的骺端与相邻骨组织构成了一个高效率的关节。骺板是软骨钙化后形成的,它与软骨相接。骨干是中空的管,它的壁由密质骨组成,在整个骨干中密质骨都较厚,到骨的两端逐渐变薄。

骨髓充填于骨髓腔和松质骨内,在胎儿和幼儿时,骨髓腔内为红骨髓,是人体的重要造血器官,成年时骨髓腔内的骨髓逐步为脂肪所代替,称为黄骨髓,而失去造血能力,但在骨髓里仍有具备造血能力的红骨髓。

骨膜是致密结缔组织,紧贴于骨的表面,骨膜含有血管和神经,起营养作用,骨膜内层有大量高度活性的成骨细胞,在人体生长发育期间,可以造骨,使骨逐渐变粗,当骨受

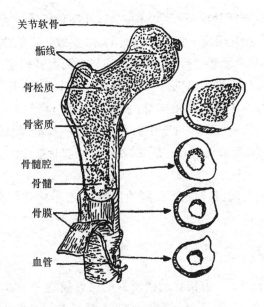

图 1-1　骨的形态

到损伤时,骨膜内层静息的成骨细胞可呈现活性,而转化为骨细胞,对骨的再生与愈合起到重要作用。

(三)骨的微观结构

骨干的骨质大多为密质骨,仅近髓腔面有少量松质骨,根据骨板所在位置,可将密质骨分为 3 部分(图 1-2):环状骨板、哈佛(Haversion)骨板和骨间板。

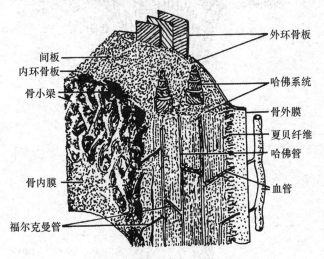

图 1-2　长骨干密质骨立体模式图

示长骨干骨板的排列,血管和血管通道

环状骨板是指环绕骨干的在内、外表面排列的骨板,分为外环骨板和内环骨板。外环骨板由数层到 10 多层骨板组成,位于骨干的表层,呈整齐地排列,其表面为骨膜覆盖。

骨外膜管的小血管横穿外环骨板深入骨质中,穿过外环骨板的血管通道称为福尔克曼管(Vookmann's canal),内环骨板位于骨干髓腔面上,由少数几层组成。内环骨板衬以骨内膜,内环骨板上也有福尔克曼管穿行,管中小血管与骨髓血管相连。位于内、外环骨板之间并呈同心圆排列的骨板层称为哈佛骨板,它有几层到十几层,并与骨长轴平行排列,在哈佛骨板中有一条纵行的小管称为哈佛管,管中有血管、神经和少量疏松结缔组织。哈佛骨板与哈佛管构成哈佛系统。因骨干中有大量的哈佛系统,此系统也称作骨单元(osteon)。骨单元呈圆柱形,其表面都有一层黏合质,是一层骨盐较多、骨胶原纤维极少的骨基质。

骨间板位于骨单元之间,是形状不规则的骨板,没有哈佛管与血管穿过,是残留的哈佛骨板构成的。

二、骨内血液循环

骨中有血液循环,图1-3为长骨的密质骨的血管模型图。骨干中有主营养动脉与静脉。在下端骨膜上有一小孔,营养动脉由此进入骨干内部。在骨髓中这根动脉分成上行和下行的分支,每支沿途再分出许多分支,其终端形成毛细管,营养骨髓组织和骨干的密质骨部分。

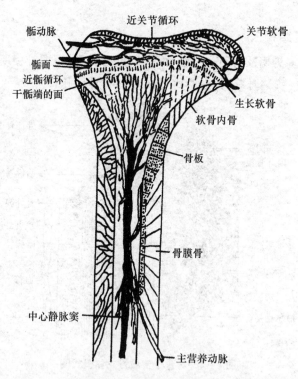

图1-3 密质骨中相对应的3种骨的血管模型

骨骺端的血管与进入骨骺的骨髓腔内的营养血管连接。骨外膜上的血管中的血液是从膜内流向膜外,骨干中大部分血液由营养动脉供应,仅少部分由骨外膜血管供应。若营养动脉损伤或因手术切断其供应时,由于这些血管在胚胎发生时有建立的相互关联,故有可能改由骨外膜血管供应。

骨骺的血管是从骺板的骺侧进入的,发育成为骺动脉,骺动脉供应骺的骨髓,还有大量分支供应骺骨四周的软骨和骺侧部分等。

由图1-3可见,顶端为关节软骨,其下是骺动脉,再往下是生长软骨,然后是3种类型的骨:软骨内骨、骨板和骨膜骨。这3种骨中血管方向各不相同,在软骨内骨中血管方向向上、向外,在骨干的中部血管方向为横向,在骨干下部血管方向向下、向外,所以整个密质骨中血管是放射状呈扇形排列的。图1-4是长骨纵切面上的血管分布图。它比图1-3多画出静脉窦状隙,并详细画出了营养静脉和它的分支,以及骺后端的血管和骺动脉,图中部是分布于骨干表面的骨膜毛细血管。这两个图是模式图,因长骨的不同而有差异。

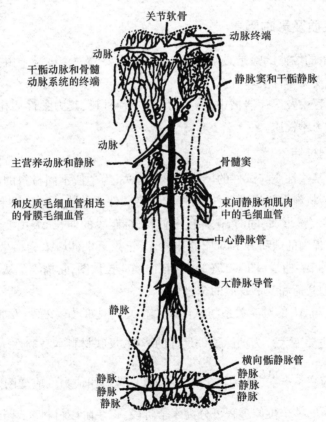

图1-4 长骨纵切面上的血管分布图

因为骨中血管很细,又不能直接观察,故研究它的血流动力学是相当困难的。目前,可以根据注入骨中血管放射性同位素的残留量和热量与血流量成正比的原理,测量骨的温度分布,来研究血液循环情况。

第二节　骨力学性质及影响因素

骨是有生命的器官,它具有优化的结构形式及力学性质以适应受力的要求。骨的力学性质明显受到诸如骨的种类(密质骨或松质骨)、干湿度、种属、性别、年龄等影响,甚至同一根骨不同部位的力学性质也不尽相同。尽管作为生物材料的骨力学性质复杂,我们还是可以从基本力学性质去了解它。所谓材料的力学性质是指材料在外力作用下,其强度和变形方面表现出来的各种性能。

为了解骨组织的力学性质,需要从大家熟悉的工程材料讲起,通过对其实验过程和结果的介绍,有助于掌握描述生物材料力学性质的一些基本概念和实验方法。同时,不少工程材料的力学特性,也是骨科临床必备的知识。

一、拉压性质及影响因素

常温、静载下的拉伸试验是最基本的,也是最重要的一个试验。由拉伸试验可以获得材料的许多重要力学性质。

低碳钢是工程中及医疗器械中广泛使用的一种材料,其力学性质比较典型,可以从对比中了解骨的力学性质。

(一)低碳钢拉伸

由于材料的某些性质与试件的尺寸及形状有关,为了使不同材料的试验结果能互相比较,必须将试验材料做成标准试件。试验时,将试件两端装入试验机卡头内,开动试验机使拉力 P 由零缓慢增加,同时,试件逐渐伸长,标距段的伸长 ΔL 由变形仪量得。将直至拉断前拉伸过程中的载荷 P 和对应的伸长 ΔL 记录下来,以 ΔL 为横坐标,以 P 为纵坐标就可以画出 $P - \Delta L$ 曲线[图 1 - 5(a)]。该曲线叫拉伸图,它描绘了从开始加载至破坏为止,试件承受的载荷和变形发展的全过程。

拉伸图中 P 与 ΔL 的对应关系与试件尺寸有关。例如,如果标距 L 加大,由同一载荷引起的伸长 ΔL 也要变大。为消除试件尺寸的影响,反映材料本身的性质,用应力 $\sigma = \dfrac{P}{A}$ 作为纵坐标,用应变 $\varepsilon = \dfrac{\Delta L}{L}$ 作为横坐标,由拉伸图改画出应力 - 应变图[图 1 - 5(b)]。

从拉伸图可知,整个拉伸过程可分为 4 个阶段,每一阶段材料表现出不同的性质,分别讨论如下。

1. 弹性阶段 OA　这阶段的应变值始终很小,并且若将载荷卸去,变形立即全部恢复。斜直线 OA′表示应力,与应变成正比变化,即在这一直线段内材料服从胡克定律。直线最高点 A′的应力 σ_p 称为比例极限。当应力不超过比例极限 σ_p 时,材料服从胡克定律。低碳钢的比例极限在 $200\mathrm{MPa}(20\mathrm{kg/mm^2})$ 左右。

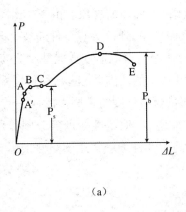
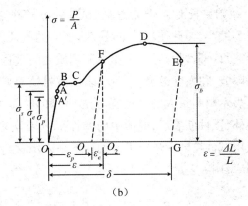

（a）　　　　　　　　　　　　　　　　　（b）

图 1－5　低碳钢拉伸图

（a）$P-\Delta L$ 曲线；（b）$\varepsilon-\sigma$ 曲线

当试件应力小于 A 点应力时，只产生弹性变形。若超过 A 点则试件除弹性变形外还产生塑性变形，即超过 A 点后如将载荷撤掉，弹性变形完全恢复，而另外遗留下来的变形不能恢复，即塑性变形。A 点的应力 σ_e 是材料只产生弹性变形的最大应力，称为弹性极限。弹性极限与比例极限虽意义不同，但数值极接近，通常不做区分。在工程中常认为，在弹性范围内材料服从胡克定律。

由 $\sigma-\varepsilon$ 应变曲线可知，在比例极限范围内，OA′ 直线的斜率 $\mathrm{tg}\alpha = \dfrac{\sigma}{\varepsilon} = E$，是一个常数，即材料的弹性模量，代表材料的刚度。

2. 屈服阶段 BC　在应力超过弹性极限 σ_e 以后，$\sigma-\varepsilon$ 曲线逐渐变弯，到达 B 点后，图形上出现一条水平线 BC，即应力几乎不增加而应变却大量增加。材料好像暂时失去了对变形的抵抗能力，这种现象称为屈服。BC 阶段称为屈服阶段。屈服阶段的变形大部分为不可恢复的塑性变形。屈服阶段对应的应力值称为屈服极限，以 σ_s 表示。实际上，在整个屈服阶段，试件承受的载荷波动不大。其最低值比较稳定，代表材料抵抗屈服的能力，故取载荷波动的最低值 P_S，用试件原截面面积 A 去除，得屈服极限 $\sigma_s = \dfrac{P_S}{A}$，低碳钢的屈服极限 σ_s 在 240MPa（24kg/mm²）左右。

若试件表面光滑，屈服时可以在表面看到与轴线约成 45°的一系列迹线，这些迹线称为滑移线。金属材料塑性变形的产生是由于金属晶体滑移的结果。

3. 强化阶段 CD　在试件内所有晶粒都发生了滑移之后，沿晶粒错动面产生了新的阻力，屈服现象终止。要使试件继续变形，必须增加外力，这种现象称为材料强化。由屈服终止到 D 点称为材料强化阶段。曲线 CD 段向右上方倾斜。强化阶段的变形绝大部分也是塑性变形，同时整个试件的横向尺寸明显缩小。

D 点是 $\sigma-\varepsilon$ 曲线上的最高点，在这点试件承受的载荷 P_b 最大。以试件的原面积去除载荷 P_b 得到的这个应力值称为强度极限，用 σ_b 表示。低碳钢的强度极限 σ_b 在 400MPa（40kg/mm²）左右。

4. 颈缩阶段 DE　D 点过后,试件局部显著变细,出现颈缩现象。由于"颈缩",试件截面显著缩小,因此使试件继续变形所需的载荷反而减小,到达 E 点试件断裂。

上述每一阶段都经历了由量变到质变的过程。4 个阶段的质变点就是比例极限 σ_P,屈服极限 σ_s 和强度极限 σ_b。σ_P 表示材料处于弹性状态的范围,σ_s 表示材料进入塑性变形,σ_b 表示材料最大的抵抗能力,故 σ_s 和 σ_b 是衡量材料强度的重要指标。

此外,试件断裂后,变形中的弹性部分因恢复而消失,但塑性变形部分则保留下来。工程上用试件拉断后遗留下来的变形来表示材料的塑性性能。常用的塑性指标有二:一是延伸率,用 δ 表示。

$$\delta = \frac{L_1 - L}{L} \times 100\%$$

式中,L 是标距原长,L_1 是拉断后的标距长度(图 1 - 6)。

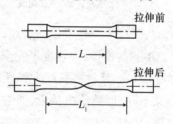

图 1 - 6　试件拉断前后

另一塑性指标为截面收缩率,以 ψ 表示

$$\psi = \frac{A - A_1}{A} \times 100\%$$

式中,A 是试验前试件横截面面积,A_1 是拉断后断口处横截面面积。

δ 和 ψ 都表示材料直到拉断时其塑性变形所能达到的程度。δ 和 ψ 愈大,说明材料的塑性愈好。低碳钢的 $\delta_{10} \approx (20 \sim 30)\%$(标准试样 $L/d = 10$),$\psi \approx (60 \sim 70)\%$。一般 $\delta_{10} > 5\%$ 的材料为塑性材料,$\delta_{10} < 5\%$ 的材料为脆性材料。

(二)其他材料的拉伸

其他材料的拉伸,所显示的力学性质有很大差异。例如,图 1 - 7 中的 3 种材料,延伸率都比较大,故它们都是塑性材料。但硬铝和合金钢都没有明显的屈服阶段。

对于没有明显屈服阶段的塑性材料,常用人为规定的名义屈服极限 $\sigma_{0.2}$ 来说明材料的强度。名义屈服极限 $\sigma_{0.2}$ 是卸去载荷后可得到残余应变为 0.2% 的应力值。

如图 1 - 8 所示,铸铁拉伸的特点是在很小的应力下已不是直线,无屈服现象和颈缩现象,在没有明显的塑性变形下就断裂,并且断口平齐。只能测得拉伸时的强度极限作为强度指标。不同牌号的灰铸铁的强度极限 σ_b 在 100 ~ 400MPa。

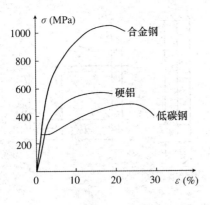

图 1-7　其他材料拉伸 $\sigma-\varepsilon$ 曲线

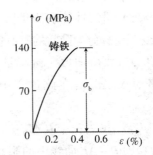

图 1-8　铸铁拉伸 $\sigma-\varepsilon$ 曲线

（三）压缩试验

压缩试验的试件，常做成圆柱形状，其高度是直径的 1.5~3 倍，或做成立方体，高度是边长的 3 倍。图 1-9 是低碳钢压缩与拉伸时的 $\sigma-\varepsilon$ 曲线。

试验表明，这类材料压缩时的屈服极限 σ_s 与拉伸时的相同。在屈服阶段以前，拉伸与压缩时的 $\sigma-\varepsilon$ 曲线是重合的，故可认为低碳钢是拉、压等强度的材料。低碳钢受压缩时，过屈服以后，愈压愈扁，横截面面积逐渐增大，因此，试件不可能压断，故得不到材料压缩时强度极限。一般塑性材料均具有上述特点。

脆性材料在压缩时的力学性质与拉伸时有较大差别。图 1-10 是铸铁压缩时 $\sigma-\varepsilon$ 曲线，图形与拉伸时相似，但压缩时的延伸率 δ 要比拉伸时的大，压缩时强度极限 σ_b 为拉伸时的 4~5 倍。一般脆性材料抗压能力显著高于抗拉能力。铸铁压缩时断口与轴线约成 45° 角，而不像拉伸时沿横截面断开。

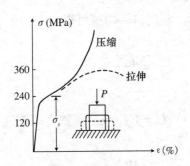

图 1-9　低碳钢压缩与拉伸的 $\sigma-\varepsilon$ 曲线

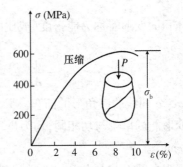

图 1-10　铸铁压缩 $\sigma-\varepsilon$ 曲线

（四）变形能

变形固体处于弹性阶段时，可看成弹性体。弹性体在外力作用下产生变形时，其内部将储存能量。外力撤除时，变形消失，能量也同时释放出来。伴随弹性变形而储存的能量，称为变形能。

以图 1 – 11(a)的直杆为例来说明变形能的
计算。以静载荷方式给直杆加拉力,在加载过程
中,载荷与伸长呈线性关系,即图 1 – 11(b)中的
OA 是直线。当载荷为其间的某一值 P_1 时,杆的
伸长为 ΔL_1,当载荷增加一微小量 dP_1 时,杆端
又向下移动 $d(\Delta L_1)$,在此过程中载荷做的微
功为

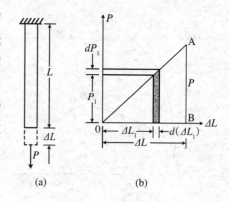

$$dW = P_1 \cdot d(\Delta L_1)$$

此微功即 P – ΔL 曲线中的阴影面积。杆件
的伸长由 ΔL_1 增加 $d(\Delta L_1)$ 时,其储存的变形能
亦有一增量 dU。根据功能原理,载荷在杆端下

图 1 – 11　拉伸变形能

移 $d(\Delta L_1)$ 时对杆件所做的微功 dW 在数量上等于此杆件变形能的增量 dU,即

$$dU = dW = P_1 \cdot d(\Delta L_1)$$

按照上述方式继续逐渐加载,最后载荷值为 P,伸长量为 ΔL。显然载荷完成的功即
是 P – ΔL 曲线[图 1 – 11(b)]中三角形 OAB 的面积,故

$$U = W = \int_0^{\Delta l} P_1 d(\Delta L_1) = \frac{P\Delta L}{2}$$

上式表明,在整个弹性范围加载过程中,杆件能量的增加,即其总变形能,在数量上
等于加载过程中载荷完成的功。这就是弹性范围内的变形能原理。

由于轴力 $N = P$,再考虑胡克定律 $\Delta L = \dfrac{NL}{EA}$,最后得出

$$U = \frac{N\Delta L}{2} = \frac{N^2 L}{2EA} = \frac{EA}{2L}(\Delta L)^2 \qquad (1 – 1)$$

单位体积的变形能称为能密度(或比能),用 u 表示。利用(1 – 1)式可得

$$u = \frac{U}{AL} = \frac{\frac{1}{2}NL}{AL} = \frac{1}{2}\sigma\varepsilon = \frac{\sigma^2}{2E} = \frac{E\varepsilon^2}{2} \qquad (1 – 2)$$

即为 σ – ε 曲线的三角形的面积。

变形能的单位与功相同,均为焦耳,简写为焦(J),$1J = 1N \cdot m$。能密度的单位为焦/
米^3(J/m^3)。

因为在图 1 – 11 中 P – ΔL 曲线斜直线 OA 以下
的面积即加载过程中外力所做的功,其数值即杆件
贮存的能量。所以图 1 – 12 中整个拉伸图下的面积
OADEG 表示拉断试件时外力所做的总功,亦即试件
在破坏前所吸收的能量。但是这些能量大部分因塑
性变形转化成热能散失,随弹性变形的恢复而释放
的变形能只有三角形 EFG 的面积部分。

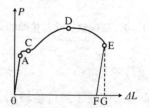

图 1 – 12　试件破坏前吸收的能量

（五）骨的力学性质及影响因素

骨作为完整结构要确定其强度和刚度,可由载荷－变形曲线来显示。从载荷－变形曲线可确定骨在破坏前所能承受的载荷、变形以及所吸收的能量。结构的刚度可由弹性阶段曲线的斜率来表示。为此将骨组织的标准试件置于试验机的夹具中加载至破坏,获得骨的应力、应变值,并画出应力－应变曲线。图1－13示成人湿润密质骨试件的 $\sigma - \varepsilon$ 曲线。由曲线可见,当应变小于0.4%时,具有线弹性特性。精确试验表明骨骼 $\sigma - \varepsilon$ 曲线的弹性部分不是直线,但曲度很小,表明骨骼不是线弹性材料。当骨骼在弹性区受载时,可发生一些屈服变形。骨骼的屈服是由于骨单位的分离和微细骨折。骨骼存在一屈服点A,超过此点骨将发生一定的永久变形。此A点的应力称为屈服应力(屈服极限),对应的应变称为屈服应变。断裂点B对应的应力称为强度极限,对应的应变称为极限应变(或延伸率、压缩率)。图1－13示,肱骨拉伸强度极限 σ_b 约为117MPa,极限应变 ε_b 约为1.5%。可见骨骼属脆性材料。

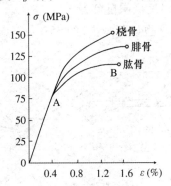

图1－13　成人湿润密质骨试件拉伸 $\sigma - \varepsilon$ 曲线

不同的骨骼强度极限及极限应变有所不同。同一种骨骼,因个体差异及试验方法不同所得的力学性质也有差别。

表1－1是Yamada(1970)等测得的人体四肢长骨试件拉伸和压缩的力学性质。由表中可见,拉伸时尺骨的平均强度极限稍高,股骨较低;压缩时,股骨较高,尺骨偏低。

表1－1　人湿润密质骨拉、压力学性质

	性质	肱骨	桡骨	尺骨	股骨	胫骨	腓骨
拉伸	强度极限(MPa)	125.0±0.8	152.0±1.4	154.0±1.5	124.0±1.1	143.0±1.2	149.0±1.5
	延伸率(%)	1.45	1.50	1.49	1.41	1.50	1.59
	弹性模量(GPa)	17.50	18.90	18.60	17.60	18.40	18.90
压缩	强度极限(MPa)	135	117	120	170	162	125
	压缩率(%)	1.90	2.00	2.00	1.80	1.90	2.10
	弹性模量(GPa)	–	–	–	17.93[*]	19.82[*]	14.73[*]

注:[*]为Evans(1957)试验值。

Rauber(1876)对新鲜肱骨、股骨和胫骨的拉伸试验结果表明,胫骨的拉伸强度极限(124MPa)高于肱骨(102.4MPa)和股骨(97.4MPa)。目前报道的文献中,多数是胫骨压缩强度极限较高,但数值不等(162~298MPa)。

图1-14是McElhancy(1970)等测得的股骨密质骨、颅骨的切向和径向以及椎骨等试件压缩应力-应变曲线。从曲线可看出:股骨的压缩强度极限较高而压缩率小;椎骨的压缩强度极限小而压缩率较高。

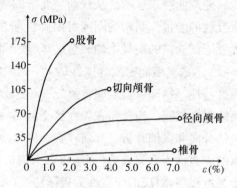

图1-14 骨试件压缩 $\sigma-\varepsilon$ 曲线

1. 性别和年龄的影响 Lindahl和Lindgren(1967)研究了男女股骨、肱骨拉伸强度极限和延伸率随年龄的变化,见图1-15,1-16。图中可见,除女性15~19岁年龄组外,两种性别的骨骼平均拉伸强度极限随年龄增加显著减少(约10%),延伸率也显著减少(约35%)。

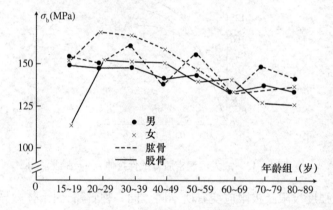

图1-15 骨强度极限随年龄的变化

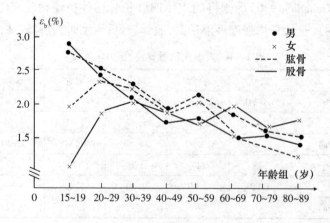

图1-16 骨延伸率随年龄的变化

Lindahl 和 Lindgren 测得的数据显示,比例极限、弹性模量、抗拉抗压强度极限,在性别上无显著差异(表1-2)。

表1-2　不同性别人的新鲜密质骨拉压力学性质比较

性质		股骨		胫骨	
		男	女	男	女
拉伸	试件数(n)	29	30	27	26
	强度极限(MPa)	141 ± 2 (122 ~ 161)	134 ± 3 (85 ~ 167)	149 ± 2 (120 ~ 175)	151 ± 5 (119 ~ 181)
	延伸率(%)	2.0 ± 0.1 (1.4 ~ 3.1)	1.8 ± 0.1 (0.5 ~ 2.4)	2.2 ± 0.1 (1.5 ~ 3.3)	1.9 ± 0.1 (1.0 ~ 2.6)
	比例极限(MPa)	44 ± 1 (31 ~ 57)	42 ± 1 (26 ~ 57)	43 ± 1 (32 ~ 54)	43 ± 2 (29 ~ 53)
	弹性模量(GPa)	15.2 ± 0.3 (11.9 ~ 18.8)	15.0 ± 0.4 (10.8 ~ 20.2)	15.6 ± 0.3 (11.6 ~ 18.9)	16.1 ± 0.8 (7.2 ~ 20.8)
压缩	试件数(n)	30	30	30	30
	强度极限(MPa)	197 ± 3 (148 ~ 222)	183 ± 4 (127 ~ 224)	188 ± 4 (133 ~ 214)	191 ± 3 (164 ~ 217)
	压缩率(%)	5.3 ± 0.5 (3.5 ~ 14.8)	4.3 ± 0.2 (2.8 ~ 7.7)	4.5 ± 0.3 (2.8 ~ 9.6)	3.9 ± 0.2 (2.3 ~ 6.4)
	比例极限(MPa)	158 ± 4 (110 ~ 183)	157 ± 4 (93 ~ 205)	161 ± 4 (106 ~ 191)	167 ± 3 (136 ~ 192)
	弹性模量(GPa)	10.5 ± 0.6 (3.0 ~ 17.6)	10.7 ± 0.5 (4.6 ~ 15.5)	11.0 ± 0.5 (4.5 ~ 15.8)	12.0 ± 0.7 (7.1 ~ 18.5)

2. 骨的各向异性及解剖部位差异　密质骨与松质骨均为各向异性。由于骨骼结构在横向与纵向上是不同的,故骨骼强度随载荷的方向而异。在最常见的载荷方向上,骨骼的强度和刚度最大。图1-17显示出,从人股骨密质骨中沿4个不同方向取出试件,做拉伸试验得到拉伸强度、刚度和延伸率的变化。可看出沿骨轴线方向加载时这3个参数值最高。

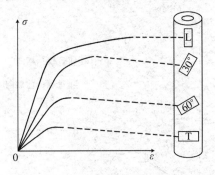

图1-17　密质骨方向性对强度的影响

Evans(1964)对经防腐处理的人股骨和胫骨的密质骨沿纵向、切向和径向取出试件,得到拉伸强度极限:股骨纵向为 85.0MPa,切向为 16.4MPa,径向为 16.2MPa;胫骨纵向为 89.9MPa,切向为 13.4MPa,径向为 15.4MPa。切向和径向强度相近,但只是纵向强度的 1/5 左右。

取自同一整骨不同部位的试件,由于解剖部位不同,力学性质也有差异。Evans 和 Lebow(1951)进行了试验结果的比较(表 1 – 3,1 – 4)。

表 1 – 3　湿防腐密质骨拉伸性质差异

骨	性质	近端 1/3	中间 1/3	远端 1/3	前 侧	外 侧	内 侧	后 侧
股骨	强度极限(MPa)	77.4 ±18.7	84.0 ±19.4	77.0 ±18.7	77.0 ±22.3	81.0 ±20.2	81.0 ±20.5	77.0 ±17.3
	弹性模量(GPa)	14.0 ±3.1	15.4 ±3.0	14.6 ±3.1	14.1 ±3.6	14.8 ±3.2	15.1 ±4.0	15.0 ±3.2
	延伸率(%)	1.55 ±0.68	1.4 ±0.63	1.3 ±0.64	1.4 ±0.70	1.5 ±0.65	1.5 ±0.71	1.2 ±0.56
胫骨	强度极限(MPa)	92.3 ±17.7	95.0 ±21.1	95.0 ±21.8	97.0 ±18.6	95.0 ±23.1	89.0 ±21.8	95.0 ±17.9
	弹性模量(GPa)	15.8 ±3.2	16.2 ±3.3	16.5 ±3.8	15.3 ±2.5	16.7 ±3.9	16.2 ±3.4	16.6 ±3.8
	延伸率(%)	1.57 ±0.62	1.8 ±0.76	1.7 ±0.88	2.0 ±0.75	1.6 ±0.94	1.7 ±0.72	1.5 ±0.61
肱骨	强度极限(MPa)	82.8	89.9	92.5	88.0	92.2	84.0	105.2
	弹性模量(GPa)	17.2	16.6	17.9	16.5	18.1	16.8	16.8
	延伸率(%)	0.53	0.65	0.63	0.63	0.65	0.49	0.64

表 1 – 4　未防腐密质骨压缩性质差异

骨	性质	近端 1/3	中间 1/3	远端 1/3	前 侧	外 侧	内 侧	后 侧
胫骨	强度极限(MPa)	88. ±21.5	94. ±20.5	87. ±20.7	87. ±25.5	95. ±18.2	89. ±19.5	89. ±19.3
	弹性模量(GPa)	16.9 ±5.1	17.6 ±4.4	16.2 ±4.8	16.9 ±3.9	16.9 ±4.2	18.2 ±4.2	16.9 ±4.3
	压缩率(%)	1.5 ±0.83	1.7 ±0.86	1.7 ±0.79	1.7 ±0.79	1.7 ±0.85	1.7 ±0.91	1.5 ±0.79

松质骨的力学性质也受到取样方位的影响。图 1 – 18 显示腓骨髁试件分别沿横向和前后方向取样和加压的应力 – 应变曲线。可看出不同方向加载的强度、刚度、压缩率均有明显差别。

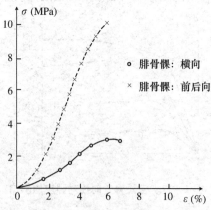

图 1 – 18　松质骨的方向性对强度的影响

3. 骨的干湿影响　新鲜、防腐的湿润骨(简称湿骨)与空气干燥后的骨(简称干骨)，由于含水量的不同直接影响其力学性质。研究表明:拉伸和压缩时，干骨的强度、弹性模量以及硬度等均高于湿骨。图 1 – 19 为拉伸、压缩的典型 $\sigma - \varepsilon$ 曲线。从图 1 – 19 可看出，干骨 $\sigma - \varepsilon$ 曲线近似一条直线，且拉压强度、弹性模量均大于湿骨，但极限应变小于湿骨。

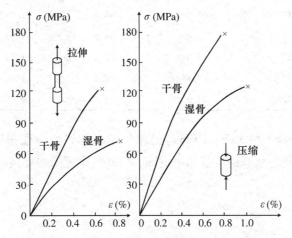

图 1 – 19　干湿骨 $\sigma - \varepsilon$ 曲线

Dempster 和 Liddicoat(1952)对干骨和湿骨的强度、刚度数据进行了对比(表 1 – 5)。结果显示，拉伸时，干骨强度极限比湿骨增加 50%，弹性模量增加 55%;压缩时，干骨强度极限比湿骨增加 63%，弹性模量增加 26%。

表 1 – 5　成人密质干、湿骨拉伸和压缩的力学性质

	性　质	干　骨	湿　骨
拉伸	强度极限(MPa)	120.1 ± 27.7	80.3 ± 10.8
	弹性模量(GPa)	18.9 ± 2.95	12.2 ± 8.99
压缩	强度极限(MPa)	180.5 ± 33.3	110.9 ± 27.3
	弹性模量(GPa)	18.3 ± 1.17	14.5 ± 8.2

4. 加载应变速率的影响　骨的力学性质与加载速率有关。加载速率是指每单位时间内载荷增长量，单位为 N/min 或 kN/min,试件中的应力速率也就是加载速率。每单位时间内应变的改变为应变速率，记作 $\dot{\varepsilon} = \dfrac{d\varepsilon}{dt}$,单位 mm/(mm·s)或/s。

试验中一般以应变速率区分静载荷与动载荷。当 $\dot{\varepsilon} > 3/s$ 加载时，习惯上称为动载荷。如加载速率低于塑性变形的传播速率时，加载速率对测定材料的屈服极限并无影响。超过时，则因材料对塑性变形的抵抗力提高而显示出影响。

McElhancy 和 Byars(1965)测试了防腐人股骨密质骨试件压缩时加载应变速率对力学性质的影响(表 1 – 6),结果显示，压缩强度极限和弹性模量随应变速率增高而增大，而极限应变值在应变速率大于 0.1/s 后呈递减趋势。

表 1 - 6 加载应变速率对防腐人股骨压缩力学性质的影响

应变速率 （s）	强度极限 （MPa）	能量吸收容量 （MJ/m³）	弹性模量 （GPa）	极限应变 （%）	实验数目
0.001	153.3	1.90	15.5	1.65	5
0.01	182.8	2.19	17.6	1.75	3
0.1	203.9	2.40	18.3	1.80	5
1.0	225.0	2.47	22.5	1.78	3
300	284.7	2.11	30.2	1.10	3
1500	323.4	1.83	41.5	0.95	5

图 1 - 20 是 Roberts 和 Melvin（1969）沿新鲜颅骨切线方向取出密质骨试件的拉伸 $\sigma - \varepsilon$ 曲线。可看出随着加载的应变速率增高，其强度、刚度增加而极限应变有所减低。

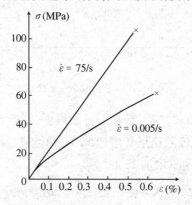

图 1 - 20 不同应变速率的 $\sigma - \varepsilon$ 曲线

5. **应力集中影响** 等截面直杆受轴向拉（压）时，横截面上的应力是均匀分布的。但是若有圆孔、沟槽、切口、细纹时，会使应力不再均匀分布。例如，开有圆孔的板条当其受轴向拉伸时如图 1 - 21 所示，可看到 1 - 1 截面，孔边方格比起离孔稍远的方格，其变形程度要严重得多。这表明 1 - 1 截面上孔边应力比同截面上其他处应力大得多。这种由于截面尺寸改变而引起的应力局部增大的现象称为应力集中。应力提高现象只是发生在孔边附近，在 1 - 1 截面上离孔稍远处应力急剧下降而趋于平缓，所以应力集中表现了局部性质。有孔板条的拉伸的 1 - 1 截面上孔边最大应力 σ_{max} 与同一截面上应力均匀分布时的应力值 σ 之比称为应力集中系数，通常以 K_α 表示。

$$K_\alpha = \frac{\sigma_{max}}{\sigma} \qquad (1 - 3)$$

对于板宽超过孔径 4 倍的板条，其 $K_\alpha \approx 3$。

在静载荷下，塑性材料与脆性材料对应力集中的反映是不同的。一般情况下，在静载作用下，对塑性材料可不考虑应力集中的影响；而对组织均匀的脆性材料，应力集中将

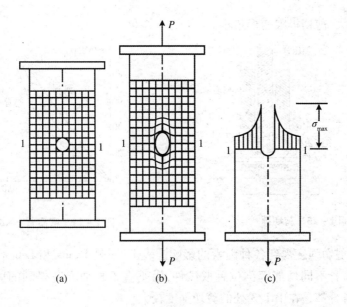

图 1-21　应力集中

大大降低杆件强度。

临床骨外科手术中,经常遇到应力集中现象。例如,四肢长骨骨折后,用螺钉固定钢板时骨要钻孔,骨折复位牵引要钻孔;手术中切除骨骼形成小缺损等,都出现应力集中。应力集中现象不仅在轴向拉压中出现,在扭转及弯曲中同样存在。这种应力集中使骨骼强度减弱,在扭转载荷时特别显著,可使其强度降低 60%。

Burstein 等(1972)研究了螺丝钉和钻孔对兔骨能量吸收的影响(图 1-22)。兔股骨

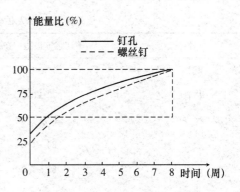

图 1-22　兔股骨钻孔的能量吸收

钻入螺丝钉或钻孔后立即使吸收能量减少 70%。8 周后,由于骨的重建,孔与螺钉的应力集中作用完全消失。但在螺丝钉取出后由于取钉所致的细微损伤而使应力集中作用立即再现。

二、剪切性质及影响因素

骨试件的剪切试验是在特制的剪切器上进行(图 1-23)。将长方形试件置于两块带有长孔的金属板之间,通过套管内的金属杆给剪切器刃口加压,使骨试件沿两个剪切面产生剪变形 Δs 直至剪断。用这种直接剪切方法得到密质骨试件的剪应力与剪变形的曲线如图 1-24 所示。

表 1-7 显示了新鲜人密质骨沿垂直于骨长轴方向的剪切性质(Yamada,1970),以股

骨剪切强度最大,剪切极限变形最小。

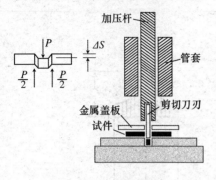

图 1-23　剪切器

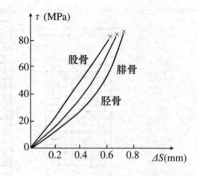

图 1-24　密质骨 τ-ΔS 曲线

骨试件的剪切强度受到各种因素的影响。表 1-8 是 Evans 和 Lebow(1951)对成人股骨、胫骨和腓骨不同局部解剖位置取试件,沿垂直于长轴方向得到的剪切强度差异。股骨、胫骨和腓骨都是在中 1/3 处的剪切强度较大。

Evans 和 Lebow(1952)对防腐人股骨各部位的 121 个湿骨试件和 121 个干骨试件的剪切试验表明,湿骨剪切强度大于干骨(图 1-25)。

表 1-7　人体密质骨剪切力学性质

骨	剪切强度极限(MPa)	剪切极限变形(mm)
肱骨	75 ± 2.7	0.64 ± 0.012
桡骨	72 ± 0.8	0.68 ± 0.040
尺骨	83 ± 1.8	0.71 ± 0.030
股骨	84 ± 1.8	0.60 ± 0.015
胫骨	82 ± 1.8	0.66 ± 0.014
腓骨	82 ± 5.9	0.69 ± 0.018

表 1-8　成人防腐湿密质骨剪切强度极限局部解剖差异　　单位:MPa

位置	股骨	胫骨	腓骨
近端 1/3	70.3 ± 11.2	77.4 ± 7.3	79.3 ± 11.1
中间 1/3	74.8 ± 10.2	83.1 ± 6.9	81.7 ± 9.6
远端 1/3	70.6 ± 10.6	81.3 ± 11.4	68.8 ± 22.4
前侧	70.1 ± 12.5	78.8 ± 10.5	—
外侧	73.2 ± 9.9	82.0 ± 8.8	—
内侧	72.3 ± 9.6	82.5 ± 7.4	—
后侧	72.0 ± 11.2	79.4 ± 8.9	—

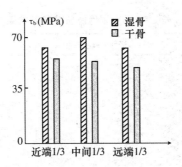

图1-25　股骨剪切强度

Frost(1961)等通过取不同方向的试件试验,发现沿整骨长轴方向取样而垂直于轴线加载得到的剪切强度极限(84MPa)大于沿垂直于骨轴方向取样而平行于轴线加载的剪切强度极限(75MPa)。

三、扭转性质及影响因素

扭转试验选取圆柱形试件,在扭转试验机上记录扭矩 Mn,同时记录扭转角 φ,一直到试件破坏,得到 $Mn - \varphi$ 曲线。通过计算可绘制 $\tau - \gamma$ 曲线。由 $\tau - \gamma$ 曲线可直接得到扭转时剪切弹性模量和剪切强度极限。

Evans试验了415根成人防腐股骨密质骨试件,测得扭转剪切强度极限均值45MPa,剪切弹性模量为6GPa。图1-26示典型的 $Mn - \varphi$ 曲线,骨试件扭转所吸收的能量等于 $Mn - \varphi$ 曲线下的面积。

表1-9示人体不同骨骼扭转断裂时极限扭矩和扭转角。

图1-27为人和动物股骨扭转的 $Mn - \varphi$ 曲线。从曲线可对它们的极限扭矩、极限扭转角做出比较。

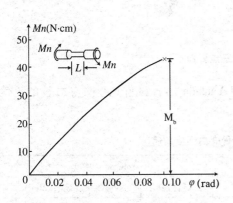

图1-26　股骨试件扭转 $Mn - \varphi$ 曲线

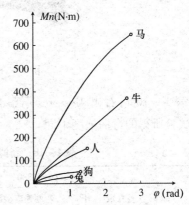

图1-27　股骨扭转 $Mn - \varphi$ 曲线

表 1-9　人体骨骼扭转实验结果

骨	极限扭矩(N·m)	极限扭转角(rad)
股骨	140	1.5
胫骨	100	3.4
腓骨	12	35.7
肱骨	60	5.9
桡骨	20	15.4
尺骨	20	15.2

四、弯曲性质及影响因素

骨的弯曲试验,要比单纯的拉压及剪切试验困难的多。因为弯曲时的应力是拉应力、压应力和剪应力的组合,而且非均匀分布。

骨的弯曲试验通常有两种形式:整骨和试件。加载方式为四点弯曲(纯弯曲)或三点弯曲(剪切弯曲)。

长骨的整骨弯曲试验,骨两端用骨水泥包埋使支撑面平整,减少扭转效应(图1-28)。在计算弯曲强度中将骨简化为等厚的空心椭圆截面的直杆。由于长骨不直,横截面形状不规则不等厚,并且整骨是由密质骨、松质骨、血液、骨髓等物质组成,用此整骨弯曲试验可反映整体的力学性质。

利用骨的标准试件做弯曲试验,可较好地避开这些复杂情况。标准试件的横截面为矩形,尺寸选取不一。试件长10~80mm,宽2.5~3.6mm,高1.2~2.5mm。

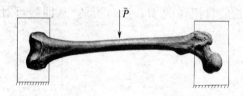

图 1-28　整骨的三点弯曲

从表1-10可看出 Messerer 用整骨试验和 Yamada 用骨试件(跨长与边长的比为16:1)试验所得的弯曲强度不同。

表 1-10　新鲜成人密质骨弯曲强度均值

骨	Messerer(1880)		Yamada(1970)	
	整骨数	弯曲强度极限(MPa)	试件数	弯曲强度极限(MPa)
肱骨	7(男)	143.6	15~20	195
	6(女)	138.2		
桡骨	-	-	15~20	221
尺骨	-	-	15~20	221

续表

骨	Messerer(1880)		Yamada(1970)	
	整骨数	弯曲强度极限(MPa)	试件数	弯曲强度极限(MPa)
股骨	7(男)	178.0	15~20	177
	6(女)	157.3		
胫骨	7(男)	165.7	15~20	209
	6(女)	162.8		
腓骨	-	-	15~20	221

骨试件取自不同的局部解剖位置,弯曲强度也不同。Maj 测量了长骨中 1/3 处不同位置试件的弯曲断裂载荷(表 1-11)。所采用的试件尺寸为长 10~15mm、宽 3mm、高 1.2mm,平行于骨轴线方向截取,放置在试验机上支座相距 7mm,中间加载(三点弯曲)直至破坏。结果表明,不同骨骼各四分体的相对弯曲强度大小的排列顺序并不一致。

表 1-11　未防腐人密质骨弯曲破坏载荷(N)局部解剖差异

骨	前四分体	内四分体	后四分体	外四分体
肱骨	75.1	66.0	73.7	73.6
尺骨	93.9	88.7	71.7	-
股骨	69.2	69.4	60.2	71.0
胫骨	73.0	79.1	72.6	74.6

切割试件的方向,对弯曲强度有较大影响。平行于骨纤维或哈佛系统方向切割试件其弯曲强度显著大于垂直于骨纤维方向切割的试件。Dempster(1960)对成人防腐骨和下颌骨的试验结果如表 1-12 所示。

表 1-12　成人防腐密质骨弯曲强度方向性差异

骨		试件数	截取试件方向	弯曲强度极限(MPa)
胫骨	干骨	15	平行骨纤维	258.8±28.0
		15	垂直骨纤维	43.3±13.1
	湿骨	3	平行骨纤维	191.4±11.9
		3	垂直骨纤维	32.6±6.6
下颌骨	干骨	10	平行骨纤维	164.8±47.8
		10	垂直骨纤维	70.1±23.0

湿骨的弯曲强度小于干骨。Sedlin(1965)测试了 24 个湿和干股骨密质骨试件(表 1-13),结果显示:湿骨随空气中干燥时间的增加弯曲强度极限增加,而弯曲时的弹性模量降低。

表1-13　湿、干股骨密质骨弯曲力学性质比较

骨		弯曲强度极限（MPa）	弹性模量（GPa）
湿骨		189	16.9
在空气中干燥时间（分钟）	15	199	15.4
	30	207	15.5
	45	217	15.3
	60	230	15.2

以整骨试验测得湿人骨的弯曲力学性质见表1-14。结果显示：弯曲破坏载荷以股骨最高；弯曲强度极限以尺、桡骨最高；弹性模量以股骨最高。最大挠度的大小顺序是腓、股、尺、桡、胫和肱骨，而最大挠度比（单位跨度的最大挠度值）的大小顺序是腓、尺、桡、肱、股和胫骨。

表1-14　湿人骨弯曲力学性质

骨	肱骨	桡骨	尺骨	股骨	胫骨	腓骨
弯曲破坏载荷（N）	1510	600	720	2770	2380	450
弯曲强度极限（MPa）	215	232	230	212	217	220
最大挠度（mm）	9.98	10.38	11.11	12.31	10.0	16.21
最大挠度比	0.039	0.053	0.055	0.036	0.035	0.056
弹性模量（GPa）	10.2	16.2	15.7	18.7	12.2	12.6

综上所述，可以得出骨的力学性质。

（1）骨骼为各向异性材料，载荷方向不同其力学性质也不同。局部解剖位置不同其力学性质也存在差异。

（2）成熟密质骨压缩强度最高，拉伸次之，剪切最差，其顺纤维剪切强度低于横纤维剪切，如图1-29所示。松质骨强度远低于密质骨，如图中阴影部分所示。

（3）应力集中使骨骼强度降低。

（4）加载速度增加，骨的强度和刚度也增加，且能吸收更多的能量。

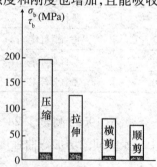

图1-29　不同变形形式的强度比较

第三节　髋关节重建的骨科生物力学基础

千万年的自然选择使骨成为相应环境下的最优结构。它不仅在某些不变的外力环境下显示出其承载的优越性,在外力环境发生变化时,通过内部调整,也能以有利的新结构形式来适应新的外部环境。

一、Wolff 定律及其可能作用方式

骨的结构受 3 种因素控制:遗传、激素活性及载荷。伽利略(1638)首先发现负重与骨形态间的关系。Bell(1834)指出骨可以使用尽可能少的材料来承担载荷。Ward(1838)报道增加压缩载荷可以增加骨的形成。Ludwig(1852)论述了重力和肌力对维持骨的质量的必要性。1862 年,两位德国学者各自独立地报道了加压对骨生长的影响。1867 年,瑞士 Herman Von Meyer 教授报道,骨的内部结构和外部形态一样,与其所承受载荷的大小及方向有直接关系。

在这一历史时期,德国医学博士 Wolff 在前人工作基础上,总结了他 30 多年工作中的经验、体会和临床观察结果,于 1892 年提出了骨转化定律:骨功能的每一改变,都有与数学法则一致的确定的内部结构和外部形态的变化。Roux(1895)提出了骨生长的最小－最大原理,据此他认为松质骨应具桁架结构。Evans 总结了大量临床经验,提出压力能刺激新生骨的生长,是损伤愈合的一个重要因素。Pauwels 对 Roux 原理做了理论证明,Kummer 则根据优化原理算出了股骨头三维桁架结构和观察结果一致。20 世纪 70 年代后期,Hayes 等关于髋骨的应力分析和实验表明,骨小梁结构确实是按最小正应力法线方向排列的,从而为 Wolff 定律提供了理论证明。

为了对骨的生长、修复和塑形做出深入研究,一些学者探讨了 Wolff 定律的反馈机制,认为机体可能通过 4 种方式对荷载做出动态响应,即:荷载可能由骨胶原、骨矿物质、骨细胞外液和(或)骨细胞自身来感受,图 1－30 对这 4 种理论上的反馈机制做了比较详细的解释。

二、骨组织的功能适应性

功能适应性可以通俗地理解为:当需要增加时,增加它们完成其功能的本领;而当需要减少时,降低它们完成其功能的本领。活体骨不断地进行着生长、加强和再吸收过程,这些过程总称为骨的重建。活体骨重建的目标是,使其总的结构适应于其荷载环境的变化。重建过程的时间常以月或年来度量。

了解及预言用来控制活体骨重建性能的应力颇为重要。若这个应力与骨组织所习惯的应力不同,就有可能造成重建的骨组织在某种意义上较弱,甚至导致外科处置的失败。Charnley(1975)曾指出,在全髋置换术的置入杆断裂时,股骨再吸收可能是突出因素。

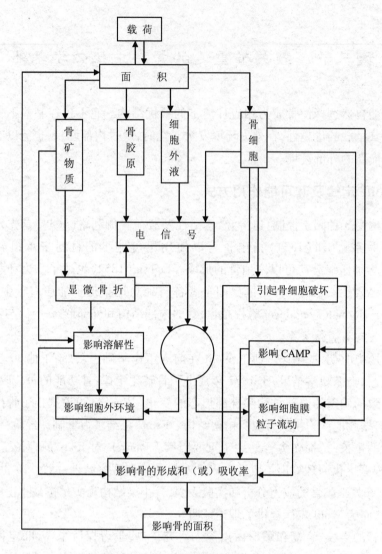

图 1 - 30　Wolff 定律的可能作用方式

（一）实验观察

Frost（1964）对表面重建和内部重建之间曾做了如下的区别。表面重建指的是在骨的外表面上骨材料的再吸收或沉积。Currey（1960）曾详细描述了骨表面上新板层骨片的沉积过程。内部重建指的是通过改变骨组织的体积密度对骨组织内部的再吸收或加强。在松质骨里，骨小梁不同程度上变得数目增多，它们的厚度可以是变化的。在皮质骨内，内部重建是通过骨单元的板层骨片直径的改变和骨单元的全部置换而发生的。Kazarian与 Von Gierke（1969）的研究很生动地说明了松质骨的内部重建。在他们的研究中，把 16只恒河猴整个身体放在模子里固定 60 天。另一组 16 只恒河猴用作对照组，允许它们尽可能在一个笼子里自由运动。把不动的猴与对照组猴的骨组织的结果相比较发现，不动猴的骨组织有可观的吸收现象。骨组织的力学试验也反映了不动猴的再建损失现象。

拉脱维亚的一个研究(Shumskii 等,1978)说明了加载增大对骨组织重建的影响。在这个研究中,9 组单个的胫骨声速用超声波方法来确定。这 9 组都是训练有素的运动员。实验结果说明胫骨声速是随各组运动员的技能而增加的。声速与杨氏模量的平方根成正比,与体积密度的平方根成反比,因此,较大的模量,意味着随运动员的技巧的难度增大,骨沉积以及骨组织的密度也增大。

通过施加轴向和(或)弯曲载荷,可引起动物腿骨的表面重建。Woo 等(1981)曾指出,增加猪的体力活动量(缓慢走动),可使腿骨的骨膜表面向外移动和骨内膜表面向内移动。Meade 等(1981)用一个置入弹簧系统沿狗股骨的轴施加一恒定的压力。横截面积会随着所施加的压力增加而增大。Liskova 与 Hert(1971)曾指出,施加在胫骨上的间歇性弯曲,可使骨膜表面向外移动。根据 Liskova 及 Hert 的研究所得的典型结果见图 1 - 31。减小动物下肢载荷也可以在动物的腿骨上引起表面重建。

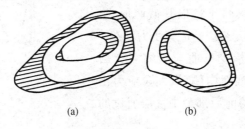

(a)   (b)

图 1 - 31　两根胫骨的横截面

(a)曾受超生理荷载,斜线表示增加载荷期间的骨;(b)对照肢未受超生理的载荷,斜线区表示相应时间内正常生长

Uhthoff 与 Jaworski(1978)的研究中,把幼龄猎兔犬的前肢固定,发现其骨内膜表面没有什么移动,可是其骨膜表面上有大量的再吸收。但对老猎兔犬的研究(Jaworski 等,1980)则观察到骨膜表面没有什么移动,可是在骨内膜表面上有大量的再吸收。

应指出的是,骨或器官对应力的适应,不是只能适应其一种功能,只符合一种功能状态的优化结构,而是适合多种功能,其结构是"符合综合优化设计"的。例如,人的骨干骨形状是很复杂的,因它要适应多种功能,不管是冲击力还是持续力或者周期力,而且可以是拉伸、压缩、剪切、扭转、弯曲的综合作用,骨的功能适应性应是对多种功能而言的,它是符合综合优化设计原理的。

(二)长骨的功能适应性

如上所述,千万年的自然选择使骨无论在其形态、构造及力学性质上,都充分适应其功能,成为相应环境下的最优结构。

下面以股骨为例,对骨的功能适应性做一较深入分析。长骨两端是松质骨,其结构单元是骨小梁。骨小梁的排列是有序的,其方向沿着运动所引起的骨的主应变方向。这种拱式迹线排列避免了骨小梁承受剪力,使骨小梁处于承受以轴向为主的十分有利的受力状态。因此,它既减轻了结构的重量,又显示了良好的应力 - 应变状态。

图 1 - 32 是 Kummer 建立的股骨三维层次迹线结构的模型,从松质骨过渡到密质骨,

它形成连续表面,其结构单元是骨单元,即哈佛系统。如上所述,它们的排列方向都是或多或少平行于干骨轴线方向,这正是干骨主应变的方向。试验表明,在步态运动中尽管应力－应变值波动很大,但主应变方向却变化不大,相对长轴的方向十分稳定。所以密质骨中结构单元的排列也是沿主应变方向,它最大限度地减小了剪力。根据剪应力互等原理,从而避免了骨纤维间的纵向撕裂,可见密质骨的各向异性的力学性质是适应其力学状态的,即骨组织的结构是优化的。

进一步研究还表明,骨干还以其截面形式、密度分布及不同的骨单元组织适应其受力状态。

股骨向内侧弯曲,承受弯曲与压缩复合载荷,最大压应力出现在截面内侧,最大拉应力出现在截面外侧,横截面的前后部为中性层通过的低应力区域。

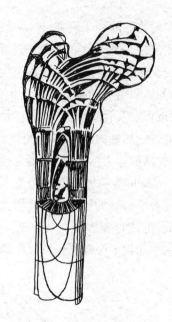

图 1－32　三维层次迹线模型

若股骨承受静态载荷,在横截面上应有应力为零的中性层,但实际上骨是承受动载荷,由步态的改变,髋关节作用力及肌肉力不断改变,截面内的力场分布时刻在变化,使作用于股骨上的合力在一定的区域内波动,从而导致中性层在横截面上波动。从股骨截面形式可看出,内、外侧为适应高应力而长得厚,前、后侧则由于不完全骨吸收而成长为狭状,以适应由于中性层波动而产生的低应力。图 1－33 是 Amtmann 按照波动载荷引起的平均应力所绘制的股骨干中 1/3 横截面的等值线,可看出这些等值线的方向与骨断面形式很适应。在皮质骨段,骨的强度及骨密度分布也不完全相同,图 1－34 是 Amtmann 利用 Schmitt's 大量关于人股骨强度分布资料及 Amtmann 和 Schmitt's 关于这些骨密度分布(X 线测密)的资料绘制的股骨表面的密度分布图[图 1－34(a)]、断裂强度和结构强度分布图[图 1－34(b),1－34(c)]。由此可见,骨的强度分布与应力分布是完全一致的,即内、外侧为高强度区,并且与密度分布相适应,即在内、外侧为高密度区。强度与密度的相关系数为 0.40～0.42。至于强度与密度分布的不完全一致性,可能是几何构造特征的影响,也即是骨的空间几何形式对应力状态也是完全适应的,据此 Amtmann 提出骨还存在结构强度,其结构强度的分布图如图 1－34(c)所示。

由上述分析可见,为了对应力状态的适应,作为生物材料的骨无论是在断面形式、空间结构还是强度分布及密度分布上都是与应力状态充分适应的。骨的功能适应性,不仅表现在几何特征与力学特征上,而且在骨组织的成分上也有表现。Blaimont 对两个干骨的研究表明,在横断面上每平方毫米骨单元的平均数对应于外侧、内侧、前侧、后侧分别是 16.3、14.7、12.6 及 12.1,可见与应力分布相适应。Lanyang 的研究还表明,在高压应

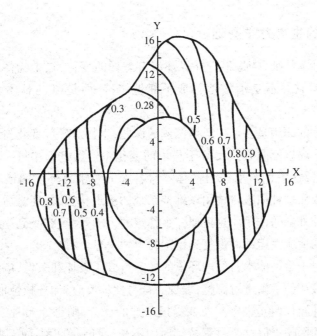

图 1 – 33　Amtmann 按波动载荷引起的平均应力所绘制的等值线

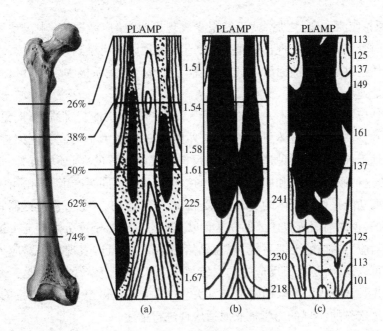

图 1 – 34　骨结构强度分布

（a）人股骨 X 线测定表面密度分布；（b）表面应力测定断裂强度分布；（c）表面应力测定结构强度分布。P – 后侧；L – 外侧；A – 前侧；M – 内侧

力区域中骨单元的改型过程加快,承受高应力区域的组织结构多由再生骨单元(secondary osteon)组成。

三、骨重建的生物力学基础

生命的一个基本特征,就是不管外界环境有怎样的变化,在生物体内部都要保持稳定性和连续性。但它并不是消极地一成不变地维持,而是通过对环境变化的适应来实现。

环境对生物体的作用是一个广泛而深刻的课题,生物对环境变化持续时间的长短及所受刺激程度的强弱以不同方式反应于环境的变化。生物组织在每一水平上都存在着复杂的内部调节系统,它们具有来自活体本身各部分和来自环境的错综复杂的反馈系统。生物体就是依靠这种伺服机构用以维持系统的稳定状态,并使之适当地变化以应付所遭受到的内部和外部的作用。这正似一个稳定的力学系统,在受到小的干扰后通过一系列约束所允许的适应性运动而恢复到稳定的力学状态。

骨组织损伤对于生物体本身的内环境的稳定造成了破坏和失调,应激的本能使之调动一切因素来对破坏的平衡进行调整,表现为全身性的反应,如选择性血管收缩、激素分泌超常以及交感神经代谢亢进等。而在受损局部的反应,则是原始骨痂形成阶段,它一般不受外界环境的影响。但这个过程持续时间不长,我们称这种适应现象为"原始应激适应"。

但在"原始应激适应"之后,就已经很少表现出"原始应激适应"中出现的各种现象和体征。此时骨修复过程表现出的适应性,与其说是原始应激适应的持续,不如说是一种新的功能适应过程。如前面所述,这个过程与外部环境关系极大,我们可称之为"继发性长周期功能适应"。

这两种适应性的机制是不一样的,尽管具体机制还不很清楚,但仍可形象地说,前一种适应过程的反馈路线是自体封闭的,它与外界环境无关,我们对它只能因势利导,而不能一相情愿地干预。而后一种适应过程的反馈路线是开放的,与环境有关,是可以干预的,正是由于这种原因,骨伤和股骨头坏死的治疗手段的不同会产生不同的治疗效果。

骨的主要功能是作为躯体的支架,承受载荷,维持运动。因此,作为活器官的骨对于应力是敏感的,正像前面所叙述的那样。骨以其形态、结构、密度分布等充分适应骨的应力分布。骨对应力适应的反馈系统,现在虽然还不清楚,但均表现出了对应力变化做出的反应。也可以认为,是连锁反应中的二级效应。从生物力学观点看,是一个力学状态控制了骨的生长和吸收。可以期望用应力状态对骨的变化做出定性及定量的描述,甚至可以期望引进广义的"势"的力学概念对适应性进行描述。

因此,在骨伤和骨病治疗过程中应遵循骨生物力学原理:充分利用功能情况下和特殊设计的力学状态去完善其修复与重建,在一般情况下要尽量少干扰甚至破坏骨应承受的力学状态。同时,必须注意力环境的适时、适度及相对稳定性,不能超越其自身承受能力。

第四节　骨的压电效应

骨的力电学说在促进骨重建、指导骨伤和股骨头坏死的治疗方面,取得了始料未及的疗效。对骨的力电性质、骨的压电效应、密质骨结构与压电效应、骨压电性理论模型的深入探讨及实验研究等,又不断丰富了骨的重建理论。

一、骨的力电性质

骨的力电性质(electromechanical behaviour)的研究始于20世纪50年代,骨的力电性质也称为骨内应力产生电位(stress-generated potentials,SGP)现象。

1957年Fukada和Yasuda通过实验发现干骨具有力电性质,并把这性质归结为压电效应,这一发现引起了对SGP现象的广泛注意,并产生了关于Wolff功能适应定律作用机制的假设(Wolff定律的基本内容是骨内应力状态决定骨的重建)。Bassett提出,应力促进骨重建的原因可能是应力在骨内产生的电位,正是这种电位引起细胞反应导致骨生长,进而认为既然应力产生的电位促进骨重建,那么不加应力而是外加电信号也将引起细胞反应达到促进骨重建目的。到目前为止,国内外对SGP现象已进行了广泛的研究,SGP不同于体内生物电(心电、脑电和肌电等),它和体内新陈代谢无关,不但存在于生命状态的骨中,也存在于非生命状态的骨中,生物电则依赖于细胞的活力,也就是说SGP只和骨的化学成分、物理结构和几何结构有关。

SGP的研究是沿着干骨—湿骨—活体骨进行的,SGP现象研究的主要内容是SGP产生的原因、数学描述及生理意义。现已发现,SGP产生于两种机制:压电效应(piezoelectricity)和动电现象(electrokinetic phenomena)。

骨内动电现象是在研究湿骨的压电效应时发现的。根据压电效应原理,湿骨自身的电阻率低,其极化电荷的衰减速度应比干骨快。但实验结论却相反。Anderson等对湿骨进行SGP测试时发现湿骨中极化电压的衰减时间比干骨长得多。根据这一现象他们提出湿骨中的SGP由动电现象产生,并通过进一步实验证实了这个结论,骨内动电现象的发现更进一步引起了对SGP的广泛兴趣。因为湿骨更接近于活体骨。

二、骨的压电效应

典型的压电材料是晶体,或称为矿物压电材料,晶体受应力作用而发生变形时在其相对的两个外表面上出现数量相等、符号相反的电荷,电荷密度和应力成正比。这种现象称为压电效应(图1-35)。

对称要素的电性质分为对称电中心和异极对称电中心,如图1-35正负电荷对ab、cd和fe分别形成电偶极子,结构对电荷中心0点呈电中性。0点左侧正电荷多于负电荷,右侧负电荷多于正电荷,左右两侧对于0点的对称形式称为异极对称电中心。0点上

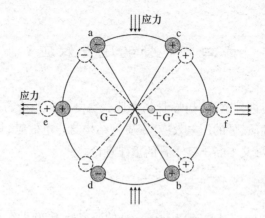

图 1－35　晶体压电性产生原理示意图

下两侧的正负电荷数量都相等,这种对称形式称为对称电中心。当结构沿垂直方向受压应力作用或沿水平方向受拉应力作用时,晶体变形,电偶极子、ab 和 cd 分别发生逆时针和顺时针转动,电荷 e 和 f 分别向左和右移动,从而使结构的正负电荷中心分别移到 G′点和 G 点,也就是说正负电荷中心在水平方向发生分离,这一过程称为极化。显然在铅垂方向不会发生极化,极化的结果是在左右两个外表面上出现数量相等符号相反的极化电荷,正负极化电荷在两侧表面间产生的电位称为极化电位。由此可得出结论:晶体或矿物压电材料具有异极对称电中心时具有压电效应;具有对称电中心时不具有压电效应。矿物压电材料按其对称要素的多少可分成 32 种点群,其中 20 种点群具有异极对称电中心,能够产生压电效应,矿物压电材料的压电效应由线性压电方程描述

$$D = d\tau + \varepsilon E \qquad (1-4)$$

式中,D 为电位移矢量,τ 为应力张量,d 为压电系数张量,E 为电场强度矢量,ε 为介电常数张量,根据静电学理论

$$D = \varepsilon_0 + P$$

式中,P 为极化强度矢量,ε_0 为真空的介电常数,当外电场 $E = 0$ 时,得

$$P = d\tau \qquad (1-5)$$

或写出

$$P_i = d_{ijk}\tau_{jk} \qquad i, j, k = 1, 2, 3 \qquad (1-6)$$

因为 τ_{jk} 是对称张量,独立的分量只有 6 个,所以压电系数张量只有 18 个独立的分量。

若令 $\tau_1 = \tau_{11}, \tau_2 = \tau_{22}, \tau_3 = \tau_{33}, \tau_4 = \tau_{23}, \tau_5 = \tau_{13}, \tau_6 = \tau_{12}$,(1－6)式又可写为

$$
\begin{bmatrix} P_1 \\ P_2 \\ P_3 \end{bmatrix} =
\begin{bmatrix}
d_{11} & d_{12} & d_{13} & d_{14} & d_{15} & d_{16} \\
d_{21} & d_{22} & d_{23} & d_{24} & d_{25} & d_{26} \\
d_{31} & d_{32} & d_{33} & d_{34} & d_{35} & d_{36}
\end{bmatrix}
\begin{bmatrix} \tau_1 \\ \tau_2 \\ \tau_3 \\ \tau_4 \\ \tau_5 \\ \tau_6 \end{bmatrix} \qquad (1-7)
$$

简记为 $P_i = d_{ijk}\tau_j$　$(i=1,2,3,j=1,2,3,4,5,6)$　　　　(1-8)

上述线性压电方程很好地描述了矿物压电材料的压电效应。

三、密质骨的结构特点与压电效应

(一)组织结构

骨组织主要由羟基磷灰石(占重量的75%)和胶原纤维构成,羟基磷灰石的化学成分为 $3Ca_3(PO_4)_2 \cdot Ca(OH)_2$,是极小的针状晶体,呈六方形晶格点阵。Kay 等研究了羟基磷灰石的结构,确定其晶体结构属于对称电中心的点群,不可能具有压电效应。这一结论后来由 Marino 等进一步用实验证实。

胶原是纤维性蛋白,由原胶原分子聚集而成。原胶原为胶原的基本结构单位,由三股分离的多肽链左旋扭结,围绕一个中央轴形成一个绳状三股螺旋分子。五股原胶原(绳状)分子互相平行地沿着一个中心轴排列,构成胶原纤维,其长度约为64nm。

羟基磷灰石晶体沿胶原纤维长度方向与胶原纤维紧密相间地排列,形成晶质组织(crystalline structure),它是骨单元的基本构成物。在每个骨单元中,胶原纤维互相平行,相间地分布着羟基磷灰石晶体而构成多晶质(polycrystallinity),并以薄层结构缠绕哈佛管,形成同心分布层,每一层绕骨单元的中心轴旋转上升,缠绕角 α(胶原纤维和骨单元中心轴夹角)介于0°~90°之间,相邻层之间近似于直角交错排列(图1-36)。

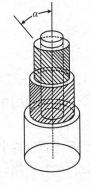

图1-36 骨单元的结构模型

哈佛管及胶原纤维的分布决定了骨(密质骨)组织结构的微观非均匀性,骨单元的横向尺寸量级为 $100 \sim 300\mu m$。

(二)压电效应的来源

骨的压电效应产生于胶原纤维已经成为一个普遍接受的事实。

Steinberg 等对胶原纤维与 SGP 的关系进行了多年的研究,发现骨压电效应的强弱依赖于骨胶原分子共价键交联的多少,交联增加则压电效应增强,反之压电效应减弱。

Fukada 提出剪应力使胶原纤维发生相互错动而导致骨发生极化,极化的方向和剪应力作用面垂直。Ramachandran 提出每个胶原分子的压电效应等价于矿物压电材料六方晶系 C_6 点群,压电系数阵用式(1-9)描述,后来 Fukada 又提出胶原纤维等价于矿物电压材料的六方晶系 C_6 点群,选择坐标的方向使3轴和胶原纤维轴的纤维轴重合,每根胶原纤维的压电系数阵都可用式(1-9)描述。

$$d_{ij} = \begin{bmatrix} 0 & 0 & 0 & d_{14} & d_{15} & 0 \\ 0 & 0 & 0 & d_{15} & -d_{14} & 0 \\ d_{31} & d_{32} & d_{33} & 0 & 0 & 0 \end{bmatrix}$$ (1-9)

四、测试方法及结果

(一)压电系数测定

测量骨的压电系数、建立骨的压电方程是骨压电效应研究的主要工作,这方面的早期工作认为干骨的压电效应可用与矿物压电材料相同的线性压电方程式(1-7)描述,试图建立在解剖学坐标下(图1-37)干骨的压电方程。

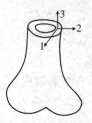

图1-37 解剖学坐标系的定义方向

在干骨中切出一组立方体试件(边长4~8mm)测量其压电效应,进而计算出压电系数,这是一种广泛采用的方法,试件取自骨的同一部分(1~4个为一组),假设在骨的同一部位上骨均匀,同组中每个试件性质相同,可以代表骨同一点的力学性质和电学性质,其中一个试件外表面中心法线和3个坐标轴重合,其余3个试件分别绕1、2、3轴转45°切出,在试件上加均匀压力(视其为单元体且应力均匀分布),斜截面上的正应力和剪应力按应力状态理论算出。

在试件的每一侧表面镀一层银膜作为电极(或黏结一层铜箔作为电极),每一对相对的侧表面为一对电极,测试时电荷放大器的输入端和一对电极相接,其余电极接地,试件受力极化后,被测电极上产生的极化电荷立刻转移到电荷放大器上,使被测电极仍保持零电位(电荷放大器非接地输入端保持"虚"地),其余电极为零电位,所以外电场为零,满足了式(1-7)成立的边界条件,利用上述4个试件,分别测量每个试件的每对电极间的极化电荷,再根据外加应力的值可得到全部18个压电系数,图1-38是Liboff所采用的测试系统。

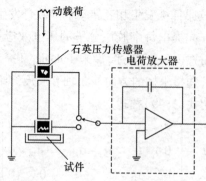

图1-38 Liboff采用的测试系统简图

Fukada 最初认为干骨的压电效应等价于矿物压电材料的六方晶系 C_6 点群,不为零的压电常数为 d_{14} 和 d_{25},且 $d_{14} = -d_{25}$,所以独立的系数只有一个,利用一个绕 2 轴转 45° 切出的试件即可测出(表 1 - 15),其含义仍然是剪应力导致骨极化。他研究了腱的压电效应后(腱由 95% 以上的平行排列的胶原纤维组成),也得出所述的结论,后来他又提出骨胶原纤维的压电效应也等价于 C_6 点群,即骨的压电系数阵的形式也为式(1 - 9)。

Liboff, Anderson, Maritn 和 Bur 对骨的压电效应不做任何假设分别测出干牛骨的部分或全部 18 个压电系数,表 1 - 15 中 Martin 数据(A 和 B)是将所有的测试值被最大测试值除后得到的正极化的系数阵,这两组数据是对同一骨上的两组试件的测试结果。

表 1 - 15 牛骨的压电系数

测试者	载荷频率（kHz）	测试结果（PC/N）					
Fukada	2	0.00	0.00	0.00	- 0.217	0.00	0.00
		0.00	0.00	0.00	0.00	0.217	0.00
		0.00	0.00	0.00	0.00	0.00	0.00
Anderson	2	0.148	0.037	- 0.08			
		- 0.53	<0.01	0.23			
		0.17	<0.11	0.15			
Liboff	-	0.00	0.016	- 0.017	0.13	0.001	0.00
		0.009	0.002	- 0.006	- 0.011	- 0.0203	0.00
		0.017	- 0.019	0.005	0.00	0.00	0.36
Martin(A)	准静态	0.14	0.04	0.19	0.12	0.12	0.19
		0.10	0.02	0.00	0.07	- 0.55	0.05
		0.13	0.05	0.11	0.97	0.14	0.04
Martin(B)	准静态	- 0.01	0.06	0.04	- 0.32	- 0.10	0.28
		0.35	0.10	0.00	0.28	- 0.16	0.12
		- 0.01	- 0.01	- 0.02	1.00	- 0.16	- 0.15
Bur	<0.1	0.014	0.026	- 0.032	0.105	- 0.013	- 0.07
		-	-	-	-	-	-

表 1 - 15 的结果虽然由于试件及测试条件不尽相同不能直接比较,但数量级基本上是相同的,最大的压电系数约为石英晶体最大压电系数的 1/10,每个测试结果之间的数据分散性和不规律性说明骨压电效应与矿物压电材料之间的差别。Martin 在测试中还发现把骨试磨去一薄层(约 125μm)后压电效应发生很大变化,同时发现试件的相对电极(正负极)间极化净电荷不为零,也就是说试件两个电极上的极化电荷并不表现出数量相等、符号相反的性质,Martin 把上述现象称为骨的异常压电效应。

（二）弯曲变形测试

把骨试件做成梁使之发生四点弯曲（纯弯）或做成悬臂梁，梁变形后测量相对电极上的极化电荷（或极化电压）是研究骨压电效应的另一种方法。

图 1-39 是悬臂梁试件测试方法的示意图。试件受集中力作用后在横截面产生正应力 τ_3 和剪应力 τ_4，根据线性压电方程式（1-7）及 C_6 点群压电系数阵式（1-9），正应力 τ_3 在 2 轴方向（Y 轴），即图 1-39 中的两个电极之间不产生极化，只有剪应力 τ_4 产生极化，因为各横截面上剪应力分布相同，所以极化电压的大小应当与加力

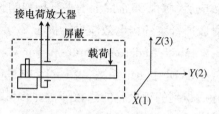

图 1-39 悬臂梁试件压电效应测试图

点至电极间的距离无关。而且如试件绕 2 轴或 1 轴转 180°，然后在自由端加载（方向不变），则极化电压（或电荷）应改变符号。矿物压电材料的实验结果和理论结果一致，而骨试件的实验结果和理论结论不一致。Williams 等对悬臂梁试件进行深入的研究后发现：①极化电压正比于加力点与电极间的距离，当试件绕 2 轴或 1 轴转 180° 时极化电压不反号，且往往受拉边上出现正电荷，受压边上出现负电荷；②电极位置不变而加力点位置改变时输出与加力点至电极间的距离成正比，相反，加力点的位置不变而改变电极的位置（理论上和改变加力点的位置是等价的）电极位置的任何细小改变极化电压都发生明显的变化，而且无规律可循；③和立方体试件类似，将试件磨去一薄层，极化电压将减小甚至变为零或改变符号。

（三）压电频率响应

Hastings 等设计了一套非常精密的非接触测试系统，用来研究梁试件发生四点弯曲时加载频率与压电效应的关系，图 1-40 是其测试结果。这一曲线对应的载荷是交变方波载荷，由曲线看出，加载频率小于 1Hz 时极化电压的峰值随加载频率增加而增加，加载频率大于 1Hz 时极化电压峰值接近最大值，此后频率再增加电压峰值基本不变（曲线基本保持水平）。当加载频率为正弦波时，在 50Hz 左右极化电压峰值才接近达到最大值（图 1-41）。实验还发现极化电压的峰值与载荷的幅值也呈线性关系，根据线性压电方程式（1-7）和 C_6 点群式（1-9），试件发生四点弯曲时中间部分为纯弯，横截面上无剪应力，因而也不会发生极化，但实验又和这一结论相反。

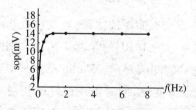

图 1-40 交变方波载荷下的压电效应

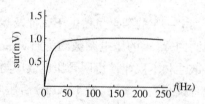

图 1-41 正弦波载荷下的压电效应

（四）临床测试结果

我国从 20 世纪 80 年代初开始进行骨的力电性质的研究，钱民全和王祖昌等分别介绍了国外在这个领域的研究进展并开始从事骨力电性质的研究。

我国学者采用上文所述的测量 18 个骨压电系数的测试原理，用静态加载方式测量了同一干股骨相邻位置的 3 组试件（每组 4 个试件）的所有 18 个压电系数。通过杠杆系统实现静态加载。表 1 - 16 为测试结果，和 Martin 的结论一样，各组数据有着很大的离散性，尽管加载方式不同，然而 d_{14} 取值最大这一点也和国外的结论一致。

表 1 - 16　干股骨的压电系数

组别	压电系数（PC/N）					
	0.000	0.008	0.009	0.137	0.054	- 0.008
1	0.000	0.000	0.000	- 0.024	- 0.048	0.000
	- 0.014	- 0.010	0.014	- 0.020	0.045	- 0.019
	- 0.014	0.014	0.000	0.172	- 0.014	0.000
2	0.011	0.000	0.000	0.009	- 0.069	0.017
	0.000	- 0.017	0.000	- 0.060	0.058	- 0.20
	0.000	0.011	0.000	0.102	0.013	0.010
3	- 0.007	0.000	0.000	- 0.025	- 0.120	- 0.007
	0.010	0.000	0.000	- 0.052	0.021	0.009

五、理论模型与分析方法

骨压电效应的实验结果说明不能简单地套用描述矿物压电材料的线性压电方程来描述骨的压电效应。针对骨压电效应的具体实验结果已产生了几种描述骨压电效应的理论模型和分析方法。

Korostoff 认为压电系数 d_{ijk} 不决定极化强度的符号，而是应力梯度决定其符号，他提出的压电方程为

$$P_i = |d_{ijk}| \frac{\partial \tau_{ijk}}{\partial X_i}_c X_i \qquad i,j,k = 1,2,3 \qquad (1 - 10)$$

式中，P_i 为极化强度矢量的分量，$|d_{ijk}|$ 为压电系数张量的分量的绝对值，$\frac{\partial \tau_{ijk}}{\partial X_i}_c$ 为常应力梯度，X_i 为应力梯度方向的长度。

这一理论还认为极化强度正比于应力梯度，在应力梯度为零的区域极化强度为零，把式（1 - 10）应用于悬臂梁试件时，根据材料力学梁的理论算出应力梯度并代入式（1 - 10）后得出

$$P_y = |d_{24}| \frac{12Fz}{ab^2 y} \qquad (1 - 11)$$

式中,F 为外力,z 为加力点至电极间的距离,a、b 分别为试件横截面的宽度和高度,显然,P_y 和 $F \cdot z$ 都有线性关系,且试件翻转不影响极化强度的符号,但是由电场强度 $E_y = -4\pi \frac{P_y}{\varepsilon}$,极化电压 $\Delta V = -\int_{-\frac{b}{2}}^{+\frac{b}{2}} E_y dy$ 可得 $\Delta V = 0$,这一结论与实验不符,这说明影响骨极化的因素不单是应力梯度还有其它因素。

Fukada 进而提出骨的压电方程为

$$P = A\tau + B \frac{\partial \tau}{\partial x_i} \qquad (1-12)$$

式中,A 类似于压电系数,B 是决定应力梯度对极化强度影响程度的常数,后来,Williams 提出四阶张量理论,认为 τ 为二阶张量,$\frac{\partial \tau}{\partial x_i}$ 为三阶张量,A 和 B 分别为三阶和四阶张量。但是要想通过实验确定所有的系数是极其困难的。为了描述悬臂梁试件的实验结论,Williams 等提出了一种分析方法,首先由线性压电方程式(1-7)出发并假设骨的压电效应仍等价于 C_6 点群,梁任一横截面上的正应力和剪应力同样用简单梁的理论算出,根据电磁学中 Maxwell 方程组中的公式

$$D = \varepsilon E + P$$
$$\nabla \cdot D = 0$$

解出试件上两电极间的电压与外力的一个解析解 ΔV_1,然后将压电系数 d_{ijk} 看作骨内空间坐标的函数 $d_{ijk}(x,y,z)$,并展为泰勒级数取一次近似,再在 C_6 点群的压电系数阵中加入一修正项 d_{23},从而解出另一个解 ΔV_2,他们认为 ΔV_1 和 ΔV_2 相加便是最后的结果

$$\Delta V = \frac{F}{\varepsilon} \alpha (dz + 2d_{24}) \qquad (1-13)$$

其中 $\alpha = \frac{d_{23}}{dy} \big|_{y=0}$,式(1-13)只是一种分析方法的结论,它是建立在 d_{ijk} 是空间坐标的函数并可一次近似这一概念的基础之上的。虽然式(1-13)的结果和实验不矛盾,但仍未解决骨的压电方程问题。

Korlstoff 和 Gundjian 等提出一个微观分析方法,认为胶原纤维的压电效应符合式(1-7)满足经典压电理论,把所有胶原纤维的压电效应叠加得到宏观骨试件的压电方程。

Korlstoff 的方法是由单根胶原纤维压电效应计算骨单元中同心板层的压电系数,再由同心板层的压电系数计算骨单元的压电系数,进而得到宏观压电系数。但确定胶原纤维的分布规律目前还做不到,而由假设的胶原纤维分布规律计算出压电系数,与实验结果相比差别却比较大。Gundjian 等则采用统计学方法,先用 X 射线衍射法分析骨试件内的羟基磷灰石晶体的统计分布规律,根据羟磷灰石晶体和胶原纤维平行排列,从而得到胶原纤维的统计分布,发现胶原纤维的分布对于一个轴为正态分布,由统计分布规律通过坐标变换得到试件的宏观压电系数阵。Martin 在 Gundjian 工作基础上完善了这一方法,推出一组完整的数学公式,但是由这一方法计算得到的结果同样和实验结果不吻合。

为了解释 Hastings 等关于极化电压峰值与交变载荷关系的测试结果,Mahmud 等提出黏弹性材料偶极子取向极化模型,认为骨内极化由电偶极子转向产生,骨是一种黏弹性材料,骨试件受力变形后导致骨内电偶极子转向而极化,由于骨材料本身的应变松弛,在载荷维持的时间内电偶极子向变形前的位置回转而使极化强度降低,如果载荷频率充分低或者说载荷维持时间充分长,则所有电偶极子都会恢复到原位使极化强度变为零,载荷频率低时试件的变形与松弛同时存在,使得电偶极子不会达到最大的转角位移,加载频率充分高时变形速度远超过松弛速度,电偶极子可达到最大转角位移,所以极化强度大于低频时的极化强度,即随加载频率的升高极化电压的峰值也增高,当频率超过一定值时,松弛的作用非常小,所以极化电压的峰值基本保持恒定。

第五节　骨内动电现象

动电现象包括 4 种现象:电泳、电渗、流动电位和沉降电位。骨内动电现象主要指流动电位(streaming potentials)。本文只介绍流动电位。

一、动电现象产生机制

同一体系中,表面带电荷的固体和含离子的流体相接触后,在电场力和范德华力的共同作用下,在固体表面上吸附了一层电荷(离子),称为吸附层,这一层紧密地吸附于固体表面上,厚度约为Å的量级,也叫紧密层,如图 1-42 所示。由于液体内带电粒子的热运动使得所有离子呈均匀分布的趋势。电场力、范德华力的作用与热运动作用相互平衡,在紧密层外又产生一非均匀的离子分布区,靠近紧密层的区域与紧密层同号的离子密度高于异号离子密度,这一密度差随远离紧密层而降低。整个体系看作电中性时,由于紧密层和扩散层的存在导致在固液界面到远离固液界面间有一电位分布(图 1-43),Φ 表示固相的表面电位,整个电位分布区叫做双电层,双电层的厚度约为 10 Å的量级,若将电荷看作是连续分布的,双电层内的电位分布由泊松 - 玻尔茨曼方程描述。

$$\nabla^2 \Phi = -\frac{\rho}{\varepsilon} \qquad (1-14)$$

式中,Φ 表示电位,ρ 为电荷(离子)密度,ε 为介电常数。

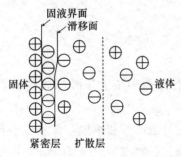

图 1-42　固液界面双电层示意图

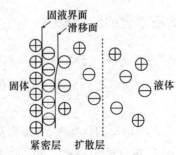

图 1-43　远离固液界面的电位分布图

流体和固相之间有相对运动时,紧靠固体表面的一层流体由于吸附的作用是静止的(这里和流体边界层的概念无关,所谓一层静止的流体厚度仅为一两个水分子直径)。静止流体和流动流体的分界面称为切面或滑移面,切面上的电位叫作 Zeta 电位,记为 ζ,如图 1-43 所示,Zeta 电位间接地反映了双电层的厚度和双电层电位的大小,在动电现象中起着重要的作用。

当外界的作用使液体沿固相表面的切向流动时,离子沿流动方向流向一端,这种离子的流动形成的电流称为电对流,电对流的存在造成沿流动方向产生一个电位,这一电位又使得离子向相反方向流动称为传导电流,电对流和传导电流相等时达到平衡状态,电位也达到稳态值,称为流动电位,记为 V_s。

当流体在压差 ΔP 作用下,在毛细管内以 Poiseuille 流动时

$$v(r) = \frac{\Delta P}{4\eta L}(R^2 - r^2) \tag{1-15}$$

式中,$v(r)$ 为流速,η 为黏性系数,L,R 分别为毛细血管长度和半径。

双电层的厚度一般只有 10 Å 的量级,可将毛细管的管壁看作无穷大平面,从而双电层电位沿半径方向的分布看作一维分布,式(1-14)可简化为

$$\frac{\partial \Phi}{\partial r} = -\frac{\rho}{\varepsilon} \tag{1-16}$$

毛细管内的电流为

$$I_s = \int_s \rho v ds \tag{1-17}$$

s 为毛细管横截面流动部分(切面以内)流体的面积,以 Zeta 电位作为电位边界条件(此时切面也为圆形),应用欧姆定律,联立解方程(1-15)~(1-17)并且积分时忽略双电层厚度得到毛细管两端流动电位

$$Vs = \varepsilon \Delta P \xi / \eta k \tag{1-18}$$

式中,k 为流体的电导率。

式(1-18)说明流动电位 Vs 和毛细管的尺寸无关,和 Zeta 电位成正比,流动电位是可测量的,而 Zeta 电位几乎是不可测量的,因为双电层很薄,切面的位置极难确定,通常 Zeta 电位通过测量出流动电位 Vs,由式(1-18)求得,式(1-18)是一个经典结论。

二、密质骨的流动电位

(一)密质骨的成分特点和几何结构

骨在体内的主要功能是支撑身体,排出或吸收钙、磷等离子来维持体内矿物质的平衡。

骨组织由固态的骨基质、骨细胞及含血液和细胞外液的液相组成。骨基质中有机成分约占 1/3(按重量计),其中 90%~95% 为胶原纤维,其他 5%~10% 为无定形的糖蛋白复合物,无机成分占 2/3,主要为羟基磷灰石,羟基磷灰石是微小的针状微晶体,沉积在胶

原纤维上。骨基质构成了哈佛系统的固相,哈佛系统也称骨单元(osteon),是密质骨的主要组织结构成分。

骨单元内分布着空间和维管系统,它们可分为3类,如图1-44所示。第一类为血管系统(vascular),包括哈佛管和福尔克曼管(Haversian and Volkmann's canals)。哈佛管位于骨单元的中央,管轴线和骨单元轴线重合,并与骨的生长轴平行,福尔克曼管垂直于哈佛管,连接相邻的哈佛管,并和骨髓腔相通,管内有血管、淋巴管、神经和结缔组织。骨单元的直径约为200μm,哈佛管的直径为25~50μm,长度为1~2cm,福尔克曼管直径为25~50μm,而长度为200~500μm。围绕哈佛管的骨形态为同心圆板层(图1-44),每一层叫同心骨板(也叫哈佛骨板,每一层中胶原纤维走向不同)。最外一层胶原纤维极少,主要为无机成分的黏合质,这一层在横截面的轮廓线叫黏合线,同心骨板中含有成排的盘状空间称为腔隙或骨陷窝(lacuna),腔隙中含有骨细胞。从腔隙中伸出很多细小的管叫小管(canalicular),小管几乎不穿过黏合线,即两个相邻的骨单元之间小管并无联系,在哈佛管附近小管和哈佛管相通,腔隙和小管为第二类空间和维管系统,腔隙的长边直径为5~10μm,小管的直径约为0.2μm,长度为10~40μm。第三类是覆盖在胶原纤维周围的羟基磷灰石微晶体间的微空间(microporous spaces)。这些微空间的形状不规则,尺寸为10~200Å的量级,Neuman认为这些微空间在密质骨内具有最大的表面积。

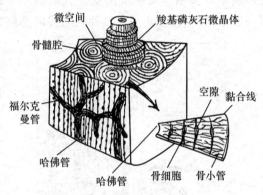

图1-44　骨的微观结构

(二)骨内动电现象产生的原因

骨内细胞外液等液体本身就是一种电解质,液体内含有离子,骨基质在生理条件下和骨液接触后向骨液转移正电荷而使本身带负电,在非生理条件下骨本身发生自然带电的现象,在实验中也曾观察到,所以无论骨是否在生理条件下,骨液界面间都将产生双电层。

骨受力后发生变形,使得骨内空间维管系统中在体积减小的部位引起管内压力升高,在体积增加的部分管内压力减小,导致液体流动而产生流动电位。

骨基质内矿物质的刚度远大于骨内空间维管系统(看成薄壁管)的刚性,而且它们只占骨单元体积的1%~2%,所以骨基质较小的机械变形即可引起可观的流体流动。

骨中的各类维管腔隙是交错相连的,维管间流体的相互流动在骨内引起复杂的流动电位分布。

三、对动电现象的探讨

由于骨的力电性质的机制与新陈代谢无关,在非生理状态研究骨的动电现象并最终应用于活体骨,是研究骨力电性质的普遍方法。

骨的动电现象的研究,一方面是用数学描述骨在外力作用下流动电位、Zeta 电位和应力、应变的关系及骨内的电位分布规律,这是本文主要讨论的内容;另一方面是研究流动电位、Zeta 电位与液体的 pH、离子类型、成分及温度的关系。

动电现象的理论基础是双电层理论,但是双电层的厚度仅为 10 Å 的量级,对双电层进行实验测量是极其困难的,双电层理论的严格数学描述还是一个尚在研究的课题。因此,要建立骨动电现象的严格数学描述,实验测试的重要性就非常明显了。

(一)梁试件的流动电位测试

将湿骨试件做成梁放在保持湿度的铅室中,测量三点或四点弯曲加载下的流动电位是采用最多的研究方法。图 1-45 是 Salzstein 等采用的测试系统,他们用这套测试系统研究流动电位和弯曲变形频率的关系。该系统由动态载荷驱动装置、载荷传感器、差动变压器和微处理器构成一反馈控制系统,实现对试件的加载以及载荷和变形的测量。

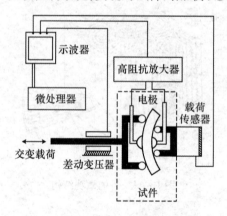

图 1-45 四点弯曲测试装置简图

流动电位测量是关键问题,将装有 0.9% 氯化钠溶液的玻璃管,借助于平软织物安放于骨试件弯曲段的两个相对侧表面上,一对银/氯化银(Ag/AgCl)电极分别放入两个玻璃管的另一端,使用银/氯化银电极的目的是使这种电极和溶液间界面上不产生双电层,电极的输出端接到一高阻抗电压放大器(输入阻抗大于 $10^{14}\,\Omega$),放大后的信号送入示波器显示波形,送入微型计算机记录测试数据。

图 1-46 是其中一个典型的测试结果,横坐标表示载荷频率,纵坐标表示流动电位 V_s 与试件应变 ε 的比值,还表示 V_s 与载荷间的相位差,其中曲线 1 为 V_s/ε 随加载频率变化的曲线,曲线 2 为 V_s 与驱动应变的相位差随加载频率变化的曲线,曲线显示流动电位

Vs 随加载频率单调增加,加载频率小于 1Hz 时 Vs 的幅值随频率的变化基本呈线性。加载频率大于 5Hz 时 Vs 的幅值也随频率增加,近似呈线性变化,但其斜率比频率小于 1Hz 时的小很多,1～5Hz 是两个斜率的转折段,斜率变化较平缓,Vs 与驱动应变间的相位差跟载荷频率的关系正好和幅值相反,随载荷频率的升高,相位差减小,并逐渐趋于零。

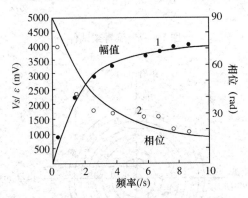

图 1－46　牛胫骨试件的动态特性

　　Hasting 改进了上述测试方法,采用非接触式电极测量湿骨的 SGP 信号,他认为即使使用银/氯化银电极也不可能取消电极和溶液之间的极化,且这种极化产生的附加电信号对 SGP 的测量值的影响不可忽略,尤其是在低频载荷时更是如此,因此他设计了通过电场感应测量 SGP 信号的非接触式电极,电极由一对银板构成,置于骨试件受拉和受压的两个相对面位置但不接触试件,而是保持一个微小的距离,当 SGP 产生时在极板上产生感应电位,测量出感应电位的值即为 SGP 的值,这一方法彻底消除了电极极化现象和测量放大器输入阻抗对 SGP 信号的旁路作用。

　　Starkebaum 等采用一种可精密定位的微电极测试系统测量湿骨骨单元横截面上的 SGP 电位分布,结果很有意义。

　　在骨的横截面上沿骨干环周的切向取出湿骨梁试件,使梁的任一横截面的中性轴平行于哈佛管方向发生四点弯曲变形(图 1－47),骨单元 A 受水平方向的拉伸变形,B 受水平方向的压缩变形,用微电极分别沿 a－a、b－b、c－c、d－d 各线逐点测量 SGP 电位,发现各线上的电位分布规律和数值都基本相同,对于骨单元 A,SGP 越靠近哈佛管电位越高,随着离开哈佛管中心距离的增加,SGP 单调减少,骨单元 B 的变化情况相同只是 SGP 变为负号,图 1－48 是沿 a－a 和 b－b 两条线的电位分布,为了便于比较将两条曲线画在一起(其中 a－a 是和 b－b 距离相对应的)。

　　上述测试结果说明 SGP 依赖于试件的变形而不是应力,对于哈佛管 A 孔边应力为水平方向拉伸,垂直方向应力基本上为零。应力集中影响会使两个方向应力分布的差别更大,两个方向的应力不同而 SGP 相同,说明 SGP 是由管内的液体流动引起的,即由动电现象产生。

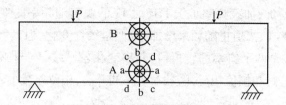

图 1-47　湿骨梁试件

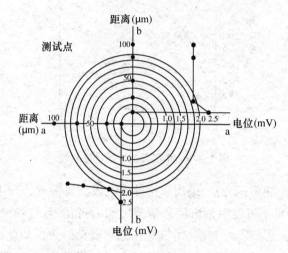

图 1-48　a-a、b-b 线上电位分布

（二）板试件的测试方法

Guzelsu 和 Gross 等分别采用板试件测试方法，将试件做成薄板放于缓冲液中，哈佛管垂直于板的上下表面，图 1-49 显示了 Guzelsu 采用的测试原理，在上部用气体加压时，液体通过哈佛管流入下部储液室，从而在上下两侧产生流动电位，这一电位经银/氯化银电极输入到高阻抗放大器，放大后记录下来，这一方法不同于梁弯曲测试方法，梁弯曲测试时维管中的液体只在动态载荷时才产生流动，静态载荷时加载过程结束则变形结束，维管的体积改变也结束（略去松弛）液体不再流动。用此方法静态载荷（即上下储液室间的压差）维持了上储液室的液体流入下储液室，从而又可测稳态时的流动电位。

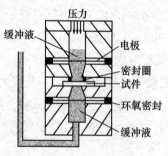

图 1-49　板试件测试装置

图 1-50 是 Guzelsu 对 3 组不同厚度试件的测试结果(厚度分别为 0.45mm、0.80mm 和 2.18mm)。压力 P 在 180kPa 以内,雷诺数 $Re < 230$,流动电位 Vs 和 P 成线性变化,曲线斜率为 2.7μV/kPa。这种方式测出的流动电位 Vs 主要是液体在哈佛管内流动时产生的。其他类型的维管长度都小于 450μm,哈佛管的直径远大于双电层的厚度,因而此时 Vs 可用式(1-18)描述,根据式(1-18)可算出哈佛管内的 Zeta 电位。

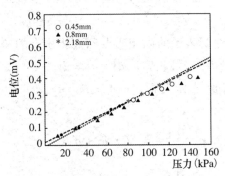

图 1-50 Guzelsu 的测试结果

(三) pH 对 Zeta 电位的影响

目前,骨的流动电位、Zeta 电位与液体的 pH、离子类型、成分及温度的关系也已进行了广泛的研究,由于篇幅所限这方面的内容只能做一简单介绍。

Guzelsu 等将骨制成微粒置入 pH 一定的缓冲液内,在液体内通上 4.5mA 的电流后,骨微粒便产生电泳现象。根据 Helmholtz - Smoluchouski 公式,Zeta 电位为

$$\xi = \nu\eta / \varepsilon E \qquad (1-19)$$

式中,ν 为液体的流速,η 为黏性系数,ε 为液体的介电常数,E 为液体内的电场强度(电位梯度),测出 E 和 ν 即可得到 Zeta 电位值,在不同 pH 的缓冲液中分别测试,则可得到 Zeta 电位随 pH 的变化规律。图 1-51 是在 25℃时的测试结果,Zeta 电位随 pH 的升高,其符号由正变负,pH 等于 5.1 时 Zeta 电位为零。

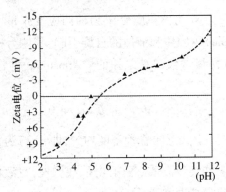

图 1-51 Zeta 电位随 pH 变化曲线

（四）骨内动电现象的理论模型

骨基质作为非均匀、各向异性的黏弹性复合材料与骨液一起形成固液两相混合物，同时固液界面间又产生双电层，建立骨内动电现象的理论模型是力学和电学的结合。

力学方面，Mow 建立了软骨固液混合物的理论方程，在固体和液体均不可压缩及小变形假设下，连续方程为

$$\nabla \cdot \nu^f + a \nabla \cdot \nu^s + a(\nu^s - \nu^f) \cdot \mathrm{gradln}\rho^s(x) = 0 \tag{1-20}$$

式中，ν^s，ν^f 分别为用物质坐标表示的固相质点和液相质点的速度，a 表示初始时在体积为 dV 的区域上，固相体积 dV^s 与液相体积 $dV^f(dV = dV^s + dV^f)$ 之比，即 $a = dV^s/dV^f$，$\rho^s(x)$ 表示开始时固相的表观密度，它定义为 $\rho^s(x) = dm^s/dV$，dm^s 为 dV 中固相的质量。运动方程为

$$\rho^s \frac{D^s V^s}{D_t} = \nabla \cdot T^s + \rho^s B^s + \pi^s \tag{1-21}$$

$$\rho^f \frac{D^f V^f}{D_t} = \nabla \cdot T^f + \rho^f B^f + \pi^f \tag{1-22}$$

式中，ρ^f 为液相的表观密度（定义为 $\rho^f = dm^f/dV$）。B^s 和 B^f 分别为固相和液相的体力。T^s 和 T^f 称为偏应力张量（partial stress tensor），其定义是在 t 时刻混合物表面积为 A、体积为 U 的区域上 $\int_A T^s \cdot dA$ 和 $\int_A T^f \cdot dA$ 表示区域 U 和外部固体及液体相接触，分别在区域内固体和液体上产生的接触力，π^s 和 π^f 称动量供给量，它们表示固液间的相互作用，D^s/Dt 和 D^f/Dt 表示对时间的偏导数（若 ν^s 和 ν^f 映射用空间坐标表示，则表示物质导数）。

在软骨为 Kelvin 黏弹性体，骨液为黏性流体，微小变形及表观密度 ρ^s 和 ρ^f 的变化为无限小的假设下，本构方程为

$$T^s = aP + Ae + 2Ne + \lambda_s(\nabla \cdot \nu^s) + 2\mu_s D^s - 2k_c \Gamma \tag{1-23}$$

$$T^f = -P + \lambda_f(\nabla \cdot \nu^f) + 2\mu_f D^f - 2k_c \Gamma \tag{1-24}$$

$$-\pi^f = \pi^s = b(grade) - k_c(\nu^s - \nu^f) \tag{1-25}$$

式中，P 为流体内产生的压力，a 为体积应变，e 为柯西应变张量，D^s 和 D^f 为变形率张量，Γ 是扩散偶（diffusive couple）由固体和液体的自旋引起，其他为相应的材料常数。

上述本构方程中多数材料常数都是未知的。Armstrong 将骨的连续方程由（1-20）式简化为

$$\nabla \cdot (\Phi^s \nu^s + \Phi^f \nu^f) = 0 \tag{1-26}$$

式中，$\Phi^s = \dfrac{d\nu^s}{dV}$，$\Phi^f = \dfrac{d\nu^f}{dV}$。上式意味着骨密度均匀，即 $\rho(x)$ 为常量。

Salzstein 等将密质骨看作连续介质、各向同性、线弹性，将液体看作无黏线性流体，即本构方程（1-23）~（1-25）中材料常数 $\lambda_s = \mu_s = k_c = \lambda = \mu = b = 0$，从而式（1-23），（1-24）简化为

$$T^s = -\Phi^s P + \lambda_s e + 2\mu_s \varepsilon \tag{1-27}$$

$$T^f = -\Phi^f P \tag{1-28}$$

式中,λ_s 和 μ_s 为拉梅常数(Frank 也采用上述本构方程)。

他们还认为固液间相对小位移时,惯性小于弥散力 $k(\nu^s - \nu^f)$ 的作用,将运动方程简化为

$$\nabla \cdot T^s + k(\nu^f - \nu^s) = 0 \tag{1-29}$$

$$\nabla \cdot T^f + k(\nu^s - \nu^f) = 0 \tag{1-30}$$

式中,k 为弥散力系数。

电学方面,双电层电位的分布由泊松 - 玻尔茨曼方程

$$\nabla^2 \varphi = \rho/\varepsilon$$

描述,液体中固液界面处的离子密度 ρ 满足玻尔茨曼分布,若液体内正负离子的价数相同,都等于 Z,用 n_0 表示液体中正负离子总数,e 表示电子电荷,玻尔茨曼密度分布表示为

$$\rho = -2Zen_0 \sinh[2e\varphi/KT] \tag{1-31}$$

式中,T 为绝对温度,K 为玻尔茨曼常数。

流过骨内面积为 A,法线方向为 n 的某一截面的电流密度为

$$J_n = \int_A \nu^f \cdot \rho \cdot ds$$

流量为

$$Q_n = \int_A \nu^f \cdot ds$$

用 $P.n$ 和 $V.n$ 分别表示沿 n 向的流体压力梯度和电位梯度。Grodzinsky 建立了一个连续型动电现象模型。

$$\begin{vmatrix} Q_n \\ J_n \end{vmatrix} = \begin{vmatrix} -K_{11} & K_{12} \\ K_{21} & -K_{22} \end{vmatrix} \begin{vmatrix} P.n \\ V.n \end{vmatrix} \tag{1-32}$$

将骨内液体流动看作渗流问题,在没有流动电位作用时 K_{11} 就是达西定律中的渗透系数,没有压力作用时 J_n 为传导电流,K_{22} 为流体的电导率,K_{12} 和 K_{21} 是动电耦合系数,根据 Onsager 互等性 $K_{12} = K_{21}$,当传导电流和电对流相等时即

$$J_n = 0 \tag{1-33}$$

$V.n$ 即流动电位梯度。

Salzstein 根据方程(1 - 26)、(1 - 27)、(1 - 28)、(1 - 29)、(1 - 30)、(1 - 32)、(1 - 33),且设液体中只有一种离子,来简化式(1 - 31)。求解出浸泡在液体中梁试件发生四点弯曲时(交变力),维管中沿梁厚度方向的压力分布和流动电位。理论解和图 1 - 46 所示的实验结果一致。

第二章

髋关节的应力与变形

第一节 髋关节解剖与生物力学特征

髋关节是由髋臼和股骨头组成的一个球窝关节(图2-1)。髋臼是球窝结构中的凹形部分,其表面覆盖着软骨,周边较厚。髋臼窝向前、向外及向下倾斜。髋臼周缘的平面与矢状面相交成向后张开约40°角,与横截面相交成向外张开的60°角。股骨头是髋关节球窝结构的凸出部分,约为2/3的球体。股骨头上覆盖的软骨面在中间部分最厚,周边处最薄,用以满足其功能需要。

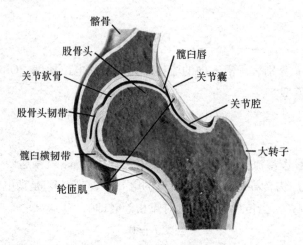

图2-1 髋关节冠状切面

一、髋部体表标志

1. 髂嵴　全长均可触及。

2. 髂前上棘　即髂嵴的前端骨突处。

3. 髂后上棘　即髂嵴的后端骨突处。

4. 股骨大转子　股骨大转子位于股骨颈外侧下方,为一近长方形骨性隆起,其位置表浅,可触及,骨面粗糙,骨皮质菲薄,松质骨结构,为髋关节囊、髂骨韧带、股外侧肌、臀部肌群附着处,周围肌群丰厚,供血充足。为治疗股骨头坏死特定穴位释放电信号和中药有效成分重要部位。

5. 坐骨结节　屈髋时在臀下方可触及,股骨头坏死可出现两侧坐骨结节不在一水平线上。

6. 耻骨联合上缘　即腹壁正中线下端。

7. 耻骨结节　位于耻骨联合外侧约 2.5cm 处的骨突。

上述体表标志如图 2-2 所示。

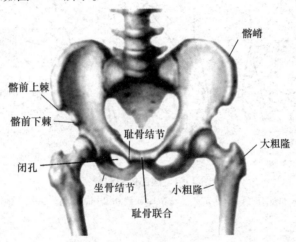

图 2-2　髋部体表标志

8. 舒美卡(Shoemaker)线及卡普兰(Kaplan)点　仰卧位,两腿并拢伸直,两髂前上棘在同一水平面。经大转子尖与髂前上棘画一连线,并向腹壁延长,即为舒美卡线。正常两侧延线在脐上正中线相交,其交点称卡普兰点。一侧大转子上移时,此点移至脐下,并偏向健侧(图 2-3,2-4)。

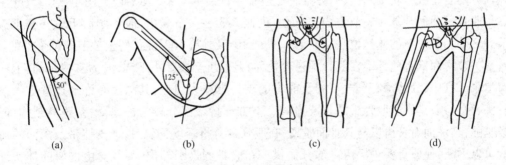

(a)　　　　　　　(b)　　　　　　　(c)　　　　　　　(d)

图 2-3　盆股角

(a)矢状面上盆股角:Nelaton 线与股骨轴向后下开放的角度,最大伸展时为 50°;(b)最大屈曲时盆股角约 125°,因此髋全部屈伸范围约 75°;(c)正常站立时,解剖轴与股间线(两股骨头连线)间形成 90°角,股骨解剖轴与股间线形成 80°角;(d)髋外展时,盆股角 130°,内收时盆股角约 75°

9. 奈拉通(Nelaton)线　仰卧位或侧卧髋半屈位,由坐骨结节至髂前上棘作一连线,称奈拉通线。正常情况下此线经过大转子顶点。若大转子顶点超过此线即为异常[图

2-4(c)]。

10. 布利安(Bryant)三角 仰卧位,两下肢伸直。自髂前上棘 A 向床面画一垂线 AC,由髂前上棘至大粗隆顶点 T 画一连线 AT;再由大粗隆顶点 T 向 AC 线画一垂直线 TD,即构成三角形 ADT。测量三角形底边 DT 的长度,并与对侧相比,如患侧 DT 缩短即表示大粗隆上移,见图 2-4(c)。

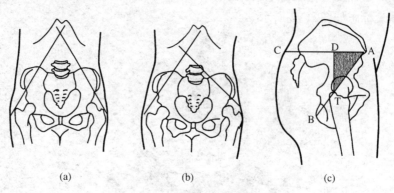

(a)   (b)   (c)

图 2-4 髋部体表测量

(a)Shoemaker 线和 Kaplan 点;(b)Kaplan 点;(c)Nelaton 线和 Bryant 三角。T—大粗隆顶点;AB—Nelaton 线; ADT—Bryant 三角

二、髋部深层软组织结构

(一)髋关节囊

关节囊是坚强致密的纤维组织。前上方在髂股韧带后面较厚,最为坚强,后方及下方较薄,较松弛。近端附着于髋臼边缘,前面附着于髋臼唇和横韧带及相邻的闭孔缘,远端前方附着于股骨转子间线,后方附着点位于股骨颈中下 1/3 处,距转子间嵴 1.25cm 左右。股骨颈前面全部在关节囊内,后面有内侧 2/3 在关节囊内,股骨颈后下段暴露于关节囊之外。髋关节的休息位是屈曲 10°、外展 10° 及外旋 10°,此位置上关节囊整个松弛。

关节囊深部有些纤维在股骨颈附着处,向上返折至股骨头下沟,成为支持带,其上覆有滑膜。其中以股骨颈上方、下方及前方的支持带最为明显,其深面有许多血管进入股骨头、股骨颈,是供应股骨头的重要血管。下方支持带部分较为松弛,呈系膜样结构,但较坚强,其深面血管可以与其骨面脱离,在股骨颈骨折轻度移位时,下支持带及深面的血管可以不断,使股骨头仍保留一部分血供。在股骨颈最窄部位,关节囊由增厚的环状纤维加强,即构成环形带,更增加了髋关节的稳定性。

(二)髋部韧带

髋关节的前方、下方及后方分别由髂股韧带、耻股韧带及坐股韧带等所加强(图 2-5)。

1. 髂股韧带 髂股韧带呈倒置"Y"形,长而坚韧,位于髋关节之前,在股直肌的深面,并紧与其粘连,起于髂前下棘及其后 2cm 的髋臼缘,向下分为两歧,外歧至转子间线

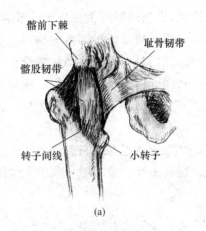
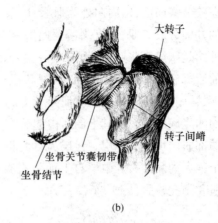

(a)   (b)

图 2－5 髋关节的韧带

(a)前面观;(b)后面观

的上部,内歧至转子间线的下部。

2. 耻股韧带 耻股韧带在关节囊内面,略呈螺旋形,起自髂耻隆起、耻骨上支、闭孔嵴及闭孔膜,向下移行于关节囊及髂股韧带的外侧部,能限制髋关节过度外展和外旋。

3. 坐股韧带 坐股韧带较薄,起自坐骨,在髋臼的后下部,向外上经股骨颈后面,移行于股骨大转子根部及轮匝带,能限制髋关节内收及内旋。

4. 轮匝带 轮匝带为关节囊深部增厚部分,纤维环行,环绕股骨颈中部,仅股骨颈后面纤维较浅,具有扶持之力。轮匝带虽部分与髂股韧带和坐股韧带相融合,但并不直接附着于股骨。

5. 股骨头韧带(股圆韧带) 股骨头韧带为一束三角形扁平纤维带,起于髋臼切迹及髋臼横韧带,止于股骨头凹,有滑膜覆盖。由闭孔动脉后支发出至股骨头的头凹动脉有切迹进入此韧带,供应股骨头的一小部分血液。股骨头韧带断裂和缺如对关节功能不会造成影响。

根据髋关节周围的韧带分布,可以发现关节囊的内下侧与后下侧比较薄弱,股骨头脱位往往在此处发生。关节囊在髋关节屈曲、内收及轻度内旋时最为松弛。

(三) 髋部深筋膜

髋部深筋膜包裹整个髋部肌肉,其近端附着于髂嵴、腹股沟韧带和坐骨、耻骨支及骶结节韧带,其远端延续至小腿深筋膜。从髂嵴向下覆盖臀中肌的筋膜至臀大肌上缘分成深浅两层,将臀大肌包绕,并在其下缘重新融为一层。在大腿外侧,阔筋膜亦分成两层,包绕阔筋膜张肌,并向下延续至大腿上中 1/3 交界处增厚形成髂胫束,继续向下止于胫骨外髁。

(四) 髋部肌肉

髋部的肌肉有很多,维持髋关节的稳定。直接覆盖关节囊和韧带的有下列肌肉:臀小肌覆盖关节囊的上面,闭孔外肌靠近关节囊的下面及股骨颈,髂腰肌腱在关节囊的下面。在关节囊前面,由内向外为耻骨肌、腰大肌及髂肌,少数髂肌纤维也止于关节囊,在髂肌的外面为股直肌,其直头覆盖髂股韧带的上端,反折头覆盖髂股韧带的侧部。股直肌的外面是阔筋膜张肌,其间隔以一层纤维脂肪组织,其内是旋股外侧动脉的分支。关节囊的后部有许多小的外旋肌,如梨状肌,上、下孖肌,闭孔内肌及股方肌等。在髋关节的外侧,臀中、小肌及阔筋膜张肌是有力的外展肌,其前部纤维同时可以帮助内旋。大转子上面的隆起对于附着其上的肌肉起着有力的杠杆作用。

髋部肌肉可分为3层。浅层为臀大肌和阔筋膜张肌,臀大肌深面与股骨大转子之间有一个很大的黏液囊。中层自上而下有臀中肌、梨状肌、闭孔内肌和股方肌等。深层是臀小肌和闭孔外肌(图2-6,2-7)。

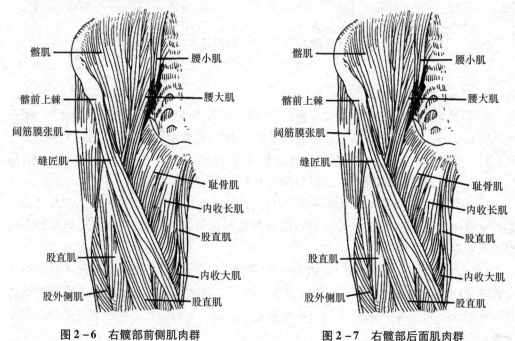

图2-6 右髋部前侧肌肉群　　　　图2-7 右髋部后面肌肉群

(五)髋关节滑膜和滑囊

1. 滑膜　滑膜衬于关节内部,覆盖髋臼缘的两面、髋臼窝的脂肪及股骨头韧带。滑膜返折至股骨头的关节边缘。髋关节的滑膜构成皱襞,或称支持带。内侧与外侧皱襞恒定,前皱襞不恒定。这些皱襞具有双重作用,一方面是血管的径路,供应股骨头及股骨颈的血管由此潜行入骨内,另一方面可作为关节内韧带。

2. 滑膜囊　髋关节附近有较多滑膜囊。大凡肌肉止点附近的肌腱与其相邻骨面间均有滑膜囊存在,包括臀中肌、臀小肌、闭孔内肌及股方肌等。它具有减少摩擦,保护敏感组织免受压力刺激的功能。滑膜囊可因各种原因发生炎症和感染。具有临床意义的3个滑膜囊为大转子滑膜囊、髂腰肌耻骨肌滑膜囊及坐骨结节滑膜囊。

(1)大转子滑膜囊:臀大肌远端附着处肌腱与大转子后外侧骨面间有2个较大滑膜

囊,均为多房性。另有一较小滑膜囊位于肌腱与股外侧肌之间。

（2）髂腰肌耻骨肌滑膜囊:位于髋关节前方髂腰肌肌腱深面,是体内最大的滑膜囊,约20%可与髋关节腔通过髂股韧带与耻骨关节囊韧带间一小孔相通,因此,少数滑囊炎患者可波及髋关节。

（3）坐骨结节滑膜囊:该滑膜囊位于臀大肌深面,与坐骨结节相贴。屈髋时最易触及该滑膜囊。

（六）支配髋关节的神经

髋关节的神经来自腰丛的股神经、闭孔神经分支、骶丛的臀上神经以及股方肌神经的分支。闭孔神经的髋关节支为一纤维的支,由本干穿出闭孔管时发出,先向下外,继向上外弯行,与旋股内动脉的关节支同由髋臼切迹进入髋关节。髋关节的大部分由闭孔神经支配,由于闭孔神经亦同时支配膝关节,因此髋关节疾病的患者也往往出现膝关节痛。

（七）营养股骨头、颈的血管

髋关节由臀上、臀下动脉,旋股内、外侧动脉供血,但以旋股内动脉最为重要（图2－8）。

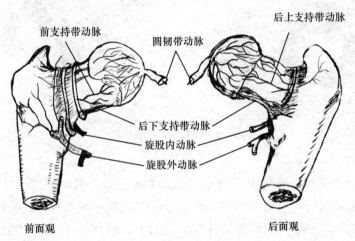

图2－8 股骨颈支持带血管示意图

供应股骨头、股骨颈的血管有3条。

1. 支持带动脉 支持带动脉为股骨头血供的主要来源,从旋股内、外动脉发出,它不行于关节囊,而紧贴附于骨骼的支持带内,分为后上支持带动脉、后下支持带动脉及前支持带动脉,与股骨头滋养动脉有丰富吻合,也与股骨头韧带动脉相吻合。后上支持带动脉最大,也最为重要,供应股骨头上部2/3,在小儿时为股骨头唯一的血液来源,又称外侧骺动脉。后下支持带比较坚强,又有较大的活动度,血管不与股骨颈相贴,直接通向头下沟,在股骨颈骨折移位不大时,一般不断。支持带动脉损伤是股骨头坏死的主要原因。

2. 股骨滋养动脉 股骨滋养动脉在股骨干髓腔内走行。它主要提供股骨颈基底部的血运,也发出分支与支持带动脉相吻合。

3. 股骨头韧带动脉　股骨头韧带动脉只有在骨化中心伸延至股骨头凹时(12～14岁),始进入股骨头内,它由闭孔动脉的后支发出,经髋臼横韧带下方进入。该动脉比较细小,发出分支与支持带动脉相吻合,血液供给的范围很小,仅能满足股骨头内下部的血液供给。

三、髋臼

X线诊断"Y"线的依据是在儿童生长期由髂骨、耻骨、坐骨组成髋臼,在骨骺未完全融合之前,髋臼在软骨下可见3条骨骺线,此线呈Y形交叉在髋臼偏中心位置(图2-9)。

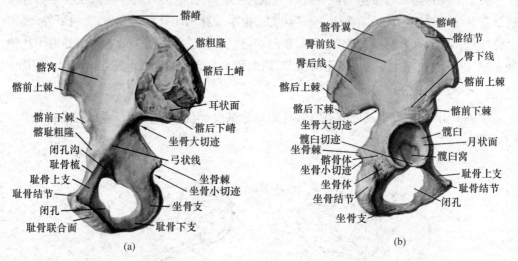

图 2-9　髋骨与髋臼的结构

(a)内侧;(b)外侧

髋臼承受股骨头传递的载荷、关节囊和肌肉的牵拉应力的刺激,为对抗股骨头的挤压,髋臼形态呈凹面向外、向前、向下,外缘与后缘增厚,构成髋关节稳定的重要条件。髋臼呈马蹄形,在坐骨一侧缺如,称为髋臼切迹。髋臼与股骨头仅有40%接触,髋臼周围附着丰厚的纤维软骨,该软骨具有较好的弹性和适宜的强度,增强了髋臼的深度和关节的稳定性。关节囊与韧带对髋关节的稳定,起着重要作用。

髋臼的边缘,前部低下,而后部隆起,并且非常坚实,髋臼边缘较厚,下部有宽而深的缺口,形成髋臼切迹,向上与粗糙的髋臼窝相连,这个粗糙面也是股骨头韧带的附着处。髋臼切迹的缺损部分有髋臼横韧带横过,髋臼的面积超过球面的一半,将股骨头深深包绕。

髋臼的上部厚而坚强,形成一个强而有力的支重点,此部位如发育不良,可致先天性脱位。负重线从坐骨大切迹之前向上延至骶髂关节,在直立位时可将躯干的重量传递至股骨头。髋臼的后下部至坐骨结节部分形成另一个有力的支重点,在坐位时传递身体的重量。

髋臼并非整个均覆以关节软骨,其关节面呈半月形,称月状面,位于髋臼的周围,其后部与上部因承重最大应力,宽而厚,月状面在髋臼切迹处中断。

髋臼的关节面为一不完整的环,月状面上部最宽,软骨也最厚,直立位时体重压力施于其上。在耻骨部最窄,髋臼切迹处缺如,髋臼窝无关节软骨,但含较多纤维弹性脂肪,覆以滑膜。

髋臼的底凹陷,延至髋臼切迹,不覆以关节软骨,称为髋臼窝,窝的粗糙部分不与股骨头相接,也称非关节部分,被股骨头韧带所占据。髋臼窝位于 Y 形软骨之下,股骨头的中心正对髋臼窝。直立位时,股骨头的上部分关节面突出于髋臼边缘之外。

在新鲜尸体解剖中测得关节囊的厚度:关节囊前缘壁厚 3.0mm,前下缘壁厚 1.7～2.0mm,内侧缘壁厚 2.0～3.0mm,前上缘最厚壁为 5.0～7.0mm,前上缘最薄壁(靠近大粗隆部)为 1.0～1.2mm,后上缘近髋臼部关节囊厚度 2.0～3.0mm,近基底部 2.0～4.0mm,后缘关节囊壁厚度均匀,为 1.0～3.0mm。

圆韧带长度为 25.0～27.0mm,直径为 2.0～3.0mm。股骨头软骨面前缘和前下缘厚度为 3.0～4.0mm,上缘为 1.0～2.0mm(图 2－10)。

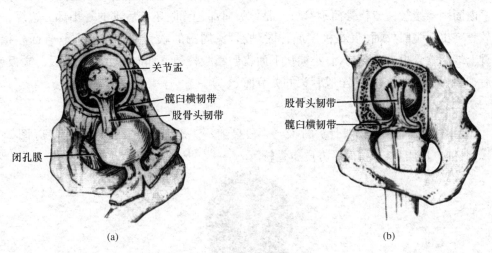

(a)　　　　　　　　　　(b)

图 2－10　髋臼与韧带
(a)外侧;(b)内侧

四、股骨头、颈

(一)股骨头

股骨头呈球形,约占球体的 2/3(图 2－11)。股骨头除内下方股骨头凹供圆韧带附着外,其余均为透明软骨覆盖,但厚度并不一致,中心部最厚,向下伸延呈不规则波形。与髋臼相比,股骨头的关节面较大,可以增加活动范围。股骨头与髋臼构成双面球形髋关节,股骨头表面光滑、圆润,软骨附于股骨头最外层,具有耐磨、减震和弹性好的特点,受力后滑膜释放滑润液保持关节运动顺畅。

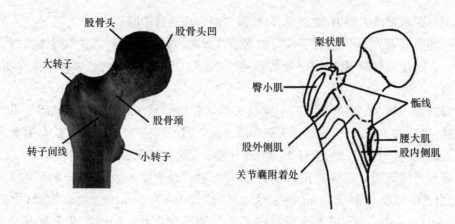

图 2-11　股骨头上端及肌肉附着处

覆盖髋臼的软骨则少得多,呈倒置马蹄形,中间为髋臼窝,因此在任何位置上,股骨头总有一部分与髋臼的软组织相对,而非与关节软骨相对。在传递关节应力时,股骨头的下内面因不接触关节软骨而不参与。股骨头前部、上部、还有后部的一小部分边缘,关节软骨突出至髋臼外面,仅在极度屈伸时,股骨头周围的软骨面才与髋臼软骨面相接。股骨上端骺软骨板未愈合前,骨小梁从下面皮质经股骨颈下部向上至骺软骨板。骺板愈合后,此组骨小梁一直向上至股骨头的关节面。

（二）股骨颈

前后略扁,其直径仅为股骨头的 3/4,中段最细。整个股骨颈有一向前的弧度(图 2-12)。其前方皮质骨较厚,而后方皮质骨较薄。

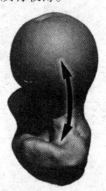

图 2-12　股骨颈(侧面观)

股骨颈的下部有两个隆起,即大转子与小转子,其上及附近有很多肌肉附着。靠外侧者为大转子,呈长方形,其后上面无任何结构附着,位于股骨颈的后上部。大转子位置较浅,因直接暴力而骨折的机会很大。大转子的内面下部与股骨颈及股骨干的松质骨相连,上部形成转子窝,有闭孔外肌腱附着。大转子的外侧面宽广而粗糙,自后上斜向前下有一条微嵴,为臀中肌的附着处。大转子的上缘游离,有梨状肌附着在后面,与髋关节的中心在同一平面。下缘呈嵴状,有股外侧肌附着(图2-13)。小转子为一圆锥形突起,在股骨干的后上内侧大转子的平面下,有髂腰肌附着其上。两转子的联系,在前有转子间线,在后有转子间嵴。转子间线比较平滑,是关节囊及髋关节的髂股韧带附着处,转子间嵴隆起,关节囊并不附于其上。

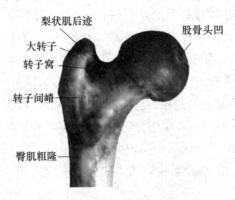

图2-13　股骨上端(后面观)

股骨转子部的结构主要是松质骨,周围有丰富的肌肉,血供充足,骨骼的营养较股骨头优越得多,这些解剖学上的有利因素为转子间骨折的治疗创造有利条件,易获得骨性愈合。

股骨颈与股骨干形成两个重要的角度,即颈干角和前倾角(详见第三节髋关节受力分析)。

五、髋臼与股骨头、颈受力关系

由髋骨的髋臼与股骨头构成封闭式髋关节。当髋关节承载活动时,润滑液自关节软骨挤入关节腔,形成股骨头与髋臼之间的隔离层,防止软骨磨损,保护关节面。当股骨头承载解除时,润滑液回纳软骨内,从而保护关节的顺滑和耐磨完整。股骨头与髋臼为典型的杵臼关节。较深的髋臼,其周缘又有纤维软骨构成髋臼唇,更增加了髋臼的深度。髋臼切迹则被横韧带封闭。球形的股骨头关节面约2/3纳入髋臼与月状面接触。髋臼窝内充满脂肪组织以缓冲股骨头的冲力,并藏匿股骨头韧带免受挤压。

关节囊甚厚而坚韧,上端附着于髋臼周缘的骨面,下端附着于股骨颈,前面达转子间线,后面没有全部包裹股骨颈,仅达股骨颈内侧2/3。故股骨颈骨折有囊内和囊外之分。

关节囊被周围的韧带加强,其中以前方的髂股韧带最强大。其上端附着于髂前上棘,呈"人"字形,经关节前方,止于转子间线,能防止髋关节过伸,对维持人体直立姿势起很大作用。关节囊内有股骨头韧带,一端连于髋臼横韧带,另一端连于股骨头凹(图2-9)。韧带内含有营养股骨头的血管。另一部分股骨头的营养来自关节囊的血管。当股骨颈骨折发生在囊内时,完全断绝了经关节囊来的供血,单靠股骨头韧带的供血明显不足,故易发生股骨头坏死。关节囊下壁较薄,髋关节脱位时,股骨头易从下方翘出。

髋关节和肩关节一样,亦可作三维运动。但由于髋关节相对窝深,头小、关节囊紧张,又有坚强的韧带限制,其运动幅度远不及肩关节,然而它有很强的稳固性,以适应其支持体重和功能活动的需要。髋关节在屈膝屈髋时,股骨前部可抵达腹前壁,活动范围约 114°;在伸膝时屈髋,受股后部肌肉紧张的限制仅达 80°左右。后伸受髂股韧带的限制,一般只有 35°左右。伸展和收缩的运动范围约 45°,内旋和外旋的总和为 40°~50°,外旋大于内旋。

髋关节的股骨头与髋臼之间,无论是在站立、行走、跑跳,还是攀登中都将受到不同的相互作用的关节压力,只有在身体仰卧,下肢放松的状态,关节压力才能解除。

股骨头受到的关节压力分布在一定的接触面上,通过关节面的软骨层传递到骨小梁系统,使骨小梁较均匀地承受压应力。然而,对股骨颈影响较大(因头部也有剪力和弯矩只是影响较小)的不仅有轴向压力,还有剪力和弯矩。随着与股骨头距离的增加,弯矩也相应增加。股骨颈由于受到弯矩的作用,其骨小梁系统将有不同的两个区域。内下方为主压应力区,外上方为主拉应力区。由于剪力的存在,主压应力和主拉应力的方向是逐点变化的。由光弹性试验得知,反映主应力方向的主应力迹线可验证骨小梁系统均沿主应力方向分布。

根据 Wolff 定律,股骨头、颈的内部结构按力学的要求排列,它是适应载荷变化的结果。在电镜下观察,股骨头表面软骨面有排列均匀的细微小孔,内储滑液用以营养关节面、软骨外层、软骨细胞和润滑关节。当关节面受力后,产生压渗作用,滑液渗出向四周扩散,解除受力后滑液又被吸收。

若股骨颈骨折复位不良,处于髋内翻畸形,由于颈干角变小致股骨颈承受过大的弯矩而使断端分离不愈合,或愈合后继发股骨头坏死。处于髋外翻畸形下,虽然股骨颈承受的弯矩变小,因固定物对股骨头附近的骨内结构的破坏也会导致股骨头坏死。

先天性髋内翻,由于过大的弯曲拉应力长期作用使颈干角逐步变小,导致股骨颈上部出现断裂、股骨头坏死。从双侧髋内翻、股骨头坏死患者的 X 线片便可观察到股骨颈区的骨小梁系统受损情况(图 2 - 14,2 - 15)。

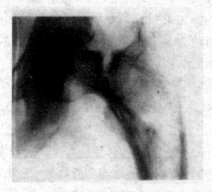

图 2 -14 左侧髋内翻长期高弯曲应力下使颈干角逐步变小,拱形结构破坏,股骨颈上部出现断裂

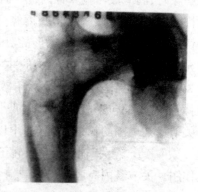

图 2 -15 右侧髋内翻拱形结构破坏,股骨颈上部出现断裂

六、下肢力线

通过股骨头形心、髌骨形心和踇趾外缘,这3个点的连线称为下肢力线,在步行时,人体重心围绕力线摆动。3点中有1点偏离直线的情况就会出现下肢力线的变异。

诸如:股骨颈与股骨干之间的颈干角成人(110°～140°)平均127°,大于此角(髋外翻)或小于此角(髋内翻)就会发生下肢力线的变异;在股骨轴与胫腓骨轴成折线时,角度大于180°("X"形腿)或小于180°("O"形腿)也是下肢力线的变异。这种下肢力线的变异又必然会引起步态失常以及髋臼、股骨头受累并导致力线的进一步变异。长期处于变异状态会使股骨头发生慢性累积性损伤,造成股骨头坏死。

七、骨小梁的排列与作用

人体生理解剖学显示,股骨头和股骨颈的骨结构的内层是由骨小梁形成的网状排列的海绵状结构。进一步观察还可看出,骨小梁的排列是沿着承受主要载荷的主应力方向。这种排列方式还避免了骨小梁承受剪切应力。它们的排列走向都或多或少平行于骨干轴线。这正是骨干的主应变方向。如图2-16所示,在步态中尽管应力-应变值波动很大,但主应变方向变化不大,相对长轴方向十分稳定。所以密质骨中结构单元的排列也是沿主应变方向,它最大限度地减小了剪切应力。密质骨的各向异性的力学性质适应其力学状态,是一种优化结构。

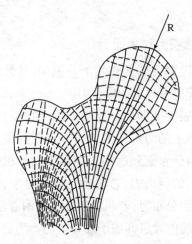

图2-16　股骨头和颈的骨小梁排列

通常受力状态下,股骨颈上部承受拉应力,下部承受压应力。骨作为身体的一种主要支撑材料,其抗压能力大于抗拉能力,所以上部骨小梁多于下部骨小梁。

第二节 有关描述髋关节受力情况的几个基本概念

髋关节承受多种形式的力,其几何形状难以用数字描述,其内部结构亦颇复杂。密质骨内其单元密度和排列方向随功能不同而异,松质骨小梁排列也是按主应力方向,骨小梁分布密度、截面积等均不相同。由此可知,髋关节是各向异性、非均匀材料。这就使得,像工程材料那样掌握其整体力学性质是难以实现的。但有限元法、激光全息等方法提供了能较准确获得我们感兴趣的若干点(微小区域)力学性质的可能性。

本章前面讲到的髋关节受力是指髋关节受到的外力,那么,在外力作用下髋关节内部是否存在力呢? 其大小、方向如何确定呢? 这就需要研究髋关节内部受力情况,即所谓内力。

髋关节内力的效应,可用髋关节骨组织的强度和刚度来描述。所谓骨组织的"强度",是指骨组织在承载情况下抵抗破坏的能力;所谓"刚度",是指骨组织在承载情况下抵抗变形的能力。两者是骨的力学性质中有代表性的参数。

髋关节内力、强度、刚度是我们以后会常见到,也是在参考资料时常遇到的重要概念。欲明确其内涵,就需要先了解内力、应力、应变等概念。本节将对上述几个概念进一步加以阐述。

一、外力及其分类

(一)按分布情况分为体积力和表面力

体积力是指物体内各点上都受到的作用力。例如,骨骼的重力、人体运动时骨骼受到的惯性力等,都是分布在骨骼整体上的体积力。

表面力是指作用在物体表面上的力。连续作用于物体某一表面面积上的力称为分布力;作用于物体表面某一点上的力称为集中力。真正的集中力是不存在的,因为一个点不能传递任何压力,当外力分布面积远小于物体表面面积时,近似地简化成作用在一点上的力。例如,作用于骨上的肌肉力,若肌肉以群附着于骨上,分布面积较大,肌肉收缩时加于骨上的肌肉力可视为分布力;若肌肉借助于腱附着于骨上,呈现结节,可视为集中力。图 2 – 17 所示三角形的内收肌群加于股骨上的力为分布力,髋关节及大转子处的臀中肌力及膝关节力均可简化为集中力。

体积力的单位为牛顿每立方厘米(N/cm^3),或千牛顿每立方厘米(kN/cm^3),分布力的单位为 N/cm^2 或 kN/cm^2,集中力的单位为 N 或 kN。

(二)按作用时间长久分为永久载荷和暂时载荷

主动地使物体运动或使物体有运动趋势的外力称为载荷。有些载荷是长时间作用于物体上,称为永久载荷。有些载荷是瞬时或短时间作用于物体上,称为暂时载荷。例如,重力为永久载荷;人举重时加于骨上的压力为暂时载荷。

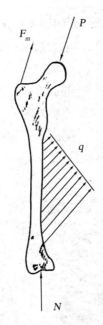

图 2 - 17 髋关节在额状面上作用力的简化

（三）按作用性质分为静载荷和动载荷

静载荷是指由零慢慢地增加到某一定值后，不再改变或变动很小的力，即略去加速度引起的惯性力。若物体在载荷作用下，它的某些部分或各部分引起的加速度显著，那么称这种载荷为动载荷。冲击载荷和重复载荷都是动载荷。例如，人突然跳起落地时，地面给人体股骨、胫骨和腓骨作用——冲击载荷。人被汽车碰撞造成骨折，也是冲击载荷所致。

在静载荷与动载荷作用下，骨骼所表现的材料强度不一样。由于静载荷问题比较简单，且又是动载荷问题的基础，所以在材料力学部分主要研究静载荷问题。

二、变形和应变

（一）变形

任何固体在外力作用下都要发生形状和尺寸的变化，即变形。如果外力除去后，物体能恢复其原来形状和尺寸，则称具有这种性质的变形固体为弹性体。若能完全恢复原状，则称完全弹性体。若不能完全恢复原状，则称部分弹性体。部分弹性体的变形由两部分组成，一是随着除掉外力而消失的变形，称为弹性变形；另一是外力除去后不能消失的变形，称为塑性变形或者残余变形。

自然界中没有完全弹性体，任何变形固体既有弹性又有塑性。实验指出：当外力不超过某一限度时，可以看成是完全弹性；若外力超过这一限度就要发生显著的塑性变形则是部分弹性。例如，人的肋骨是比较容易看到变形的骨骼之一（图 2 - 18）。肋骨在一对外力 P 作用下发生弯曲变形，当外力 P 达到一定数值时，它就要折断。其他骨骼也都有受力变形的性质，骨骼都是变形固体。比如人跌倒在地面时，头骨在受冲击力作用的一瞬间变了形,由于骨的弹性,立即就恢复到原来的形状,且一般不会损伤。头骨在这种限度内可以认为是完全弹性体。当然,冲击力过大时,头骨可能不再完全复原,则体现了头骨的塑性变形,甚至发生骨折。

人体不同骨骼的弹性变形限度是不同的,这是由于骨骼的化学成分所造成的。骨是由矿物质(主要是磷酸钙和碳酸钙盐)和骨胶原的有机质组成(男子骨中含30%骨胶原和70%矿物质),骨中所含二者比例不一,就表现了不同的弹性。儿童时期的骨含矿物质较少,富有弹性,一般的碰撞或跌落不易骨折。

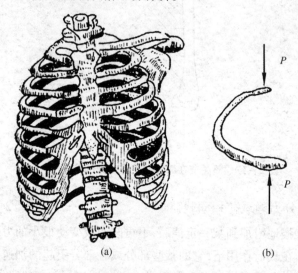

(a)　　　　　　　　　(b)

图 2 – 18　肋骨的弯曲变形

(二)应变

设物体在外力作用下,或温度等诸因素变化时发生了变形,若取其上沿某方向的一条长度为 L 的线段元素 MN,变形后其长度变为 L_1(图 2 – 19)。长度的改变量 $\Delta L = L_1 - L$ 称为绝对变形或线变形。绝对变形 ΔL 与线段元素 MN 的原长 L 有关,不能反映变形的程度。因此,采用相对变形,即比值

$$\varepsilon = \frac{L_1 - L}{L} \tag{2-1}$$

式中,ε 为线段元素 MN 的线应变。

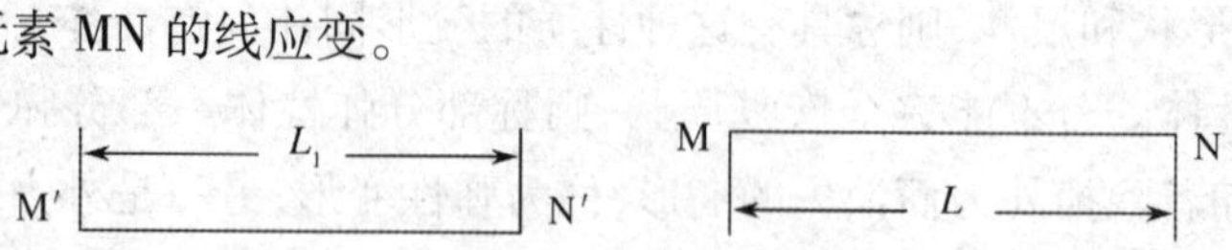

图 2 – 19　线段元素的线变性

根据物体变形的大小,通常采用应变的表达形式有以下 3 种。

1. 柯西(Cauchy)应变

$$\varepsilon_c = \lambda - 1 = \frac{L_1 - L}{L} \tag{2-2}$$

式中,L、L_1 为物体两点间变形前后的距离。$\lambda = \dfrac{L_1 - L}{L}$ 称为伸长比。

2. 格林(Green)和圣维南(St. Venant)应变

$$\varepsilon_G = \frac{1}{2}(\lambda^2 - 1) = \frac{(L_1 + L)/2}{L_1} \cdot \frac{L_1 - L}{L} \qquad (2-3)$$

3. 艾尔门西(Almansi)和哈梅尔(Hamel)应变

$$\varepsilon_\lambda = \frac{1}{2}\left(1 - \frac{1}{\lambda^2}\right) = \frac{(L_1 + L)/2}{L_1} \cdot \frac{L_1 - L}{L_1} \qquad (2-4)$$

对于小变形骨用柯西应变定义,对于大变形软骨组织用后两种定义为好。

取物体上两条互相垂直的线段元素 MN 和 MP,设变形后它们之间夹角的改变量为 γ,γ 称为角变形,如图 2 - 20 所示。γ 是无量纲量,通常用弧度(rad)表示。$\mathrm{tg}\gamma$ 称为角应变或剪应变。小变形时,$\mathrm{tg}\gamma \approx \gamma$。

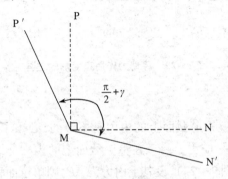

图 2 - 20　线段元素的角变形

三、内力和应力

(一)内力

内力是指物体内各部分之间的相互作用力。物体受到外力作用时,引起各质点之间相互作用力的改变,这种改变称为"附加内力",简称内力。它不但可以抵抗变形,而且可以消除变形,但是它的抵抗变形能力有一定的限度,这种限度反映出材料的强度。

求内力的方法是截面法。所谓截面法,是用一假想的平面将处于平衡状态的物体截开,分成 A、B 两部分,任取一部分(比如 A 部分),对于弃去部分(B 部分)对保留部分的作用以内力代替,再根据平衡条件,求出未知内力。B 部分,由作用反作用互等定律,A 部分对 B 部分作用的内力,与 B 对 A 的作用内力大小相等、方向相反,如图 2 - 21 所示。对于所取的分离体(A 部分或 B 部分),一般构成一个空间力系,由平衡条件,可得到截面上内力的合力和(或)合力偶。

应注意,不能随意移动外力的作用点,如将外力沿作用线移动,或将力偶在其作用面内移动,都将改变物体各部分的变形及内力。如图 2 - 22 所示,杆 AB 在 3 种受力情况下的变形和内力是不相同的,分别为整个受拉、中近端受拉和整体不受拉。

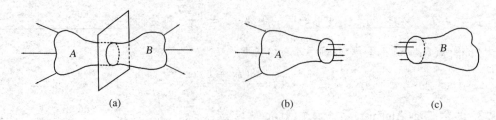

图 2 – 21   截面法的分离体

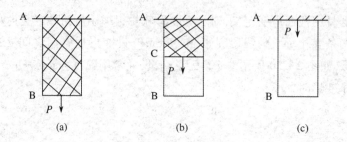

图 2 – 22   移动力作用点变形的差异

(二)应力

要了解强度问题,仅仅知道截面上的内力是不够的,必须了解截面上各点的内力分布情况,求出内力集度——应力。由于在整个截面上的内力连续,因此可围绕截面上某一点 M 取一微面积 ΔA(图 2 – 23),设其上内力为 ΔP,则单位面积上的内力为

$$\sigma_m = \frac{\Delta P}{\Delta A}$$

称为微面积 ΔA 上的平均应力。

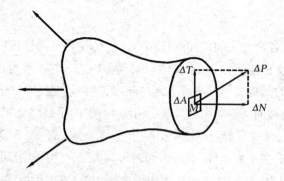

图 2 – 23   截面内力

分解 ΔP 为垂直截面的法向分力 ΔN 和平行于截面的切向分力 ΔT,则

$$\sigma_m = \frac{\Delta N}{\Delta A}$$

$$\tau_m = \frac{\Delta T}{\Delta A}$$

分别称为 ΔA 上的平均正应力和平均剪应力。

当 $\Delta A \to 0$ 时,有

$$P = \lim_{\Delta A \to 0} \frac{\Delta P}{\Delta A} = \frac{dP}{dA} \qquad (2-5)$$

$$\sigma = \lim_{\Delta A \to 0} \frac{\Delta N}{\Delta A} = \frac{dN}{dA} \qquad (2-6)$$

$$\sigma = \lim_{\Delta A \to 0} \frac{\Delta T}{\Delta A} = \frac{dT}{dA} \qquad (2-7)$$

P、σ 和 τ 分别称作该截面上 M 点的全应力、正应力(或法向应力)和剪应力(或切应力),如图 2-24 所示。

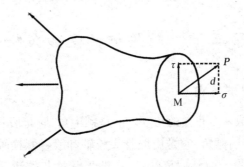

图 2-24 截面应力

P、σ 和 τ 为矢量,满足下列关系

$$P^2 = \sigma^2 + \tau^2 \qquad (2-8)$$

且

$$\sigma = P\cos\alpha$$
$$\tau = P\sin\alpha \qquad (2-9)$$

应力的国际单位为牛顿每平方米(N/m^2),称为帕斯卡(Pascal)或简称帕(Pa)。帕的单位较小,常采用千帕(kPa)、兆帕(MPa)、千兆帕(GPa),它们之间的关系为

$$1Pa = 1N/m^2$$
$$1kPa = 10^3 Pa$$
$$1MPa = 10^6 Pa$$
$$1GPa = 10^9 Pa$$

注意,物体在应力作用下发生变形,因此其作用面积 ΔA 也要发生变化。采用不同的面积,可得到不同的应力表达式。

1. 拉格朗日(Lagrange)应力

$$\sigma_L = \lim_{\Delta A \to 0} \frac{\Delta P}{\Delta A} \qquad (2-10)$$

式中,ΔA 为变形前面积。

2. 柯西和欧拉(Euler)应力

$$\sigma_c = \lin_{\Delta A \to 0} \frac{\Delta P}{\Delta A_1} \qquad (2-11)$$

式中,ΔA_1 为变形后面积。

3. 克希霍夫(Kirchhoff)应力

$$\sigma_K = \frac{\sigma_L}{\lambda} = \frac{P}{P_1 \lambda^2} \sigma_c \qquad (2-12)$$

式中,$\lambda = -\dfrac{L_1}{L}$ 为伸长比;L、L_1 为变形前后的长度;P、P_1 为变形前后的材料密度。

对于小变形的骨采用拉格朗日应力,对于大变形的软骨采用后两种。

第三节 髋关节的受力分析

一、结构特征与肌群分布

股骨颈与股骨干形成两个重要的角度。一是颈干角,它是股骨颈与股骨干投影到冠状面所形成的夹角;二是前倾角,它是由股骨头长轴和股骨髁横轴在横截面上投影所形成的夹角。颈干角使股骨干向外偏离骨盆,有助于髋关节的活动。颈干角个体差异较大,大多数成年人为125°左右,变化范围在110°~140°之间。若大于140°者为髋外翻,若小于110°为髋内翻。由股骨干偏斜所形成的髋外翻或髋内翻都将改变髋关节的正常受力状态。前倾角个体差异很大,成年人此角平均为12°~15°,符合人的正常生理功能要求(图2-25,2-26)。

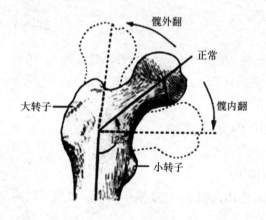

图2-25 股骨颈干角变化

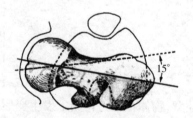

图2-26 股骨颈前倾角

股骨颈内部由松质骨组成,它形成排列有序的骨小梁系统。股骨颈的皮质骨为一薄壳,越近股骨颈下端越厚。随着年龄增长,皮质骨变薄且疏松,骨小梁逐渐被吸收,这些变化削弱了股骨颈的强度使之易于骨折。

髋关节由于承受体重和行走等生理功能的需要，在结构上具有如下特征。

1. 髋臼窝深　股骨头深陷于髋臼内，关节面接触紧密，与膝关节、踝关节形成下肢活动和承重的重要骨关节结构（图 2－27）。

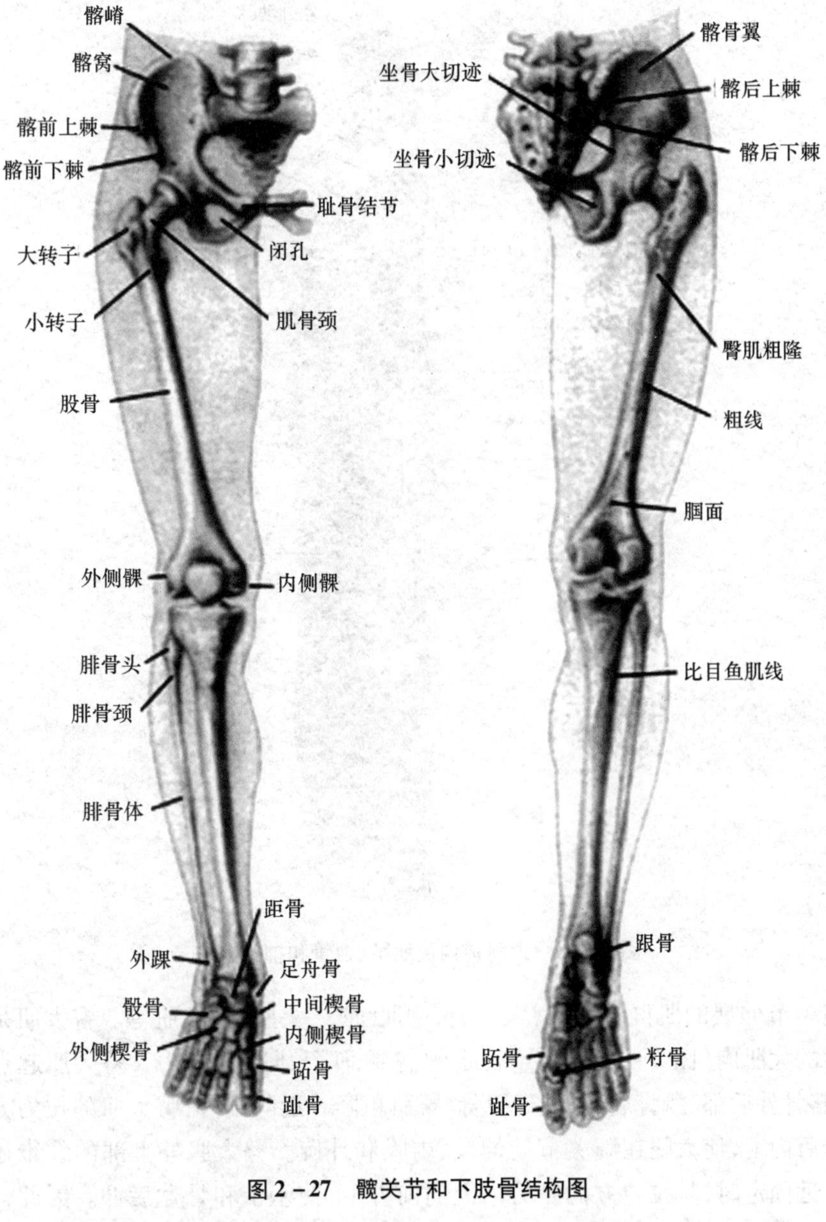
髂嵴
髂窝
髂前上棘
髂前下棘
耻骨结节
大转子
闭孔
小转子
肌骨颈
股骨
外侧髁
内侧髁
腓骨头
腓骨颈
腓骨体
距骨
外踝
足舟骨
骰骨
中间楔骨
外侧楔骨
内侧楔骨
跖骨
趾骨
髂骨翼
坐骨大切迹
髂后上棘
髂后下棘
坐骨小切迹
臀肌粗隆
粗线
腘面
比目鱼肌线
跟骨
跖骨
籽骨
趾骨

图 2－27　髋关节和下肢骨结构图

2. 关节囊厚　囊外有韧带加强，其中以囊前壁的髂股韧带最为坚固。由于人体直立时身体重心落在髋关节的后方，髂股韧带可防止躯干、骨盆过分后仰，对维持身体直立姿势有一定的作用，但也限制了大腿向后伸展的幅度。

使髋关节屈曲的肌群包括：髂腰肌、股直肌、缝匠肌、阔筋膜张肌等。髂腰肌位于髋关节前外，起点分两部分，一部分起于胸 12 椎体和全部腰椎椎体的侧面，另一部分起于髂窝,两者共同止于股骨小转子。近固定时,髂腰肌的拉力方向是从下后向上前,使大腿在髋关节处屈曲和外旋。远固定时,髂腰肌的拉力方向是从后上向前下,使躯干和骨盆前倾。在收腹、举腿和跑步一类动作中均有此肌肉作用(图2-28)。

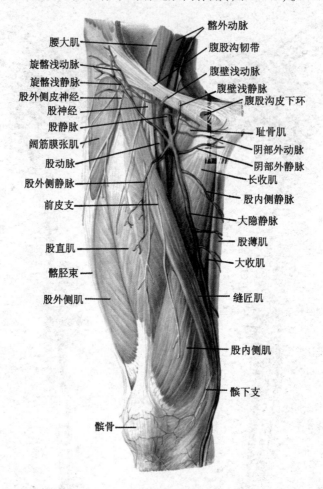

图2-28 大腿前内侧肌群、血管和神经分布

使髋关节伸展的肌群包括:臀大肌、臀中肌、股二头肌、大收肌等。臀大肌是位于髋关节后面的大肌肉(图2-29),由于行走的需要,肌纤维粗壮有力。臀大肌起点范围较广,起自髂骨外后部、骶骨后部,止于股骨、臀肌粗隆。近固定时,臀大肌的拉力方向是由前外下向后内上,使大腿在髋关节处伸展、内收和外旋。臀大肌外上部的纤维还能使大腿外展。远固定时,其拉力方向是后内上向前外下,使躯干和骨盆后仰。因此,在后蹬、后踢腿、由坐到站和上楼梯等动作中均要用到臀大肌。

使髋关节内收的肌群包括:大收肌、耻骨肌、短收肌、长收肌和股薄肌等。大收肌位于髋关节内侧面,起自坐骨结节等处,止于股骨粗线内侧直到内上髁。近固定时,其拉力方向由前外下向后内上,使大腿髋关节内收。远固定时,大收肌的拉力方向由后内上向前外下,使骨盆后仰和侧倾。因此,在游泳、骑马、体操的并腿姿势等动作中要用此肌肉。

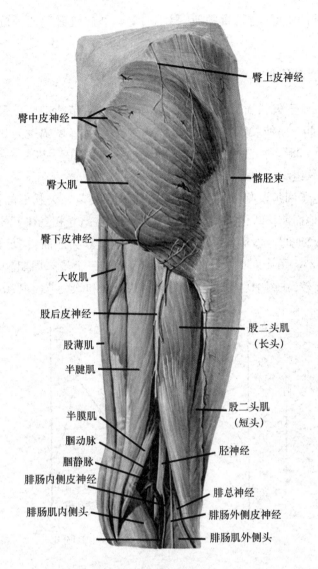

臀上皮神经

臀中皮神经

臀大肌

髂胫束

臀下皮神经

大收肌

股后皮神经

股二头肌
（长头）

股薄肌

半腱肌

半膜肌

股二头肌
（短头）

腘动脉

腘静脉

胫神经

腓肠内侧皮神经

腓总神经

腓肠肌内侧头

腓肠外侧皮神经

腓肠肌外侧头

图 2 - 29　臀部和大腿后侧肌肉、血管和神经分布

两腿越是处于外展位置再内收,发挥的作用也越大。

使髋关节外展的肌群包括:臀中肌、臀小肌、臀大肌的一部分与阔筋膜张肌等。臀中肌位于髋关节外侧,肌纤维呈扇形。起自髂骨外面,止于股骨大转子。近固定时,其拉力方向由外下向内上,使大腿在髋关节处外展。由于臀大肌呈扇形,起点面积大,故前部肌纤维还能使大腿屈曲并内旋,后部肌纤维使大腿伸展并外旋。远固定时,使骨盆和躯干侧屈,技巧性的侧手翻、侧空翻,起跑时单腿支撑等动作中都用到此肌肉。

使髋关节外旋的肌群包括:梨状肌、股方肌等 6 块外旋肌以及臀大肌、髂腰肌等。梨状肌位于臀部深层,起于骶骨前面,穿过坐骨大孔,止于股骨大转子。近固定时,梨状肌拉力方向由前向后,使大腿在髋关节处外旋。

使髋关节内旋的肌群包括:臀中肌、臀小肌等。外旋肌群远比内旋肌群数量多、力量强。

二、髋关节活动区限

髋关节活动发生于矢状面、冠状面和横截面内。髋关节活动幅度最大的矢状面,屈曲幅度可从0°~140°,而伸展幅度为0°~15°。在冠状面,外展幅度为0°~30°。而内收幅度略小些,为0°~25°。在横截面,当髋关节屈曲时,外旋0°~90°,内旋0°~70°,当髋关节伸直时,由于软组织的约束旋转度较小。

Murray 等用电子测角仪测量了平地人体行走时髋关节在矢状面的活动幅度。在摆动相后期,足跟着地而前移时,髋关节达到最大屈曲。在站立相身体开始向前移时,髋关节伸展,并于足跟离地时伸展最大。摆动相时髋关节又转为屈曲,在足跟着地前再一次达到屈曲最大值42°。图2-30中的曲线①标明了在这一个步态周期髋关节在矢状面的活动幅度。为了比较,在图中也给出了膝关节(曲线②)和踝关节(曲线③)的活动幅度。

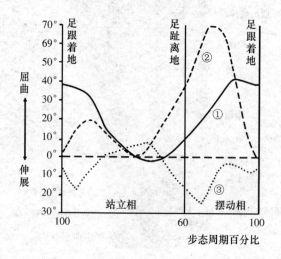

图2-30　髋关节、膝关节、踝关节的活动幅度
①—髋关节;②—膝关节;③—踝关节

Johnston 等用电子测角仪测量了髋关节在冠状面和横截面的活动幅度(图2-31)。在冠状面,外展发生在摆动相,足趾离地后达到最大值。当足跟着地时,髋关节转为内收,并持续到站立相后期。在横截面,髋关节在整个摆动过程都处于外旋,而在足跟着地前开始内旋并保持到站立相后期,随后又重新开始外旋。正常男性的平均活动幅度在冠状面为12°,在横截面为13°。

Johnston 等还测量了一般男性日常活动在3个平面上的最大活动幅度。这些动作的平均活动幅度见表2-1。系鞋带和下蹲时,需髋关节在矢状面作最大屈曲。冠状面和横截面上的最大活动幅度也出现在下蹲时。从这些数据看出,一般情况下人们完成日常动作至少需要髋屈曲120°,外展20°,外旋20°。

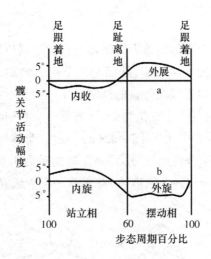

图 2-31　髋关节活动幅度

表 2-1　日常活动时髋关节在 3 个平面上的平均最大活动幅度

动作	矢状面活动幅度	冠状面活动幅度	横截面活动幅度
系鞋带(脚在地面)	124°	19°	15°
系鞋带(脚在对侧大腿)	104°	20°	17°
屈身在地面拾物	117°	21°	18°
下蹲	122°	28°	26°
上楼梯	67°	16°	18°
下楼梯	36°	–	–

　　髋关节是稳定的球窝结构。球与窝在 3 个平面内围绕股骨头旋转中心的转动产生与关节表面相切的滑动。如果股骨头与髋臼不相适应,滑动将不平行于曲面的切面,关节软骨将受到异常压缩或分离。由于关节活动同时发生在 3 个平面内,因此髋关节运动瞬间分析应以瞬时转动中心的概念准确描绘。

三、髋关节的受力分析

(一) 双足站立

　　双足站立时,人体重心位于耻骨联合后面,这时,仅关节囊和关节囊韧带的稳定作用即可保持直立姿势而不需要肌肉的参与。直立时,重力传递到髋关节上,在肌肉没有任何收缩力时,其值等于髋关节以上身体重力的一半。因每侧下肢的重量为体重的 1/6,故在每侧髋关节上传递的重力是剩下的 2/3 体重的一半,即 1/3 体重,这就是股骨头上的关节反力。如果围绕髋关节的肌肉收缩防止摇摆和维持身体的站立姿势,这时关节反力将不是 1/3 体重,而是随肌肉收缩度成比例增加。

（二）单足站立

单足站立时,髋关节以上身体的重力线将随上身的不同位置和骨盆倾斜情况而发生移动。这时,在髋关节周围便产生力矩,从而使关节反力增加。力矩的大小取决于脊柱的姿势、不承重腿和上肢的位置以及骨盆的倾斜度。

下面以单足站立而骨盆处于中立位为例,计算股骨头在冠状面上的关节反力。先分析单足站立时作用在身体上的外力[图2-32(a)],由于身体处于平衡状态,地面反力等于身体的重力 W。把重力 W 分成两个分力:站立腿的重力 $1/6W$,身体其他部分重力 $5/6W$。然后从髋关节将身体分成两个隔离体,可任取一个为研究对象,求出关节反力 J 和外展肌力 F_m。

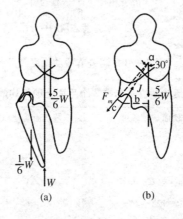

图2-32 单足站立时隔离体图

1. 图解法 取站立腿以外身体部分为研究对象[图2-32(b)],其上作用有3个共面力:身体重力,已知其大小为体重的5/6,且重力作用线已知;外展肌力 F_m,可通过X线片上的肌肉起止点来估计力的作用点、作用线,设作用线与重力线间成30°夹角,但其大小未知;关节反力 J,作用点在股骨头表面上且过转动中心,但大小、方向、作用线均未知。将肌力 F_m 的作用线延长与重力线相交于 a 点[图2-32(b)],然后连接股骨头旋转中心与 a 点,即可得 J 力的作用线,三力作用线的方向已确定,可按力的比例尺做出力三角形(图2-33)。从力三角形可得到外展肌力 F_m 约

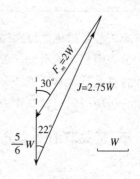

图2-33 力三角形

为2倍体重,关节反力 J 约为2.75倍体重,由计算或直接测量可知其作用线与垂线成22°角。

2. 解析法 仍取站立腿以外身体部分为研究对象。首先确定所有作用在隔离体上的力和力矩。3个主要的共面力已做过分析,外展肌力 F_m 的作用点、作用线已知,关节反力 J 过旋转中心,但大小、作用线未知。若取旋转中心为矩心,则在该隔离体中,需要两

个力矩起稳定作用,髋关节以上的身体重力 $5/6W$ 对旋转中心所产生的力矩需由外展肌力产生的力矩相平衡。设髋以上的身体重力至髋旋转中心的距离为 b,所形成的力矩为 $5/6W \times b$,设外展肌力 F_m 与旋转中心的距离为 c,产生反力矩则为 $F_m \times c$。为使身体保持平衡,力矩之和应为零。于是

$$\sum_{i=1}^{n} m_o(F_i) = 0 \qquad \frac{5}{6}W \times b - (F_m \times c) = 0$$

所以

$$F_m = \frac{5}{6}W \times \frac{b}{c}$$

为求肌力 F_m,必须先求 b 和 c 值。重力臂 b 可用 X 线片量取,从股骨头旋转中心向髋以上的身体重力线作垂线即代表距离 b。肌力臂 c 可由 X 线片定出外展肌位置,然后从股骨头旋转中心作一垂线垂直于肌腹的近似线求出。若求出 F_m 力方向与垂线成 30°夹角,比值 $b/c = 2.4$,则可求出 $F_m = 2W$。

已知肌力 F_m 之后,再取站立腿为研究对象(图 2-34),令所有力在水平轴和垂直轴上的投影代数和为零,便可求出关节反力 J 的大小和方向。

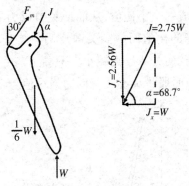

图 2-34　隔离体图

因为

$$\sum_{i=1}^{n} F_{ix} = 0 \qquad \sum_{i=1}^{n} F_{iy} = 0$$

将已知数据代入得

$$F_m \sin 30° - J\cos\alpha = 0$$

$$F_m \cos 30° - J\sin\alpha - \frac{W}{6} + W = 0 \qquad\qquad (a)$$

由此解得关节反力 J 的水平分量 J_x 和垂直分量 J_y 为

$$J_x = J\cos\alpha = W$$

$$J_y = J\sin\alpha = 2.56W$$

关节反力大小

$$J = \sqrt{J_x^2 + J_y^2} = 2.75W$$

其方向

$$tg\alpha = \frac{J_y}{J_x} = 2.65$$

$$\alpha = 68.7°$$

3. 关节反力 J 与力臂比 c/b 的关系　以上分析了单足站立、骨盆于中立位时,在外展肌力方向和力臂比 c/b 为特定值情况下的关节反力。实际上,外展肌力方向与垂线所成的夹角可有 $10° \sim 50°$ 的上下限。若夹角以 θ 表示,由(a)式

$$J\cos\alpha = F_m\sin\theta$$

$$J\sin\alpha = F_m\cos\theta + \frac{5}{6}W$$

将 F_m 代入,两式平方,相加后再开方,即可导出关节反力 J 的公式如下:

$$J = \sqrt{\left(\frac{b}{c}\sin\theta\right)^2 + \left(\frac{b}{c}\cos\theta + 1\right)^2}\ \frac{5}{6}W$$

从公式看出,影响股骨头上反力大小的一个关键因素是外展肌力力臂与重力力臂的比值。图 2-35 给出了这个比值与关节反力的关系。比值 c/b 减小,相应的关节反力增大。例如,在髋外翻时,将造成一个小比值,从而使关节反力有所提高。进行全髋置换时将大粗隆外移,可因增加力臂的比值而减少关节反力。将杯状假体置于髋臼较深处,会减小重力臂,从而增加其比值,使关节反力减小。只要 c 与 b 的比值已知,用这条曲线即可确定单足站立、骨盆中立位时股骨头上关节反力最小值。

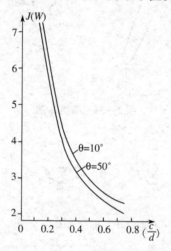

图 2-35　股骨头反力与比值 c/b 的关系

应该注意的是,上述计算是在假设各力均作用于冠状面,且只有外展肌力参与身体的平衡的条件下进行的。但有人认为在矢状面上重力落在髋关节后面一定距离,这样就需要屈肌参与平衡,而屈肌距旋转中心的力臂又很小。考虑这一因素后,关节反力可达 6 倍体重。

(三)步行时股骨头的反力

作动态研究要测出足下的反力,并使用正常髋关节的运动学数据进行计算。Paul 等研究了正常男性和女性步行时股骨头的关节反力(图 2-36)。男性在站立位时由外展肌收缩稳定骨盆,而使关节反力出现两个峰值。一个峰值发生在足跟着地时,可达体重 4 倍,另一更大峰值发生在足趾离地前,达到体重 7 倍左右[图 2-36(a)]。当足放平时,由于身体重心速度降低,关节反力降到小于 2 倍体重。摆动相时,由于伸肌收缩使大腿减速而使关节反力小于体重。

女性步行时股骨头关节反力的变化趋势与男性相同,但数值要低得多,足趾离地前的最大峰值只是 4 倍体重[图 2-36(b)]。

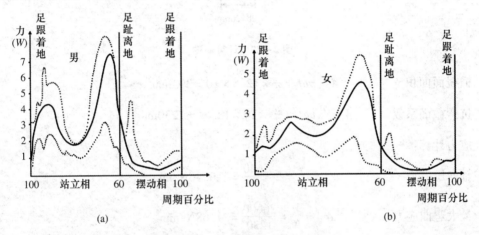

图 2-36 步行时的股骨头反力

四、股骨颈的应力计算

髋关节的受力随着不同的活动而改变,仅从平地步行看,股骨头上的关节反力可达到体重的 6~7 倍。而进行更剧烈活动时,关节反力将更大。这样的关节反力将对股骨颈产生组合变形。在股骨颈横截面上作用有轴向压力、剪力和弯矩。下面举例计算股骨颈中部横截面的应力。

若已知关节反力 $J = 4.2kN$,股骨颈椭圆面积的长轴 $2a = 25mm$,短轴 $2b = 20mm$。关节反力方向与颈轴成 30°。关节反力作用点的坐标 $x_o = 30mm$,$y_o = 10mm$(图 2-37)。欲计算 m-n 截面的正应力和剪应力。

首先求出 m-n 截面上的内力。根据截面法,考虑 m-n 截面右侧的外力 J,可求出 m-n 面的轴力 N,弯矩 M 和剪力 Q。

$$N = -J\cos 30° = -4.2 \times 0.866 = -3.64kN(压)$$

$$M = J\cos 30° \times 10 - J\sin 30° \times 30 = 36.4 - 63.0 = -26.6kN \cdot mm$$

$$Q = J\sin 30° = 4.2 \times 0.5 = 2.1kN$$

计算 m-n 截面的几何性质:

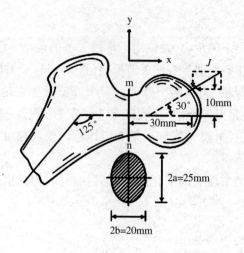

图 2 - 37　计算简图

横截面面积　　　　　　　$A = \pi ab = \pi \times 12.5 \times 10 = 393\text{mm}^2$

抗弯截面系数　　　　　　$W = \dfrac{\pi}{4} ba^2 = \dfrac{\pi}{4} \times 10 \times 12.5^2 = 1230\text{mm}^3$

应力计算:

轴向压应力　　　　　　　$\sigma_N = \dfrac{N}{A} = -\dfrac{3640}{393} = -9.26\text{N}/\text{mm}^2$

最大弯曲应力　　　　　　$\sigma_M = \dfrac{M}{W} = \dfrac{26600}{1230} = 21.68\text{N}/\text{mm}^2$

m 点总应力

$$\sigma_m = \sigma_N + \sigma_M = -9.26 + 21.68 = 12.42\text{N}/\text{mm}^2(\text{拉})$$

n 点总应力

$$\sigma_n = \sigma_N - \sigma_M = -9.26 - 21.68 = -30.94\text{N}/\text{mm}^2(\text{压})$$

剪应力

$$\tau = \dfrac{4Q}{3A} = \dfrac{4 \times 2100}{3 \times 393} = 7.12\text{N}/\text{mm}^2$$

m - n 截面的应力分布如图 2 - 38 所示。

借助上述举例,我们可大体了解股骨颈的受力水平。

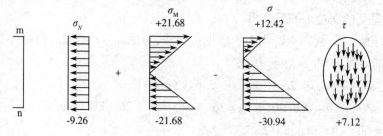

图 2 - 38　股骨颈横截面应力分布

第四节　髋关节受力的有限元法

近年来,被引入骨科生物力学领域的有限元法为骨结构的应力分析等研究开辟了新的途径。对于髋关节这样的形状、材料性能及承载等方面均十分复杂的系统,应用有限元法来建立模型并进行分析研究具有独特的优越性。众所周知,骨的发育、生长、吸收和受力间存在着极为复杂的依存关系。因此,深入了解功能活动时股骨头(颈)的应力状态,对骨损伤和股骨头坏死的修复和再造等具有重要意义。

本节提供的有限元计算是在研究股骨颈骨折针型固定疗法中做出的。

一、股骨头在几种步态下的受力分析

研究股骨颈骨折患者术后拄拐进行功能活动时,常对以下3种步态进行分析。

(一)患肢足踏地时受力分析

建立 x'y'z'坐标系如下:其坐标原点在股骨头球心,y'z'面在冠状面内,y'轴水平向右,z'轴铅直向上,x'轴满足右手法则,如图2-39所示。

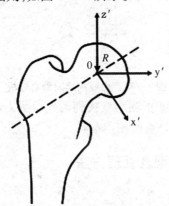

图 2 - 39　患肢足踏地时受力分析

在此步态下股骨头所受压力 R 与 z'轴重合且方向向下,根据肢体功能,计算时取压力 R 为如下 5 组数据

$$R_1 = 0 \quad R_2 = \frac{1}{42}W \quad R_3 = \frac{2}{35}W \quad R_4 = \frac{3}{28}W \quad R_5 = \frac{4}{25}W$$

其中 W 为体重(假设取 $W = 65\text{kg}$)。

(二)患肢足提起时受力分析

此时股骨绕 y'轴旋转约 5°,若 x'z'轴不动(即 x'轴水平向前而 z'轴铅直向上),则在考虑肌肉力及患肢重 W_c 的基础上求得 $R = 0.1109W$,如图 2-40 示。

(三)患肢抬起时受力分析

若患肢抬起 10°(即绕 y'轴旋转 10°),在考虑肌肉力及患肢重 W_c 的基础上可求得力

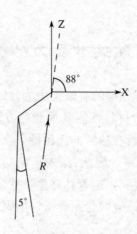

图 2 - 40　患肢足提起时受力分析

$R = 0.0411W$,如图 2 - 41 所示。

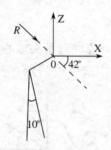

图 2 - 41　患肢抬起时受力分析

将上述 3 种情况下的股骨头所受力变换到新坐标系 xyz 中,并确定其作用位置,即得到各种情况下 xyz 坐标系中股骨头的作用荷载。

二、有限元耦合计算模型及处理方法

(一)力学模型及其几何尺寸

在利用有限元计算时,建立坐标系 xyz,z 轴沿股骨颈轴且指向近端,y 轴垂直于 z 轴,yz 面在冠状面内,x 轴与 x'轴重合,与 y、z 轴形成右手系,如图 2 - 42,2 - 43 示坐标系,将 xy 面以上部分视为半球体,半径 r = 21mm。

股骨头从 xy 面轴对称收缩到横截面 m - m。

m - m 截面为圆面,其中 z = -15mm,r = 13mm,见图 2 - 44。

n - n 截面为近似椭圆面,z = -21mm,长轴在 y 轴,b = 13mm,短轴在 x 轴,a = 8.5mm,见图 2 - 45。

将 n - n 截面视为固定约束。

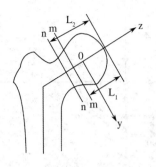

图 2 - 42　计算参考系

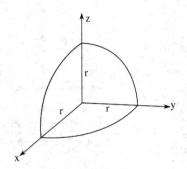

图 2 - 43　半径为 r 的半球体

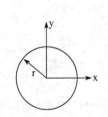

图 2 - 44　m - m 截面

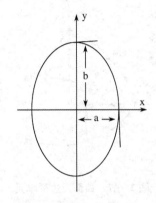

图 2 - 45　n - n 截面

（二）材料常数

略去骨材料的各向异性,视为各向同性材料,材料常数分别为:密质骨,$E = 17.6\text{GPa}$,$\mu = 0.29$;松质骨,$E = 0.324\text{GPa}$,$\mu = 0.29$。

（三）耦合计算模型

股骨头(颈)的内部是松质骨,表层为密质骨,且两者的刚度系数相差较大。对于这种结构,在其内部松质骨部分用三维六面体 20 节点等单元,在其表层密质骨部分用曲面四边形 8 节点薄膜单元进行模拟。按正常男性成年人的解剖股骨头(颈)尺寸进行单元划分,得 12 个六面体单元,28 个薄膜单元,具体划分如下。

从冠状面内(即 yz 平面)将股骨头(颈)剖开,则在该面上节点分布如图 2 - 46(a)所示。xz 面内节点分布如图 2 - 46(b)所示。其中在 xyz 坐标系中,xy 平面以上的股骨头半球,被分成 4 个 20 节点六面体单元,分别在第 1、2、3、4 象限内,如图 2 - 47 所示单元为其中之一。在 xy 平面以下的股骨头球台,被分成 4 个 20 节点六面体单元,图 2 - 48 所示单元为其中之一。

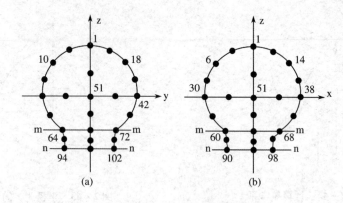

图 2-46　计算节点选择

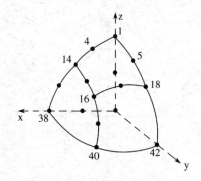

图 2-47　曲面四边形单元

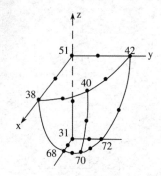

图 2-48　三维六面体单元

将股骨头半球划分的 4 个六面体单元的球面(即密质骨层)分为 12 个 8 节点薄膜单元。图 2-49 所示为一个六面体单元的球面分出的 3 个 8 节点薄膜单元。由股骨头球台划分出的 4 个六面体单元的球面,也分成 8 个 8 节点薄膜单元。图 2-50 所示为 1 个六面体单元的球面分出的 2 个 8 节点薄膜单元。由股骨颈划分成 4 个 20 节点六面体单元,图 2-51 所示为其中 1 个六面体单元。由 4 个六面体单元的股骨颈面分出 8 个 8 节点薄膜单元,图 2-52 所示即为图 2-51 六面体单元分出的 2 个薄膜单元。

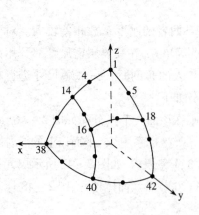

图 2-49　3 个 8 节点薄膜单元之一

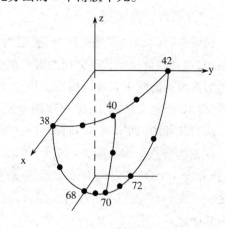

图 2-50　2 个 8 节点薄膜单元之一

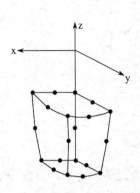

图 2 - 51　股骨颈划分的六面体单元

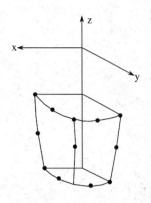

图 2 - 52　2 个薄膜单元之一

(四)总刚度方程的建立与求解

1. 三维(六面体)20 节点等参元　如图 2 - 53 所示,其坐标变换式和位移函数为

$$\begin{bmatrix} x \\ y \\ z \end{bmatrix} = \sum_{i=1}^{20} N_i(\xi,\eta,\zeta) \begin{bmatrix} x_i \\ y_i \\ z_i \end{bmatrix}$$

$$\begin{bmatrix} U \\ V \\ W \end{bmatrix} = \sum_{i=1}^{20} N_i(\xi,\eta,\zeta) \begin{bmatrix} U_i \\ V_i \\ W_i \end{bmatrix}$$

式中,$N_i(\xi,\eta,\zeta)(i=1,2,\cdots,20)$ 为形函数,xyz 为整体坐标系,ξ,η,ζ,为自然坐标系。

六面体 20 节点等参元的单元刚度矩阵为

$$[K] = \int [B]T[D][B]dV = \int_{-1}^{1}\int_{-1}^{1}\int_{-1}^{1} [B]^T[D][B][J]d\xi d\eta d\zeta$$

利用高斯求积法可求得每个单元的刚度矩阵 $[K]$。

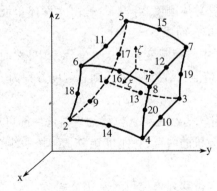

图 2 - 53　20 个节点等参元

2. 薄膜单元是曲面四边形 8 节点单元　如图 2 - 54 所示,其坐标变换式和位移函数

分别为

$$\begin{bmatrix} x \\ y \\ z \end{bmatrix} = \sum_{i=1}^{8} f_i \begin{bmatrix} x_i \\ y_i \\ z_i \end{bmatrix} + \sum_{i=1}^{8} f_i \zeta \frac{t}{2} \begin{bmatrix} l_{3i} \\ m_{3i} \\ n_{3i} \end{bmatrix}$$

$$\begin{bmatrix} U \\ V \\ W \end{bmatrix} = \sum_{i=1}^{8} f_i \begin{bmatrix} U_i \\ V_i \\ W_i \end{bmatrix}$$

式中,$f_i = f_i(\xi, \eta)$,$(i = 1, 2, \cdots, 8)$为平面四边形等参二次元的形函数,x, y, z及u, v, w分别为单元中面的节点坐标及节点在x、y、z方向的位移,t为单元厚度,$1, m, n$为节点i处单元中面的外法向方向数。自然坐标系的$\zeta\eta$面位于单元面中。

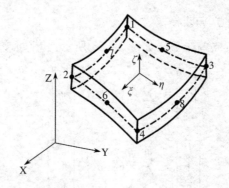

图 2 - 54　薄膜单元

8 节点薄膜单元的刚度矩阵为

$$[K]' = \int [\overline{B}]^T [\overline{D}] [\overline{B}] dV = 2 \int_{-1}^{1} \int_{-1}^{1} [\overline{B}]^T [\overline{D}] [\overline{B}] \mid J \mid d\xi d\eta$$

利用高斯积分法,可以求得每个单元的刚度矩阵$[K]$。

3. 总刚度方程的形成　总体刚度矩阵$[K]$是由六面体单元和薄膜单元组成的刚度矩阵,按照一定的对应规则集合而成。

将股骨头上 xyz 坐标系中的荷载变换到 xyz 坐标系中,然后按静力等效的原则移植到单元节点上去,形成等效节点荷载列阵$\{R\}$,则总刚度方程为

$$[K]\{\delta\} = \{R\}$$

其中$\{\delta\}$为节点位移列阵,方程在引入位移约束条件后即可求解。

4. 方程求解　为节省微机的内存,总刚度矩阵$[K]$按一维变带宽储,利用分解求得节点位移$\{\delta\}$。

5. 求应力　在求得节点位移列阵$\{\delta\}$后,利用公式

$$\{\sigma\} = [S]\{\delta\}$$

分别求得六面体 20 节点等参元和 8 节点薄膜单元节点的应力,并计算出主应力和主方向。

通过以上分析,可以看出这种耦合计算模型,是在划分三维单元网格的基础上,形成表面薄膜单元网络。由于薄膜单元可以视为三维单元的某个曲面,相应节点是互相重合的,因此,耦合计算模型同单独三维单元模型比,没有增加节点个数,所以未知数相同。也不需增加总刚度矩阵的存储量,但却能增加计算的精确度,更好地模拟骨的力学性质。

三、应力分布

根据划分的关于股骨头及股骨颈的网格,我们计算得到了其内部松质骨部分 111 个节点的应力,进而由每个节点的 6 个应力分量确定了该节点的主应力及主方向;同时,我们也计算到了其表层密质骨的表面应力及表面主应力。

在股骨头与股骨颈交界处及股骨颈中部各取一垂直于 z 轴的截面 m－m、n－n,如图 2－55,表 2－2～2－9 这两截面的位置由 L_1、L_2 确定,在此计算中 $L_1 = 3.6$cm,$L_2 = 4.2$cm。为了考查患者进行功能锻炼时股骨颈处应力分布变化情况,本文仅给出在几种步态下 m－m、n－n 截面若干节点的主应力及相应表层节点的表面主应力。

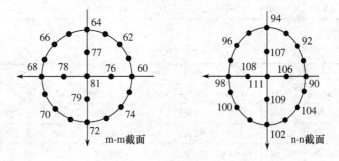

图 2－55 垂直于 z 轴截面

(一)患肢足踏地

1. $R = \dfrac{1}{42}W$ （$W = 65$kg）

表 2－2 m－m 截面 单位:g/mm²

主应力		60	62	63	64	70	71	72	76	77	79	81
松质骨	σ_1	1.0193	17.483	2.1777	2.0348	－5.7675	－1.1448	－0.9457	1.1944	1.2989	－0.859	1.3559
	σ_2	0.2585	7.4829	0.5591	0.3258	－7.2103	－1.6672	－1.5152	0.0734	0.3937	－1.1277	－0.0460
	σ_3	－1.308	5.6011	－0.3786	－0.5092	－20.006	－4.6047	－4.4429	－2.1115	－0.8969	－3.336	－2.6842
密质骨	σ_1'	34.264	43.091	57.215	30.515	52.571	41.154	－24.239				
	σ_2'	－55.502	－32.453	－4.808	2.6074	－26.526	－46.599	－91.878				

表 2 - 3　n - n 截面　　　　　　　　　　单位:g/mm²

主应力		90	92	93	94	100	101	102	106	107	109	111
松质骨	σ_1	- 0. 2069	7. 1834	6. 789	5. 6642	- 3. 091	- 1. 9818	- 0. 3949	0. 0432	2. 1057	0. 8636	0. 31562
	σ_2	- 0. 9933	2. 5857	2. 3121	1. 6836	- 4. 2019	- 3. 3518	- 2. 307	- 0. 5748	0. 3343	- 0. 6118	- 0. 3396
	σ_3	- 3. 2182	1. 7328	1. 1836	0. 1412	- 11. 398	- 9. 576	- 7. 5603	- 2. 0252	- 0. 953	- 2. 9732	- 1. 4866
密质骨	σ_1'	28. 066	65. 381	22. 707	186. 20	52. 840	31. 66	- 73. 994				
	σ_2'	- 92. 848	- 37. 005	- 41. 16	53. 998	- 70. 023	- 27. 506	- 255. 15				

2. $R = \dfrac{4}{25}W\,(W = 65\text{kg})$

表 2 - 4　m - m 截面　　　　　　　　　　单位:g/mm²

主应力		60	62	63	64	70	71	72	76	77	79	81
松质骨	σ_1	8. 1545	139. 88	17. 421	16. 278	- 46. 14	- 9. 158	- 7. 5655	9. 5548	10. 391	- 6. 873	10. 847
	σ_2	2. 0682	59. 863	4. 4728	2. 607	- 57. 68	- 13. 338	- 12. 122	0. 5874	3. 1502	- 9. 0215	- 0. 3248
	σ_3	- 10. 465	44. 809	- 3. 0291	- 4. 0739	- 160. 05	- 36. 838	- 35. 543	- 16. 892	- 7. 1749	- 26. 69	- 21. 474
密质骨	σ_1'	274. 11	334. 73	457. 72	244. 12	420. 57	37. 723	- 193. 91				
	σ_2'	- 444. 02	- 259. 63	- 38. 467	- 20. 859	- 212. 21	- 372. 79	- 735. 02				

表 2 - 5　n - n 截面　　　　　　　　　　单位:g/mm²

主应力		90	92	93	94	100	101	102	106	107	109	111
松质骨	σ_1	- 1. 6556	57. 468	54. 312	45. 314	- 24. 728	- 15. 855	- 3. 1588	0. 34529	16. 846	6. 909	2. 525
	σ_2	- 7. 9464	20. 686	18. 496	13. 468	- 33. 615	- 26. 814	- 18. 456	- 4. 5982	2. 6743	- 4. 894	- 2. 7167
	σ_3	- 25. 746	13. 862	9. 4687	1. 1295	- 91. 187	- 76. 608	- 60. 483	- 16. 201	- 7. 6237	- 23. 786	- 11. 893
密质骨	σ_1'	224. 53	523. 05	181. 66	1489. 6	422. 72	253. 28	- 591. 95				
	σ_2'	- 742. 78	- 296. 04	- 329. 28	431. 98	- 560. 18	- 220. 05	- 2041. 3				

(二)患肢足提起($R = 0.1109W, W = 65\text{kg}$)

表 2 - 6　m - m 截面　　　　　　　　　　单位:g/mm²

主应力		60	61	62	63	64	65	66	67	68	69	70
松质骨	σ_1	3. 0026	0. 51469	- 1. 5241	1. 4078	- 0. 49085	0. 12596	49. 999	3. 11	8. 4466	24. 081	641. 7
	σ_2	- 0. 4901	- 1. 0968	- 12. 502	- 0. 3509	- 1. 2339	- 1. 8692	14. 667	- 1. 5959	1. 7846	6. 4501	184. 97
	σ_3	- 2. 9927	- 2. 0817	- 35. 847	- 3. 3531	- 4. 75	- 5. 3787	8. 6073	- 2. 3929	- 3. 6604	- 0. 3006	50. 643
密质骨	σ_1'	35. 276	83. 791	43. 15	8. 7264	2. 4709	24. 836	14. 191	223. 14	172. 49	- 334. 03	- 489. 83
	σ_2'	55. 035	- 22. 605	- 5. 697	- 19. 647	- 96. 373	- 90. 73	- 106. 32	- 58. 473	27. 357	- 682. 33	- 752. 32

主应力		71	72	73	74	75	76	77	78	79	81
松质骨	σ_1	- 22. 497	- 1. 2662	7. 2718	76. 515	7. 8875	6. 2512	2. 8723	7. 9335	2. 488	7. 3402
	σ_2	- 24. 683	- 15. 104	- 1. 0765	2. 1348	2. 0168	1. 8407	0. 90882	0. 92155	- 3. 1116	4. 7822
	σ_3	- 61. 233	- 43. 403	- 8. 5308	- 71. 606	- 1. 3759	- 4. 4748	- 6. 5424	- 5. 2348	- 18. 589	- 7. 6533
密质骨	σ_1'	- 66. 686	- 157. 75	- 396. 6	293. 39	190. 51					
	σ_2'	- 213. 28	- 459. 39	- 666. 74	- 18. 199	- 223. 58					

表 2-7 n-n 截面　　　　　　　　　　　　　　　单位：g/mm²

主应力		90	91	92	93	94	95	96	97	98	99	100
松质骨	σ_1	2.0786	-2.701	-6.4497	-3.1460	0.89576	2.4638	4.3532	0.7334	-0.2916	36.965	101.6
	σ_2	-1.5788	-4.832	-7.9863	-5.2437	-2.276	-1.3671	-0.4422	-2.6611	-4.185	13.761	38.305
	σ_3	-7.5227	-13.961	-21.089	-14.936	-8.744	-7.1787	-5.878	-9.9097	-14.139	10.489	30.49
密质骨	σ_1'	214.11	102.53	54.395	27.858	-58.47	257.54	154.36	143.01	172.63	621.51	334.42
	σ_2'	-69.622	-152.73	-131.93	-16.372	-266.2	-35.76	-137.74	-221.96	-306.8	-48.59	-303.23

主应力		101	102	103	104	105	106	107	108	109	111
松质骨	σ_1	111.09	92.214	40.083	1.7886	-0.7158	0.5647	-1.4723	-3.5137	-46.12	-0.348
	σ_2	-35.633	20.806	9.3528	-0.8647	-2.096	-1.629	-2.0312	-4.465	10.662	-1.758
	σ_3	11.785	-20.468	-7.8317	-4.7704	-6.51	-6.1832	-5.532	-11.882	-9.353	-5.314
密质骨	σ_1'	-101.89	2308.5	-21.653	136.38	79.3					
	σ_2'	-1058.5	659.98	-1163.3	-40.865	19.499					

（三）患足抬起（$R = 0.0411W, W = 65\text{kg}$）

表 2-8 m-m 截面　　　　　　　　　　　　　　　单位：g/mm²

主应力		60	61	62	63	64	65	66	67	68	69	70
松质骨	σ_1	3.1251	2.2304	3.0008	4.266	5.2698	5.235	-5.497	4.5335	2.122	2.7014	2.0313
	σ_2	0.78306	0.12747	1.3497	0.22003	0.10536	1.1901	-10.121	0.9392	-0.9038	-0.3072	-5.7582
	σ_3	-2.3807	-3.544	-10.44	-1.8255	-1.1067	-0.064	-29.356	-0.2823	-2.576	-2.659	-9.1083
密质骨	σ_1'	-5.2097	50.154	147.89	191.62	190.11	53.207	-27.583	79.53	114.79	48.114	
	σ_2'	-130.05	-178.72	-26.347	-63.514	-10.169	-54.566	69.581	85.423	-74.26	-139.24	

主应力		71	72	73	74	75	76	77	78	79	81
松质骨	σ_1	0.0612	-0.730	-2.373	-18.815	-0.534	1.1314	4.9354	3.8407	0.8658	4.2454
	σ_2	-0.1804	-1.4702	-2.822	-20.747	2.4812	-0.3372	0.4456	0.0231	-1.634	-0.242
	σ_3	-6.076	-7.8545	-8.629	-49.424	-6.5295	-5.346	-2.7915	-2.29	-6.915	-5.577
密质骨	σ_1'	50.493	57.619	47.135	105.88	30.06					
	σ_2'	-188.33	-220.26	-41.852	61.435	-128.86					

表 2-9 n-n 截面　　　　　　　　　　　　　　　单位：g/mm²

主应力		90	91	92	93	94	95	96	97	98	99	100
松质骨	σ_1	-5.365	-5.381	1.1692	8.9513	23.4	37.919	26.919	14.729	14.0	12.11	
	σ_2	-7.648	-7.554	-1.9116	2.4101	8.576	14.417	10.123	5.093	4.8623	4.1653	
	σ_3	-21.01	-20.67	-19.188	-7.761	-0.641	6.1756	11.796	7.988	2.8325	2.766	2.2533
密质骨	σ_1'	-56.9	45.142	80.73	91.043	349.12	167.49	114.98	219.07	186.59	41.46	71.249
	σ_2'	-302.84	-44.407	-55.56	269.13	-5.275	-18.632	-78.054	-35.98	-11.794	-101.91	-88.127

续表

主应力		101	102	103	104	105	106	107	108	109	111
松质骨	σ_1	4.4498	0.0088	-7.0768	-13.265	-9.777	0.1295	3.7728	5.1147	-1.984	1.9393
	σ_2	0.0578	-3.339	-9.8336	-16.273	-12.198	-2.3498	0.3543	1.005	-0.9011	-0.469
	σ_3	-4.2504	-11.522	-26.832	-42.85	-32.285	-8.2324	-2.551	1.649	-5.0913	-3.618
密质骨	σ_1'	253.66	-50.66	11.246	92.37	27.75					
	σ_2'	-87.83	-425.7	-167.8	-126.29	-251.8					

第五节 激光全息法观察承载股骨头（颈）的变形

激光全息干涉法是在模型或实物上研究受力变形的一种光学方法。这种方法是将被测试对象装置在防震台上，分别在加载前和加载后用激光照射，用全息底片进行两次曝光获得被测试对象的受力变形全息干涉底片，通过底片"再现"获取干涉条纹图，从图中读取数据进行分析计算。它是对骨组织受力变形测定的一种有效而可靠的方法，已在骨科、牙科等领域得到应用。

本节所介绍的是采用该方法研究股骨头（颈）受力后的变形情况。

一、模型设计

取股骨标本上端及头颈段 3 具，分别确定在上侧、前侧、下侧的被测点，将下端固定，模拟站立位，在股骨头顶端加载，研究图示各点位移（图 2 - 56）。

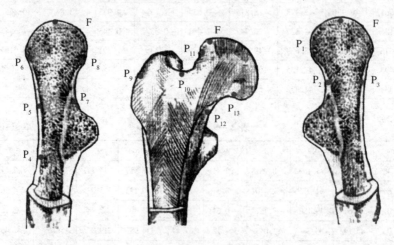

图 2 - 56　股骨标本上侧、前侧、下侧的被测点

二、实验设备与方法

采用 1.5mV 氦氖激光器,整个装置在防震台上,采用的光强比约为 1:2,先给股骨头加一初始载荷,记下测力仪所指数值,等防震台稳定 10 秒钟后进行第一次曝光,然后改变载荷(上侧加 2.3kg,下侧 3kg,前侧 2kg)进行第二次曝光,曝光时间均为 30 秒。同样步骤拍摄了股骨头上、下、前三个侧面图所标位置的受力变形全息干涉照片,再通过"再现"读取数据。

三、数值计算与结果

根据全息干涉计量的理论基础,假定对每个被测点 P_m ($m = 1, 2, \cdots, 13$) 进行了 r 次独立的观察,可得到以下超定方程组

$$K_0^{(m)} \cdot L = \frac{\lambda}{2\pi}\Omega_0 + \lambda \Delta N^{1 \cdot m} \quad (m = 1, 2, \cdots, r) \tag{2-13}$$

省略上标 (m),式 $(2-13)$ 中各表达式含义如下

$$K_0 = -(K_{OX}, K_{OY}, K_{OZ}) \tag{2-14}$$

$$K_{OX} = \frac{R_{2X}}{R_2} + \frac{R_{1X}}{R_1} \tag{2-15}$$

$$K_{OY} = \frac{R_{2Y}}{R_2} + \frac{R_{1Y}}{R_1} \tag{2-16}$$

$$K_{OZ} = \frac{R_{2Z}}{R_2} + \frac{R_{1Z}}{R_1} \tag{2-17}$$

$$R_2 = \sqrt{(X_2^2 + Y_2^2 + Z_2^2)} \tag{2-18}$$

$$R_1 = \sqrt{(-X_1)^2 + (-Y_1)^2 + (-Z_1)^2} \tag{2-19}$$

$$L = (L_X, L_Y, L_Z) \tag{2-20}$$

L 的各分量分别是被测点沿 X, Y, Z 方向的位移;Ω_0 为待定常数;λ 为波长;$\Delta N^{1 \cdot m}$ 为通过第 m 个被测点 P_m 的干涉条纹移动数。

$$A = \begin{bmatrix} K_{OX}^{(1)} & K_{OY}^{(1)} & K_{OZ}^{(1)} & -1 \\ K_{OX}^{(2)} & K_{OY}^{(2)} & K_{OZ}^{(2)} & -1 \\ \cdots & \cdots & \cdots & \cdots \\ K_{OX}^{(r)} & K_{OY}^{(r)} & K_{OZ}^{(r)} & -1 \end{bmatrix} \tag{2-21}$$

$$\delta = (L_X, L_Y, L_Z, \Omega_0)^T \tag{2-22}$$

$$f = (\lambda \Delta N^{1,1}, \lambda \Delta N^{1,2}, \cdots, \lambda \Delta N^{1,r})^T \tag{2-23}$$

可将式 $(2-13)$ 写成矩阵形式

$$A\delta = f \tag{2-24}$$

利用

$$\delta = (A^{T}A)^{-1}(A^{T}f) \qquad\qquad (2-25)$$

得到未知向量 δ 的最小二乘估计值;而我们采用镜像映射法(或 Householder 变换)直接求解超定方程组(2-13)。这种算法的好处是不作矩阵乘法和求逆运算,节省计算量,提高数值稳定性。

利用上述算法,在 IBM-PC/XT 微机上,对 13 个被测点的位移进行了最小二乘估计,有关结果及框图如下

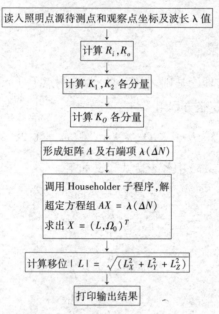

各被测点位移的计算结果如表 2-10 所示。

表 2-10 被测点位移结果 单位:mm

序号	被测点体位	L_X	L_Y	L_Z	$|L|$
P1	下侧	-5.726	3.581	-18.470	19.659
P2	下侧	-0.725	2.406	-5.181	5.758
P3	下侧	-1.606	2.677	-4.965	5.864
P4	上侧	-0.737	-4.497	-1.197	-4.712
P5	上侧	1.510	-6.107	-0.972	6.366
P6	上侧	1.164	-7.723	-2.563	8.220
P7	上侧	0.347	-6.634	-6.609	9.015
P8	上侧	1.607	-9.349	-3.531	10.122
P9	前侧	-8.087	16.720	-4.246	19.052
P10	前侧	-5.607	16.647	-8.776	19.636
P11	前侧	-3.495	17.707	-17.404	24.632
P12	前侧	-4.451	11.128	-9.020	15.000
P13	前侧	-3.554	10.755	-7.274	13.461

第三章

髋关节重建影响因素的实验观察与临床

目前看来,物理因素对骨重建的影响是不可忽略的。特别是力环境和电效应,已引起人们更多关注,并在临床得到普遍应用。但是,从研究和应用内容看,总体还处于定性阶段,处于探讨和探索时期,还没掌握其一般规律,距人们认识并应用其客观规律还有一段较长的路程。

为探讨物理因素,特别是力环境和电效应对骨重建的影响,笔者进行了实验研究和临床观察,这些研究主要是基础性的。

首先进行的是"恒定应力"对骨愈合影响的研究,这是一项国家自然科学基金资助课题。我们知道,骨折治疗中,把给予骨折端的力分为"恒定生理应力"和"间断性生理应力"两种,本项研究拟了解"恒定应力"对骨愈合影响的一般规律。笔者还对充液骨的压电性和动电性做了实验观察。这项研究对活体骨性质的认识有积极意义。为了解电效应对骨重建的确切影响,笔者做了部分临床观察。本章最后介绍了其他物理因素对骨重建的影响,可作为髋关节伤、病治疗的辅助疗法。

第一节 恒定应力对骨愈合影响的动物实验观察

一、实验目的

力对骨组织重建有着明显影响已是不争的事实。其根本原因在于生物体具有功能适应性这一固有属性。各类生物为求生存、保延续,必须适应外部环境的变化。若某一生物族群不能适应改变着的环境,其结局将是消亡,即所谓"适者生存,不适者淘汰"。故此,世间保留的所有生物种群(无论是动物还是植物),都经过了亿万年自然选择,经过并适应了各阶段的环境改变。

种群的发展延续将经过若干个环节链,链节即是一代代生物个体,任何一个链节的断裂均可导致该族群的消亡。因此,每一链节都必须、也一定是能适应所处环境的变化。所以,生物体的功能适应是其本身固有的属性,我们只能认识它、利用它,但不能改变它。

关于"生物体功能适应"这一术语,是个广泛概念,生物任何组织和器官都是如此,适应着来自环境各方面的变化,骨组织对"力"环境的适应,不过是其中之一而已。这里可以肯定的是,骨组织随"力"环境改变而变化,使之适应不断改变的力环境是不争的事实。

这是由于骨在生物体中的功能是支撑和保护,而两者都是以"力"的方式体现出来,即骨的功能就是抵抗来自各方面的"力"。所以,骨组织的重建将随力环境的改变而变化,使其外部几何形状和内部结构均能适应外部环境的需要。

"力"可促进骨愈合的机制虽然尚不清楚,但它可加快骨愈合速度,提高愈合质量已是大家的共识。

在骨折治疗中施于骨折端的力,可分恒定生理应力和间断性生理应力两部分。所谓恒定,是指作用在骨折端不随时间变化或没有明显波动的力;所谓间断性,是指作用在骨折端随时间不断变化的力。恒定生理应力的效应是增大骨折端摩擦力、增强固定稳定性、缩小新生骨细胞爬行距离,也有刺激新生骨细胞增长作用;而间断性生理应力,可加速新生骨细胞形成,促进血液循环,加快断面代谢,并有防止关节粘连、肌肉萎缩等多方面作用。

所谓生理应力,是指在骨折治疗过程中断面所需应力的大小仍处于正常生理范围内。但对股骨头坏死的治疗则不然,这时,股骨头的某些骨组织一般已有不同程度的损害,甚至严重损害,所以,对股骨头坏死的治疗虽然也需获得应力,但不能再是生理应力,因其骨组织力学性质已发生蜕变,甚至失去承载能力。这时,将视情况,给予股骨头修复或再造应力,给予股骨头什么力由其损伤情况而定。

本项实验目的,主要是观察恒定生理应力对骨愈合影响。

近年来,应力对骨愈合速度和质量的影响正引起人们普遍关注,但由于影响实验结果的因素较多,研究多停留在定性阶段。本项实验拟寻求恒定应力对骨重建影响的一般规律。

实验从两方面进行,一是相同时间不同载荷下骨愈合规律;二是相同载荷不同时间骨愈合规律。本实验主要观察前者。

二、测力加压器的结构与功能

这项实验进行时间较长,是国家自然科学基金支持的一个项目。进行中曾走过一些弯路,主要矛盾发生在测力手段上。最初是在骨上贴应变片,活体动物由于血液、体液等原因很难牢固粘贴。继之采用传感技术,因传感器常出现零点漂移,使得结果难以确认。最后采用簧式压力计满足了实验要求,这项工作也经过多次反复。前两者未获成功可能与当时的技术条件等有关,理上论应是可行的。

测力加压器主要由整形固定和施力测试两部分组成(图 3-1)。整形固定部分的主体由两根支撑螺杆和两个大半环形变截面曲梁组成;施力测试部分主要由簧式测力计、锁紧螺母等组成。曲梁 1、2 经螺栓 3、4 与测力计 5、6 连接。曲梁 1 与螺栓 3、4 的一端固定连接,并可沿支撑杆滑动,用以调节针距;曲梁 2 由螺栓固定后连接测力计 5、6,加压时曲梁 2 在支撑杆上做无级滑动,使压力作用于骨折端。

测力计 5、6 由压簧 7、压簧垫 8 与曲梁 2 上的支座 12 端面接触。调整螺母 13 放在外壳 9 的端面外侧,上紧螺母 13,压簧 7 被压缩,其压力经曲梁 2 传到骨折远端 14 上。骨

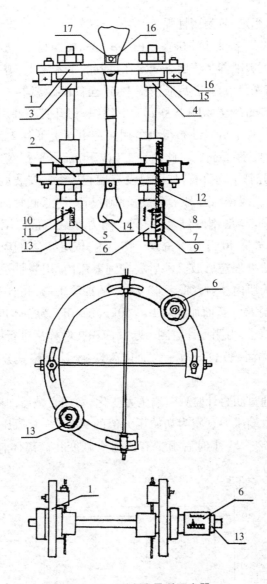

图 3-1　测力式骨科固定器

折近端经骨针 15、骨针支座 16 与曲梁 1 连接。如此在压紧螺母 13 时,由簧式测力计可获得骨折端预定压力值的大小。

本器械在骨针支座上还设有转鼓 17,转鼓可转动地架持在骨针支架 16 上。这样在骨针穿过转鼓固定时,增加了其自由度数,从而降低了对穿针技术的要求。本器械主体之一的曲梁为不锈钢材料制成,其他部件均为合金铝,重量 0.4kg。

三、相同时间不同载荷下骨愈合规律

(一) 实验方法、过程及样品制备

我们采用的是自行研制的"测力式骨科固定器"。其优点是经济、方便、骨折端受力稳定、测力装置随时可标定,且耐用性强。

1. 实验对象和步骤　健康 1 岁龄左右山羊 12 只,雌 5 只,雄 7 只,体重 13～20kg,整个实验过程均用统一饲料喂养。将山羊固定在特制的手术床上,剪毛后常规无菌手术操作,碘酒、酒精消毒,铺无菌巾,在右后肢内侧中点(至内踝距离 14～15cm)用利多卡因局部麻醉。取内侧切口 4cm,依次切开皮肤及皮下组织,切开骨膜并用骨膜起子剥离保护,把线锯在切口处绕过胫骨干后以纱布覆盖备用。在中点上下各 2.5cm 处平行穿过两根直径 3mm 骨针,截骨间针距 5cm。在此两针上(或下)部再平行穿过两根针与前面两根针成 30°角,四根针与胫骨干均垂直,加压时没有偏心压缩。安装调整加压固定器,并将四根针两端锁紧,然后用线锯将胫骨干截成横断骨折。注意截骨面要与骨干垂直,断面平滑不能有斜面,断面完全解剖对位,通过簧式测力计给予预定压力作用到骨折断端。没有移位后冲洗伤口,放置 40 万 U 青霉素于伤口内,依层缝合骨膜、筋膜及皮肤,纱布包扎。用相同的手术方法处理左后肢。术后放在饲养床内,用腹带予以固定,使动物处于站立态。术后连续 3 天肌内注射青霉素 40 万 U,链霉素 0.5g,每日 1 次。

2. 预加压应力及维持　断面加载从 10～60kg,每 10kg 为一步度,断端压力值在手术截骨后通过加压器械给予,由测力计监测。断端面积在取样后进行实际测量,因此,断端压应力值(压力值/断端面积)较分散。为简化运算,统计时将其分为若干区间,取其平均值。

所有实验动物均通过测力计监测断端压力变化,发现衰减后即刻恢复原压力值。截骨加压后 3 个小时内骨端压力衰减为初始压力值的 90%,恢复原压力后到 15～20 小时内压力再次衰减为 90%。24 小时后很少有压力衰减变化。离体骨加压后压力一直稳定,没有衰减(图 3-2)。

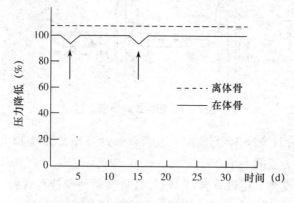

图 3-2　初始压力衰减曲线

3. 外观情况　术后第 7 周将动物处死,去除加压器械,剔除皮肤、肌肉等软组织,但不损伤骨膜,取出完整胫骨,锯掉胫骨上下两端备用。

从扭断后的胫骨标本观察,大部分是从截骨处断裂,断端由桥梁外骨痂连接。断端压应力大于 0.9kg/mm² 者,断端周围外骨痂较少,断面间很少有连接;压应力在 0.35～

0.87 kg/mm² 之间者,外骨痂呈环形均匀分布,断面间有部分连接。术后当日及术后第 3、5、7 周分别拍 X 线片。

（二）骨痂强度实验及数据分析

实验采用 NT － 5OB 型扭转机（青山试验机厂）,用备好的试件进行扭转试验,通过 YD － 15 型动态电阻应变仪（华东电子仪器厂）、SC16B 型光线示波器（上海电表厂）记录扭转曲线,确定最大扭矩值。

1. 愈合指数与实验数据　在不同应力水平下,在相同时间内,骨折愈合质量可由不同指标,如力学、组织学和放射学的指标来检验。笔者以力学的破坏扭矩作为检验骨折愈合质量的基本度量。为消除各实验动物骨组织的个体性差异,引入愈合指数概念。愈合指数是指实验动物愈合骨（称为标本）的破坏扭矩与同一实验动物距骨的破坏扭矩之百分比,记作 K,即

$$K = \frac{标本破坏扭矩}{距骨破坏扭矩}\%$$

显然,愈合指数是反映不同应力水平下,骨折愈合质量的一个量。

从 4 批动物实验,采集到 12 只羊的有关实验数据。现将在不同应力水平下骨愈合实验数据列表如下。

表 3 － 1　不同应力水平下骨愈合实验数据

编号	性别	体重（kg）		观察天数（d）	腿别	断端应力（kg/mm²）	破坏扭矩（kg·m）	愈合指数（%）	对照骨破坏扭矩（kg·m）	备注
		术前	术后							
21	雄	16.0	11.0	49	左	0.0	0.264	36.0		
					右	0.107	0.676	91.0		
24	雄	13.5		48	左	0.877	0.333	49.0	0.686	
					右	0.615	0.496	99.0		
25	雄	15.5		49	左	0.426	0.825	90.0	0.912	2mm骨针
					右	0.0	1.232	135.0		
29	雄	20.0	20.0	49	左	0.190	0.159	15.5	1.029	左螺母松动
					右	0.800	0.182	17.7		
30	雄	18.0	18.0	49	左	0.444	0.776	77.2	1.005	
					右	1.064	0.817	81.3		
31	雄	19.0	21.0	49	左	0.594	0.470	42.5	1.094	
					右	0.0	0.770	70.4		
32	雌	18.0	19.0	49	左	0.500	1.480	143.0	1.035	
					右	0.862	1.247	120.9		
34	雌	16.0	17.0	49	左	0.0	1.006	124.8	0.086	
					右	0.943	0.282	35.0		

续表

编号	性别	体重（kg）		观察天数(d)	腿别	断端应力（kg/mm²）	破坏扭矩（kg·m）	愈合指数(%)	对照骨破坏扭矩（kg·m）	备注
		术前	术后							
35	雌	18.0	17.0	49	左	0.702	0.259	36.1	0.717	
					右	0.377	1.035	144.4		
36	雌	15.5	16.0	49	左	0.152	0.653	60.0	1.088	
					右	0.403	0.232	21.6		
37	雌	15.0	15.0	49	左	0.357	1.164	120.7	0.964	
					右	0.862	1.179	122.3		
38	雄	13.0	12.5	49	左	0.750	0.811	113.1	0.717	
					右	0.0	0.494	68.9		

2. 愈合函数和愈合曲线　在上述实验数据的基础上,建立骨折愈合指数 K 与断端应力 σ 之间的一般关系。从表 3 – 1 可以看出,由于种种原因,各断端应力值的离散性较大。为简化运算,把应力值分成若干区间。在每个应力区间,取其应力的中间值作为该区间的应力代表值,而取应力区间内所对应的愈合指数的平均值作为该区间愈合指数的代表值。处理后的愈合指数与断端应力值如表 3–2 所示。

表 3–2　愈合指数与断端应力

应力区间	[0,0.1]	[0.1,0.3]	[0.3,0.5]	[0.5,0.7]	[0.7,0.9]	[>0.9]
σ	0	0.2	0.4	0.6	0.8	1.0
$K(\%)$	75.00	75.50	101.38	70.75	88.70	58.15

根据表中的数据,利用曲线拟合法,得愈合函数为

$$K = 72.51 + 72.67\sigma - 83.43\sigma^2 \tag{3-1}$$

其愈合曲线如图 3–3 所示。

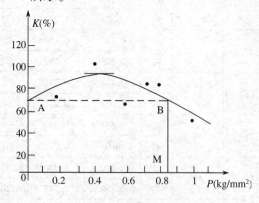

图 3–3　愈合曲线

考虑到原始数据有一定的系统误差和随机误差,选用三点直线平滑法对数据进行修正。修正后的愈合函数为

$$K = 72.04 + 53.12\sigma - 66.63\sigma^2 \tag{3-2}$$

其愈合曲线如图 3-4 所示。

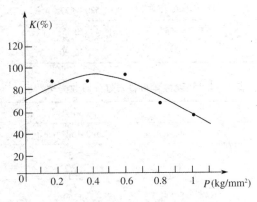

图 3-4　愈合曲线

由式(3-1)可知:当 $K = 72.51\%$ 时,有 $\sigma = 0$ 和 $\sigma = 0.85\mathrm{kg/mm^2}$。此应力区间$[0,0.85]$称为愈合生理应力区间;当 $0 < \sigma < 0.85\mathrm{kg/mm^2}$ 时,有 $K > 72.51\%$,即断端应力在愈合生理应力区间内时,对愈合是有利的;当 $\sigma = 0.435\mathrm{kg/mm^2}$ 时,有 $K_{max} = 88.30\%$。即在骨折愈合过程中,存在着一个应力,使愈合获得最佳愈合质量。这个应力称为愈合最优应力,记作 σ_k。在本实验条件下,$\sigma_k = 0.435\mathrm{kg/mm^2}$。

可以看到,在愈合应力区间$[0,0.85]$中,反映愈合质量的愈合最优应力对应的愈合指数 $K = 88.30\%$,比该应力区间的上、下限所对应的愈合指数 $K = 72.51\%$ 高出了 15.79 个百分点。

由式(3-1)或图 3-3 还可以看到,当 $\sigma > 0.85\mathrm{kg/mm^2}$ 时有 $K < 72.51\%$。即当断端应力超出愈合生理应力范围时,愈合指数会不断下降。当 $\sigma < 1.46\mathrm{kg/mm^2}$ 时,有 $K < 0$,即此时愈合会出现负增长(尚未对此结果进行实验验证),这对愈合是不利的。

红外光谱分析和组织学观察也支持上述观点。

四、相同载荷不同时间骨愈合实验

红外光谱分析的实验动物为一组山羊。手术操作过程同上,不同的是,在相同载荷(20kg)作用下,术后分别于第 7、14、21、28、35 天将山羊处死,然后取样送验。红外光谱分析结果见表 3-3,3-4。

表 3-3　实验性骨折骨痂红外吸收光谱数据

骨痂	I_1 1645~1655/cm	I_2 1040/cm	I_3 520~527/cm	I_1/I_2	I_1/I_3
3	3.72	4.85	3.62	0.767	1.0276
4	4.43	3.99	3.65	1.135	1.2271
6	5.01	4.81	3.96	1.042	1.265

续表

骨痂	I_1	I_2	I_3	I_1/I_2	I_1/I_3
---	1645~1655/cm	1040/cm	520~527/cm		
9	3.90	4.15	3.55	0.939	1.099
正常	25.30	27.60	30.20	0.917	0.833

表3-4 实验性骨折骨质红外吸收光谱数据

骨痂	I_1	I_2	I_3	I_1/I_2	I_1/I_3
---	1645~1655/cm	1040/cm	520~527/cm		
3	3.36	2.73	2.34	1.231	1.436
4	3.70	2.70	2.32	1.331	1.597
6	2.43	2.90	1.69	1.163	1.438
8	2.76	2.44	1.92	1.131	1.433
9	4.98	4.41	4.82	1.129	1.033
正常	15.50	17.20	15.70	0.901	0.987

从山羊实验性骨折骨痂的红外光谱中可以看到,反映有机质存在的吸收带(1645~1655/cm)的强度于骨折第14天时最大,随愈合时间增长而逐渐减少。而代表羟基磷灰石的吸收带(1040/cm和527~520/cm)的强度则随愈合时间的增加有明显规律性增大的现象。它的强度比(表3-3、3-4中的I_1/I_2和I_1/I_3)也随愈合时间增长规律性降低。因而,I_1/I_2和I_1/I_3可以代表骨痂中胶原与羟基磷灰石含量的相对比值。这一比值在3周内发生了较快的变化,而达到35天时骨痂中I_1/I_2和I_1/I_3已与正常骨值接近。这似可以认为,在山羊实验性骨折加压愈合过程中,胶原的分泌达到一定程度后,即在胶原部分出现磷灰石结晶,即为骨痂的"钙化",并在愈合的第14、15天内发生了剧变,致使骨痂成分迅速接近正常骨质。从第14天骨痂的红外吸收光谱I_1/I_2的比值突然下降也清楚地说明了这一点。

组织学和电镜观察也支持上述结论。

五、组织病理学观察

实验低应力组($0.1 \leqslant \sigma \leqslant 0.3 kg/mm^2$),外骨痂疏松,有不成熟的骨小梁组织,可见血管向骨痂部深入,以促进骨痂钙化(图3-5)。

中应力组($0.35 \leqslant \sigma \leqslant 0.85 kg/mm^2$),截骨断端间连接,外骨痂与骨皮质融合在一起,外骨痂有成熟的骨小梁沿骨干轴向排列,内有许多成熟骨细胞,外骨痂已形成许多哈佛系统,有致密的环形骨板和骨小管(图3-6)。

高应力组($0.87 \leqslant \sigma \leqslant 1.1 kg/mm^2$),截骨断端有明显骨吸收腔隙,大多位于骨皮质外1/3,高倍镜下可见腔内破骨细胞(图3-7)。

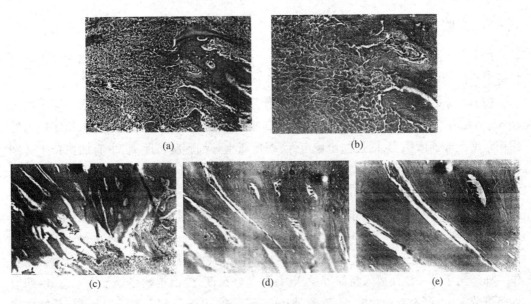

图 3 - 5 低应力组骨痂病理改变

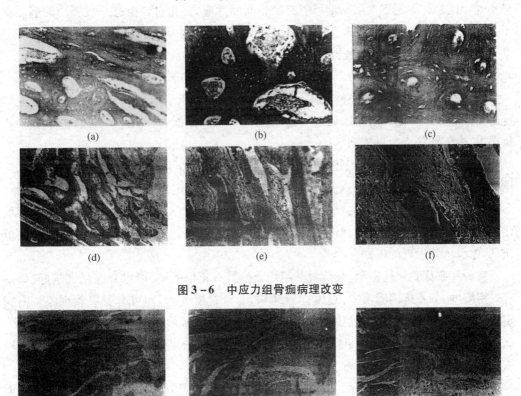

图 3 - 6 中应力组骨痂病理改变

图 3 - 7 高应力组截骨断端病理改变

六、实验结果说明与分析

(1)本书曾介绍过多位学者关于力对骨重建影响的报告。但明确介绍恒定应力对受损骨愈合的影响,本节尚属首次。也是从不同角度探讨力环境对骨重建影响。

(2)动物实验模型采用的是横断骨折,使用空间结构框架固定,且上、下各穿2枚直径3mm、相互交角成30°骨针,所以,每个受试模型都可得到牢靠固定。已知,恒定应力的作用是增大断面摩擦力,增强固定稳定性,缩短新生骨细胞爬行距离,也有加快新生骨细胞生长作用。如果把前三者对每只受试动物的影响大体看作是一样的,也就是说,若把前三者在实验中对每只动物都看成起着同等作用,即看成一常数。那么本实验观察的将是不同恒定应力对骨愈合的影响。从实验可以看出,对骨断端施加不同恒定应力,其结果是有差异的。

(3)上述结果把间断性应力对实验动物影响也看作一常数,即对每只动物的影响看作一样。当手术完成便放入特制养护床内,调整好高度,使山羊始终处于站立态,使四肢处于可着地,也可不着地状态,不管着地还是不着地,由于腹部有双十字绷带,其站立姿势不变。这样的固定方式虽断端可能有少量间断性应力,相对自由态一般要小的多。由于每只动物情况都一样,所以,把其受到的间断性应力影响也大体看成是一致的。

(4)从实验结果的近似解析表达式

$$K = 72.51 + 76.67\sigma - 83.43\sigma^2$$

可以看出,这是一条抛物线公式。从上述内容中可知,它有区间和最优值,这与人们普遍期待的结果一致。但上述处理方法得到的方程和曲线,只是定性描述,由于实验数量还少,尚不能作为定量依据。

(5)理论和临床实践为上述实验结果提供了支持。Wolff 于1892年提出的骨转化定律中指出,"骨的功能的每一改变,都按着数学法则,以一定方式改变其内部结构和外部形态"。即骨的外部形态和内部结构反映了其功能需要。活体骨以此规律不断进行着重建。力环境对骨重建的影响,对在体活骨任何情况下都是适用的。这也是笔者在髋关节伤、病中引入该原理的依据。

实验和临床观察还提示,载荷对骨组织重建虽有正面效应,但也并非越大越好,而是有一定限度,如骨折内固定中,过度拧紧螺帽,骨针过度受力,均可有骨吸收现象。内固定钢板若过于坚强,形成明显功能替代,同样也会出现骨吸收现象。

上述理论分析、实验和临床研究均表明,影响骨重建的应力有一定范围,这正与实验结果相符。

(6)红外光谱分析中提示,对照组、即不对断端施加应力,愈合指数有时优于低应力组和高应力组。初步分析认为,对照组由于不施加恒定应力,所以固定稳定性差,因此,外骨痂相对较多。我们的破坏实验采用的是扭矩,在相同骨痂强度下,它的抗扭能力较强,愈合指数也高。所以,它表现出的抗破坏能力反而较大。再有,相对而言,在断端还可得到最有益于愈合的部分间断性应力。这也说明,当骨折固定好后,进行功能锻炼,同样可得到较好治疗效果。

（7）红外吸收光谱是用连续的红外光去照射物质,物质吸收了其中某些特定波长的光,通过仪器记录下不同波长处的透过率的变化,这样便得到物质的吸收光谱。红外吸收光谱在 Hitachi Model 260 – 50 型红外分光光度计上,以溴化钾压片法进行测定。可以采用这种方法检测在不同应力刺激下,骨痂中胶原、羟基磷灰石的含量,进一步了解压应力对骨愈合的影响。

骨的刚度中矿物质起主导作用,而韧性几乎完全决定于胶原,随着骨折愈合,羟基磷灰石的沉积结晶沿胶原排列。从实验结果看, I_1 / I_2 、 I_1 / I_3 代表有机胶原（1600 ~ 1650/cm）的透过率与无机质羟基磷灰石（1020 ~ 1040/cm、560 ~ 600/cm）透过率的比,反映出骨痂中两者的变化规律。实验结果显示,实验组 $0.35 \leqslant \sigma \leqslant 0.85 kg/mm^2$ 范围骨痂内骨盐含量高于其他组,说明矿物质的沉积与骨承受的应力状态有关,在最优力学环境中,成骨细胞活动生成的骨痂骨盐沉积较多。

（8）由实验结果还可看到,实验组应力在 $0.1 \leqslant \sigma \leqslant 0.3 kg/mm^2$ 范围内骨痂比较疏松;在 $0.35 \leqslant \sigma \leqslant 0.85 kg/mm^2$ 范围内骨折断端与外骨痂连接紧密,融合在一起,骨小梁沿骨干轴向排列,骨表面有许多成骨细胞,外骨痂形成明显环形骨板;而当 $\sigma > 0.9 kg/mm^2$ 时,显示骨折端有许多骨吸收空腔,内有破骨细胞。

已知骨细胞分4类:骨髓细胞、成骨细胞、骨细胞和破骨细胞,具有不同形态和各异功能。但在一定条件下,它们之间可以互相转化,因此,可把它们看作是同一种细胞的不同功能阶段。在适度应力范围内,骨小梁可加快按功能需要排列,周围骨细胞多,并有钙盐沉积;若应力超出某范围,不但不能促进骨形成,且出现许多空腔,内有破骨细胞。尽管骨吸收活动与多种细胞有关,但在骨折愈合过程中,破骨细胞却是骨吸收活动的主因。

由实验结果可以看出,压应力大小对骨细胞的形成与消亡有明显影响。

第二节　充液骨压电性及动电性实验观察

1953 年 Yasuda 报道了长骨弯曲产生压电,并指出张力带产生正电位,压力带产生负电位。Mceihancy 观察到电位在骨内的空间分布情况等。一些学者,如 Williams 等建立了骨压电效应模型。此外,在压电骨组织上还观察到逆压电效应。

在研究干骨的同时,有学者也开始了对湿骨的电性质研究。1968 年 Anderson 提出了湿骨的动电性问题,为湿骨的研究开辟了新的领域。Johnson 等的研究使人们意识到研究湿骨的力电性不能套用干骨压电性理论,开始探讨湿骨力电性的形成机制。最终把骨的力电性质归结成两种基本理论:压电理论和动电理论。一种观点认为干骨中的电信号是是压电性起主要作用,湿骨中的电信号是动电性起主要作用。Hastings 等曾提出湿骨中可能既有压电信号又有动电信号,但未从实验得到证实。高瑞亭教授同他的学生陈金龙做了湿骨力电性实验,第一次从实验中发现湿骨中的压电信号和动电信号。

一、实验目的和方法

本实验模拟在体环境测试骨的力电性质,用 pH 7.3 的磷酸盐缓冲液代替活体状态时的细胞外液,了解骨受载所产生的变形和迫使缓冲液在哈佛管中流动而诱导出的压电信号和动电信号,以及两者之间的内在关系。所谓压电性是指某些电介质受到外力作用时,引起内部正负电荷中心发生偏移而产生电的极化,导致介质相对两表面出现大小相等、符号相反的束缚电荷,其电荷密度和应力成正比。当液体和固体相对运动时也伴随着一些电现象,是由相对移动的两相间的分界面上存在着电势差所致,被称为动电性。

二、骨试件(骨薄片)的制作及处理

(一)骨薄片的制作

把成年鲜牛股骨经 4 小时煮沸,每隔 1 小时换一次水,除去大部分油脂。用尸体解剖锯沿骨长轴方向取出规则骨条(180mm × 10mm、厚 0.5mm),再把得到的骨条装到铣床上,用 0.3mm 铣刀片垂直骨长轴方向取出骨薄片[10mm × 5mm、厚(0.5 ± 0.05)mm]10 片,与骨长轴逆时针成 45°角方向取骨薄片[8mm × 5mm、厚(0.5 ± 0.05mm)]4 片,见图 3 - 8。

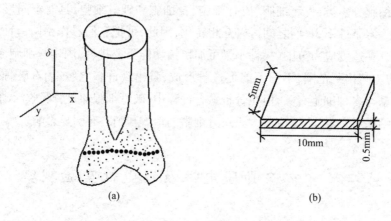

(a)　　　　　　　　　　(b)

图 3 - 8　骨试件

从以上两组试件中,各取出一片放在 16 × 25 倍荧光显微镜上观测,用钨灯光观测发现骨薄片表面上有细微划痕,再用汞光观测发现这些划痕没有向深部扩展,即未产生裂隙。所以认为骨薄片表面除生理上的孔隙外,无其他人为的孔隙。

(二)骨薄片的处理

把上述获取的两组试件用蒸馏水冲洗上面附着的碎屑,再分别放入两个盛有 pH 7.3 的磷酸盐缓冲液容器中,室温下平衡 7 天,使骨薄片中的孔隙充分充液后待用。

三、实验方法和过程

(一)设备的组装工艺

(1)取出两支已做好的 Ag/AgCl 电极,分别从上、下储液器的侧孔装入,调整好在通孔中的裸露部位,再从电极的两端装上内径为 0.6mm、外径为 2.4mm、长为 8mm 的聚四氯乙烯短柱,继而旋入铜螺栓压挤短柱,达到密封效果时停止。

(2)在转动活塞头部按设计部位套上两个"○"形橡胶圈,再涂上薄薄一层硅脂作润滑剂,从压缩腔上部的槽口装入压缩腔内。在上储液器凸台表面涂上一厚层硅橡胶后旋到压缩腔上,用医用 50ml 注射器吸入少量缓冲液从上储液器的下孔注入,然后用传动活塞来调整缓冲液的量。

(3)把高度调节环旋在下储液器上部,下储液器的下部出口连上皮头管,用注射器从皮头管口注入缓冲液至装试件台上残留少许为止。保持试件台水平,放上骨试件,在试件上表面放上一个 $\phi2.2$ 的"○"形橡胶垫圈,再把已装好带上储液器的压缩腔依据定位槽的位置与下储液器装配在一起,旋上螺栓固定器使其成为一个整体。最后装上与传动活塞配套的拉力杆,实验前在该装置上套好铝制屏蔽网以消除外界电磁波的干扰。

(4)开启动力电源和 Instron 试验机配套用的冷却泵,按下仪表柜上的预热开关,15 分钟后启动 Instron 试验机,调整夹头的夹持力。首先将实验装置装入上夹头卡紧,再把拉力杆装入下夹头卡紧,将传感器插头与机器 I 通道连接,打开调气阀调整初压力,继而使实验机转入位置控制。本实验是由试验机的拉伸来实现实验装置的压缩腔内气体压缩,实验机本身控制下夹头的行程是上、下各 50mm,为增加下夹头的下行行程,把平均位置设置在 -80%(即 0 位置以上),上行极限设在 -90%(即 0 位置以上),下行极限设在 70%。检查位置控制正常后再转入载荷控制,每次仪器调整或荷载切换时必须先做位置控制转换,以免出现试验机失控。

(5)将电压放大器输入端的正、负极分别与上、下储液器中的氯化银电极相连,输出端接入 Instron 试验机的记忆示波器,再对电压放大器进行调零,以抵消因电极不对称或其他因素造成的直流电位偏移。改变放大器的增益电阻使放大倍数达到 50(图 3 -9)。

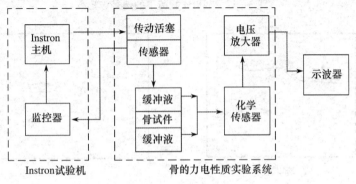

图 3 -9　实验系统流程图

（二）实验过程

按以上步骤检查准备工作，认为正常后试验机从位置控制转入载荷控制。调整载荷增益幅度控制在 15kPa，然后按下函数发生器开关，选择阶跃加载波形。先对试件实行预加载（200kPa）3 次，并稳定 15 分钟，进入正常的力电性质实验。压力每增加 15kPa 增量，用海鸥 135 相机拍摄一次记忆示波器上的载荷与电信号波形。对每个试件重复实验 3 次。

力电性质实验共分 3 组。

第一组：试件取自垂直于骨轴方向，采用阶跃载荷方式加载，加载频率 f 为 1Hz。图 3–10～3–12 所示为几个典型的波形，可以明显看出波形由两部分组成：前面为尖峰部分，属压电信号；后面为水平部分，属流动电势信号。

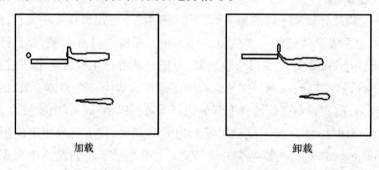

加载　　　　　　　　　　　　　　卸载

图 3–10　15kPa 载荷下的信号波形

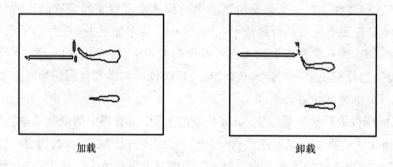

加载　　　　　　　　　　　　　　卸载

图 3–11　30kPa 载荷下的信号波形

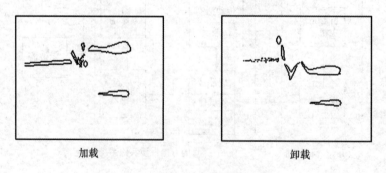

加载　　　　　　　　　　　　　　卸载

图 3–12　120kPa 载荷下的信号波形

将试件的上、下两面调换后再进行同样加载,得到典型的波形如图 3 - 13 ~ 3 - 15 所示。

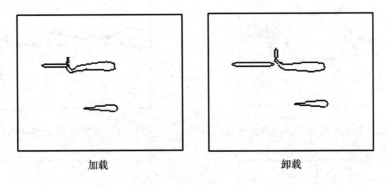

加载　　　　　　　　　　　　卸载

图 3 - 13　15kPa 载荷下的信号波形

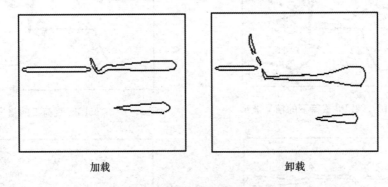

加载　　　　　　　　　　　　卸载

图 3 - 14　30kPa 载荷下的信号波形

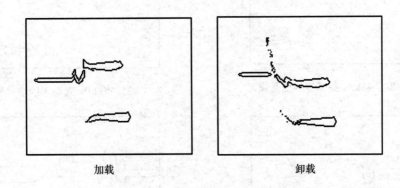

加载　　　　　　　　　　　　卸载

图 3 - 15　60kPa 载荷下的信号波形

第二组:试件取自与骨长轴成45°方向,采用梯形波载荷方式加载,加载频率 f 为 1Hz,图 3 - 16 ~ 3 - 19 是几个典型的波形。可以明显看出波形由 3 部分信号组成:①加载压电信号;②流动电势信号;③卸载压电信号。

将试件的上、下两面调换后再进行同样加载,得到典型的波形,如图 3 - 20 ~ 3 - 23 所示。

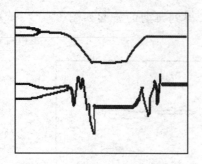

图 3 - 16　30kPa 载荷下的信号波形

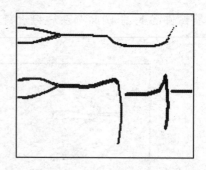

图 3 - 17　75kPa 载荷下的信号波形

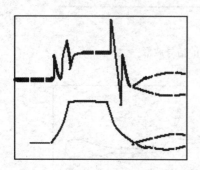

图 3 - 18　90kPa 载荷下的信号波形

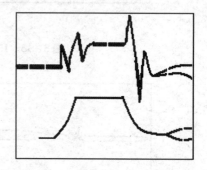

图 3 - 19　105kPa 载荷下的信号波形

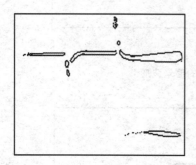

图 3 - 20　45kPa 载荷下的信号波形

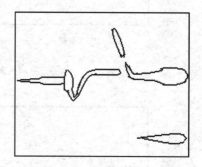

图 3 - 21　75kPa 载荷下的信号波形

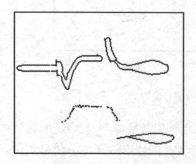

图 3 - 22　90kPa 载荷下的信号波形

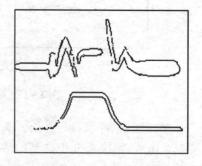

图 3 - 23　105kPa 载荷下的信号波形

第三组:试件取自与骨长轴成 45°方向,采用方波载荷方式加载,加载频率 f 为 1Hz,测得典型的波形如图 3 - 24,3 - 25 所示。波形同样存在尖峰和水平两部分,波形的尖峰部分属压电信号,水平部分属流动电势信号。

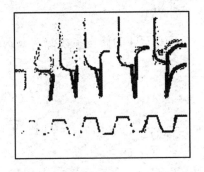

图 3 - 24　30kPa 载荷下的信号波形

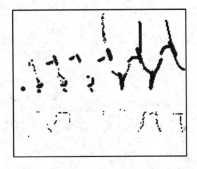

图 3 - 25　60kPa 载荷下的信号波形

将试件的上、下两面调换后再进行加载,测得典型的波形如图 3 - 26,3 - 27 所示。

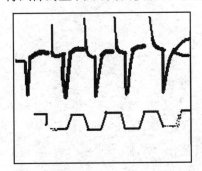

图 3 - 26　30kPa 载荷下的信号波形

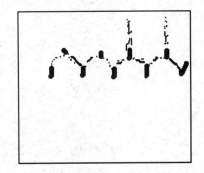

图 3 - 27　60kPa 载荷下的信号波形

四、实验数据处理

(1)骨试件受载荷作用在其上下表面出现大小相等、符号相反的电荷瞬间积累,对外显示出一定的电势差。这里先分析一下骨试件的一些力学参数。

骨试件的安装结构如图 3 - 28(a)所示,我们把这种结构按周边半弹性固定处理,弹性垫圈相当于一个力偶矩对试件起作用,这个力偶矩的大小 $M = k\theta$,其中弹性系数 k 为

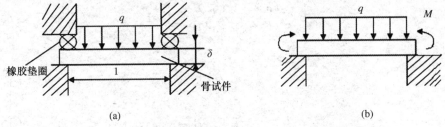

(a)　　　　　　　　　　　　　　　(b)

图 3 - 28　受载荷作用的骨试件简化模型

24nm，θ 为转角，最终简化的模型如图 3 - 28（b）所示。

由于该典型的几何结构和载荷都是轴对称的，此处弹性曲面的微分方程为

$$D\ \frac{d^4w}{dr^4} + \frac{2}{r}\ \frac{d^3w}{dr^3} - \frac{1}{r^2}\ \frac{d^2w}{dr^2} + \frac{1}{r^3}\ \frac{dw}{dr}\ =\ q \tag{3-3}$$

式中，w 为挠度，$D\ =\ \alpha\ \dfrac{E\delta^3}{12(1-\nu^2)}\ =0.25\mathrm{Nm^2}$，其中 $\alpha =0.994$ 为修正系数，q 为载荷。

通解为

$$w\ =\ e\mathrm{ln}r + fr\mathrm{ln}r + gr^2 + h + w_1 \tag{3-4}$$

式中，e、f、g 和 h 是 4 个常数，w_1 为任意特解，可取 $w_1 = \dfrac{q}{64D}r^4$。又因为 $r=0$ 时。W 为有限值，所以 e、f 为零。

即

$$w\ =\ gr^2 + h + \frac{q}{64D}r^4 \tag{3-5}$$

根据

$$M_r\ =\ -\ D\ \frac{d^2w}{dr^2} + \nu\ \frac{1}{r}\ \frac{dw}{dr} \tag{3-6}$$

$$M_\theta\ =\ -\ D\ \frac{1}{r}\ \frac{dw}{dr} + \nu\ \frac{d^2w}{dr^2} \tag{3-7}$$

得

$$M_r\ =\ -\ D\ 2\ 1+\nu\ g\ +\ 3+\nu\ \frac{q}{16D}r^2 \tag{3-8}$$

$$M_\theta\ =\ -\ D\ 2\ 1+\nu\ g\ +\ 1+3\nu\ \frac{q}{16D}r^2 \tag{3-9}$$

利用边界条件 $w\ \big|_{r=R}=0, M_r\ \big|_{r=R}=k\theta\ \big|_{r=R}=k\ \dfrac{dw}{dr}\ \big|_{r=R}$

解得

$$g\ =\ -\ \frac{kR+\ 3+\nu\ D}{32D\ kR+\ 1+\nu\ D}qR^2 \tag{3-10}$$

令

$$\beta\ =\ \frac{kR+\ 3+\nu\ D}{kR+\ 1+\nu\ D}\ =1.61$$

则

$$g\ =\ -\ \frac{\beta q}{32D}R^2 \tag{3-11}$$

$$h\ =\ -\ \frac{q}{64D}R^4\ 2\beta-1 \tag{3-12}$$

把式（3 - 11）和式（3 - 12）分别代入式（3 - 5）、（3 - 8）和（3 - 9）得

$$w = \frac{q}{32D}\left(R^2 - r^2\right)\left[(2\beta - 1)R^2 - r^2\right] \tag{3-13}$$

$$M_r = \frac{q}{16}\left[(1 + \nu)\beta R^2 - (3 + \nu)r^2\right] \tag{3-14}$$

$$M_\theta = \frac{q}{16}\left[(1 + \nu)\beta R^2 - (1 + 3\nu)r^2\right] \tag{3-15}$$

又因为 $\sigma_r = \frac{12M_r}{\delta^3}z, \sigma_\theta = \frac{12M_\theta}{\delta^3}z$，其中 δ 为试件的厚度。所以上表面任一点的应力值为

$$\sigma_r = \frac{3q}{8\delta^2}\left[(1 + \nu)\beta R^2 - (3 + \nu)r^2\right]$$

$$\sigma_\theta = \frac{3q}{8\delta^2}\left[(1 + \nu)\beta R^2 - (1 + 3\nu)r^2\right]$$

$$\sigma_z = -q \tag{3-16}$$

上表面任一点极化强度 P 为

$$\begin{bmatrix} P_r \\ P_\theta \\ P_z \end{bmatrix} = \begin{bmatrix} 0 & 0 & 0 & d_{14} & d_{15} & 0 \\ 0 & 0 & 0 & d_{15} & -d_{14} & 0 \\ d_{31} & d_{31} & d_{33} & 0 & 0 & 0 \end{bmatrix} \begin{bmatrix} \sigma_r \\ \sigma_\theta \\ \sigma_z \\ 0 \\ 0 \\ 0 \end{bmatrix} \tag{3-17}$$

所以

$$P_z = d_{31}(\sigma_r + \sigma_\theta) + d_{33} = \frac{3qd_{31}(1 + \nu)}{4\delta^2}\left(\beta R^2 - 2r^2\right) - d_{33}q \tag{3-18}$$

平均面极化强度

$$P_0 = \frac{1}{\pi R^2}\int_0^R P_z \cdot 2\pi r dr$$

$$= \frac{1}{\pi R^2}\int_0^R \left[\frac{3qd_{31}(1 + \nu)}{4\delta^2}\left(\beta R^2 - 2r^2\right) - d_{33}q\right] 2\pi r dr$$

$$= \frac{3qd_{31}R^2(1 + \nu)}{4\delta^2}(2\beta - 1) - d_{33}q \tag{3-19}$$

Gundjin 在实验中测得充液牛骨的压电常数 $d_{31} = 0.004\text{pC/N}, d_{33} = 0.009\text{pC/N}$。代入各常数后算得

$$P_0 = 1.36 \times 10^{-9}\text{C}$$

（2）将上节测得的压强和流动电势结果进行整理并做统计学处理,得到表 3-5,3-6,并绘制压强与流动电势曲线(图 3-29,3-30)。

表 3 – 5　取自与骨长轴成 **90°** 方向骨试件载荷及流动电势

载荷(kPa)		0	15	30	45	60	75	90	105	120	135
流动电势(mV)	正	0.0	0.036	0.073	0.109	0.145	0.182	0.218	0.254	0.290	0.327
	反	0.0	0.030	0.058	0.081	0.109	0.134	0.153	0.186	0.218	0.237

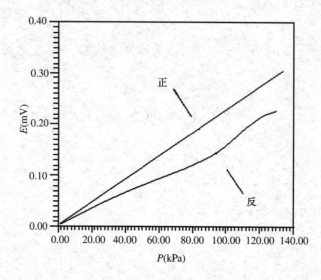

图 3 – 29　压强与流动电势曲线

表 3 – 6　取自与骨长轴成 **45°** 方向的骨试件载荷与流动电势

载荷(kPa)		0	15	30	45	60	75	90	105	120	135
流动电势(mV)	正	0.0	0.057	0.092	0.143	0.200	0.257	0.286	0.357	0.372	0.400
	反	0.0	0.022	0.031	0.046	0.061	0.083	0.100	0.123	0.154	0.185

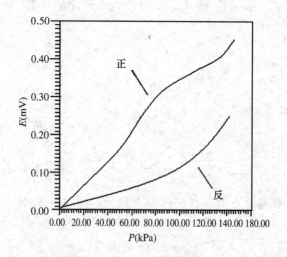

图 3 – 30　压强与流动电势曲线

在第一组和第二组实验结果中分别对每一种载荷水平下的流动电势取其平均值得到表3-7,并绘制出压强与流动电势曲线(图3-31),算得曲线在低压力区(100kPa)的斜率为

$$\frac{E_a}{\Delta P} = 2.2 \times 10^{-6} \mathrm{mV/P_a}$$

表3-7 载荷与流动电势平均值　　　　　　单位:mV

载荷(kPa)		0	15	30	45	60	75	90	105	120	135
骨试件取自方向	45°	0.0	0.040	0.062	0.095	0.131	0.170	0.193	0.240	0.263	0.293
	90°	0.0	0.033	0.066	0.095	0.127	0.158	0.186	0.220	0.254	0.282

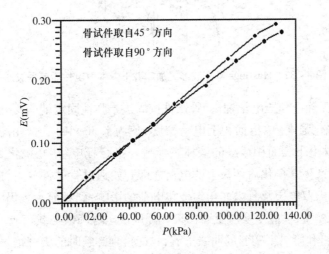

图3-31 压强与流动电势曲线

从 Cuzelsu 等的实验可知:磷酸盐缓冲液(pH7.3)的电导率 g_b 为 1.4520h/m,黏度 η 为 $8.904 \times 10^{-4}\mathrm{kg/(m \cdot s)}$,介电常数 $\theta = 6.937 \times 10^{-10}/(\mathrm{cv \cdot m})$,

可得

$$\mathrm{Zeta\ 电势}\ \zeta = \frac{E_a}{\Delta P} \frac{g_b \eta}{\theta} = 2.2 \times 10^{-6} \times \frac{1.452 \times 8.904 \times 10^4}{6.937 \times 10^{-10}} = 4.100\mathrm{mV}$$

所以骨中哈佛管内充满磷酸盐缓冲液(pH7.3)时所形成双电层的 Zeta 电势 ζ 为 -4.100mV,而 Guzelsu 算得的 Zeta 电势为 -3.200mV。

五、结果分析与讨论

(1)从第三组实验所得的波形可知,与方波加载方式对应的每个力电性质波形都由3部分组成,即加载产生的尖峰朝下的电信号、恒定载荷产生的水平电信号和卸载产生尖峰朝上的电信号。由于本实验装置是靠气体对试件实现加卸载的,能对方波加载方式的冲击起到缓冲作用,同时黏性流体由非定常流动向定常流动过渡时间约在 10^{-7} 秒以内,

可以认为这两方面都不会导致尖峰信号。

Hastings 等曾对于骨试件采用方波方式加载实验,测得压电信号如图 3－32。通过与图 3－24～3－27 相比较,从波形上看,图 3－32 只缺少水平电信号部分,这是由于干骨试件无流动电势产生。从这两种试件测得的波形形式和变化规律可认为第三组实验波形的尖峰部分为压电信号,即充液骨受方形波形式加卸载也将产生压电信号。

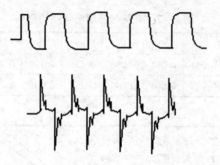

图 3－32　Hastings 等方波形式加卸载干骨中力电性质信号波形

（2）根据板壳理论和压电学理论,骨试件按周边半弹性固定的薄板处理,计算出上表面(或下表面)极化强度(单位面积上电荷密度)值为 $1.36 \times 10^{-9}C$。由于含离子液体相当于导体,与试件上下表面相接触的液体则形成一平行板电容,在极化瞬间两电极间电势差由极化电荷产生。极化后两极上的电荷立即开始通过骨试件放电,这一放电过程还受到固液界面域内双电层及骨内非均匀极化电荷的影响,到目前为止仍无法抽象出这种放电规律的物理模型,只能从实验上看出极化强度或电势峰值与载荷成正比。

（3）从第一组和第二组实验的曲线上看,只能得到卸载时的尖峰信号,而加载时出现了几次跳跃信号,主要原因是未实现最初设想的加阶跃载荷,在实验过程中加的却是梯形载荷,以及 Instron 实验机过盈反馈所致。

（4）本实验中所采用的电势符号概括如下,骨基质在 pH7.3 缓冲液中电离而带负电荷,使基质与液体界面域内的流体含有过量的正电荷。上储液器中的氯化银电极与电压放大器负接线柱相连,下储液器中的氯化银电极与放大器正接线柱相连,随着压力增加,液体中的过量正离子(主要是 Na^+)移向下储液器,使下储液器中液体产生正流动电位。只要施加的压力保持恒定,这个流动电势值也将保持恒定。在正离子传送过程中尽管界面域内的正电荷在滑移线上形成的电势抵消了骨基质中一部分负电荷所形成的电势,但滑移线上的 Zeta 电势 ζ 仍为负值。

（5）通过低压区数据点(低于 100kPa)的线性回归得到了流动电势对压强的斜率,而 Zeta 电势 ζ 与该斜率之间存在线性关系,可见实验结果与理论分析二者相符。这就说明所要求的流体应是线性层流的条件得到满足。

从图 3－31 和图 3－32 可以看出,压强超过 100kPa 后曲线出现非线性段,其原因虽有传感器非线性的影响,但不是主要原因,压强在 100～120kPa 之间曲线又出现突变区,是流体流动出现紊流现象,以及高压力水平下入口损失效应的影响。

(6)从实验曲线上看,取自45°方向试件的流动电势与取自90°方向试件一致,说明只要能保证哈佛管的通透数量,流动电势与试件取自的角度无关。

(7)流动电势的形成与固液界面间的性质及流体本身的性质有关,而与哈佛管长度无关。我们做的实验只是试件上下面调换,哈佛管长度并无改变,但流动电势值却出现了很大的差异($P < 0.001$),且取自45°方向的试件其流动电势变化幅度略大于取自90°方向试件。若对正反两组试件每个压力水平流动电势取其平均值绘制曲线(图3−31),发现取自45°方向和取自90°方向的试件的两组曲线其流动电势对压强的斜率几乎没有差别($P > 0.05$)。从加载过程来分析,液体开始流动的瞬间所出现的由非定常流动向定常流动的过渡以及冲击现象,若有影响只会对过渡段压电信号有影响,而不会影响到加载恒定时的流动电势。我们认为正反两组试件流动电势的差异可能来自压电信号的影响,因为试件上下面调换后压电信号将反号。Fukada 等实验指出取自45°方向的试件其压电信号大于任何角度,在我们的两组实验结果中所出现的偏差也有类似的规律。

六、与临床的相关性

(1)这项研究的意义在于,它可直接解释临床中的一些问题。不少学者认为,骨的力电性质的机制与生物体新陈代谢无关,所以,在非生理状态下研究骨的压电效应与动电现象的结果,可直接应用于在体活骨组织。因此,这项研究成果可用以考虑许多与临床有关的实际问题。

(2)对 Wolff 定律的解释和对骨重建机制的研究,使骨的力电效应受到人们的关注。Bassett 曾提出,应力能促进骨组织重建,其原因可能就是应力可在骨内产生电位,并由此导致骨细胞加速生长,进而认为不加应力直接加电信号,也应该可以达到促进骨重建的目的。临床中电磁效应的应用引起人们更多注意。

(3)这里所谓电效应不同于体内生物电(如心电、脑电、肌电等),不仅存在于生命状态的骨中,也存在于非生命状态的骨中,生物电依赖细胞的活力,骨的压电效应只与骨的化学成分、物理和几何结构有关。

(4)力电效应引起骨重建进程改变,到目前为止还只是一合理推论。是力环境改变直接改变了骨重建进程,还是通过力电效应,才改变了重建进程,尚无确切定论。是电效应可直接改变骨重建进程,还是通过逆力电效应改变了骨重建进程,同样无确切定论。当然,也可能力环境和电效应可分别独立地改变骨重建进程,不受力电或逆力电效应影响。

第三节 电效应对骨重建影响的实验研究与临床观察

早在1818年纽约一家医院便首次用电刺激治疗骨折不愈合获得成功。Mott(1820)用电刺激治疗胫骨不愈合成功。此后,又有几位学者报道过电刺激治疗骨不愈合病例,但之后一百多年来进展不大,直到1953年提出骨的压电性问题,电刺激成骨研究与应用才又开始活跃。

笔者这项研究开展较早,工作是在20世纪80年代进行的,当时主要基于这样两个想法:一是既然在19世纪电刺激成骨就已在临床得到应用,且有正面疗效,为什么以后一百多年间没再有医者更多应用、推广该疗法? 二是电效应是对部分病例有效还是对骨重建过程确起积极影响? 带着上述问题开展了如下实验研究与临床观察。

一、磁场对骨愈合影响的临床观察

(一)实验依据

若把一对平行线圈置于骨折端两侧,并通过一定频率的交流电流(一般频率取2~100Hz),则在线圈间产生几个高斯的弱磁场B。由于该磁场作用,则在骨折处沿长轴方向产生感应电流,其磁场变化率为

$$\frac{dB}{dt} = 55.1 \times V$$

式中,V为输出电压。在局部电场强度降为1~10V/cm时,有促进骨骺板形成及骨折修复作用。

此外,磁场可降低末梢神经的兴奋性,消除对神经末梢的机械压迫,加速炎症渗出物的消散,并具有扩张血管、加快血液循环作用,加速供应成骨所需的氧和其他物质。

(二)临床资料

采用磁场骨折愈合机进行临床观察。本组共观察病例45例,其中治疗组30例,男17例,女13例;对照组15例,男10例,女5例。横断性骨折19例,斜形骨折11例,粉碎性骨折10例,陈旧性骨折术后5例。

(三)治疗方法

治疗组中有7例行手术切开内固定术,对照组有2例行内固定;其余均为收入院后行骨牵引,手法复位,小夹板固定。采用骨折愈合机治疗,并使用同样的磁场强度、波形、频率和时间(每次120分钟)。治疗结果如表3-8所示。

表3-8 两组资料比较

组别	性别		平均年龄	骨折类型				治疗次数	住院天数
	男	女		横断	斜形	粉碎	术后		
治疗组	17	13	22.3	13	7	7	3	42.2	46.9
对照组	10	5	30.9	6	4	3	2	50.9	57.1
合计	27	18	—	19	11	10	5	—	—

从该表可看到:治疗组平均治疗次数为42.2次,对照组为50.9次,少8.7次;住院天数治疗组为46.9天,对照组为57.1天,少10.2天。由此可见,磁场对股骨干骨折治疗有

较明显促进愈合作用。

（四）典型病例

张××,男,17岁,学生。被汽车撞伤,左下肢肿痛,活动受限5天。X线检查显示骨干下1/3横断骨折。入院后行胫骨结节牵引,手法复位后,小夹板固定。采用磁疗机治疗31次,未发现不适,X线检查骨痂形成,历经38天治愈出院。

徐××,女,51岁,工人。被汽车撞伤,有多处损伤,经门诊缝合后收入院。左股骨肿痛,呈外旋外展畸形,功能障碍,经X线检查,显示左股骨中1/3粉碎性骨折。经手法复位满意后,小夹板固定,行股骨髁上牵引,使用磁疗机49次,X线检查已有大量骨痂形成,去除小夹板和牵引,并停止使用该机,历时51天治愈出院。

陈××,男,11岁,学生。摔伤大腿后即到当地的医院治疗,行骨牵引,后转入我院求治,入院后手法整复失败,3日后行手术切开钢板内固定,同时,使用磁疗机治疗,无任何不良反应,治疗35次,历时36天痊愈出院。

二、电声骨折治疗机的临床应用

为从骨电性质角度探讨骨重建问题,笔者除观察电磁效应对骨愈合影响外,还做了较广范围的临床观察。

（一）方法与结果

采用DS-1型电声骨折治疗机治疗各类型骨损伤、关节病及切口不愈合等,以便从多个角度观察电效应对骨重建的影响。DS-1型电声骨折治疗机是根据磁效应和超声效应对人体的影响试制的一种骨折治疗器械。为探讨磁、声效应对生物体的影响,在对人体安全的范围内进一步拓广了其应用。

共治疗患者32例。其中,舟骨骨折4例（腰部3例、结节部1例）,尺桡骨骨折4例,肱骨骨折3例,股骨骨折6例,胫腓骨骨折7例,坐骨骨折1例,跟骨骨折1例,股骨头缺血坏死3例,双膝类风湿关节炎1例,先天性脊膜膨出术后脑脊液外漏1例,胸12椎体压缩性骨折合并截瘫施行椎板减压神经检查术后切口不愈合1例;男18例,女14例;最高年龄68岁,最小年龄1.5岁;门诊患者10例,其余为住院患者。

参照天津医院骨科编写,人民卫生出版社1973年出版《临床骨科学》提出的各部骨折愈合标准,平均为5.5周,本组病例平均为4.5周,而对照组骨折愈合平均为7.4周。股骨头缺血性坏死3例,经2~3周治疗疼痛明显减轻,行走大为改善。类风湿关节炎采用磁场与超声混合治疗,3周肿痛明显减轻,类风湿因子复查未见转阴,但6周后检查红细胞沉降率由42mm/h降至5mm/h。两侧切口不愈合者为神经损伤与神经发育不良者,除局部处理外,均给予超声治疗。脊膜膨出术后脑脊液外漏者与胸12椎体压缩骨折并截瘫施行椎板减压神经探查术2.5个月不愈合患者,经2.3周治疗切口完全愈合（表3-9）。

表 3 – 9　临床效果统计

组别	病种	病例数	痊愈		显效		有效		无效		显效率	总有效率
			n	%	n	%	n	%	n	%		
试验组	管状骨损伤	肱2桡4股6胫7	10	52.6	9	47.4	0	0	0	0	100	100
	短骨骨损伤	舟4坐1髌1跟1	6	86.0	0	0	1	14.0	0	0	86.0	100
	骨关节病	股骨头坏死3类风湿1	0	0	2	50.0	2	50.0	0	0	50.0	100
	切口不愈合	2	2	100	0	0	0	0	0	0	100	100
对照组	管状骨损伤	肱2桡4股7胫8	10	47.6	10	47.6	1	4.76	0	0	95.2	100
	短骨骨损伤	舟4坐1髌1跟1	0	0	5	71.4	2	28.6	0	0	71.4	100
	骨关节病	股骨头坏死3	0	0	0	0	3	100	0	0	0	100

(二) 典型病例

薛某,男,32 岁,门诊号 938812,主因劳动中右腕扭伤,拍 X 线片示:右舟状骨腰部横断骨折,立即复位,舟状位管形石膏固定,次日开始用 DS – 1 型骨折治疗机治疗,日 2 次,共 60 分钟,4 周骨折愈合。

孙某,男,12 岁,住院号 4582,因踢闹致左股骨干中段粉碎骨折,即在当地医院髓内 V 形针固定,12 周后发现跛行,患肢缩短 2.5cm。拍 X 线片示:股骨干成角 20°,髓内针弯曲,骨不连,来我院施行髓内针取出,畸形矫正,钢板内固定,髋人字石膏外固定,术后 1 周采用 DS – 1 型骨折治疗机治疗,日 2 次,每次 120 分钟,共 40 次。6 周对位对线良好,中等量骨痂形成。

李某,男,42 岁,住院号 4396,主因 21 天前车祸致胸 12 椎体压缩骨折合并截瘫入院观察检查 1 周,施行胸 12 椎板减压脊髓神经探查,钢板内固定,术后 2.5 个月切口不愈合。采用 DS – 1 治疗机治疗,10 天后炎性分泌物减少,15 天切口趋愈,25 天愈合良好。

侯某,女,67 岁,门诊号 93611,否认外伤史,春节前开始左髋关节僵痛,4 个月后又觉右髋关节剧痛,不敢着地行走,拍片诊断双侧股骨头缺血坏死,即给予右侧髋关节部 DS – 1 型骨折治疗机治疗,5 天痛减,11 天痛减明显,他人扶可行走。

田某,女,49 岁,住院号 4619,双膝关节痛活动受限 1 年半,后期肿胀,关节腔积液,诊断为类风湿关节炎。先后两次住外院治疗,采用药物、针灸、理疗、封闭半年,效果不明显,关节积液更增。入我院后仍用抗类风湿药物,同时采用 DS – 1 型骨折治疗机施行磁场、超声混合治疗,每次 120 分钟,日 2 次,5 天肿胀减轻,10 天痛显著减轻,20 天后肿胀全消。多次复查类风湿因子未见转阴,但红细胞沉降率从 42mm/h,至 4 周时降至 23mm/h,6 周时降至 5mm/h。

三、初步提示

(1)动物实验提示,电效应对骨重建确有影响,但欲获得正面效果,对实验条件有着严格要求。笔者虽从实验中得到初步结果,但失败多例(这也与无经验可借鉴有关)。我们设计的实验仪终端有直流输出、疏密波输出和脉冲波输出 3 种方式。实验动物对直流输出相对耐受力较强,对其他两种方式耐受力较低,只有前者得到较满意结果。动物实验还提示,动物对电效应耐受力个体差异较大,相近鸡龄、体重接近、相同品种的雄鸡,不同个体间耐受力往往有明显差异,这给寻求一般规律带来一些困难。

（2）本次动物实验由于实验动物数量少,需观察因素多,未得到有指导价值的参考数据。如实验仪终端在不同输出方式时,动物的耐受极限、适宜的频率、最佳电流强度等,这需要大量标本,才能得出有统计学意义的结果。

（3）因本次实验和实践主要是拟观察电效应对骨重建是否确有影响,所以,在病例选择上没有确定目标进行观察,疗效评价也是以医者选定的标准进行比较。因此,本结果只是提示电效应确是动物体骨重建的一个影响因素。

这里只能说是动物体,而不能笼统讲生物体,因笔者对植物体电效应观察未得到任何有价值的结果(力效应对植物体影响的观察见附录一)。

第四节　物理疗法在骨科中的应用

本书着重介绍了"力环境"和"电效应"对骨重建的影响,特别是力环境无论从理论还是实践方面都用较多篇幅做了介绍。有关电效应对骨重建的影响,笔者还提供了实验和临床实践的初步结果。由于条件和时间所限,其他一些物理因素对骨重建是否有影响,影响情况如何？笔者未曾做过实验和实践工作,本节仅选择部分相关资料,供读者参考。其中有些可作为髋关节损伤或某些骨科疾病的辅助疗法。

物理疗法是应用物理因素,即力、热、声、光、电等作为外界条件作用于人体。当物理因素作用于人体后,会引起人体内各组织的生物化学、生物物理及生物力学上的变化,使失调的机体恢复正常的动态平衡,从而达到治疗的目的。从广义上来讲,物理疗法也是和生物体力学系统密切相关的。讨论其各种机制是有意义的。

在骨科中常用的物理疗法有电疗法、光疗法、超声波疗法等,现分别讨论如下。

一、直流电疗法

直流电疗法是应用电流方向不随时间而改变的电压和较低的电流,通入机体后达到治疗目的的一种疗法。常用的直流电有电流强度不随时间而改变的平稳直流和电流强度随时间改变的脉冲直流两种。直流电源除用干电池、蓄电池与直流电机外,常用的直流电疗机多为交流电经过全波整流、滤波和稳压等电路处理后而组成的装置。直流电经过人体时,产生一系列的物理化学变化,在直流电场作用下,人体的组织内离子向极性相反的电极移动。人体含氯化钠量最多,在直流电场下,它产生电解现象,氯化钠分解为钠离子与氯离子,即

$$NaCl \xrightarrow{电解} Na^+ + Cl^-$$

带正电荷的 Na^+ 向阴极移动,结果在阴极上产生氢氧化钠,形成碱性反应

$$2Na + 2H_2O \rightarrow 2NaOH + H_2 \uparrow$$

带负电荷的 Cl^- 向阳极转动,结果在阳极上产生氯化氢,形成酸性反应:

$$4Cl + 2H_2O \rightarrow 4HCl + O_2 \uparrow$$

人体中还有蛋白质高分子物质,它含有许多氨基酸,分子结构为

Ⓡ表示羟、烃、氨等各种基,蛋白质在碱性溶液中,OH^- 浓度较高,NH_3^+ 放出 H^+ 来中和 OH^-,NH_2 失去电性而留下 COO^- 呈负电性,即带负电。人体内血液、淋巴液和脑脊液,在正常情况下为弱碱性,故人体的蛋白质胶体带负电。

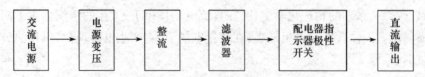

人体中含有水分及各种类型离子和电荷,所以人体组织几乎都可以导电。但细胞膜对离子的移动阻力较大,所以细胞上可发生离子堆积,这种离子在细胞膜上堆积的现象称为电极化。电极化产生电场,其方向与直流电方向相反,而阻止电流流通,所以作用电流只能从细胞间隙通过。当有交流电通过组织时,由于电流方向不断变化,离子浓度的变化为相反方向的电流所抵消,其极化现象不如直流电时明显,如为高频电流通过组织,极化现象很小,这时组织的阻抗很小。

在直流电场作用下,吸附着电荷的胶体粒子向与其极性相反的电极移动,称为电泳。机体通电后,体内同时进行电解和电泳,经过一段时间后,钾、钠离子因运动速度比钙、镁离子快,使阴极处钾、钠离子浓度增加,阴极附近的细胞膜表面钾、钠堆积,而使细胞膜疏松化,通透性增大,使一些物质透入细胞内。钾离子还能使乙酰胆碱合成增加,并使神经肌肉传导性与兴奋性增强,故在阴极表现出刺激兴奋和吸收作用。而阳极上余下的钙离子多,使乙酰胆碱破坏加强,表现出组织兴奋性降低,出现镇静止痛和消炎作用。

通过直流电将药物离子引入机体内的方法称为离子透入疗法。借助直流电将附有电荷的胶体颗粒高分子有机化合物引入机体内的方法称为电泳疗法。

离子可以通过皮肤和黏膜进入体内是受电场力作用的结果。

从交流电获得直流输出的框图,如图 3–33 所示。骨科常用离子透入药物如表 3–10 所示。

| 交流电源 | → | 电源变压 | → | 整流 | → | 滤波器 | → | 配电器指示器极性开关 | → | 直流输出 |

图 3–33 直流电疗机的作用方框图

表 3 – 10　离子透入药物表

透入部分	极性	药物	浓度	作用	适应证
钙	+	氯化钙	10%	加强大脑皮层作用，兴奋交感神经，降低毛细血管通透性，有脱敏、消炎作用	刺激骨痂钙化
乙基吗啡	+	盐酸狄奥宁	15%	镇痛、加强血液及淋巴液循环，促使渗出液吸收	肋软骨膜炎
氢化可的松	+	醋酸氢化可的松	5～20mg	抗炎、抗过敏作用较强	肋软骨膜炎
庆大霉素	+	硫酸庆大霉素	0.5%～1%	对革兰阴性、阳性菌抑制作用	化脓性骨髓炎
金霉素	+	盐酸金霉素	0.5%	对革兰阴性、阳性菌有抑制作用	化脓性骨髓炎
红霉素	+	乳糖酸红霉素	2%	对革兰阴性、阳性菌有抑制作用	化脓性骨髓炎
氯	－	氯化钠	10%	软化瘢痕、促进炎症吸收	骨质增生
黄连素	+	黄连液	50%煎剂	抑菌、清热解毒	骨髓炎、化脓性关节炎
丹参	+ －	丹参液	30%	活血、祛瘀、凉血	骨质增生、颈椎综合征
威灵仙	－	威灵仙酊剂	50%酊剂	祛风止痛	骨性关节炎

二、低频脉冲疗法

　　低频脉冲电疗是利用频率在 1000Hz 以内，电压比 100V 更小的电流或电压呈脉冲变化的疗法。脉冲是指电流强度有不同波形的升降。每一脉冲电流（或电压）由零位增到最大值，又由最大值降到零位的变化过程，即变化形式是突升突降或缓升缓降等。

　　低频脉冲电流的治疗作用是使运动神经兴奋、肌肉收缩。常用的治疗如表 3 – 11所示。

表 3 – 11　低频脉冲电流概况（常用频率每秒钟在 1000 次以下、电压一般在 100V 以下）

名称	波形组成特点	频率	脉冲持续时间	临床应用	说明
感应电流	由电压较低的负波与电压较高的尖峰形正波组成。峰值电压 40～60V	可调 80～100/s	1～2ms	治疗弛缓性麻痹、失用性肌萎缩、括约肌松弛、胃下垂等；电体操；常规电诊断	古老式感应电流系交流成分，无极性区别。电子管式则有极性区别，治疗时需加衬垫
强直性电流或搐搦性电流	用电子管获得，波形与感应电相似，由电压较高尖峰形正波组成。没有与治疗无关的负波	可调常用 8～100/s	1～2ms	治疗弛缓性麻痹、失用性肌萎缩、括约肌松弛、胃下垂等；电体操；常规电诊断	
断续性直流电	波形圆钝，类似矩形	可调 20～30/s	100～300ms	治疗弛缓性麻痹；电体操；常规电诊断	用手动或节拍断续器控制频率和持续时间

名称	波形组成特点	频率	脉冲持续时间	临床应用	说明
直角脉冲或方形波	急速通电,急速断电,波峰呈直角状,是断续性直流电的一种	可调 1~1000/s	可调 0.01~300ms	治疗	
		常用 15~25/s	2~4ms	电体操:利用直角脉冲刺激运动神经和肌肉,使肌肉收缩	
		常用 1~20/s	0.2~0.3ms	电睡眠	利用弱量(平均 15~18μA)低频直角脉冲作用于大脑诱导生理性睡眠
		常用 165~2000/s	0.1~0.5ms	低周波脊髓通电疗法,用于运动神经麻痹,特别适用于脑出血后遗症	利用下行低频直角脉冲电流
		常用 4~20/s		电麻醉	与针刺配合进行麻醉
				电诊断:用于时值测定,强度-时间曲线,强度-频率曲线等	
低频脉冲调制电流	正脉冲接近直角形,负脉冲接近三角形尖波,输出电压峰值 100~120V(负载)	100/s (锯齿波)	0.2~0.5ms	治疗中枢性及周围性瘫痪、神经痛、腰腿痛,呼吸停止抢救等。穴位探测	
指数曲线型电流	波形按指数规律上升与下降,与神经肌肉的动作电流相似	可调常用 10~120/s	0.5~600ms	治疗:同其他低频电疗适应证。电体操、电诊断	
正弦电流	属交流电流,有完全的正半波和负半波,电流不间断	可调 5~120/s		属交流电流,可以引起肌肉痉挛性反应,很少用于治疗	
间动电流		50~100/s		目前常将正弦电流整流后复加在直流电流的基础上,构成"间动电流"。经调制后构成不同的波组用于治疗	
干扰电流		常用 3900 与 4000/s "内生"电流频率 100/s		治疗	利用两种不同频率或不同振荡相位的中频脉冲电流通过人体进行治疗,因起治疗作用的内生电流属于低频电流,故列入表中

(一)感应电流疗法

利用两个线圈的互感作用,原线圈通电和断电的瞬间[图 3-34(a)],在副线圈上有感应电动势 $\varepsilon = -\dfrac{d\varphi}{dt}$ 产生,φ 为通过副线圈的磁通量,流过副线圈的电流则为感应电流,

［图3-34(b)］,利用这种电流的疗法称为感应电流疗法。

　　感应电流是由电压较低的负方向的负波与电压相当高的尖峰状正方向正波组成。由于此种电流脉冲持续时间短,且不连续,故不产生明显的离子移动,没有电解作用,具有使神经和肌肉兴奋的作用,可治疗神经炎、肌肉萎缩等症。

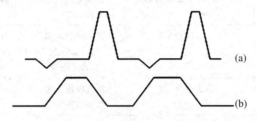

(a)
(b)

图3-34　感应电流的波形

(a)原线圈电流;(b)副线圈电流

（二）断续性直流电疗法

　　它是在直流电路中,串联一个断续器而得到的,其波形近于方形波,但波峰圆钝,故刺激强度低于方形波电流,能以较小的刺激强度引起神经和肌肉兴奋,常用于治疗弛缓性麻痹。

（三）方形波（直角脉冲）电流疗法

　　方形波是急速通电、急速断电的一种继续直流电。波峰为直角形,如图3-35所示。利用不同频率的方形波电流达到治疗目的,称为方形波或直角脉冲电流疗法。

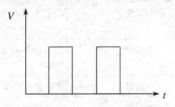

图3-35　方形波电流

　　它具有特殊的医疗价值,有消炎止痛,镇静、催眠,恢复肢体功能的作用,还具有解痉、止痒和降压等作用,如表3-12所示。

表3-12　方形波治疗常见疾病

疾病	电极	治疗部位	波形
踝关节急性扭伤	小极板(4cm×7cm)负极 极棒(2cm 直径的铜棒头)正极	扭伤处(负极) 昆仑(正极)	密波 (频率为300/s)
腕关节急性挫伤	小极板(4cm×7cm)×2	腕关节背侧及掌侧面正负极对置	密波 (频率为300/s)
膝良性关节痛	大极板(7cm×9cm)×2	正负极分别置于膝关节内外侧	间断波(300/0) 和疏密波(100/3)

续表

疾病	电极	治疗部位	波形
肩良性关节痛	大极板(7cm×9cm)×2	正负极分别置于膝关节内外侧	密波(300/s) 疏波(3/s)
颞颌关节炎	4cm×4.5cm 极板	负极置于乳突下,正极置于下关处	密波(300/s) 间断波(300/0)
腰肌劳损	大极板×2	正负极分别置于脊柱两侧腰肌疼痛处(即在第2~3腰椎两侧或肾俞、志室附近)	间断波(300/0) 和疏波(3/s)
腰骶肌劳损	大极板×2 电针	正负极置于腰骶部左右放置或腰骶部两侧用电针	间断波(300/0) 和疏波(3/s)
腰背肌劳损	大板极×2 电针(极板作用不明显时改用电针)	大极板沿相应脊柱线上下放置,电针根据病情选穴	密波(300/s) 间断波(300/0)
臀部疖肿	大极板×2	负极于臀部 正极于承扶或殷门	密波(300/s) 疏密波(100/3)
慢性肥厚性鼻炎	电极棒	正负极置于左右迎香处(8分钟后换双合谷或双足三里)	密波(300/s) 密波(100/s)
脊髓灰质炎后遗症及瘫痪(双足外翻,大小腿肌肉萎缩,髋、膝关节挛缩,脊柱侧弯)	大极板×2	正负极分别置于大腿和小腿肌群	密波(300/s) 疏波(3/s) (交替使用)
脊髓灰质炎后遗症(走路跛行,股四头肌萎缩,外翻严重,平卧时下肢不能抬起)	电极棒或极板	腹股沟中点,血海下1寸,阴包内侧,髂后上棘下1寸	间断波 (频率为150/0) 疏波(1/s)
偏瘫(不能行走)	极板或电针	足三里,电针治疗	间断波(300/0) 疏波(3/s)
神经性头痛	电极棒	负极置于左太阳,正极置于右侧安眠	密波(300/s) 或疏密波(100/3)
自主神经功能紊乱	电极棒	正负极沿正中、尺、桡神经放置	密波(150/s)
神经衰弱	电极棒	正负极置于双太阳,双阳白,双风池等穴位	密波(300/s)
末梢神经炎(上肢)	电针	按正中神经走行治疗,用普通医用毫针分别针内关、郄门或内关、曲泽每次选一对穴位,用医疗机正负极夹住针柄	密波(300/s) 或间断波(300/0)
股外侧皮神经炎	电极棒	负极置于腹股沟外1/3处,正负极可沿该皮神经之走行方向放置,即在股外侧皮神经分布区域内,治疗中,正极在该区移动	密波(300/s) 或疏波(1/s) 交替使用
癔症性瘫痪	电针 电极棒	足三里、阳陵泉,电针治疗。大腿外侧,小腿前极板治疗	间断波(150/0)
肠胀气	电极棒	正负极置于双气海,双水道	密波(300/s)

　　此处密波是指1秒钟内波变化较快。例如,300/s的密度是指1秒钟内有300个脉

冲出现。疏波是波形变化较慢。例如,1/s 的疏波是 1 秒钟内只有 1 个脉冲出现。疏密波是疏波和密波交替出现的一种波形。间断波是有节律性的间断输出。产生方形波脉冲电路如图 3 – 36 所示的框图。

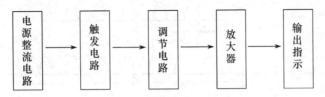

图 3 – 36　脉冲电疗机框图

图中的触发电路是为产生方形波的电路,调节电路可以产生疏密或间断等波形的电路,然后加以功率放大,由输出指示显示出来。

(四)间动电流疗法

间动电流是在直流电上加上低频正弦脉冲联合应用的电流。正弦电流脉冲是正弦交流电经过整流后的电流,其波形如图 3 – 37 所示。经过调制后的间动电流,常用的有以下几种波形。

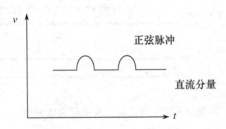

图 3 – 37　间动电流波形

1. 密波(DF)　频率为 100Hz,周期为 10ms 的连续脉冲波,幅度恒定。

2. 疏波(MF)　频率为 50Hz,周期 20ms,间歇 10ms。

3. 疏密波(CP)　由疏波和密波交替出现构成,周期 2s,各持续 1s。

4. 间升波(LP)　是疏密波的变形,其密波持续为 8s,疏波持续 4s,整个周期 12s。同时密波中一组疏波幅度保持恒定,另一组疏波则缓升缓降。

5. 断续波(RS)　由疏波断续出现,周期 2s,通、断时间各为 1s。

6. 起伏波(MM)　它是断续波的变形,通断电时间比为 4:4。

7. 弱脉冲直流电(G)　它是频率为 100Hz 的波形为直流电,又称为持续性脉冲电流。

8. 直流电(DC)

它们的波形如图 3 – 38 所示,其作用见表 3 – 13。

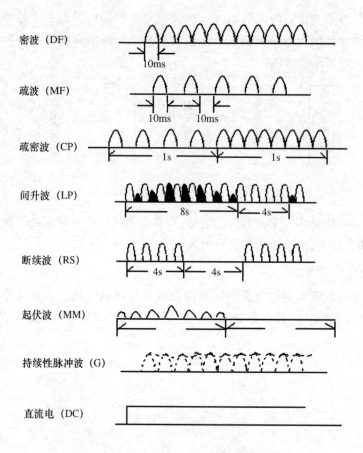

图 3 - 38　间动电流及基础电流波形

表 3 - 13　间动电流波形的作用

名称	波形调制特点	生理作用及临床应用
密波(DF)	将 50 周正弦交流电经全波整流后复加在直流电上,频率 100/s,周期 10ms	各波之间连接不断,通电 10 ~ 30s 后,皮肤电阻下降,导电性增强,用于其他波组的准备治疗。 容易产生抑制反应,也容易产生适应性,瞬时动力作用弱,止痛作用短暂。对交感神经节的抑制作用较明显,适用于解除交感神经紧张状态,用于痉挛性血液循环障碍及痉挛性疼痛
疏波(MF)	将 50 周正弦电流经半波整流后复加在直流电上,频率 50/s,周期 20ms,通电 10ms,断电 10ms	各个正弦半波之间有半波的间断,兴奋作用较明显,动力作用强且较持久,适应性出现较晚。 对运动神经的刺激作用较强,仅需相当于密波的 1/3 电流强度可致肌肉收缩。短时间大强度的疏波,可以提高肌肉和韧带的张力,较长时间,中等强度的通电可使运动神经进入抑制状态,用于治疗肌肉或血管平滑肌的痉挛
疏密波(CP)	由疏波和密波交替出现组成,周期 2s,通电 1s,断电 1s	不同频率依次交替,不易产生适应性。 动力作用明显,具有较长时间的止痛作用,改善血液循环,促进渗出物的吸收。 疏密波应用广泛,常用于急性挫伤、关节周围炎、神经痛及神经根炎等

续表

名称	波形调制特点	生理作用及临床应用
间升波(LP)	疏密波的变型,不同点在于疏波持续4s,密波持续8s,而疏密波则各为1s。其中另一组是缓升缓降的	频率变化慢,表现抑制反应最强,动力反应最低,不易产生适应性,具有明显的止痛作用,优于疏密波。常用于肌痛、神经痛及斜颈等。由于内脏平滑肌的时值较长,反应慢,故这种变化慢的长周期调制电流最适于刺激内脏器官,常用于治疗胃下垂、习惯性便秘等
断续波(RS)	由疏波断续出现而成,通断电时间各为1s,整个周期2s	由于有明显的断续,动力作用最强,能引起强烈的肌肉收缩,且不易产生适应性,最适于对神经肌肉进行电刺激,对失用性肌萎缩和下神经元损伤引起的轻瘫有效,常用于电体操
起伏波(MM)	断续波的一种变形,不同点在于起伏波通、断电时间之比为4:4,而断续波为1:1,前者通断时幅度是缓升缓降的,后者是突升突降的	此波型为断续出现,作用与断续波相仿,但刺激性较小,因其变化慢,较断续波更适用于反应慢的内脏平滑肌以及由较重的下神经元损伤引起的瘫痪
弱脉动直流电(G)	是一种滤波不彻底的50周正弦交流电全波整流而成,即每秒钟100周期振幅的脉动直流电	亦称持续性脉动电流,这种电流的抑制作用增强了对直流电的耐受性,能提高组织的兴奋阈
直流电(DC)	平稳直流电,电流强度不随时间而变化,电流形式是直线形	作为间动电流的基础电流。附加直流电的目的,是在直流电的基础上,加强正弦电流的作用

三、高频电疗法

利用高频电磁振荡电流作用于人体达到治疗疾病的一种疗法。高频电磁场不能使机体内离子发生定向移动,所以对肌肉和神经没有刺激作用,但可以使离子振荡而产生热效应。高频电疗法依频率可分为共鸣火花电疗、中波电疗、短波电疗、超短波电疗和微波电疗等(表3-14)。

表3-14 高频电流分类表

种类	共鸣火花	中波	短波	超短波	微波
波长(m)	300~2000	100~300	10~100	1.0~10	0.01~1.0
频率(Hz)	15万~100万	$(100~300) \times 10^5$	$(300~3000) \times 10^5$	$3000 \times 10^5 ~ 3 \times 10^{10}$	$(3~300) \times 10^{10}$

高频电流生热的原理讨论如下。

(一) 电场加热

人体是一个复杂的导电体。人体表面是一层导电能力很差的皮肤,而内部有导电能力很强的电解液和不同程度导电能力的组织。

对于高频电流,人体相当于一个电解质的电容,具有容抗。对于低频电流,人体又是一个导体,具有电阻。所以人体相当于电容与电阻串联的阻抗,当受到高频电场的作用,会产生热量。

设高频电场频率为f,作用于人体的时间为t,通过单位体积的热量为q,人体电导率为g,电解常数为σ,通过人体的电流密度为j,由理论推得:

$$q = 0.96j^2 \frac{gt}{4g^2 + f^2\sigma^2} \tag{3-20}$$

上述表明在高频电场作用下,人体组织单位体积内产生热量与电流密度的平方、作用时间及电导率有关。但电导率和电场频率关系为

$$g = \frac{f\sigma}{2} \tag{3-21}$$

可见,电场频率愈高,则产生热量的电导率愈大。以上关系对血液可以流通的部分及肌肉组织不均匀的区域,在实际上有差异,但当频率在 $(60 \sim 100) \times 10^6 \mathrm{Hz}$ 时各种组织产热基本相同。

(二)感应生热

除上述生热机制外,在高频电磁场作用下,人体某些组织可具有局部封闭电路的性质,而在高频电磁场作用下会产生感应涡流,这也是一个消耗电功率而生热的过程。

设高频电磁场的频率为 f,涡流回路的匝数为 n,电路的电流强度为 I,人体组织的电阻为 R,组织的导电率为 g,电流通过回路的时间为 t,感应电动势为 ε。涡电流在组织中所产生的热量 q 为

$$q = 0.24 \frac{\varepsilon^2}{R} t \tag{3-22}$$

磁场强度为 H,感应电动势为 ε 时有

$$\varepsilon = K_1 f g H \tag{3-23}$$

K_1、K_2 为比例常数,而磁场强度 H 与 nI 成正比,$H = K_2 nI$,代入上式

$$\varepsilon = K_1 K_2 f g n I = K f g n I \tag{3-24}$$

式中,$K = K_1 K_2$,最后得出热量 q 为

$$q = 0.24 \frac{K f g n I^2 t}{R} \tag{3-25}$$

由式(3-25)可知人体组织因感应而生热量与人体组织的电阻成反比,提高人体生热的方法是提高电磁场频率。

高频电疗法的作用如表3-15和表3-16所示。

表3-15　高频电疗法比较 I

高频电疗分类 振荡频率(/s) 波长(m) 振荡源	名称 形态 产生 波形	电极 电流 作用方式 电机流体 作用方式	输出电压(V) 输出电流 产热机制 影响产热因素 主要产热组织 深浅组织产热量
微波 3亿~300亿 0.01~1 磁控管	高速运动电子极高频电振荡(束射电磁波)	波导型反射型辐射器 束射电磁波 电磁波定向辐射	20~200W(输出功率) 组织内离子及电介质的偶极子产生高频振动 与不同组织对微波的吸收、反射有关与辐射器面积、强度时间有关 肌肉>皮肤皮下>脂肪>骨组织 均匀

高频电疗分类 振荡频率(/s) 波长(m) 振荡源	名称 形态 产生 波形	电极 电流 作用方式 电机流体 作用方式	输出电压(V) 输出电流 产热机制 影响产热因素 主要产热组织 深浅组织产热量
超短波 3000万~3亿 1~10 电子管振荡回路	等幅振荡	金属橡胶电极, 金属玻璃电极 电场所致位移电 流为主 超高频电磁场 (以电场为主)	数百~数千(依机器而不同) 50~500mA 双极分子高速振动产热为主;离子、分离子高速移动产热为次 与组织导电率及电场频率有关 深浅各种组织 均匀
短波 300万~3000万 10~100 电子管振荡回路	等幅振荡	绝缘电缆及电 缆盘 电磁感应产生 涡流 电磁场(以磁场 为主)	9~120 220~280mA 同中波 与组织电阻成反比 脉管、肌肉及实质脏器较均匀
中波 100万~300万 100~300 电子管振荡回路	连续减幅振荡系列 或等幅振荡	铅板电极 高频传导电流 为主 接触传导电流	150~200 大电流0.1~3.8A 离子,分离子高速移动产热为主;双极分子高速振动产热为次 与组织电阻成反比 皮肤与皮下脂肪组织 不均匀(浅>深)
共鸣火花(局部) 10万~100万 300~2000 古典式火花放电器振荡回路	分离减幅振荡系列 (具有脉冲性)	真空玻璃电极 诱导电流 火花放电	数百~数万 低电流30mA以下 断续减幅振荡间歇期比振荡期大500倍,有充分时间散热,所以无明显热效应

表 3 - 16　高频电疗法比较 Ⅱ

高频电疗分类 振荡频率(/s) 波长(m) 振荡源		共鸣火花(局部) 10 万 ~ 100 万 300 ~ 2000 古典式火花放电器 振荡回路	中波 100 万 ~ 300 万 100 ~ 300 电子管振荡回路	短波 300 万 ~ 3000 万 10 ~ 100 电子管振荡回路	超短波 3000 万 ~ 3 亿 1 ~ 10 电子管振荡回路	微波 3 亿 ~ 300 亿 0.01 ~ 1 磁控管
生理及临床治疗作用	共性	均可对机体组织产生不同程度的"热效应"［超高频电流热外(振荡)效应明显］,均可影响神经的兴奋性和传导功能,其生理作用在"质"的方面大致相同				
	作用部位	表浅、皮肤神经感受器	反射弧开始部位主要在皮肤	反射弧起点在体内组织器官,电磁场作用于深部脏器	可直接作用于中枢神经系统深浅组织及器官	作用深度介于短波和红外线之间(3 ~ 5cm)
	心血管	促进表浅血液循环,改善新陈代谢,抗血管痉挛(表浅)	血压下降,心跳减慢,血管扩张明显(深部),主动脉充血,	血管扩张明显(深部),持续时间较久	血管扩张程度强而持久脉冲超短波降压明显	血管扩张作用明显(深部)
	肌肉	可提高平滑肌紧张度	对平滑肌、横纹肌有明显的解痉作用,尤其是对平滑肌有显著的疗效	有解痉作用	解痉作用较强	有解痉作用
	神经系统	对自主神经系统作用显著	降低神经的兴奋性(弱)	降低神经的兴奋性	优先作用于神经组织神经兴奋性及传导性降低显著	降低周围神经兴奋性
	镇痛作用	高强度镇痛、止痒	有(可用于神经反射疗法)	较明显	颇明显	小剂量镇痛明显
	消炎作用	表浅而弱	慢性炎症	亚急性、慢性炎症	急性、亚急性炎症	急性、慢性炎症
	其他作用	高频脉冲有轻度刺激性	高强度时组织内有挤压感,可进行中波透热离子透入疗法	可进行短波透热离子透入疗法	脱水作用 - 消除水肿,大剂量长期应用可刺激结缔组织增生	对眼球、水肿组织(吸收能量多)应注意剂量及保护
操作 应用范围		较不方便 不广泛	较不安全、不方便 较广泛	安全、方便 受一定限制(不能用于较小部位)	安全、方便 应用广泛	安全、方便 应用广泛

(三)微波的作用

由于微波频率很高,人体组织的容抗很小,故可以顺利地通过细胞膜和其他容抗小的组织,因而可透入组织深部,设组织厚度为 l,微波最初强度为 I_0,则在 l 处的强度 I 为

$$I = I_0 e^{-\mu l} \tag{3 - 26}$$

式中,e 为自然对数的底,e = 2.71828,μ 为吸收系数,在微波辐射中,μ 值由下式确定

$$\mu^2 = \left(\frac{2\pi}{\lambda}\right)^2 2\varepsilon \left[\sqrt{1 + \left(\frac{\sigma\lambda}{\varepsilon\rho}\right)^2} - 1 \right] \tag{3 - 27}$$

式中,λ 为波长,ε 为介电常数,ρ 为介质电阻率,σ 为电解常数。依式(3 - 27)计算出吸

收系数后可以求出吸收微波的强度值。微波被吸收后,在组织中转化为热量,产热 q_1 值的大小由 I 与 μ 的乘积决定,即

$$q_1 = \mu I \qquad\qquad (3-28)$$

四、光疗法

光是一种辐射能,光作用于机体上,可反射、吸收和透过等。波长愈短,透入愈深。被吸收的光,转化为组织的热能,使组织发生化学变化。骨科常用红外线、紫外线和激光进行治疗,分别讨论如下。

(一)红外线疗法

红外线是波长在 760~4000nm 的电磁波。红外线产生的方法是将在真空中耐高温的金属丝通以电流,电流在金属内做功,使其温度上升,金属内原子的壳层电子跃迁激发,并以红外线方式辐射出来。辐射波长 λ 可用下式计算

$$\lambda = \frac{hc}{Ve} \qquad\qquad (3-29)$$

式中,c 为光速,V 为所加电压,e 为电子的电量。常用钨丝作为发射红外线的元件,也有用电阻丝绕在碳棒上作为红外线的光源。

红外线只穿透皮下组织 2~3cm 处。红外线大部分为表面所吸收,使皮肤出现红斑,红外线可使局部组织血管扩张、血流加快、新陈代谢旺盛、细胞吞噬功能增强、氧化过程加强。故可使炎症吸收和组织再生,解除肌肉痉挛,使血红蛋白和红细胞增加。大量红外线照射时,排汗功能加强,可引起皮肤烧伤。

红外线可治疗肋软骨膜炎、膝关节韧带半月软骨损伤、骨性关节炎等。

(二)紫外线疗法

紫外线是波长 180~400nm 的电磁波,常用水银石英紫外线灯产生紫外线。石英玻璃对紫外线吸收少,故用它作灯管壁,灯内充以少量惰性气体氩及适量水银。当灯加上电压后氩气体放电,使水银蒸发成为气体,此气体受电场作用激发而辐射出紫外线。

紫外线疗法是人工紫外线照射人体,防治疾病的一种疗法。

紫外线有化学作用,可促进植物进行光合作用,紫外线照射人体几乎全被表皮吸收,而产生红斑。

紫外线有电离作用,使空气分子电离。紫外线还能产生荧光效应,使荧光物质如硫氰化钡发荧光。紫外线具有杀菌作用。

紫外线具有消炎、止痛、促进伤口愈合等生物效应。尤其以红斑效应应用较广。红斑效应是一种光化学反应,皮肤被紫外线照射后,产生应答性的生物效应。红斑能加强局部组织的血液循环和淋巴循环,增强新陈代谢,提高网状系统的吞噬能力,使白细胞增多,抗体增加,从而加强机体防御能力,故有明显消炎能力。红斑能产生一种强烈兴奋灶,抑制原来疼痛兴奋灶而消痛止痛。红斑可使细胞产生一种活性物质,促使结缔组织

新生及伤口周围基底部上皮增殖,有利于伤口愈合。

紫外线可用于骨折愈合期治疗、肋软骨膜炎、化脓性骨髓炎、骨和关节结核病等。

（三）激光疗法

受激发射后发出来的光为激光,应用激光医治疾病的疗法就是激光疗法。

在通常情况下,原子处于能量最低状态称为基态。当吸收能量后,原子处于高能级的激发态。当原子从高能级跃迁到基态能级时,辐射出光子,这是自发辐射跃迁。这种辐射是每个原子自发地、独立地和原子彼此之间毫无联系地发生跃迁,因为自发辐射发出来的光子是杂乱无章向各方向上发射,它们的初位相也不相同。

如果一个光子趋向于处于激发能级的原子,使此原子从激发态跃迁到基态上去,可以发射出一个同样性质的光子,于是由原来的一个光子变成为两个光子,如此继续下去,同样光子愈来愈多,这个过程是受外来光子激发而产生的,而不是自发产生的,称为受激发射。

为使处于激发态的原子多于基态原子,必须以某种方式增加原子能量,此种方法称为粒子数反转。一般用谐振腔和反射镜来达到粒子数反转,这就是受激发射的必备条件。

激光具有方向性好和高强度的特点。激光平行度很高,发散角很小,气体激光器光束的发散角在 $1 \sim 2\text{mrad}(1\text{rad} = 57.29°)$,由于激光平行度高,故可通过光学系统将亮度很强的激光束聚焦成很小一点,由于它强度高,可用瓦特作单位表示之。

因激光是受激辐射产生的,它单色性很好,单色光是指波长范围很小的一段辐射,这个波长范围称为单色光的谱线宽度。光的谱线宽度愈窄,单色性就越好。

激光有热效应,它可引起机体发热,甚至短时间就可以造成烧伤。由于激光脉冲时间短,瞬间释放的热来不及扩散到受照射部位之外,生物组织热传导差,所以激光损伤区与正常组织边缘清晰。

激光有压力效应和光效应,产生光化作用,使氨基酸分解变化。它还有电离作用,可使组织电离,破坏细胞结合。小功率激光对人体功能有调整、刺激作用,增强组织代谢,可使纤维细胞数目增加,因而促使胶原纤维形成,加快新细胞的形成繁殖,对组织修复有良好的影响,加速管状骨骨折的愈合。

激光能加强机体的免疫功能,增强白细胞的吞噬功能,还有消炎、镇痛和调节机体的作用,对肋软骨膜炎有疗效。

常用医用激光器类型及其使用产生激光的物质和主要用途如表 3 - 17 所示。

表 3 − 17　常用医用激光器类型、特点及其主要用途

种类	激光物质	波长(nm)	出光波段(颜色)	能量	光束发散度(mrad)	光束类型	常用时间	主要用途
气体激光器	氦氖(分子)He − Ne	632.8	红光	1～100mW	1	连续(毫瓦级)	3～10min	散焦照射:用于皮肤溃疡、扁桃体炎、鼻炎、声带疾病等　穴位照射:高血压、哮喘、遗尿等
	二氧化碳(分子)CO_2	1060	红外线	15～300W	2	连续(瓦级)	不定	激光刀:实质器官的手术切割、凝固、炭化、烧灼,用于治疗皮肤新生物等　散焦照射:肩周炎、颈椎病等
	氮(分子)N_2	230～337.1	紫外光	0.1～2.0J	1～10	(毫焦尔级)	15s～2min	局部照射:治疗急性扁桃体炎、银屑病等病,消炎、杀菌,生物学研究用
	氩(分子)Ar	488～514	蓝青～绿光	1～10W	2	连续(瓦级)	1～60s　100～500μs	血管瘤、皮肤、内脏切割、眼科用于视网膜凝固术　局部或穴位照射:鼻炎、颞颌关节炎等
	氦镉He − Cd	441.6～325	蓝紫光	3～50mW	1～5	连续(毫瓦级)	1～5min	荧光诊断术的激发光源　局部或穴位照射:咽炎、鼻炎、高血压等
	氪(离子)Kr	647.1 568.2 530.8	红光 黄绿光 绿光	0.01～0.1mW	1	连续(毫瓦级)	不定	透照诊断用
固体激光器	钕玻璃Nd^3	1060 530	红外光	10～150J	5～20	脉冲(焦耳级)	不定	炭化、烧灼:用于寻常疣、血管瘤、鸡眼等
	红宝石Ruby	694.3	红光	0.1～2.0J 150～800J	1～15	脉冲(毫焦耳级)连续级(毫瓦级)	1～4μs	皮科用于浅表毛细管扩张、皮脂溢性角化症,眼科用于封闭视网膜裂孔等
	掺钕钇铝石榴石Nd^3 − YAG	1060	近红外光	1～100W	1～10	脉冲(焦耳级)连续(兆瓦级)	100～500μs	治疗血管瘤、鸡眼,手术刀切割皮肤和肌肉
	掺钕钇铝石榴石二次谐波	530	绿光	0.1～0.5W	1～5	连续(毫瓦级)	不定	用于眼血管病变,正研究用于血管凝固
半导体激光器	砷化镓CaAs	902(室温)840(77K)	红外光	20W 100W 1W		脉冲(瓦级)连续(毫瓦级)	不定	脉冲式激光可用于治疗寻常疣、鸡眼、跖疣等

五、超声波疗法

频率在 2×10^4 Hz 以上,人耳听不到的声音为超声波,利用超声波达到治疗目的的方法称为超声波疗法。

超声波在弹性介质中单位时间内传播的距离为超声波的速度。频率愈高的声波愈容易被吸收,超声频率为 250kHz 时,透入人体组织约 17cm,750kHz 时深度则为 5.5cm。实验测得在 20 ~ 37℃ 时人的颅骨超声频率 0.8 ~ 12MHz(1MHz = 1000kHz)的超声速度为 4080m/s。肌肉中的速度为 1585m/s。

超声波在传播过程中,其能量随距离 x 的增加而衰减,其关系式为

$$I = I_0 e^{-ax} \tag{3-30}$$

式中,α 为吸收系数,I_0、I 为初始的及 x 处的能量。实验测得颅骨的吸收系数,在 0.8MHz 时 $\alpha = 0.15/cm$,肌肉在 0.8MHz 时 $\alpha = 0.1/cm$。

超声波能量的减少是由于能量转换为介质的热能,超声波衰减和其频率 f 有关,见上式:

$$\alpha = af + bf^2 + cf^4 \tag{3-31}$$

式中,a、b、c 为介质性质及使超声波散射的物质粒子特性有关的比例常数。

超声波有较大的能量,其大小为

$$I = \rho c \omega^2 \xi^2 \tag{3-32}$$

式中,ρ 为介质的密度,c 为超声波传播的速度,ω 为圆频率,ξ 为介质中质点振动的位移。可见超声波的频率越高,其能量越大。超声波在介质中传播时,使介质的质点时疏时密表现出有声压,其声压 P 为

$$P = \rho cV \tag{3-33}$$

式中,V 为介质中质点振动的速度。超声波在通过介质时可以有很大的声压。例如,3 ~ 5W/cm^2 的超声波在水中可产生数个大气压的声压。声压 P 与能量 I 有关,由 $V = \omega \xi$,代入式(3-33)中,得

$$P = \rho c \omega \xi$$

从式(3-32)可得

$$I = \rho c v^2 = \frac{P^2}{\rho c} \tag{3-34}$$

由于超声波有很大声压,会使液体分子在拉力集中处裂开来,形成很多空腔,当空腔闭合时会产生很大瞬时压力,可达几千个大气压,使温度骤然升高产生强大的破坏作用,因此可利用超声波击碎物体和杀菌。

可利用压电晶体产生超声波,即将高频电场加于压电晶体上,由于电场作用来改变晶体的大小而振动起来。常用的压电晶体有石英石和钛酸钡等。医用超声波发射功率为 25 ~ 30W,振荡频率为 800 ~ 1000kHz。

超声波作用于人体后被吸收,转化为热能,组织吸收超声波的多少与其黏性有关。超声波迅速振动,可以改善血液与淋巴液循环,增强新陈代谢,提高组织再生能力。它对结缔组织增生有消散作用,对增殖性脊柱炎有治疗作用,能促进骨痂生成,超声波作用部位钙含量明显增加。但剂量过大会明显减弱骨的生长,对自主神经系统有镇静作用,对脑组织使用要特别慎重。

六、磁疗法

磁疗是利用磁场作用于人体,治疗疾病的一种方法。凡有磁力作用的空间称为磁场。磁场的作用机制仍在研究中,但其生物效应是很明显的。磁疗具有止痛作用,并且迅速而确实,比其他理疗方法快,这可能是由于磁场降低了末梢神经的兴奋性,加速炎症渗出物的消散,消除了对神经末梢的机械压迫,也有可能与组胺、5-羟色胺、缓激肽、钾离子等致痛物质发生某些变化有关。磁疗还有镇静作用,可延长睡眠时间,这与中枢神经被抑制有关。磁疗还可以扩张血管,加速血液循环,故有消炎作用。它对大脑皮层有抑制作用而使高血压患者血压下降。

磁疗除了常用磁铁直贴敷到皮肤的方法外,还有动磁疗法,它是将铁柱装在微型电动机上,随着电动机的转动而旋转,这时磁场强度随时间做交换变化。

第四章

股骨颈骨折针型固定疗法的骨科生物力学研究

股骨颈骨折是中老年的常发病,约占全身骨折的 3.6%,在我国每年约有 40 万患者,随着平均寿命的增长,这一数字有增加的趋势。自 16 世纪 Amdroise Pare 首次记载该病以来,数百年间没有一种疗法能使股骨颈骨折获得愈合,长期卧床可导致全身性并发症,死亡率极高,以致曾经有观点认为:股骨颈骨折不可能有骨性愈合。1902 年 Whitman 使用外展石膏固定法,使股骨颈骨折部分愈合,成为治疗史上的一个里程碑。1931 年 Smath 报道了三翼钉固定法,其疗效提高到 80%。之后,陆续产生许多疗法。但这些多为手术疗法,伤害大,不愈合和缺血坏死仍难以克服。1950 年 Judet 首次应用人工股骨头置换,其长期疗效问题也较多,依然给患者带来许多痛苦。近些年来,除保守疗法外,内固定得到发展,疗法大体分 3 类:螺钉型、钢板型和钢板螺钉混合型。但仍存在不少问题,如体积大、结构复杂、对骨结构和血循环破坏较多;或缺乏应有的强度和刚度;或形成功能替代等。针对上述问题,国内外学者从生物力学观点做了较多研究,但多是对股骨头的受力状态和内部结构特征的研究,而对股骨颈骨折(包括粗隆间骨折)后如何实现满足"弹性固定准则"的固定方式则少见报道。近年来,用钢针固定的针型疗法得到应用,该疗法具有操作方便、损伤小、患者乐于接受、没有功能替代、能使骨折端获得间断性生理应力等优点。但直到目前为止,国内外对这种疗法应用仍较少,认识也不尽一致。本章以弹性固定准则为理论依据,对股骨颈骨折针型固定疗法的特征加以简析。并对骨折面倾斜度、针数、针位、针径及针的几何形状等因素对疗效的影响做了优化选择。

股骨颈骨折针型固定疗法就目前国内外情况看,临床中使用的针数、针径、针位和针的几何形状各异,有的在针的远端还加有约束并给予支撑,有的则选做自由端。对确定的病例在上述诸多因素中如何选取最优方案成为目前同行普遍关注的问题。本章则针对上述多种可能方式从理论计算、实验研究和病例分析等方面,依据弹性固定准则进行了探讨。提出了股骨颈骨折采用针型固定时的优化选择方案,为采用针型固定疗法治疗股骨颈骨折提供了理论和实验依据。

第一节 四枚骨针治疗股骨颈骨折骨科生物力学研究

可靠的固定方式是提高疗效的前提,也是弹性固定准则要求的必要和充分条件。因此,讨论股骨颈骨折针型固定时,首先应着重讨论固定稳定问题。

一、问题的提出及固定方式

骨是各向异性的黏弹性复合材料,目前文献中多以各向同性的弹性体简化处理。骨是有生命的部件,有它本身的功能适应特性。Roux(1895)认为骨符合优化的设计原则,他指出松质骨最优结构是桁架结构。Pauweles(1948)证实了这一看法。Kummer(1966)提出的人体股骨端部的三维迹线结构模型与实际生理结构非常相似。

股骨颈骨折以后,结构的形状、受力状态发生变化,破坏了原有力学系统平衡,只能人为地附以各种医疗器械加以固定,通过生长、吸收、愈合恢复原来的结构形式和生理状态。那么,如何设计最优的固定方式,以保证骨折面稳定并处于有利于愈合的最佳生理应力状态,是一个关键问题。

本节以四枚骨针为例讨论治疗股骨颈骨折时固定优化及受力分析问题。

通过临床观察看到,四枚骨针固定患者可在术后2周内下床,愈合率达92.2%,疗效令人满意。图4-1显示了四枚骨针正、侧位X线片上的布局,四枚骨针的符号及相关数据的均值见图4-2和表4-1,进针点位置为空间四边形。

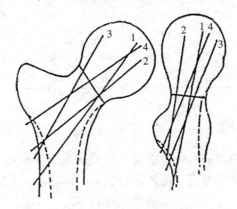

图4-1　四枚骨针的布局

骨折后,再按 S. Valliappan 等所分析的股骨应力－应变状态确定针位已不适用,应重新考虑骨折远端和近端穿入四枚骨针固定后受负重力时的应力、应变和位移场。根据数理统计方法,找到4条应力值较大、或应变值较大、或位移值较大的直线位置,作为四枚骨针的穿针方位,然后再去分析计算。由于骨折面处边界条件的复杂性,在简化计算不妥时,将导致与临床有较大的误差。所以,根据临床观察,四枚骨针变形较小,故力学模型简化为:四枚悬臂梁,它们按适当比例承受负重荷载。然后根据叠加原理,求其骨折远端、近端以及针对骨的相对位移 Δ、压应力 σ 及针轴向摩擦力 F。

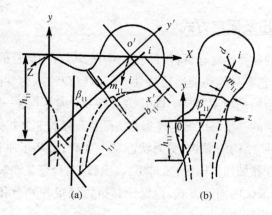

图 4 - 2　坐标及符号

表 4 - 1　四枚骨针的相关数据　　　　　　　　　　　　单位:mm

针	β		h	m	b	l	d	其他
	正位	侧位						
第一枚	25°	20°	117	8.2	35	93.3	4	–
第二枚	40°	18°	81	10.1	33	74.9	4	–
第三枚	25°	30°	84	16.8	31	78.3	4	–
第四枚	40°	32°	64	22	35	83.1	4	–

二、计算及结果分析

根据 Hardinge 实验的压缩股骨松质骨在头颈横截面上平均压力分布(图 4 - 3),作为四枚骨针分配负重力 P 的基数。将各针对于 $oxyz$ 坐标系的位置由坐标变换

$$\begin{vmatrix} x' \\ y' \\ z' \end{vmatrix} = \begin{vmatrix} \cos50° & \cos140° \\ \cos50° & \cos50° \\ 0 & 0 \end{vmatrix} \begin{vmatrix} x \\ y \\ z \end{vmatrix} + \begin{vmatrix} 60 \\ 0 \\ 0 \end{vmatrix}$$

转换到 $o'x'y'z'$ 坐标系中,然后确定四枚骨针分别相对于在股骨头内 Hardinge 所划分的 125 个立体单元中所占据的位置,取相应的 Hardinge 测力值 H_{1j},则可由下式

$$k_1 = \frac{\sum\limits_{j=1}^{5} H_{1j}}{\sum\limits_{i=1}^{4} \sum\limits_{j=1}^{5} H_{1j}} (j = 1,2,3,4)$$

计算各针的分配系数分别为

$$k_1 = 0.256, k_2 = 0.267, k_3 = 0.219, k_4 = 0.256$$

以 Paul 和 Marrison 确定的 5 种步态中脚跟着地时髋关节上作用的力,作为患肢治疗期间所受的最大力 P。对体重 58.3kg 的人在该步态时 $P = 60kgf(P_x = -43.8kgf, P_y = -40.7kgf, P_z = 6.2kgf)$,计算各针的作用力(表 4 - 2)、位移(表 4 - 3)、摩擦力 F 和骨折面

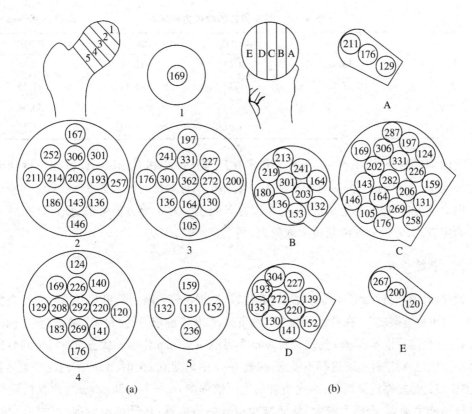

图4-3　平均压力分布

处针对骨的应力 σ（表4-4）。从结果中可见，上述角度穿针时，各针受力比较均匀，在 xy 方向为压缩位移，这有利于骨折面嵌插，产生成骨应力状态，又由于 Z 轴方向相对位移为 0.04mm 甚小，所以骨折近端不会相对远端产生内翻或外翻的旋转运动。表4-4 中可见，$F_{头摩} - F_力 > 0, F_{干摩} - F_力 > 22kgf$，所以针不易从股骨断面远端或近端内退出，针对骨的压应力 σ，与一些学者测得的股骨松质骨的压缩强度比较，如 Knese 测得 $\sigma = 1.17kgf/mm^2$（70 岁）。

表4-2　四枚骨针的作用力　　　　　　　　　　　单位:kgf

分配力	第一枚	第二枚	第三枚	第四枚
$P_{1x'}$	-11.21	-11.69	-9.55	-11.21
$P_{1y'}$	-10.24	-10.68	-8.76	-10.24
$P_{1z'}$	1.58	1.65	1.35	1.58

表4-3　四枚骨针的位移　　　　　　　　　　　单位:mm

位移	第一枚	第二枚	第三枚	第四枚	$\sum\Delta_1$
x'	-0.08	-0.10	-0.06	-0.11	-0.35
y'	-0.09	-0.09	-0.06	-0.11	-0.36
z'	0.01	0.006	0.008	0.01	0.04

表 4 – 4　四枚骨针的摩擦力和应力　　　　　　单位：kgf/mm^2

力	第一枚	第二枚	第三枚	第四枚
$F'_{力}$	13.97	14.67	12.91	15.10
$F'_{头摩}$	17.15	16.17	15.19	17.15
$F'_{干摩}$	45.72	36.70	38.22	40.72
σ'	1.32	1.21	1.02	1.31

我国学者测得 $\sigma = 1.57\text{kgf/mm}^2$（70 多具尸体），Paul 和 Marrison 计算步态得到最大应力 $\sigma = 3.24\text{kgf/mm}^2$ 等，对骨的压应力一般都小于骨本身的压缩强度。

由上述分析可知，不论从位移 Δ、摩擦力 F 及压应力 σ 等方面考虑，该穿针布局是较好的固定方式，骨折面处能获得生理应力，利于骨愈合。

三、小结

通过对四枚骨针固定方式的大量计算比较（数据比较表略）得到以下结论：穿针个数选择四枚是可取方案之一，在骨针远端没有约束时，二枚不能取，三枚为临界状态，多于四枚已无必要；针径选择以 $d = 4\text{mm}$ 为优，$d \leqslant 2\text{mm}$ 不可取，$d = 3\text{mm}$ 为临界状态，$d \geqslant 5\text{mm}$ 对骨损伤较多不再取之；对进针角度选择不敏感，在表 4 – 1 中角度值 $\pm 5°$ 时，Δ、F、σ 的改变无显著差异，但要使针尽量靠近远端距，因皮质骨最大压缩强度 $\sigma_{皮} = 11.97\text{kgf/mm}^2$，比在松质骨区穿针抗压能力提高，摩擦力增大，从而减少退针的可能性；从计算中发现，影响退针的主要有 3 个因素：位移 Δ、应力 σ 和摩擦力 F。复位为优时，Δ 小，σ、F 在允许范围内，原位愈合不退针；复位良时，若加载嵌插为优，亦能原位愈合不退针；当复位差时，造成移位愈合，若 $F_{摩}$ 较小，易后期退针；若穿针不当，固定差时，由于 Δ 大、F 小及 σ 大，易退针不愈合。同时，通过 20 个临床病例验证，其结果和理论计算比较相符。

第二节　骨针的不同几何形状对固定稳定性影响

由上节讨论得知，采用三枚直针固定股骨颈骨折也是可取的，即从宏观看也可控制骨的近端相对位移，实现稳定固定。在相同针数下，不同几何形状的骨针对固定稳定是否有影响？本节主要从理论和实验两方面，对三枚直针固定，相同针径、相同针位的三枚弧形针以及两枚弧形针一枚直针固定的稳定性进行对比分析，即研究针的几何形状对股骨颈骨折固定稳定性的影响。

一、理论分析

（一）弹性分析

直针或弧形针均由粗隆下部骨干顶端向上倾斜穿过股骨颈，并经过骨折面进入股骨头(图4-4),从而起到固定股骨头的作用。为使直针及弧形针的两组结果具有可比性,通过实践并结合临床 X 线片测量得两组针在图4-4 示坐标上入骨点、上端点的坐标(单位:mm)。

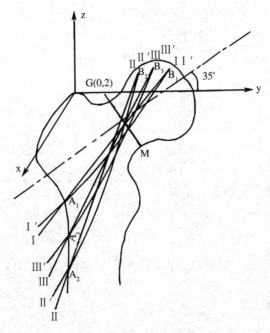

图4-4　骨折模型穿针坐标

直针 I 及弧形针 I ′:　$A_1(-4,-6,-57.5)$,$B_1(9,58,8)$。

直针 II 及弧形针 II ′:　$A_2(-4,-6,-57.5)$,$B_1(9,58,8)$。

直针Ⅲ及弧形针Ⅲ′:　$A_3(-4,-6,-57.5)$,$B_1(9,58,8)$。

当股骨头承受竖向荷载时,由于股骨头(颈)内松质骨对针的滑脱作用,骨折面接合处上侧将出现一定的开裂,我们把此开裂角(即两骨折面相对位移)作为衡量两组针固定效果的指标。

当荷载不大时(实验研究表明荷载小于50kg 时,卸载无残余变形),这一开裂角基本上是由针的上端点发生位移时,股骨头以骨折面下边缘为支点对针滑脱而旋转产生的。因此,针的上端点位移将使股骨头绕下边缘发生转角,根据三枚针的分布特点,针 I (I ′)、II (II ′)交叉分布,由上端点位移导致的股骨头绕股骨颈轴的旋转很小。因此,取三枚针(弧形针的轴线为平面曲线),在各自铅垂面内使股骨头产生相对转角(严格地讲应为其在 yz 面内的投影)的平均值,作为三枚针固定时骨折面处的开裂角。

1. 三枚直针的固定效果分析

(1)几何分析:考虑股骨颈骨折面与股骨颈轴垂直的情形。

通过建立三枚直针的轴线参数方程

$$直针 \text{I} \quad \begin{aligned} x &= -4 + 15t \\ y &= -6 + 64t \\ z &= -57.5 + 65.5t \end{aligned}$$

$$直针 \text{II} \quad \begin{aligned} x &= 8 - 17t \\ y &= -6 + 47t \\ z &= -104 + 114t \end{aligned}$$

$$直针 \text{III} \quad \begin{aligned} x &= -8 + 8t \\ y &= -6 + 58t \\ z &= -75.5 + 86.5t \end{aligned}$$

和骨折面的方程

$$0.8092y + 0.5736z + 17.6128 = 0$$

求解出三枚直针与骨折面交点分别为

$$直针 \text{I} : C_1(4.0182, 33.4752, -17.0996)$$

$$直针 \text{II} : C_2(-5.447, 31.177, -13.826)$$

$$直针 \text{III} : C_3(-2.5776, 33.3124, -16.8703)$$

由距离公式

$$d = \left[\left(x_2 - x_1 \right)^2 + \left(y_2 - y_1 \right)^2 + \left(z_2 - z_1 \right)^2 \right]^{\frac{1}{2}}$$

求得在骨折面斜上方三枚直针的长度分别为：

$$l_1 = 35.444, \quad l_2 = 29.5446, \quad l_3 = 33.6545$$

由公式

$$\sin\alpha_i = \frac{Z_{B_i} - Z_{C_i}}{l_i}$$

求出三枚直针在各自铅垂面内与水平方向的夹角分别为

$$\alpha_1 = 45.0844°, \alpha_2 = 53.7497°, \alpha_3 = 55.9071°$$

三枚直针或弧形针在各自铅垂面内，其上端点与骨折面下边缘点 M 的连线及其与水平方向夹角，利用相应公式求出

$$S_1 = 41.3824, S_2 = 39.5032, S_3 = 42.101$$

$$\theta_1 = 64.983°, \theta_2 = 89.2707°, \theta_3 = 74.1484°$$

（2）荷载分配：根据直针的荷载分配系数分式，见下。

$$k_i = \frac{\sum\limits_{j=1}^{5} H_{ij}}{\sum\limits_{i=1}^{3} \sum\limits_{j=1}^{5} H_{ij}} \qquad i = 1, 2, 3$$

式中，H_{ij} 为 Hardinge 测力值，经计算得三枚直针的荷载分配系数基本相等。因此，取三直针的 EI 均相同，所以，股骨头承担的竖向荷载均分于三枚直针上，且分别于各组所在铅垂面内均匀作用，如图 4 - 5(a)示，各直针所承担的荷载为

$$P = q_1 l_1 \cos\alpha_1 = q_2 l_2 \cos\alpha_2 = q_3 l_3 \cos\alpha_3$$

式中，q_1、q_2、q_3 为分别作用于 Ⅰ、Ⅱ、Ⅲ 针上的均布荷载。

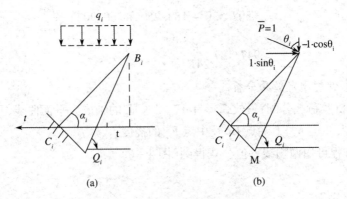

图 4 - 5　直针载荷简图

（3）骨折面处的开裂角：根据单位荷载法，在铅垂面内，直针 Ⅰ 的上端点垂直 B_1M 方向的位移见下。

$$
\begin{aligned}
V_{\mathrm{I}} &= \int_0^{l1\cos\alpha_1} \frac{M_1 M_P}{EI} dt \\
&= \int_0^{l1\cos\alpha_1} \frac{1}{2EI} q_1 t^2 \cdot t \left(\cos\theta_1 + \sin\theta_1 tg\alpha_1 \right) dt \\
&= \frac{q_1}{2EI} \left(\cos\theta_1 + \sin\theta_1 tg\alpha_1 \right) \int_0^{l1\cos\alpha_1} t^3 dt \\
&= \frac{1}{8EI} (q_1 l_1 \cos\alpha_1) (l_1 \cos\alpha_1)^3 (\cos\theta_1 + \sin\theta_1 tg\alpha_1) \\
&= \frac{p}{8EI} (l_1 \cos\alpha_1)^3 (\cos\theta_1 + \sin\theta_1 tg\alpha_1)
\end{aligned}
$$

对 Ⅱ、Ⅲ 针同样有

$$V_{\mathrm{II}} = \frac{p}{8EI} (l_2 \cos\alpha_2)^3 (\cos\theta_2 + \sin\theta_2 tg\alpha_2)$$

$$V_{\mathrm{III}} = \frac{p}{8EI} (l_3 \cos\alpha_3)^3 (\cos\theta_3 + \sin\theta_3 tg\alpha_3)$$

代入相应值得

$$V_{\mathrm{I}} = 20795.889 \frac{p}{8EI}$$

$$V_{\mathrm{II}} = 7258.7316 \frac{p}{8EI}$$

$$V_{\mathrm{III}} = 10984.430 \frac{p}{8EI}$$

由前述定义，骨折面开裂角

$$\varphi = \frac{1}{3}\frac{V_I}{s_1} + \frac{V_{II}}{s_2} + \frac{V_{III}}{s_3}$$

$$= (502.530 + 183.250 + 260.907)\frac{P}{24EI}$$

$$= 947.187\frac{P}{24EI}$$

2. 三枚弧形针的固定效果分析

（1）几何分析及荷载分配：三枚弧形针 I′、Ⅱ′、Ⅲ′的轴成为平面曲线，且是预先制作的，现需要求出入针点 A_1、上端点 B_1 及中点 E_1 的挠度 f_1、f_2、f_3。

其轴线的方程可用抛物线差值公式得到（图 4 - 6）

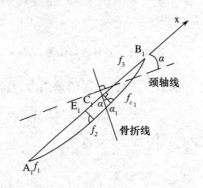

图 4 - 6 弧形针的几何轴线

$$f = \frac{(x-x_2)(x-x_3)}{(x_1-x_2)(x_1-x_3)}f_1 + \frac{(x-x_1)(x-x_3)}{(x_2-x_1)(x_2-x_3)}f_2 + \frac{(x-x_1)(x-x_2)}{(x_3-x_1)(x_3-x_2)}f_3$$

式中，x 为沿三直针 I、Ⅱ、Ⅲ轴线的坐标轴。

求出颈骨轴线与直针 I 的夹角 α，则由下式得到

$$c_1d_1 = \frac{f_{c_1}}{\cos\alpha}$$

再利用 c_1 点的坐标，求出 d_1 点的坐标。弧形针Ⅱ′、Ⅲ′与骨折面交点 d_2、d_3 也按该法确定。从而求出 d_1、d_2、d_3 的坐标为

$$d_1:(4.12,35,-21.5)$$

$$d_2:(-5.56,33.5,-19)$$

$$d_3:(-1.5,34.5,-20)$$

进而利用距离公式，求出在各个铅垂面内，弧形针 I′、Ⅱ′、Ⅲ′在骨折面上侧的对应弦长

$$l_1' = 37.7235, \qquad l_2' = 30.151, \quad l_3' = 35.63$$

以及弦与水平方向夹角

$$\alpha_1' = 53°, \quad \alpha_2' = 76°, \quad \alpha_3' = 60.5°$$

　　对于此情形,仍采用三枚针均分股骨头顶部所承担的荷载分配方法,则各针承担荷载:

$$P = q_1'l_1'\cos\alpha_1' = q_2'l_2'\cos\alpha_2' = q_3'l_3'\cos\alpha_3'$$

　　(2)骨折面开裂角:根据单位荷载法,在弧形针 I′所在的铅垂面内,在上端 B_1 沿垂直于 B_1M 加单位荷载 $\overline{P} = 1$,并将其分解为沿水平方向和铅垂直方向两个分力 $\cos\theta_1$ 和 $\sin\theta_1$,则上端点 B_1,沿垂直于 B_1M 方向的位移如下所示,见图 4−7。

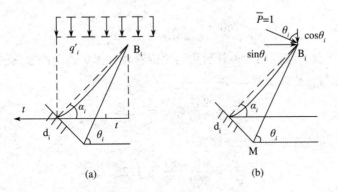

(a)　　　　　　　　　　(b)

图 4−7　弧形针的受力简图

$$V_I' = \int_0^{l_1\cos\alpha_1'} \frac{M_1 M_P}{EI} dt$$

$$= \int_0^{l_1\cos\alpha_1'} \frac{1}{2EI} q_1' t^2 \cdot t(\cos\theta_1 + \sin\theta_1 tg\alpha_2') dt$$

$$= \frac{P}{8EI}(l_1'\cos\alpha_1)^3(\cos\theta_1 + \sin\theta_1 tg\alpha_1')$$

同理

$$V_{II}' = \frac{P}{8EI}(l_2'\cos\alpha_2)^3(\cos\theta_2 + \sin\theta_2 tg\alpha_2')$$

$$V_{III}' = \frac{P}{8EI}(l_3'\cos\alpha_3)^3(\cos\theta_3 + \sin\theta_3 tg\alpha_3')$$

代入相应值,求得

$$V_I' = 14814.126 \frac{P}{8EI}$$

$$V_{II}' = 1552.320 \frac{P}{8EI} \quad V_{III}' = 10003.525 \frac{P}{8EI}$$

由前述定义,其开裂角

$$\varphi' = \frac{1}{3}\left[\frac{V_I'}{s_1} + \frac{V_{II}'}{s_2} + \frac{V_{III}'}{s_3}\right]$$

$$= \frac{P}{24EI}(456.700 + 42.530 + 237.608)$$

$$= 730.838\,\frac{P}{24EI}$$

特别,当第Ⅲ针仍为直针时,即 Ⅰ′、Ⅱ′为弧形针、Ⅲ为直针时其开裂角为

$$\varphi'' = \frac{1}{3}\,\frac{V''_{\mathrm{I}}}{s_1} + \frac{V''_{\mathrm{II}}}{s_2} + \frac{V_{\mathrm{III}}}{s_3}$$

$$= \frac{P}{24EI}(456.70 + 42.53 + 260.907)$$

$$= 760.137\,\frac{P}{24EI}$$

3. 固定效果比较　我们用两种开裂角的比值看几种固定情况的效果的优劣。

(1)三枚直针与三枚弧形针。

$$\frac{\varphi}{\varphi'} = \frac{947.187}{730.838} = 1.29$$

(2)三枚直针与两枚弧形针及一枚直针。

$$\frac{\varphi}{\varphi''} = \frac{947.187}{760.137} = 1.25$$

由此可见,三枚直针固定时,其骨折面开裂角是三枚弧形针固定时的1.29倍,又是两枚弧形针及一枚直针固定时的1.25倍。在三枚针处于弹性变形阶段弧形针固定方式优于直针的固定方式。

(二)弹塑性分析

下面通过弹塑性分析,求出相应的弹性极限荷载和塑性极限荷载,比较哪种固定方式的效果更好一些。

1. 骨针的两种极限弯矩　由于骨针为合金材料制成,不失一般性,取材料的屈服限 $\sigma_s = 41\,\mathrm{kg/mm^2}$,针径 $d = 4\,\mathrm{mm}$。

当骨针最大弯矩截面最外层正应力达到屈服限 σ_s 时,此时弯矩称为弹性极限弯矩 M_s,由公式

$$\sigma_s = \frac{M_s}{W} = \frac{M_s}{\dfrac{\pi d^3}{32}} = \frac{32M_s}{\pi d^3}$$

式中,W 为圆截面模量

$$M_S = \frac{\pi d^3 \sigma_s}{32} = 257.6112(\mathrm{kg \cdot mm})$$

当整个截面出现塑性变形时,该截面弯矩为塑性极限弯矩 M_J。
对于圆截面有

$$\frac{M_J}{M_s} = \alpha = 1.7$$

$$\therefore M_J = 1.7M_s = 437.939(\mathrm{kg \cdot mm})$$

式中,α 为截面形状系数。

2. 不同固定形式的两种极限荷载

(1)三枚直针:直针 $i(i = Ⅰ, Ⅱ, Ⅲ)$ 如图 4 - 7(a)所示。

C_1 点的弯矩

$$M_1 = 0.5q_1(l_1\cos\alpha_1)^2$$
$$= 0.5(q_1l_1\cos\alpha_1)(l_1\cos\alpha_1)$$
$$= 0.5q_1(l_1\cos\alpha_1)$$

1)弹性极限荷载:三枚直针中只有一枚针在 C_1 点的弯矩 M_1 达到弹性极限弯矩 M_s,其余两枚不必达到,此时加于股骨头的荷载即为弹性极限荷载 P_s。

为此先求出三枚骨针中哪一个弯矩最大。

$$M_Ⅰ = 0.5P_Ⅰ(35.444\cos45°) = 12.531P_Ⅰ$$
$$M_Ⅱ = 0.5P_Ⅱ(29.5446\cos53.2497°) = 8.807P_Ⅱ$$
$$M_Ⅲ = 0.5P_Ⅲ(35.444\cos45°) = 12.531P_Ⅲ$$

∵ 在弹性段　$P_Ⅰ = P_Ⅱ = P_Ⅲ = P$

∴ $M_Ⅰ > M_Ⅱ > M_Ⅲ$

即 $M_Ⅰ$ 最大,令 $M_Ⅰ = M_s$

则 $12.531 P_Ⅰ = 257.6112$

$\quad\quad P_Ⅰ = 20.558$

所以 $P_s = 3P_Ⅰ = 61.674(kg)$

2)塑性极限荷载:因为骨针为理想塑性材料,且 $M_Ⅰ > M_Ⅲ > M_Ⅱ$,所以,当股骨头荷载不断增加时,针Ⅰ,Ⅱ,Ⅲ陆续达到塑性极限弯矩,即达到塑性极限荷载 $P_{ⅠJ}$,$P_{ⅡJ}$ 和 $P_{ⅢJ}$,以后荷载不再增加,股骨头的挠度却继续增加,此时股骨头所受的荷载即为塑性极限荷载 P_J

$$P_J = P_{ⅠJ} + P_{ⅡJ} + P_{ⅢJ}$$

令 $M_Ⅰ = M_J(i = Ⅰ, Ⅱ, Ⅲ)$

$$P_{ⅠJ} = \frac{M_J}{0.5l_1\cos\alpha_1}$$

$$P_{ⅠJ} = \frac{437.939}{12.531} = 34.948$$

$$P_{ⅡJ} = \frac{437.939}{8.807} = 49.726$$

$$P_{ⅢJ} = \frac{437.939}{8.807} = 46.540$$

$$∴ P_J = 131.214(kg)$$

(2)三枚弧形针:由图 4 - 7(a)示弧形针,求出 d_1 截面弯矩。

$$M_1' = 0.5q_1'(l_1'\cos\alpha_1')^2$$
$$= 0.5(q_1'l_1'\cos\alpha_1')l_1'\cos\alpha_1'$$
$$= 0.5P_1 = 0.5P_1'l_1'\cos\alpha_1'$$

1）弹性极限荷载 P_s'：由前述欲求三枚弧形针的弹性极限荷载仍须先求出三枚针中最大弯矩。

$$M_I' = 0.5P_I'(37.7235\cos53°) = 11.351P_I'$$
$$M_{II}' = 0.5P_{II}'(30.151\cos76°) = 3.647P_{II}'$$
$$M_{III}' = 0.5P_{III}'(36.079\cos60°) = 9.019P_{III}'$$

∵ 在弹性段　$P_I' = P_{II}' = P_{III}' = P$

∴　　　　$M_I' > M_{III}' > M_{II}'$

令　　　　$M_I' = M_S$

则　　　　$11.351P_I' = 257.6112$

　　　　　$P_I' = 22.668$

所以　　　$P_S' = 3P_I' = 68.004(\text{kg})$

2）塑性极限荷载 P_J'。

令 $M_I' = M_J$

$$P_{IJ}' = \frac{M_J}{0.5l_1'\cos\alpha_1} = \frac{437.939}{0.5l_1'\cos\alpha_1}$$

$$P_{IJ}' = \frac{437.939}{11.351} = 38.582$$

$$P_{IIJ}' = \frac{437.939}{3.647} = 120.082$$

$$P_{IIIJ}' = \frac{437.939}{9.019} = 48.557$$

所以　　$P_J' = P_{IJ}' + P_{IIJ}' + P_{IIIJ}' = 207.221(\text{kg})$

（3）两枚弧形针及一枚直针

1）弹性极限荷载 P_S'' 计算如下。

$$P_S'' = 3P_I' = 68.004(\text{kg}) = P_S'$$

2）塑性极限荷载 P_J'' 计算如下。

$$P_J'' = P_{IJ}' + P_{IIJ}' + P_{IIIJ} = 205.204(\text{kg})$$

通过以上两种极限荷载的分析计算，说明弧形针固定形式优于直针固定形式，即骨针的几何形状对极限荷载的影响是很大的。

二、实验观察

为验证骨针几何形状对股骨颈骨折固定稳定性影响，用 4 根新鲜骨，制成如图 4-4 所示的骨折模型，利用特制夹头，在 DW-25 电子万能实验机进行加载实验。为使结果具有可比性，实验组和对比组采用同一人的左右两腿，在其他条件相同的情况下，分别用一组直径为 4mm 的直针和另一组两枚弧形针及一枚直针固定，在下列两种情况下进行比较。

（1）加载相同情况下，观察骨折远近端的相对位移，直针组较弧形针组大，约为弧形针的 1.3 倍,说明弧形针固定稳定性优于直针固定稳定性。

(2)破坏实验。所谓破坏实验,系指骨针相对骨折远端或近端产生滑动(本组实验都是相对近端产生滑动)。这时,实验机显示,力值并不增加,股骨头的挠度却在连续变化,骨折面相对夹角也在连续改变(表 4 - 5)。

表 4 - 5　破坏实验数据 单位:kg

针型组别	弧形针组	直针组
第一组	≤252	≤227
第二组	≤160	≤112
平均值	≤206	≤169.5

从使用两种不同类型针的两组破坏实验结果看,弧形针固定稳定性也明显优于直针。

三、结果讨论

上面通过理论分析与实验研究两种方法的讨论,可以看出两种结果大体一致。

(一)股骨头的变位研究

1. 理论分析　三枚直针与两枚弧形针及一枚直针骨折面开裂角之比为

$$\frac{\varPhi}{\varPhi''} = 1.25$$

即前者是后者的 1.25 倍。

2. 实验研究　骨折面开裂角之比,前者是后者的 1.35 倍。

两种方法的结果基本一致,说明计算结果是可信的。

(二)股骨头所受弹性极限荷载的研究

1. 理论分析　三枚直针固定形式 $P_s = 61.674 \text{kg}$。

2. 实验研究　三枚直针固定形式 $P_s = 50 \text{kg}$。

两种结果有一定误差,原因是实验研究考虑了松质残余变形,而理论分析则没有考虑,说明两种方法的结果是合理的。

(三)股骨头所受塑性极限荷载的研究

1. 理论分析　三枚直针 $P_J = 131.214 \text{kg}$;两枚弧形针及一枚直针 $P''_J = 205.20 \text{kg}$。

2. 实验研究　三枚直针平均值 $P_J = 169.5 \text{kg}$;两枚弧形针及一枚直针 $P''_J = 206 \text{kg}$。

比较发现:①理论分析中,三枚直针 $P_J = 131.214 \text{kg}$ 小于实验中两组数据平均值但介于两种数据之间(112 < 131.214 < 227),属于正确范围。②两枚弧形针及一枚直针的两种方法两种结果是一致的。

通过以上分析表明两种分析方法的结果是正确的。

第三节 股骨颈骨折断面倾斜度与针型固定稳定性的关系

临床治疗股骨颈骨折有多种医疗方式,但就某种医疗方式而言,因骨折类型不同,疗效也不一样。本节旨在以针型固定疗法为例,从理论上探讨骨折固定稳定性和疗效与骨折面倾斜度 α 变化的关系。

一、几何分析

为简化运算,假定所有患者股骨头形状均几何相似。这样,对个体病例讨论的结果,只要调整比例系数,便可得到一般结论。

(一)典型病例模型

取如图 4 - 8 所示的典型模型,坐标系中骨针Ⅰ、Ⅱ、Ⅲ的入针点和上端点坐标分别为

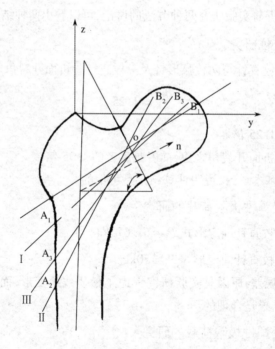

图 4 - 8 典型模型与坐标

直针Ⅰ $A_1(-4, -6, 51.5)$、$B_1(9, 58, 8)$
直针Ⅱ $A_2(8, -6, -104)$、$B_2(-9, 41, 10)$
直针Ⅲ $A_3(-8, -6, -57.5)$、$B_3(0, 52, 11)$ (单位:mm)
骨折面与股骨颈轴交点 o 的坐标为 $o(0, 32, -17)$ 按上述假定这些坐标数实际上是

各部间的相对比值。

定义骨折面与水平面夹角(锐角)为倾斜度 α，它反映了骨折面的方位，用此角 α 可以描述骨折不同类型。

(二)骨折面一般方程

骨折面绕 o 点转动且 x 轴与骨折面平行，则骨折面法向量的方向数为

$$\overline{n}\quad 0, \sin\alpha, \cos\alpha$$

法式方程

$$y\sin\alpha + z\cos\alpha + \left(17\cos\alpha - 32\sin\alpha\right) = 0 \qquad (4-1)$$

(三)三枚骨针的参数方程

$$直针 \text{I} \quad \begin{aligned} x &= -4 + 13t_1 \\ y &= -6 + 64t_1 \\ z &= -57.5 + 65.5t_1 \end{aligned}$$

$$直针 \text{II} \quad \begin{aligned} x &= 8 - 17t_2 \\ y &= -6 + 47t_2 \\ z &= -104 + 114t_2 \end{aligned} \qquad (4-2)$$

$$直针 \text{III} \quad \begin{aligned} x &= -8 + 8t_3 \\ y &= -6 + 58t_3 \\ z &= -75.5 + 86.5t_3 \end{aligned}$$

(四)三枚骨针与骨折面的交点坐标

设三枚骨针与骨折面交点分别为 c_1、c_2、c_3，可以由方程(4-1)与方程(4-2)联立求出参数 t_1、t_2、t_3，然后代回方程(4-2)求出。

例如骨针 I 的参数 t_1 可用下式

$$\left(-6 + 64t_1\right)\sin\alpha + \left(-57.5 + 65.5t_1\right)\cos\alpha + \left(17\cos\alpha - 32\sin\alpha\right) = 0$$

解出

$$t_1 = \frac{38\sin\alpha + 40.5\cos\alpha}{64\sin\alpha + 65.5\cos\alpha} = \frac{38\mathrm{tg}\alpha + 40.5}{64\mathrm{tg}\alpha + 65.5}$$

类似解出 t_2、t_3

$$t_2 = \frac{38\mathrm{tg}\alpha + 87}{47\mathrm{tg}\alpha + 114}$$

$$t_3 = \frac{38\mathrm{tg}\alpha + 58.5}{58\mathrm{tg}\alpha + 86.5}$$

(五)参数 t_1、t_2、t_3，是 α 的单调函数

$$\therefore \quad t_1 = \frac{38\mathrm{tg}\alpha + 40.5}{64\mathrm{tg}\alpha + 65.5}$$

$$t_1' = \frac{-103\sec^2\alpha}{64\mathrm{tg}\alpha + 65.5^2} < 0$$

$\therefore$ t_1 是 α 的单调减函数

$\therefore$ $t_2' = \dfrac{243\sec^2\alpha}{47\mathrm{tg}\alpha + 114^2} > 0$

$\therefore$ t_2 是 α 的单调增函数

$\therefore$ $t_3' = \dfrac{-106\sec^2\alpha}{58\mathrm{tg}\alpha + 86.5^2} < 0$

$\therefore$ t_3 是 α 的单调减函数

二、变形分析

当患者术后,借助双拐或单拐着地进行功能锻炼时,髋关节作用于股骨头的合力基本上沿铅垂方向。

在荷载不太大时,根据三枚骨针的分布特点,针 I、II 在颈骨轴左右两侧交叉分布,由上端点 B_1、B_2 位移导致股骨头绕颈骨轴旋转很小,且基本上互相抵消,所以为简单计,且不失一般性,只需求出各骨针铅垂面内的挠度,便可以得出股骨头的挠度。

假定股骨头传给三枚骨针 I、II、III 沿水平方向均布荷载为 q_1、q_2、q_3(图4-9)。

(1)若骨针 I、II、III 的近端长度分别为 L_1、L_2、L_3,则

$$L_{y1} = y_{B1} - y_{C1} = 58 - (-6 - 64t_1) = 64(1 - t_1)$$

$$L_{x1} = 9 - (-4 + 13t_1) = 13(1 - t_1)$$

$$L_{z1} = 8 - (-57.7 + 65.5t_1) = 65.5(1 - t_1)$$

$$\therefore \quad L_1 = \sqrt{L_{x1}^2 + L_{y1}^2 + L_{z1}^2} = 92.49(1 - t_1)$$

同理可求出

$$L_2 = \sqrt{L_{x2}^2 + L_{y2}^2 + L_{z2}^2} = 124.48(1 - t_2)$$

$$L_3 = \sqrt{L_{x3}^2 + L_{y3}^2 + L_{z3}^2} = 104.45(1 - t_3)$$

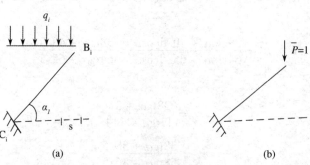

(a)   (b)

图4-9 骨针承受的均布载荷

(2)直针 I、II、III 与水平方向夹角 α_1、α_2、α_3

$$\sin\alpha_1 = \frac{L_{z1}}{L_1} = \frac{65.5(1-t_1)}{92.49(1-t_1)} = 0.7022$$

$$\therefore \qquad\qquad\qquad \alpha_1 = 45°6'$$

同理可求出 α_2、α_3

$$\alpha_2 = 66°20'$$

$$\alpha_3 = 55°54'$$

（3）直针 Ⅰ、Ⅱ、Ⅲ上端点 B_1 的挠度如图 4-9 示。

由单位荷载法

$$w_1 = \int_0^{L_1\cos\alpha_1} \frac{\overline{M}_1 M_P}{EI} ds = \int_0^{L_1\cos\alpha_1} \frac{1}{2EI} q_1 S^3 ds$$

$$= \frac{1}{8EI} q_1 L_1 \cos\alpha_1 \left(L_1\cos\alpha_1\right)^3$$

$$= \frac{P_1}{8EI} \left(L_1\cos\alpha_1\right)^3$$

同理

$$w_2 = \frac{P_2}{8EI} \left(L_2\cos\alpha_2\right)^3$$

$$w_3 = \frac{P_3}{8EI} \left(L_3\cos\alpha_3\right)^3$$

式中，$P_1 = q_1 L_1\cos\alpha_1$、$P_2 = q_2 L_2\cos\alpha_2$、$P_3 = q_3 L_3\cos\alpha_3$ 分别是作用在针 Ⅰ、Ⅱ、Ⅲ上的荷载。在弹性段，基本上 $P_1 = P_2 = P_3$。

代入 L_i，α_i 相应值求得

$$w_1 = 34965.268 \left(1-t_1\right)^3 \frac{P_1}{EI}$$

$$w_2 = 15546.83 \left(1-t_2\right)^3 \frac{P_2}{EI}$$

$$w_3 = 25095.429 \left(1-t_3\right)^3 \frac{P_3}{EI}$$

$$\therefore \qquad w_1' = 34965.268 \left(1-t_1\right)^3 \frac{P_1}{EI} \times 3 \left(1-t_1\right)^2 \left(-t_1\right) > 0$$

$\therefore$　w_1 当 α_1 增加时，而随之增加，故为单增函数。

同理　　　　　　　　$w_2' < 0$　　w_2 是单减函数

$$w_3' > 0 \qquad w_3 \text{ 是单增函数}$$

若取股骨头的挠度

$$w = \frac{1}{3} \left(w_1 + w_2 + w_3\right)$$

当 $\alpha = 30°$ 时

$$w = 1055.59 \frac{P}{EI}$$

当 $\alpha = 70°$ 时

$$w = 1114.93 \frac{P}{EI}$$

所以,当 α 由小到大增加时,股骨头的挠度 w 是单调增函数,即随 α 增大而增大。

通过以上计算还说明 w_1、w_3 是 α 的单增函数,而 w_2 是 α 的单减函数,这是因为直针 Ⅱ 与骨折面交点在颈骨轴上方,而直针 Ⅰ、Ⅲ 与骨折面交点在颈骨轴下方引起,即针 Ⅱ 可较多抵抗相对移位。

三、极限分析

骨针的塑性极限弯矩见下。

取骨针的屈服应力 $\sigma_s = 41(\mathrm{kg/mm^2})$,针径 $d = 4\mathrm{mm}$

则

$$\sigma_s = \frac{M_s}{W} = \frac{32M_s}{\pi d^3}$$

其中 M_s 弹性极限弯矩

$$M_S = \frac{\pi d^3 \sigma_s}{32} = 257.6112 \quad \mathrm{kg \cdot mm}$$

$\because \quad \dfrac{M_J}{M_S} = \alpha = 1.7$

$\therefore \quad M_J = 1.7 M_S = 437.939 (\mathrm{kg \cdot mm})$

直针 $i\,(i = Ⅰ、Ⅱ、Ⅲ)$ c_1 截面的弯矩,如图 $4-9(\mathrm{a})$ 所示

$$M_1 = \frac{1}{2} q_1 \; L_1 \cos\alpha_1^{\;2} = \frac{1}{2} P_1 \; L_1 \cos\alpha_1$$

令 $\quad M_1 = M_J$

$\therefore \quad P_{1J} = \dfrac{2M_J}{L_1 \cos\alpha_1} = \dfrac{875.878}{L_1 \cos\alpha_1}$

则

$$P_{ⅠJ} = \frac{875.878}{92.49 \cos 45°6' \; 1 - t_1} = \frac{13.415}{1 - t_1}$$

$$P_{ⅡJ} = \frac{875.878}{124.48 \cos 66°20' \; 1 - t_2} = \frac{17.547}{1 - t_2}$$

$$P_{ⅢJ} = \frac{875.878}{104.45 \cos 55°54' \; 1 - t_3} = \frac{14.958}{1 - t_3}$$

$\because \quad P'_{ⅠJ} = \dfrac{13.415 t'_1}{1 - t_1^{\;2}} < 0, \quad t'_1 < 0$

$\therefore \quad P_{ⅠJ}$ 是 α 的单减函数

同理可证

$$P_{ⅡJ} 是 \alpha 的单增函数$$

$$P_{ⅢJ} 是 \alpha 的单减函数$$

当 $\alpha = 30°$ 时

$$P_J = P_{ⅠJ} + P_{ⅡJ} + P_{ⅢJ} = 156.772\text{kg}$$

$\alpha = 70°$ 时

$$P_J = P_{ⅠJ} + P_{ⅡJ} + P_{ⅢJ} = 160.332\text{kg}$$

通过计算表明,虽然骨针Ⅰ、Ⅲ是 α 的单减函数,但不如骨针Ⅱ单增函数速度快。所以,股骨头的极限荷载 P_J 却是 α 的单增函数,又一次说明骨针与骨折面交点在颈骨轴线上方的有益之处。

四、受力分析

将加于股骨头的竖向力 P 移置到骨折面形心 O,得到竖向力 P' 和力矩 M'_O(图4 - 10)。

$$P' = P \qquad M'_O = M_O(P)$$

力矩 M'_O 由三枚骨针承担,将 P' 沿骨折面法向和切向分解得

$$N = P\cos\alpha$$

$$Q = P\sin\alpha$$

式中,Q 为作用在骨折面上的剪力,它的存在会对骨折愈合产生不利影响,因此,其值越小越好。由 Q 表达式知,它是 α 的单增函数,随着 α 的增加而增加。

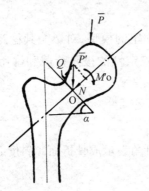

图4-10　力移置与分解

N 为作用在骨折面上的正压力,它的存在不但使骨折固定稳定性好,而且还是获得生理应力的主要来源。而生理应力对骨折愈合是有益的。N 是 α 的单减函数,表明 N 值随 α 增加而减小。

由上述分析表明,由于功能锻炼使股骨头受竖向力 P,而竖向力 P 会对骨折面产生正压力 N 和剪力 Q,随着 α 的增大,有益的正压力减小,而无益的剪力增大。所以,对于骨折面倾斜度 α 较大的患者,在进行下地功能锻炼时应该注意。

五、小结

通过上面几种分析知道,股骨头的挠度和所承受的塑性极限荷载都是 α 的单增函数,由于骨针与骨折面交点在股骨颈骨轴上方,使股骨头挠度减小,而使极限荷载增加。因此针 Ⅱ 的穿针方位对较大倾斜度骨折类型的固定是有益的。一般来说,骨针过骨折面时,尽量多地落在中轴线上侧为好。

(1)当 $\alpha < 30°$ 时,在同一力的作用下,股骨头挠度 w 相对较小,骨折面正压力 N 较大,剪力 Q 较小,所以,骨折固定易稳定。临床上取针径可以偏小,针数也可偏少。

(2)当 $30° < \alpha < 70°$ 时,在相同力作用下,股骨头挠度 w 增大,骨折面上的正压力 N 与剪力相差不大,骨折固定稳定性较前者差。因此,需相应增加针数和针径。

(3)当 $\alpha < 70°$ 时,股骨头挠度较大,骨折面上的正压力 N 很小,而剪力 Q 明显增加,骨折固定困难。在这种情况下,骨针的良好几何位置受到限制,除应增加针数和针径,还需采取相应措施。如在下地进行功能锻炼时,最好使用双拐,以减小股骨头的竖向荷载值,避免股骨头产生较大挠度。但要注意,不要使股骨头在髋关节内自由转动受到阻碍,以免使股骨颈受到约束扭矩作用,出现不利的扭转变形。

(4)当 α 接近或大于 $90°$ 时,若骨折面通过合力作用点的近侧,则骨块较小,仍可采用针型固定;若骨块较大或通过合力作用点的远侧,则应选择相应固定方式。

第四节 股骨颈骨折多针固定稳定性的力学分析

本节应用股骨颈骨折多针固定的模型,对影响其稳定性的若干因素进行了分析,从而得出了复位后能维持骨折端稳定性的极限荷载和许用荷载,阐明了多针固定的力学原理。

一、几何分析

为了把骨折近端长度和入针角表示成骨折面倾斜度 α(林顿角)和颈干角的函数,建立两种坐标系。

(一)坐标系 oxyz(图 4 - 11)

设骨针 $i(i = 1, 2 \cdots n)$ 的入针点 A_i 和终止点 B_i 的坐标

$$A_i(x_{1i}, y_{1i}, z_{1i}) \quad B_i(x_{2i}, y_{2i}, z_{2i})$$

骨针 i 轴线参数方程为

$$\frac{x - x_{1i}}{x_{2i} - x_{1i}} = \frac{y - y_{1i}}{y_{2i} - y_{1i}} = \frac{z - z_{1i}}{z_{2i} - z_{1i}} \tag{4-3}$$

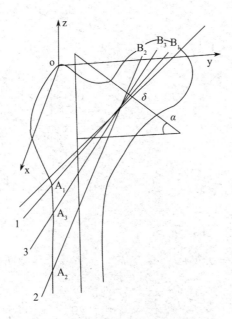

图 4－11　为便于计算而建立的坐标系

取 $\bar{o}(o,\bar{y},\bar{z})$ 为股骨颈与骨折面交点，骨折面倾斜度为 α，则骨折面法式方程为

$$y\sin\alpha + z\cos\alpha - (\bar{y}\sin\alpha + \bar{z}\cos\alpha) = 0 \qquad (4-4)$$

骨针 i 与骨折面交点 C_i 的参数 t_i

$$t_i = \frac{(\bar{y} - y_{1i})\sin\alpha + (\bar{z} - z_{1i})\cos\alpha}{y_{2i} - y_{1i}\ \sin\alpha + \ z_{2i} - z_{1i}\ \cos\alpha} \qquad (4-5)$$

骨针 i 在骨折近端长度 L_{xi},L_{yi},L_{zi} 表达式

$$\begin{aligned} L_{xi} && X_{2i} - X_{1i} \\ L_{yi} &= & Y_{2i} - Y_{1i} \\ L_{zi} && Z_{2i} - Z_{1i} \end{aligned}$$

$$L_i = (L_{xi}^2 + L_{yi}^2 + L_{zi}^2)^{\frac{1}{2}} \qquad (4-6)$$

设骨针 i 与 x,y,z 轴夹角分别为 $\alpha_i,\beta_i,\gamma_i$，则

$$\begin{aligned} \cos\alpha_i && L_{xi} \\ \cos\beta_i &= \frac{1}{L_i} & L_{yi} \\ \cos\gamma_i && L_{zi} \end{aligned} \qquad (4-7)$$

（二）坐标系 $\bar{o},\bar{x},\bar{y},\bar{z}$

令 $\bar{x}$ 与 x 轴方向相同，$\bar{y}$ 轴沿股骨颈方向，设 $\bar{y}$ 与 y 轴夹角为 $\varphi+90°$ 为颈干角（图 4－12，4－13）

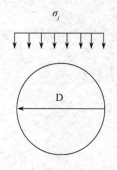

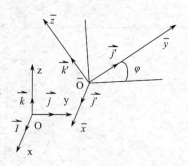

图 4 - 12 骨针受力   图 4 - 13 两坐标系间关系

针 i 在两种坐标系中 L_i 的矢量式

$$\overset{\rho}{L_i} = L_{xi}\overset{\rho}{i} + L_{yi}\overset{\rho}{j} + L_{zi}\overrightarrow{k} = L_{\bar{x}i}\overrightarrow{i'} + L_{\bar{y}i}\overrightarrow{j'} + L_{zi}\overrightarrow{k'}$$

则

$$\begin{matrix} L_{\bar{x}i} \\ L_{\bar{y}i} \\ L_{zi}k' \end{matrix} = \begin{matrix} \overrightarrow{L_i} \cdot \overrightarrow{i'} \\ \overrightarrow{L_i} \cdot \overrightarrow{j'} \\ \overrightarrow{L_i} \cdot \overrightarrow{k'} \end{matrix} = \begin{bmatrix} 1 & 0 & 0 \\ 0 & \cos\varphi & \sin\varphi \\ 0 & -\sin\varphi & \cos\varphi \end{bmatrix} \begin{matrix} L_{xi} \\ L_{yi} \\ L_{zi} \end{matrix} \qquad (4-8)$$

二、极限荷载和许用荷载

（一）许用荷载满足的条件

股骨头（颈）承受的重力和肌力属于空间力系，有多种运动和变形形式，当实施骨折针型固定术后，股骨头（颈）承受的荷载必须满足 3 个条件。

1. 协调条件　骨折远近端形成一连续体，两端面无相对位移，变形是协调的。

2. 平衡条件　松质骨对骨针的约束力系能与股骨头（颈）的外荷载力系相平衡。

3. 安全条件　骨针不能压坏松质骨，各骨针均不能丧失支承载能力（即不能形成塑性铰）。

许用荷载是指满足以上 3 项条件的荷载。极限荷载只满足前两条件，安全条件则为刚达到极限值的荷载。所以，求许用荷载必须先求极限荷载。

（二）极限荷载

设骨针的屈服极限为 σ_s，针径为 D，则塑性极限弯矩 M_p

$$M_p = \frac{4}{3}\left(\frac{D}{2}\right)^3 \sigma_s = \frac{1}{6}D^3\sigma_s(\text{kgf} \cdot \text{mm})$$

松质骨对骨针 i 的压力 P_i 中最小者为 P

$$P = \min P_i = \min \frac{2M_p}{D \cdot L_i^2} = \frac{2M_p}{D}\min\frac{1}{L_i^2} = \frac{2M_p}{D} \cdot \frac{1}{\max L_i^2} \quad i = 1,2,\cdots n \quad (4-9)$$

上式的物理意义：在同样压力 P 下，骨针在近端最长者先形成塑性铰。

由 Knese 试验知,股骨头(颈)松质骨压缩强度 $\sigma_b = 1.17\text{kgf/mm}^2$。

松质骨对骨针的极限压力 σ_J 应为 P 和 σ_b 中最小者,即

$$\sigma_J = \min\ P, \sigma_b \qquad (4-10)$$

才能保证骨针承受压力 σ 时($\sigma < \sigma_J$),骨针不会失去承载能力,松质骨也不会被压坏,即满足第 3 条(安全条件)。

将极限约束力系向骨折面形心简化,得主矢和主矩

$$\vec{R}_J = R_{J\bar{x}}\vec{i}' + R_{J\bar{y}}\vec{i}' + R_{J\bar{z}}\vec{i}'$$
$$\overline{M}_J = M_{J\bar{x}}\vec{i}' + M_{J\bar{y}}\vec{i}' + M_{J\bar{x}}\bar{i} \qquad (4-11)$$

各分量的绝对值表达式通过积分得到

$$R_J = \begin{array}{c} R_{J\bar{x}} \\ R_{J\bar{y}} \\ R_{J\bar{z}} \end{array} = \sigma_J \cdot D \begin{bmatrix} 0 & 1 & 1 \\ 1 & 0 & 1 \\ 1 & 1 & 0 \end{bmatrix} \cdot \left\{ \begin{array}{c} \sum |L_{\bar{x}i}| \\ \sum |L_{\bar{y}i}| \\ \sum |L_{\bar{z}i}| \end{array} \right\} \qquad (4-12)$$

$$M_J = \begin{array}{c} M_{J\bar{x}} \\ M_{J\bar{y}} \\ M_{J\bar{z}} \end{array} = \sigma_J \cdot D \begin{bmatrix} 0 & 1 & 1 \\ 1 & 0 & 1 \\ 1 & 1 & 0 \end{bmatrix} \cdot \left\{ \begin{array}{c} \sum L_{\bar{x}i}^2 \\ \sum L_{\bar{y}i}^2 \\ \sum L_{\bar{z}i}^2 \end{array} \right\} \qquad (4-13)$$

(三)许用荷载

骨针 i 与骨折面交点 C_i 处的剪力最大,骨针对松质骨的压力也达到最大值,为使松质骨不致有较大的破坏,需要通过极限荷载确定许用荷载,其公式为

$$\overline{R} = \frac{1}{k}\ R_J$$
$$\overline{M} = \frac{1}{k}\ M_J \qquad (4-14)$$

k 为安全系数($k > 1$),其值决定于患者年龄、性别、健康状况、骨折类型等因素。

三、算例与框图

首先利用上述公式编出 Fortran77 通用程序,然后选择适当的针数(n)、针径(D)、针位(坐标)、倾斜度(α)、颈干角(φ)、交点 $\bar{o}(0, \bar{y}, \bar{z})$、屈服极限($\sigma_s$)等变量值,利用微机算出极限荷载和许用荷载。

(一)算例

取 $n = 3$,$D = 4\text{mm}$,$\alpha = 50°$,$\varphi = 40°$,$\sigma_s = 41\text{kgf/mm}^2$,$\bar{y} = 32$,$\bar{z} = -17$,$k = 2$,

三枚骨针针位坐标

$$A_1(-4, -6, -57.5), \qquad B_1(9, 58, 8)$$
$$A_2(8, -6, -104), \qquad B_2(-9, 41, 10) \qquad \text{(单位:mm)}$$

$$A_3(-8, -6, -75.5), \qquad B_3(0,52,11)$$

求得相应极限荷载

$$R_J = \begin{matrix} R_{J\bar{x}} \\ R_{J\bar{y}} \\ R_{J\bar{z}} \end{matrix} = \begin{matrix} 58.2256 \\ 18.8935 \\ 50.5487 \end{matrix} \qquad (单位:kgf)$$

$$M_J = \begin{matrix} M_{J\bar{x}} \\ M_{J\bar{y}} \\ M_{J\bar{z}} \end{matrix} = \begin{matrix} 1165.3430 \\ 3492.9820 \\ 1071.9460 \end{matrix} \qquad (单位:kgf \cdot mm)$$

和许用荷载

$$\bar{R} = \begin{matrix} \bar{R}_{\bar{x}} \\ \bar{R}_{\bar{y}} \\ \bar{R}_{\bar{z}} \end{matrix} = \begin{matrix} 29.1128 \\ 9.4468 \\ 25.2743 \end{matrix} \qquad (单位:kgf)$$

$$\bar{M} = \begin{matrix} \bar{M}_{\bar{x}} \\ \bar{M}_{\bar{y}} \\ \bar{M}_{\bar{z}} \end{matrix} = \begin{matrix} 582.6715 \\ 1746.4910 \\ 535.9730 \end{matrix} \qquad (单位:kgf \cdot mm)$$

(二)计算框图

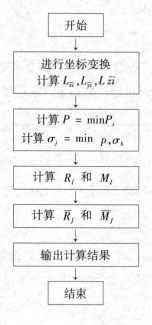

四、几点讨论

(1)在铅直方向的极限荷载公式为

$$R_J = R_{J\bar{z}}\cos\varphi + R_{J\bar{y}}\sin\varphi \tag{4-15}$$

将算例中有关数据代入上式得 $R_J = 46.946\text{kgf}$，小于实验数据 $P_J^* = 50\text{kgf}$(卸载后无明显残余变形)，说明由公式算出的数据是安全可靠的。

（2）公式包含变量有针位、针径、针数、骨针材料性质、骨折类型、颈干角、安全系数，通过选择各变量值，可以求出所需的荷载值，说明公式适用范围是广泛的。

（3）公式是用矩阵表示的，可方便地编出通用程序，用微机算出各种数据，说明公式是可行的。

（4）公式证明了股骨颈骨折针型固定术是稳定可靠的，因为骨针具备平衡空间任意荷载的能力，只要满足许用荷载条件，骨折固定便是稳定的。

第五节　双针固定股骨颈骨折的骨科生物力学分析

上述讨论中我们曾得出结论：穿针个数的选择四枚是可取方案，二枚针不可取，三枚针为临界状态，多于四枚已没必要；并提出针径选择以 $d=4\text{mm}$ 为优，$d\leqslant2\text{mm}$ 不可取，$d=3\text{mm}$ 为临界态，$d\geqslant5\text{mm}$ 对骨损失多不再取之。上述对使用针数的讨论是对骨针不加任何约束条件下提出的。如果有适当约束条件，使用两枚骨针同样可达到固定目的，并取得满意疗效。下面仅以我国使用较多的双针固定股骨颈骨折疗法为例，从骨伤生物力学观点做一简析，其结果并不失一般性。

双针固定治疗股骨颈骨折是治疗该类疾病的一种新型器械，具有结构简单、固定稳定、损伤小、便于应用和患者乐于接受等特点。经 300 余例临床统计，术后平均一周可以下床活动，愈合率高于 95%，股骨头坏死率 5%，骨折愈合时间平均 3 个月左右。

上述情况说明，疗效是满意的，随访结果再次证明了这一结论。为什么能取得理想疗效呢？本文从骨伤生物力学观点做一初步分析。

一、稳定性分析

双针固定股骨颈骨折疗法属外固定方式，两枚骨针的远端由螺杆约束并给予支撑，螺杆下端固定方式大体分两种：一种是用一枚骨针固定在股骨上（图 4－14）；另一种是固定在夹板或环状套上，再捆在大腿上（图 4－15）。

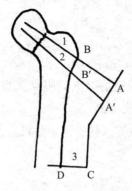

图 4－14　双针固定术远端用骨针固定

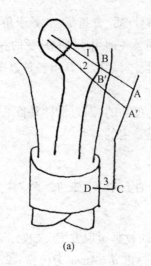 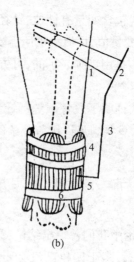

图 4 - 15　双针固定方式

(a)骨针约束;(b)布带约束。

1—骨针;2—锁针器;3—螺旋杆;4—木板;5—加压螺杆;6—约束带

由结构特征得知,A 与 A'处,因有锁针器,可把针 1、2 紧紧锁在螺杆上,认为是固定端;C、D 简化为铰结点,B 与 B'也可看作固定端;三枚骨针基本在同一平面内,因此又可简化为平面问题。根据几何构造分析得知,骨折远、近端和器械构成有多余联系的几何不变体系,即只要正确使用该器械,便可实现稳固固定。

以上结果成立的前提是骨与骨针要有足够的摩擦力。因此,了解摩擦力的大小是很重要的。摩擦力值满足如下关系式

$$F_{\max} = f \cdot \sigma \cdot s \qquad (4-16)$$

式中,f 为骨与骨针的摩擦系数:骨针与密质骨的摩擦系数为 $f_{密} = 0.264$;骨针与松质骨的摩擦系数为 $f_{松} = 0.3142$。σ 为挤压应力:密质骨对骨针的挤压应力为 $\sigma_{密} = 1.0385 \text{kg}/\text{mm}^2$;松质骨对骨针的挤压应力为 $\sigma_{松} = 0.232 \text{kg}/\text{mm}^2$。$s$ 为针与骨的接触面积。

若骨针直径 d 为 4mm,穿入近端的深度设为 30mm,又知穿过的范围基本是松质骨区,将已知值代入(4-16)式,得

$$F_{\max} = 27.5 \text{ kg}$$

该值与实验结果基本相符合。

由以上计算可知,治疗期间一般情况下克服纵向拔针的摩擦力是足够的,所以把穿入近端的骨针简化成铰支是符合实际的。

综上所述,用双针固定治疗股骨颈骨折固定是可靠的。

二、断端生理应力

临床和实验均已证明,骨折端获得适当应力刺激对愈合是有益的。双针固定治疗股骨颈骨折根据生理和器械结构特点,它虽然不能给予骨折端恒定生理应力,但可使骨折

端获得对愈合颇为有益的间断性生理应力。

当固定器械安装后 5 天左右,患者即可下床进行功能活动。两枚骨针的剪切强度是足够的。又知两枚骨针中,下边一枚受压,由于骨折远、近端相互挤压,故一般骨针不会松动。而上边一枚受拉,当力大于骨针与骨折近端间的摩擦力时,便出现微小松动现象。只要骨针在弹性限内,当弯矩增大时,骨针变形增加;当弯矩减小或等于零时,变形随之减小或等于零。这样,骨折端面法向压力分布时大、时小、时有、时无随功能活动而变化,这正是临床初期骨折端得到间断性生理应力。

受拉一侧骨针与近端间未出现相对滑动前,由于功能活动时骨针的微小变形,骨折端面间也存在有间断性生理应力。

本组病例证明了上述看法的正确性。所以凡术后能扶双拐下地行走者,均明显提高了愈合速度。

骨折端的间断性生理应力对陈旧性骨折更为重要。陈旧性骨折,采用本法治疗,骨针造成两新鲜创面,间断性生理应力的反复刺激,可清除掉纤维包膜,形成新的骨折面,为骨折再愈合创造了条件。

应指出的是,生理应力是有一定范围的。生理应力是加速愈合的重要条件。过大的应力值又是股骨头坏死的原因之一。即在骨折治疗和修复过程中,生理应力值应在某一确定区间内。

三、较少功能替代

双针固定治疗股骨颈骨折,很少功能替代是它的另一特点。

股骨颈的正常功能主要是承受剪力和弯矩。一般认为骨折端剪应力在治疗初期对愈合是不利的。所以对股骨颈骨折的治疗,既要尽量减小骨折端剪应力,又要克服由于弯矩使骨折端出现的再移位,还要防止出现明显的功能替代。

设所用钢针的许用剪应力为 $19kg/mm^2$,临床要求股骨头承受载荷由 10kg 逐渐增大到 50kg,所以,骨折端决不会由于功能活动而出现剪切移位,可有效防止不利于愈合的剪应力发生。

临床初期,当股骨颈承受弯矩时,一般情况下不会出现明显位移,即固定是可靠的。当随着骨折面愈合程度的增强,股骨头所受载荷,将部分地被新生骨组织承受。在这种情况下,两枚钢针和股骨颈将形成组合截面梁结构。由于新生骨组织和钢针具有不同的弹性模量,而钢针的弹性模量远大于新生骨的弹性模量,因而骨折面愈合初期主要承受载荷的仍然是钢针,这对保持骨折端的稳定是必要的。随着新生骨组织的加强,骨针承载将逐渐减少。载荷将越来越多地被新生骨组织承受。当重建的骨组织接近正常骨组织强度时,载荷将主要由修复后的骨组织承担。这时,骨针的固定作用已不再是必要的。由此可知,双针固定治疗股骨颈骨折过程中,不存在明显的功能替代。

综上所述,用双针固定治疗股骨颈骨折,在给定的受载范围内,固定是可靠的,能使骨折端得到间断性生理应力,且没有明显的功能替代,满足弹性固定准则,属于弹性固定装置系统,因而取得较为理想的疗效。

第六节 股骨颈骨折双针固定术远端
布带固定稳定性实验研究

股骨颈骨折采用单臂式外固定器固定时,固定支架远端一般有两种固定方式,即骨针(单针或双针)固定或布带固定。在使用布带固定时有的直接与肢体连接,有的为防止伤害软组织而垫有小夹板。在对骨干骨折治疗,尤其中西医结合骨折疗法中,也常把布带作为约束工具。

骨针与骨之间摩擦系数将做专门介绍,骨针固定的稳定性已做过讨论。这里再对单臂式外固定器远端用布带固定的稳定性问题进行相应实验说明。

采用布带作为约束以实现固定稳定是否可靠呢?重要的是必须了解布带与接触物间的摩擦系数。临床上布带的接触物一般包括夹板、压垫、肢体和金属杆。由于固定稳定与否主要决定布带与前三者间关系,因此,对四者之间(布带、夹板、压垫、肢体)摩擦系数做了实验研究,以便了解几者之间摩擦力大小,进而确切掌握合理的布带松紧度,达到既实现固定稳定,又尽量减少对血运的影响。

笔者曾对布带约束力、压垫效应力、夹板压力分布等做过专门探讨,本文仅介绍夹板、压垫和肢体皮肤间摩擦系数问题。知道了摩擦系数就可定性估计和定量计算它们之间的摩擦力的大小。在这个固定系统中摩擦力虽然是被动的,但其作用是不容忽视的。

一、实验方法

采用常规摩擦力测试方法。首先将被测物体备好,把肢体表面用水平仪在运动方向找平,将另一被测物体用天平精确量度其质量后放在肢体上,测定法码盘重量,用尼龙线(重量可以忽略)绕过可调滑轮与被测物体(非肢体)相连接。调整滑轮使尼龙线与试验台成平行态,然后在被测物上加不同载荷(砝码),并轻轻调整盘里的砝码,测出肢体皮肤与夹板、压垫间的摩擦力。肢体皮肤与压垫和肢体皮肤与夹板间均进行多次不同加载实验。因任何小的扰动都会影响实验精度,所以,测得的数据是随机的,通过线性回归得出相应摩擦系数。

二、实验材料

1. 夹板 因夹板尺寸大小不影响实验结果,所以,选出一个常用标准成人夹板。夹板总厚 10mm,其中柳木板厚 5mm,垫有 5mm 的地毯绒,外用棉针织布包裹,夹板总重 24.2g。

2. 纸垫 用窗纸叠成的塔形垫,仍不考虑其尺寸,重 13.5g。

三、实验数据、处理方法及结果

表 4 − 6 显示了纸压垫 − 皮肤(大腿)间测得的摩擦力。

表 4 − 6　纸压垫 − 皮肤(大腿)摩擦力

序号	N(法向力)	F(摩擦力)	N^2	F^2	NF
1	81. 37	55. 6	6621. 077	3091. 36	4524. 172
2	112. 82	66. 0	127283. 352	4356. 00	7446. 12
3	135. 62	87. 6	18392. 784	7673. 76	11880. 312
4	191. 22	120. 6	36565. 088	14544. 36	23061. 132
5	211. 22	116. 7	44613. 888	13618. 89	24649. 374
6	245. 62	141. 13	60329. 184	19965. 69	34706. 106
7	277. 62	157. 5	77072. 864	24806. 25	43725. 15
8	300. 42	165. 1	90252. 176	27258. 01	49599. 342
9	341. 87	187. 7	116875. 09	35231. 29	64168. 999
10	364. 67	206. 9	132984. 2	42807. 61	75450. 223
11	374. 07	219. 9	139928. 36	48356. 01	82257. 993
12	396. 87	236. 1	157505. 79	55743. 21	93701. 007
13	419. 67	246. 9	176122. 9	60959. 61	103616. 52
14	428. 32	250. 5	183458. 02	62750. 25	107294. 16
15	451. 12	260. 5	203509. 25	67860. 25	117516. 76
16	473. 92	297. 1	224600. 16	88268. 41	140801. 63
17	528. 72	310. 35	279544. 83	96317. 122	164088. 25
18	548. 72	324015	301093. 63	105073. 22	177867. 58

由表 4 − 6 的数据可得

$$\sum_{i=1}^{18} N_i = 5883. 86, \overline{N} = 326. 88$$

$$\sum_{i=1}^{18} F_i = 3450. 5, \overline{F} = 191. 69$$

$$\sum_{i=1}^{18} N_i^2 = 2262197. 5, \sum_{i=1}^{18} F_i^2 = 778681. 3$$

$$\sum_{i=1}^{18} N_i F_i = 1326354. 7$$

$N_1, N_2, \cdots, N_{18}$ 的偏差平方和

$$L_{NN} = \sum_{i=1}^{18} \left(N_i - \overline{N} \right)^2 = \sum_{i=1}^{18} N_i^2 - \frac{1}{18} \left(\sum_{i=1}^{18} N_i \right)^2 = 2262197. 5 - 1923322. 6 = 338874. 9$$

$F_1, F_2, \cdots, F_{18}$ 的偏差平方和

$$L_{FF} = \sum_{i=1}^{18} F_i^2 - \frac{1}{18}\left(\sum_{i=1}^{18} F_i\right)^2 = 778681.3 - 661441.66 = 117239.64$$

$$L_{NF} = \sum_{i=1}^{18}\left(N_i - \overline{N}\right)\left(F_i - \overline{F}\right) = \sum_{i=1}^{18} N_i F_i - \frac{1}{18}\sum_{i=1}^{18} N_i \sum_{i=1}^{18} F_i$$

$$= 1326354.7 - 1127903.2 = 198451.5$$

$$b = \frac{L_{NF}}{L_{NN}} = \frac{198451.5}{338874.9} = 0.586$$

$$a = \overline{F} - b\,\overline{N} = 191.694 - 0.586 \times 326.881 = 0.142$$

所以,回归方程为 $\qquad F = a + bN = 0.142 + 0.5896N$

另外,回归平方和 $\qquad U = b \cdot L_{NF} = 116292.57$

剩余平方和 $\qquad Q = L_{FF} - U = 947.07$

剩余标准离差

$$S = \sqrt{\frac{Q}{n-2}} = \sqrt{\frac{947.07}{16}} = 7.694$$

数学上用回归平方和与剩余标准离差的平方之比,即

$$\frac{U}{Q/(n-2)} = \frac{116292.57}{59.1932} = 1964.667$$

做相关性检验,查自由度为 1.16 的 F 分布表得临界值 $\lambda = 8.53$(检验标准 $\alpha = 0.01$)。

由于,比值 $1964.667 > 8.53 = \lambda$,所以 N 与 F 之间存在线性相关关系,直线回归是高度显著的。

回归线的精度是 F 点落在以均值为中心的 $\pm 2s$ 范围内的概率是 95.4%。对于某个 N_0,F 的均值是 $F_0 = a + bN_0$,即两条平行线

$$F' = a - 2S + bN, \qquad\qquad F'' = a + 2S + bN$$

即 $\qquad F' = -15.246 + 0.586N, \qquad\qquad F'' = 15.53 + 0.586N$

有 95.4% 的 F 值落在这两条直线之间,如图 4-16 所示。

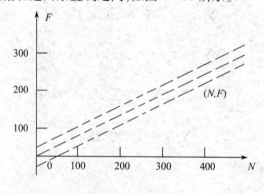

图 4-16 回归线

表 4 − 7　夹板(软面)− 皮肤(大腿)摩擦力

序号	N(法向力)	F(摩擦力)	N²	F²	NF
1	66.5	61.4	4422.25	3769.69	4083.1
2	86.5	77.0	7482.25	5929.00	6660.5
3	100.9	76.2	10180.81	5806.44	7688.58
4	120.9	96.2	14616.81	9254.44	11630.58
5	140.9	108.8	19582.81	11837.44	15329.92
6	155.15	137.0	24071.522	18769.00	21255.55
7	175.15	140.8	30677.522	19824.64	24661.12
8	229.95	211.3	52877.002	44647.69	48588.435
9	249.95	219.7	62475.002	48268.09	54941.015
10	298.2	275.9	88923.24	76120.81	82273.38
11	352.6	282.1	124326.76	79580.41	99468.46
12	375.4	312.9	140925.16	97906.41	117462.66
13	516.65	399.55	266927.22	159800.02	206427.5
14	539.45	411.95	291006.3	228436.2	257830.12
15	559.45	477.05	312984.0	227576.7	26685.62

对表 4 − 7 的数据做同样处理可得回归方程

$$F = 1.402 + 0.845N$$

此直线方程式如图 4 − 17 所示

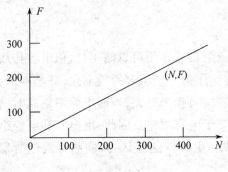

图 4 − 17　回归方程

由上述实验和数据处理得到:①纸压垫与皮肤间的摩擦系数为 0.586;②夹板(软面)与皮肤间的摩擦系数为 0.845。

四、注意事项

为保证实验结果的可靠性,应严格保持两接触物体间的水平度,不仅每次实验开始要用水平仪测量,过程中也要不断量度,并严格掌握牵引线的方向。牵引线不仅要与实验台平行,还要与受牵实验对象的形心轴线相一致。

生物体个体差异较大,年龄、健康情况、皮肤粗糙度等都影响实验结果,尤其气候条件影响更大。同一受试者,夏季(有汗水)与其他季节进行实验,结果差别就很大。再由于使用的夹板规格并不一致,所以,本结果仅供使用时参考。

第七节 约束力与肢体血容量关系的实验研究

在单臂式外固定器远端布带固定和中西医结合骨折疗法中合理使用布带约束力是提高疗效的关键,约束力不仅影响着固定稳定、断端生理应力,也影响着肢体血容量变化。血的成骨作用一直为众人所关注,血不仅回收了骨折局部的代谢产物,也带来了成骨所必需的其他物质,使新生骨细胞能迅速形成。本文通过实验建立了约束力与前臂远端血容量间的一般关系,供临床参考。

一、实验仪器与方法

测试仪器为 HB-3COG-1 导纳式输出量机。

实验对象为 7 位健康人,测试部位为指根到掌根段,受试者取坐姿,静息 10 分钟后取数据。取完一个数据随即加载直至结束。

加载方式为:①模拟前臂中段骨折,只加一布带约束;②模拟前臂中段骨折,夹板局部外固定;③前臂夹板局部外固定,并在中段内外侧各加一纸垫。

以上三种情况观测的是随约束力增加对肢体血容量影响的瞬时效应。

二、实验依据

在生物组织中,对交流电自感作用可忽略不计,但电容作用不可忽视。生物组织阻抗包括电阻和容抗二部分。作为一个阻容等效电路,其基本部分由电阻、电容串联或电阻、电容并联而成。由于容抗与频率有关,当通电频率越高时,容抗越小,特别高的频率可以使容抗忽略不计,相当于电容短路。因此,由电容和电阻组成的等效电路的总阻抗随通电频率的升高而减少。也可以这样认为,高频率使电容短路时,则阻抗 $Z=R$(电阻)。

Nyboer 导出了阻抗和容积(V)改变间的关系式

$$\Delta V = \frac{PL^2}{|Z|^2} \cdot \Delta Z \qquad (4-17)$$

式中,P 为电阻率,L 为圆柱形均匀导体的长度。

依据上述理论采用描记电阻抗变化的方法,反映生物体内某一部分容积变化是可行的。

Bardon 进一步把一段血管看成是电阻(R)和电容(C)并联系统,得到了阻抗变化和横截面积(A)变化间的关系式

$$\frac{\Delta Z}{Z} = \frac{\Delta A}{A} \qquad\qquad (4-18)$$

说明,阻抗减小反映血管横截面增大。

该仪器即根据此原理设计。

三、实验结果与数据处理

(1)在前臂中段加一布带约束的情况下进行实验测定,所得数据取均值(下同),见表 4-8。

表 4-8 约束力值和血容量

约束力值(kg)	血容量(mΩ)	约束力值(kg)	血容量(mΩ)	约束力值(kg)	血容量(mΩ)
0.1	78.3	0.9	97.5	1.7	66.7
0.2	82.5	1.0	96.7	1.8	47.5
0.3	82.5	1.1	82.5	1.9	45.0
0.4	91.7	1.2	77.5	2.0	40.0
0.5	90.0	1.3	70.8	2.1	36.6
0.6	90.0	1.4	71.7	2.2	24.2
0.7	88.3	1.5	70.8	2.3	11.6
0.8	103.3	1.6	51.3	2.4	10.0

采用非线性回归数学模型,依据上述实验结果,建立了约束力与前臂远端血容量间回归方程

$$Y = 78.64 + 36.20X - 27.89X^2 \qquad\qquad (4-19)$$

其偏差平方和 $Q = 843.971$,剩余标准差 $\delta = 6.496041$,复相关系数 $R = 0.9751234$。

几何曲线如图 4-18 示。

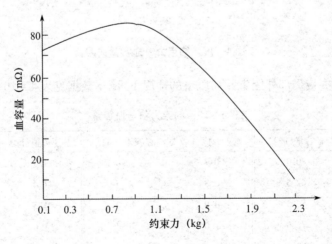

图 4-18 约束力-血容量曲线

(2)在前臂中段夹板局部外固定的情况下,测得数据见表 4-9。

表 4 - 9 约束力值与血容量

约束力值(kg)	血容量(mΩ)	约束力值(kg)	血容量(mΩ)	约束力值(kg)	血容量(mΩ)
0.1	80.0	1.0	95.0	1.9	41.4
0.2	82.9	1.1	90.0	2.0	45.7
0.3	86.4	1.2	75.0	2.1	35.7
0.4	82.9	1.3	71.4	2.2	28.6
0.5	91.4	1.4	71.4	2.3	27.1
0.6	92.9	1.5	77.1	2.4	28.6
0.7	91.4	1.6	64.3	2.5	28.6
0.8	91.4	1.7	55.7	2.6	11.4
0.9	82.9	1.8	48.6	2.7	10.0

同样得回归方程为

$$Y = 85.56 + 12.65X - 15.98X^2 \tag{4-20}$$

$$Q = 1046.323, \delta = 6.74479, R = 0.9730173$$

其几何曲线如图 4 - 19 示。

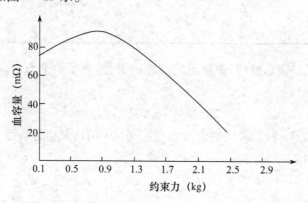

图 4 - 19 约束力 - 血容量曲线

(3)在前臂夹板局部外固定并加压垫的情况下,测得数据见表 4 - 10。

表 4 - 10 约束力值与血容量

约束力值(kg)	血容量(mΩ)	约束力值(kg)	血容量(mΩ)	约束力值(kg)	血容量(mΩ)
0.1	70.0	0.7	80.0	1.3	52.5
0.2	62.5	0.8	67.5	1.4	52.5
0.3	67.5	0.9	70.0	1.5	35.8
0.4	72.5	1.0	70.8	1.6	10.8
0.5	70.5	1.1	65.0		
0.6	81.7	1.2	53.3		

其回归方程为

$$Y = 55.26 + 69.15X - 56.296X^2 \qquad (4-21)$$

$$Q = 512.402, \delta = 6.534537, R = 0.9441545$$

几何曲线如图4-20示。

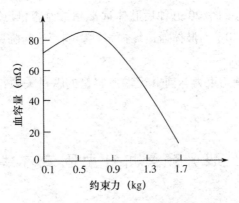

图4-20　约束力-血容量曲线

在夹板固定下,约束力一定时,肢体血容量与时间关系如图4-21示。

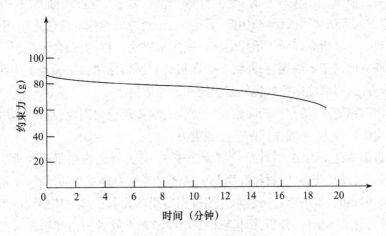

图4-21　约束力-时间关系曲线

四、结果简析

本实验采用生物电阻抗及生物电导纳的原理来测量布带约束力与肢体血容量间关系,该法是一项无创伤性的检测技术,测量简便易行。

(1)肢体远端瞬间血容量改变主要发生在患者进行功能锻炼期间,在该过程中,由于肌肉不断收缩或放松,导致布带张力也在连续变化,肢体远端血容量也随即改变。认识这一改变的规律性,对提高临床疗效是有益的。

(2)从表4-8~4-10或图4-18~4-20可以看出:在3种情况下布带约束力在

$0.4 \sim 0.8$kg 间血容量较大,其峰值在 $0.6 \sim 0.7$kg 间,说明这时约束力对静脉回流有较大影响。随约束力继续增加,可能不仅对静脉,对动脉血流影响也越来越大,所以,这时肢体远端血容量反而逐渐下降。

(3)图 4-21 说明,在一定力值范围内,当约束力不变时,肢体远端血容量随时间增加而减少。约束力在 840g 时,20 分钟后肢体远端超常血容量已不明显。说明对前臂骨折,布带约束力可使用 840g,对肢体血运无损害性影响。这与临床观察大体一致,为骨折临床提供了另一实验依据。

(4)本实验研究的是约束力与前臂远端血容量的瞬时关系,其方法同样适用于其他肢体部位。

第八节　股骨颈骨折针型固定疗法之管见

针型固定疗法是治疗股骨颈骨折的方法之一,由于它具有使用方便、对原组织损伤少、可减少卧床时间、符合骨伤生物力学原理、患者乐于接受等优点,近些年来受到同行学者普遍重视。但因采用该疗法时,受到针数、针位、针径、骨折面倾斜度、针的几何形状、外端固定方式等诸多因素影响,因此,目前为止,国内外对这种疗法应用还不普遍,认识也不尽一致。本项研究以骨折治疗的弹性固定准则为依据,对股骨颈骨折针型疗法从理论和实验两方面做了系统探讨,并结合临床报告对所得结果做了验证。为指导临床实践、改进临床方法、提高临床疗效提供了理论和实验依据。

弹性固定准则要求,治疗骨折时首先应使骨折端实现稳定固定,且较少功能替代,并使骨折端获得生理应力,尤其是间断性生理应力。

实现骨折端的稳定固定,对针型骨折疗法来说,其关键因素是了解股骨头应力场分布。对于髋关节,其几何形状、材料性质及承载情况等是十分复杂的系统,了解它的应力场分布是颇为困难的,本书已在第三章介绍过用薄膜单元和三维固体单元的耦合计算模型,模拟股骨头的实际结构,分析并计算了在几种步态下股骨头内部松质骨区和表层密质骨区的应力分布。对指导临床有较好的参考价值。本节成果与摩擦力计算公式可作为针型固定疗法的设计依据。

在上述研究基础上,通过力学及统计方法,并借助计算机,对多枚骨针股骨颈骨折固定问题的受力状态、位移、应力和摩擦力等力学量做了计算,得出以下结论:在骨针无约束条件下,选择穿针个数时,四枚是可取方案,二枚不能取,三枚为临界态,多于四枚已无必要;针径选择以 $d = 4$mm 为优,$d \leqslant 2$mm 不可取,$d = 3$mm 为临界态,$d \geqslant 5$mm 对骨折损伤较多;计算结果提示,对进针角度选择不敏感,但要使针尽量靠近远端骨距,增强抗压能力;计算发现,影响退针的主要有位移、应力和摩擦力 3 个因素。但该结论的成立以骨针外侧是自由端为前提条件。

笔者还分别对三枚直针和三枚弧形针及两枚弧形针、一枚直针几种情况,进行了理论分析和实验研究,讨论了针的几何形状对固定稳定性影响。固定效果比较如下:在相同载荷作用下,三枚直针固定其骨折面开裂角是三枚弧形针固定时的 1.29 倍,是两枚弧形针及一枚直针固定时的 1.25 倍;通过弹性和塑性极限载荷计算,也说明弧形针优于直针。说明骨针的几何形状是不可忽视的。并指出,进入骨折近端时落入骨轴线上方为佳。

本章还就股骨颈骨折面倾斜度与针型固定稳定性关系从几何分析、变形分析、极限分析、受力分析等方面做了研究。研究指出,一般情况下,随倾斜度 α 的增加稳定性将降低,临床需增加针数和(或)增大针径;同时骨折面剪应力增加;相对间断性生理应力减少,增加治疗难度。

以上结论的前提是骨针远端是自由的,如果对骨针远端加适当约束,小于三枚骨针同样可达到稳定固定。本章对双针固定股骨颈骨折,从理论、实验和病例分析三方面,对其骨伤生物力学观点做了系统研究,结果指出:只要进针点、进针方向得当,不仅可实现骨折端的稳定固定,且在骨折治疗期间无明显功能替代,并能使骨折面获得有益于愈合的间断性生理应力。基本符合弹性固定准则要求,对股骨颈骨折而言,也是一种较为理想的固定方式。

双针固定时,支撑杆远端一般采用骨针或布带两种约束方式。远端约束可靠与否对固定稳定性有重要影响,因此,必须关注远端约束的可靠性。

骨针固定稳定性前已做过介绍,本章又对布带约束稳定性做了系统实验观察,并以前臂为例对其血运影响进行了实验研究。

结果表明对两枚骨针做出的骨伤生物力学分析结果,完全适用于多枚骨针固定;其次,所作的讨论虽然是对骨圆针做出的,但对螺纹针、加压螺纹针等,结果亦可靠,只是更增强了固定稳定性。

针型固定治疗股骨颈骨折研究属应用基础研究,它对完善临床方法、提高临床疗效具有明确指导意义,应有广泛应用前景。

第五章

G·M 准则及单臂式外固定器应用研究

第一节 骨折治疗的弹性固定准则——G·M 准则

骨折是多发病之一，长期以来对骨折的治疗就有不同的观点和方法。方法的好或差，观点是否更接近客观规律，检验的唯一标准就是临床实践。具体说，主要是由骨折愈合质量和愈合速度来验证。

采用什么样的治疗方法，即骨折医疗器械及各种器具的设计和使用是由医疗观点决定的。医疗观点是治疗骨折的基本出发点，也就是说医疗观点应是骨折治疗中遵循的基本原则，或者说骨折治疗的基本原则体现了其医疗观点。

20 世纪 50 年代以来，国内、外学者逐渐扬弃了 Thomas 等对骨折实行"完全休息，绝对固定"的治疗观点，积极改进了骨折内外固定方法，发展和完善了骨折内固定（AO）技术，穿针外固定技术及夹板局部外固定等。这些方法的广泛应用，使骨折固定概念发生了深刻变化。

AO 学派具有代表性的加压钢板技术是建立在骨折一期愈合理论基础上，有系统的骨折加压固定理论和方法，提出解剖复位、坚强固定和早期活动等原则。随着临床经验的积累，该疗法的缺点也越来越为人们所认识。近年来已做了某些改进，如改变取出钢板时间，使用生物降解材料，降低植入物的刚度等。

1918 年提出的髓内固定骨折概念，其原则是增强骨折块间的稳定性，在骨折处传递载荷，维持解剖位置至骨折愈合。但该疗法还存在一些技术上的困难和力学上的问题。

在 AO 技术发展的同时，一些学者为寻求理想的治疗骨折方法，创造了功能支架。闭合功能疗法的目的在于通过功能活动促进组织修复，预防肢体和关节残废。但对骨折进行修复的生物学和力学意义欠重视。

为克服内固定方法的缺点，弥补外固定方法之不足，穿针外固定方法再次发展起来。该疗法曾一度受挫，20 世纪 50 年代以来，由于伤情日益复杂，经过改进后此方法又被人们所重视，出现了多种结构形式，并有较广的应用范围（骨折、骨病、矫形、肢体延长等）。但由于其往往结构复杂，要求技术条件高，存在针道感染等。

夹板局部外固定是具有中国特色的疗法，它是一种能动的固定方式，贯彻固定与活动结合、骨与软组织并重、局部与全身兼顾的原则，具有较好疗效，但也存在一些问题待研究发展,面临众多科学技术挑战。

各疗法在骨折治疗上均有其优点,也存在不足的一面。在总结上述各疗法优缺点并结合大量临床观察和部分动物实验的基础上,从生物力学观点出发,根据骨生物力学基本原理,提出了骨折治疗中应遵守的一些基本原则。它是衡量骨折疗法是否符合骨愈合规律的标准,也是衡量骨折医疗器械优劣和设计或改进骨折医疗器械的依据。我们称之为弹性固定准则,该准则主要包括3项内容。

一、固定稳定

"固定"就其含义是指将复位后的骨折端,保持其几何位置相对不变,所以,如忽略骨折端的微小变形,所谓"固定"稳定是指使骨折远、近端与医疗器械构成几何不变体系。因而,"固定"稳定与否多数情况下可用几何构造分析方法判定。好的医疗器械应该是既能使骨折端与器械构成几何不变体系,又没有或较少有多余联系。多余联系虽然可增强固定稳定,但往往带来一些问题,如结构复杂,提高造价,要求技术条件高,维修困难,损伤组织多,甚至有功能替代等。

"固定"既要保持骨折复位后的位置,又要为功能活动创造条件。有效的固定是进行功能活动的基础,而功能活动又是骨折治疗的目的和手段。若固定不稳,不但不能发挥功能活动在骨折治疗中的"促进"作用,还会导致骨折再移位,引起骨折畸形愈合,迟延愈合,甚至不愈合。"固定"与功能活动一般情况下都应给予足够重视。

固定阶段主要是骨桥搭接及塑型修复阶段,它是在一个开放的反馈系统中,按照功能需要进行的所谓"长周期功能适应"修复。此时环境的特征即骨所处的力学状态将作为一种信息输入反馈系统,从而调整骨的修复。因此,固定应服从修复的需要。

一个良好的固定,应该既具有几何上的稳定性,即能保持复位的效果,又较少干扰骨所应承受的力学状态。如一个坚强的稳定固定,对骨的正常受力状态有很大干扰,甚至是全部功能替代,而不能认为是好的固定方式。因这时骨折端会得到"畸变"的力学信息。因此,对固定的要求应是:①器械与骨折远、近端构成几何不变体系,且较少多余联系;②功能活动时对骨折端的正常应力分布干扰较小。

二、非功能替代

活体骨不断进行的生长、加强和再吸收过程,被称为骨组织的"重建"。活体骨重建的目标是使骨结构适应于其载荷环境的变化。

长期以来,人们发现应力可以调控骨的生长和吸收,一个低应力骨可变得脆弱,而一个超应力骨同样也变得脆弱,对骨的"重建"来说存在着一个适当的最佳应力范围。

活体骨的重建,一般分为表面重建和内部重建。表面重建是指在骨的外表面上骨材料的沉积或吸收;内部重建是指通过改变骨组织的体积密度,骨组织内部的再吸收或加强。

关于骨重建,目前已有几种理论,有代表性的是Cowin等的工作,把骨看作由细胞、

固相基质和间质液构成的复合材料。其内部重建服从本构关系

$$\frac{d\xi}{dt} = \frac{l}{\gamma}C(\xi, e_{ij})$$

$$\tau_{ij} = \xi C_{ijkl}e_{kl}$$

式中,ξ 为固相基质体积百分比,γ 为骨基质密度,C 为与化学反应有关的基质生成率,τ_{ij} 为应力张量,e_{ij} 为应变张量,c_{ijkl} 为骨基质弹性模量。

对表面重建,有学者做了如下描述:若取坐标原点在骨的表面上,X_3 垂直表面,X_1、X_2 与骨表面相切,则在 X_3 方向骨基质增长率 U 为

$$U = K_{11}(e_{11} - e_{11}^0) + K_{22}(e_{22} - e_{22}^0) + K_{12}(e_{12} - e_{12}^0)$$

式中,K_{11}、K_{22}、K_{12}、e_{11}^0、e_{22}^0、e_{12}^0 为常数。

如果上式右边为正,则表面生长是由于材料的沉积,如右边为负,则骨表面被吸收。依照这些方程,应力和应变在骨中的分布能以连续统力学方法予以测定,进而可预测骨性质和形状的变化。

作为生物材料的骨无论在几何形式、空间结构还是强度分布及密度分布上都是与其所处力环境相适应的。骨的功能适应性不仅表现在几何特征与力学特征上,而且表现在骨组织的成分上。

骨折后的修复过程,必须考虑活体骨的上述性质,以保证修复后的骨组织满足或接近正常生理功能。

了解并预计用来控制活体骨重建性能的应力,对于合理设计骨折医疗器械是颇为重要的。因骨折治疗中骨组织将在新的环境下,按着其应力分布进行重建,器械设计不合理或使用不当,就可能使重建的骨组织在某种意义上较脆弱,甚至导致骨折治疗的失败。

因骨折治疗过程主要是骨桥搭接及塑形修复阶段,它在这个开放的反馈系统中,依照功能需要进行所谓"功能适应性"修复。骨折端的固定系统即骨所处的力学状态将作为一种信息输入反馈系统,从而调整骨的修复,使骨折端形成的新的骨结构接近正常功能状态。所以,在骨的生长、修复过程中,必须给它创造有益于恢复正常功能的环境和条件。

三、断面获得生理应力

由上述可知,骨的生长发育和再吸收与所受应力的大小直接相关。这已被大量实验和临床实践证实。遭到破坏的活体骨,骨折端的愈合速度和质量与应力的关系,也是目前人们十分关注的问题。骨折面上适中的应力刺激能促进骨折愈合也已为大量临床和动物实验所证实。问题是应进一步建立有效的实验方法,阐明愈合机制。

作为生物材料的活体骨一旦遭到破坏,在生物体内有自行修复的能力。断骨的修复过程,即恢复正常功能的速度和质量与骨折面所受应力水平有关。我们把可加速骨折面愈合速度提高愈合质量的骨折面应力称为生理应力。生理应力值是个区间,且应存在最优值。

　　生理应力分为恒定性和间断性。恒定生理应力是由外加载荷产生的,它可增加骨折面间的摩擦力,增强固定稳定性,缩小新生骨细胞的爬行距离;而间断性生理应力则多是由功能锻炼、肌肉"内在动力"产生的。一般为非周期性的,它可促进局部血循环,激发骨折端新生骨细胞增长。这种分法不仅是客观存在的,也是研究和临床上所需要的。一般所谓生理应力系指两者叠加。尤其间断性生理应力,对加速骨折面愈合,提高愈合质量颇为有益。

　　在不同治疗阶段,生理应力概念也有差别。临床初期,主要表现为骨折面法向压应力;中、后期拉、压、剪力对骨折端的修复和改造都是有益的。这与骨的功能适应性有关,即与骨的结构和功能相关,骨的结构正反映了它的生物力学功能特性。

　　生理应力观点在我国中西医结合治疗骨折中已得到广泛应用,并取得较理想疗效,但由于它的复杂性,对它的研究和应用还处于初始阶段。

　　这个观点无论在实践上还是理论上仍需深入研究。这一工作的完成,即生理应力值区间和最优值的确定,使骨折愈合可以通过各种不同医疗方式在最理想的情况下加以人为控制,使愈合达到最完善程度。

　　关于这个问题的机制研究,也应考虑电磁耦合效应。骨折面应力变化会引起电场变化,而电场变化也是刺激骨消长的重要因素。应力场与电磁场的相关性以及物理化学效应,应给予足够注意。

　　血循环对成骨的作用一直受到重视,血不仅回收了骨折局部的代谢产物,也带来了成骨所必需的氧及其他物质,在成骨的各环节上都起着重要作用。

　　以上提出的在骨折治疗中应遵守的 3 条基本原则,之所以称为弹性固定准则,是由于只有在弹性固定条件下才能实现。应注意,弹性固定只是它们的必要条件。

　　弹性固定准则是初步的,探索性的,有待生物力学基础理论的发展和更大量的临床实践与实验去验证并不断完善。

　　除上述 3 条基本原则外,还有不少其他衡量疗法优劣的标准,如要求操作简单,少影响活动,不影响血运,要求技术条件低,便于护理,对骨及周围组织损伤少,患者乐于接受等。弹性固定准则,只是作为骨折治疗中应遵循的基本原则或说衡量骨折治疗方法优劣的基本标准。

第二节　骨与骨针摩擦力的实验研究

　　本节对骨折穿针固定的摩擦力进行实验测定,并用数理统计的方法对所得数据进行计算处理,得到了计算骨与骨针之间摩擦力的关系式。从而为临床进针部位、针径选择、进针方式、用针个数和穿针角度等提供了实验与理论依据。

一、模型设计

临床上,对骨折的治疗,可采取多种多样的固定方式,各种形式的骨穿针疗法是普遍采用的方式之一,尤其对不稳定型的骨干骨折,要穿一至数根骨针采用滑动式或固定式牵引、或金属支架固定,或对骨折端施加生理应力,促使骨折尽早愈合。但是,在治疗期间,由于肌肉的收缩或肢体的运动等,对骨针施加了力,往往使骨针产生移位,造成了进针部位的渗液、感染,以致不得不改用其他方式治疗。如何探明这个问题的实质,防止这些现象的发生?临床上已有一些相应的措施,但是,理论的分析究竟怎样?从力学角度看,这是一个骨(在生物体内的骨,下同)与骨针之间究竟有多大摩擦力的问题。如何分析计算这个摩擦力呢?用来计算摩擦力的公式,已有两个常用的库仑定律和二项式定律,即

$$F_{max} = f \cdot N$$
$$F_{max} = f \cdot N + \alpha \cdot S$$

式中,$f \cdot N$ 表示只与法向力有关而与接触面积无关的摩擦力,$\alpha \cdot S$ 则是只与真实接触面积有关而与法向力无关的摩擦力。在此,系数 f、α 和 N 均未知,不能直接应用这些公式来解决所提出的上述问题。这样,必须另找出路。为应用简单,将第一个通常用来计算摩擦力的公式进行修正,以适应临床的需要。实践证明,骨针钻入骨后,即使骨在不受其他任何外力的情况下,也需要一定的力才能将针拔出,也就是说,必有作用在骨针表面的法向力。为此,将骨看成弹性体,将 N 看成是由骨的弹性对针产生的挤压法向力,其大小为

$$N = \sigma \cdot S$$

σ 为弹性挤压应力,即单位曲面面积上法向力,S 为骨与骨针接触的曲面面积,其大小为

$$S = \pi d(h_1 + h_2)$$

这样,得到了求最大摩擦力与面积有关的关系式,即

$$F_{max} = f \cdot \sigma \cdot S \qquad\qquad (5-1)$$

或

$$F_{max} = f \cdot \sigma \cdot \pi d(h_1 + h_2) \qquad\qquad (5-2)$$

式(5-1)即为沿垂直于骨轴线拉出骨针的最大摩擦力公式。式(5-2)为计算方便的公式。当加于骨针上的轴向拉力 F 满足 $F < F_{max}$ 时,骨与骨针处于相对静止状态,即骨针不会松动。

以上,就是对骨和骨针之间摩擦力的力学分析(图5-1)。

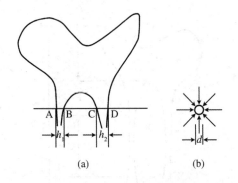

图 5 - 1　骨与骨针摩擦力计算模型

(a)骨与骨针摩擦力计算分析;(b)骨针受的法向力

二、实验方法与结果

要验证上面的理论分析与临床是否相符,难以用在体人骨做这样的实验来检验公式的正确性,只能在离体动物骨上进行。取 30 根冷冻过的猪的鲜股骨,分别在松质骨区、密质骨区及二者过渡骨区穿不同直径的骨针 126 根,分别测量针径、骨长、进针位置、进出针骨厚和外径、拉力等指标共 882 个数据,用于确定拉力和面积的线性相关性;又取 15 根同样的股骨,测量了松质骨区、过渡骨区、密质骨区在骨中所占的比例共 75 个数据,求其均值用来作为 126 根穿针划分骨区的衡量标准;还取了 27 根同样的股骨,在同一横截面穿针再锯开,测量了 131 个数据,用来找出骨与骨针在曲面接触时的摩擦系数 f。在确定这些参数及关系时,由于骨骼与年龄、性别、营养状况、运动强弱等有关,而且与实验时骨的新鲜程度、实验精度有关,所以,测量的数据是随机的,就整体而言它们是服从正态分布的。

通过数据处理,得到了区分松质骨区、过渡骨区和密质骨区的标准(图 5 - 2)。

$$L_A = \frac{A}{L} = 0.2316$$

$$L_B = \frac{(A + B)}{L} = 0.3059$$

$$L_{A'} = \frac{A'}{L} = 0.2272$$

$$L_{B'} = \frac{(A' + B')}{L} = 0.3166$$

依据此平均比值的标准,衡量所穿的 126 根针的位置和其骨长的比,分成松质骨区(A 与 A′)、过渡骨区(B 与 B′)和密质骨区(C)3 组(简称 A、B、C 骨区),分别统计 44、46、36 根穿针的数据;得到了 3 个骨区拉力 F 与面积 S 的相关系数,分别为

$$r_A = 0.3142$$

$$r_B = 0.4291$$

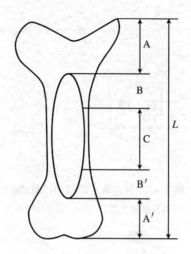

图 5-2　骨的分区图

$$r_C = 0.3729$$

其中

$$r = \frac{\sum_{i=1}^{n} (F_i - \overline{F})(S_i - \overline{S})}{\sqrt{\sum_{i=1}^{n} (F_i - \overline{F})^2 \cdot \sum_{i=1}^{n} (S_I - \overline{S})^2}}$$

查相关系数表,知

信度　$\alpha = 0.01$　　　$n = 40$　　　$r_{cr} = 0.3032$

　　　　　　　　　　$n = 45$　　　$r_{cr} = 0.3721$

　　　$\alpha = 0.05$　　　$n = 35$　　　$r_{cr} = 0.3246$

所以　　　　　　　　　　$r_A > 0.3032$

　　　　　　　　　　　$r_B > 0.3721$

　　　　　　　　　　　$r_C > 0.3246$

　　对于 A 和 B 两骨区以显著水平 $\alpha = 1\%$、C 骨区以 $\alpha = 5\%$ 与力和面积线性相关。可见,用线性关系描述拔出针的拉力与骨针接触面积之间的关系是完全可以的,且对松质骨区和过渡骨区相关性更好些。

　　关于摩擦系数 f 的测量,将松质骨区和过渡骨区合在一起测定、密质骨区单独测定,其平均摩擦系数分别为

$$\bar{f}_A = \bar{f}_B = 0.3142$$
$$\bar{f}_C = 0.2640$$

其中

$$\bar{f} = \frac{1}{n} \sum_{i=1}^{n} \frac{F_i}{N_i}$$

可以看到,松质骨区摩擦系数较大,密质骨区次之。

测得3个骨区骨对针的挤压应力后(图5-3),求出平均挤压应力分别为

$$\overline{\sigma}_A = 0.2320 \text{kg/mm}^2$$

$$\overline{\sigma}_B = 0.604 \text{kg/mm}^2$$

$$\overline{\sigma}_C = 1.0385 \text{kg/mm}^2$$

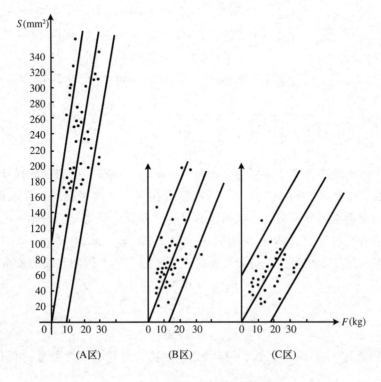

图5-3　A、B、C区统计学处理结果

其中

$$\overline{\sigma} = \frac{1}{n} \sum_{i=1}^{n} \frac{F_i}{\overline{f} \cdot S_i}$$

可见,平均挤压应力由松质骨到密质骨是单调增加的。它们的标准差分别为

$$\sigma_{NA} = 0.0880$$

$$\sigma_{NB} = 0.2850$$

$$\sigma_{NC} = 0.5430$$

其中

$$\sigma_N = \sqrt{\frac{1}{n-1} \sum_{i=1}^{n} (\sigma_i - \overline{\sigma})^2}$$

虽然求得了挤压应力的平均值,但是,在每个骨区采用不同直径的骨针时,它们各自平均值是否一样? 即在3个骨区内,上面的$\overline{\sigma}$是否可看成与骨径无关的常数? 下面在A、B、C3个骨区内分别用不同针径(2.5mm、3.0mm、3.5 mm)穿针,求得平均挤压应力$\overline{\sigma}$,进行t分布比较检验(计算过程略),得到

A 区:　　$|t_{A12}| = 0.1819 < t_{0.05} = 2.0560 \, (f_n = 26)$

$$t_{A13} = 1.7110 < t_{0.05} = 2.0480 \quad (f_n = 28)$$

$$t_{A23} = 1.3803 < t_{0.05} = 2.0480 \quad (f_n = 28)$$

B 区： $|t_{B12}| = 0.9001 < t_{0.05} = 2.0460 \quad (f_n = 32)$

$$t_{B13} = 0.7320 < t_{0.05} = 2.0560 \quad (f_n = 26)$$

$$t_{B23} = 1.7600 < t_{0.05} = 2.0480 \quad (f_n = 28)$$

C 区： $t_{C12} = 0.5840 < t_{0.05} = 2.1010 \quad (f_n = 18)$

$$t_{C13} = 1.2200 < t_{0.05} = 2.0640 \quad (f_n = 24)$$

$$t_{C23} = 0.6340 < t_{0.05} = 2.0640 \quad (f_n = 24)$$

其中
$$t_{ij} = \frac{\overline{\sigma}_i - \overline{\sigma}_j}{\sqrt{(n_i - 1)\sigma_{Ni}^2 + (n_j - 1)\sigma_{Nj}^2}} \cdot \sqrt{\frac{n_i \cdot n_j(n_i + n_j - 2)}{(n_i + n_j)}}$$

$$f_n = n_i + n_j - 2$$

式中，i,j 表示针径代号，1、2、3 分别为 2.5mm、3.0mm、3.5mm 骨针直径的代号。

也就是说，在显著水平 $\alpha = 0.05$ 时，没有发现在 3 个区内用不同针径求得的平均挤压应力之间有显著性差异。即在本区内没有显著性差异可认为它们是相等的。所以，不论用怎样的针径穿骨，完全可以把平均值 $\overline{\sigma}_A = 0.2320$、$\overline{\sigma}_B = 0.6047$、$\overline{\sigma}_C = 1.0385$ 作为 3 个不变的常数应用于 3 个骨区。进而得到 3 个骨区的 F 与 S 回归直线的关系式，分别为

$$F_A = 0.0730S$$

$$F_B = 0.1900S \tag{5-3}$$

$$F_C = 0.2740S$$

式(5-3)描述了骨穿针时，针、骨接触面积和拉力之间的线性关系，面积不同时，拉力也不同。

由于骨骼的随机性，挤压应力 σ 将在一个平均值上下变化，即

$$\sigma_A = 0.232 \pm 0.088$$

$$\sigma_B = 0.605 \pm 0.285$$

$$\sigma_C = 1.039 \pm 0.543$$

这样，力 F 也有一个变化范围为

$$F_A = 0.073S \pm 6.53$$

$$F_B = 0.190S \pm 7.01$$

$$F_C = 0.274S \pm 8.34$$

三、后述

(一)公式的正确性

本节对传统的摩擦力公式做出修正(只是实验结果而并未追究其复杂的物理原因)，通过实验数据的数理统计方法的处理，证明了摩擦力 F 和面积 S 的关系完全可以用线性关系来描述，而且，平均挤压应力 $\overline{\sigma}$ 在 3 个骨区内分别认为是常数。所以，用公式

$$F_{\max} = f \cdot \sigma \cdot S$$

计算骨与骨针之间最大摩擦力是合理的。

虽然方差稍大些,但它并不影响公式的正确性。引起方差稍大的原因,一方面,由于母体是来自猪的股骨,随机现象所表现的个体差异是正常的;另一方面,实验手段较粗糙,存在仪器误差、操作误差、测量误差等,造成了较大偏差。可以预期,在精确的实验条件下,一定能得到更为理想的结果。

(二)初应力问题

骨骼在不加外力时,对钻入的针有挤压应力,除由于骨的弹性引起外,可能还与骨的初应力有关。有作者曾做过沿骨轴向释放初应力的实验,得到了轴向的应变变化。故提出了初应力的存在,并认为可能是影响挤压力 N 值的因素之一。

(三)与临床的一致性

理论的证明与临床的实践是相符的。临床上,针穿在松质骨区或过渡骨区与理论证明及计算结果是一致的。从平均摩擦力来看,3 个骨区差异不大。但由计算摩擦力的公式可知,在松质骨区或过渡骨区穿针时,针与骨接触面积较大,只要适当增加骨针的直径,就容易获得较大的摩擦力。

另外,如果仅从加强针的稳定性来说,对牵引或固定装置应尽量避免沿针的轴向加力。

实验中,还对钻入针与打入针做了比较,发现在同一骨区打入比钻入的摩擦力 F 偏大,打入时各骨之间相应骨区摩擦力 F 的变化差异较钻入时小,松质骨区容易打入,在密质骨区打入时一般都出现劈裂。实验结果表明:打入针法比钻入法较好。但应掌握打入要领,防止大针径时骨出现劈裂。

第三节　单臂式外固定器的 G·M 准则分析

穿针外固定器大体分为平面框架和空间框架两种结构形式。单臂固定器属平面框架单侧固定式。

本节将依照骨折治疗的弹性固定准则讨论治疗股骨头(颈)损伤的单臂外固定器的结构特征。为此,再介绍一下股骨头(颈)的受力情况。

一、股骨头(颈)受力分析

(一)髋外展肌力和作用在股骨头上的力及骨小梁与"外反股"的机制

这里介绍人单足站立时的髋外展肌力和股骨头受到的作用力,并分析骨小梁及"外反股"的机制。

图 5-4(a)显示单足站立时的基本情形,此时,整个人体处于平衡状态。先取整个人

体为研究对象,它在人体重力 W 和地面法向反力 N 作用下平衡。由二力平衡条件知,N 与 W 应等值、共线、反向,即 $N = W$。这就是说,人体单足站立时,脚必须放在人体重心的正下方。

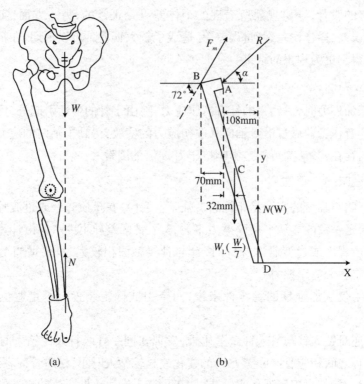

图 5 − 4　单腿站立时的受力分析

取整个人体为研究对象时,髋外展肌力和股骨头所受的作用力均为内力,不能由整个人体的平衡方程求出。为求上述二力,我们再取站立腿(右腿)为研究对象。它受到右腿的重力 W_1(约等于体重的 $1/7$,即 $W_L = W/7$)、地面法向反力 N、髋臼对股骨头的作用力 R 和髋外展肌力 F_m,其受力如图 5 − 4(b)所示。图中某些数据可由测量得到。可见,右腿在平面力系(W_L、N、F_m、R)的作用下而平衡。现在有 3 个未知量:F_m 的大小、R 的大小和方向(R 和 α),所以可以由平面力系的平衡方程求出。

建立坐标系 Dxy,右腿的平衡方程为

$$\sum_{i-1}^{n} F_{ix} = 0 : F_m\cos72° - R_x = 0 \tag{5 - 4}$$

$$\sum_{i=1}^{n} F_{iy} = 0 : F_m\sin72° - R_y - \frac{W}{7} + W = 0 \tag{5 - 5}$$

$$\sum_{i=1}^{n} m_A(F_i) = 0 : -F_m\sin72° \times 70mm - \frac{W}{7} \times 32mm + W \times 108mm = 0 \tag{5 - 6}$$

应当注意,选取 A 点为矩心,是因这时 R 对 A 点的矩为零,从而使矩式平衡方程简单,可直接求出力 F_m,见式(5 − 6);在求 F_m 对 A 点的矩时,把 F_m 分解成两个分量 F_{mx} 和

F_{my},然后利用合力矩定理求矩;力 R 虽然大小和方向未知,但可用两个分量 R_x 和 R_y 来表示。

由方程(5-6),求得髋外展肌力,即髋外展肌力约等于整个人体重力的1.6倍。

$$F_m = \frac{103.4}{7\sin72°}W = 1.56W$$

由方程(4-4)和(4-5),求得

$$R_x = F_m\cos72° = 1.56W\cos72° = 0.48W$$

$$R = \sqrt{R_X^2 + R_y^2} = \sqrt{(0.48)^2 + (2.33)^2}W = 2.39W$$

$$R_y = F_m\sin72° + 0.857W = 2.33W$$

$$\alpha = \mathrm{tg}^{-1}\frac{R_y}{R_x} = \mathrm{tg}^{-1}\frac{2.33}{0.48} = 78.4°$$

即股骨头受到的作用力约等于整个体重的2.4倍,其方向指向右下,与水平线成78.4°(图5-5)。若体重 $W = 70\mathrm{kg}$,则单腿站立时,股骨头所受到作用力将达170kg!

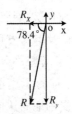

图5-5　单腿站立时股骨头受力

上面通过静力平衡原理讨论了髋外展肌力和股骨头所受作用力的大小和方向。令人感兴趣的是它们在解剖学和临床上的意义。

从解剖结构上可以看到,股骨头和颈的骨骼结构的内层是海绵状并由骨小梁形成的网状排列。进一步观察可看出,骨小梁的排列是使其轴线方向沿着力 R 的作用线。并且,在骨的发育中,骨端线随着骨的生长而旋转,使得骨端线总是垂直于骨小梁,从而使骨端软骨底部不受切向的剪力作用(图5-6)。这一事实也表明:骨的生长部分受作用在其上的力支配。

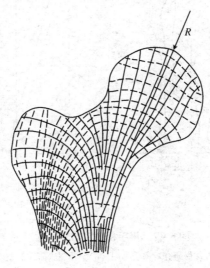

图5-6　骨小梁排列与受力关系

　　当髋外展肌受到损伤或麻痹而不起作用时,人不可能再像图5-4那样,得到单足站立的平衡。为了获得平衡,患者将本能地移动身体使其重心处在股骨头中心的正上方,呈现镇痛状态,即把身体倾斜到肌肉衰弱的那一边。这时,着地腿以外的人体(包括头、躯干、臂和不着地的腿)将在其重力和股骨头法向反力作用下平衡。由力平衡条件可知,股骨头的法向反力方向应铅直向上,大小等于整个体重的6/7。因而,股骨头受到髋臼的作用力其方向应铅直向下;大小也为体重的6/7。由于力的方向铅直向下,股骨头将向正上方生长以适应所受的垂直力。这样,将产生"外反股"病态,使股骨颈变粗并转向上方。由此,将会引起不良后果;双足站立时,其中一侧股骨比另一侧长,骨盆扭曲,进而引起脊柱弯曲。

　　(二)手杖对作用于髋关节诸力的影响

　　由上面讨论可知,股骨头所受作用力的大小除依赖人的体重外,还决定于髋外展肌力的大小,而髋外展肌力的大小主要取决于负重脚所受作用力对股骨头中心的力矩,见图5-4(b)及平衡方程。若使脚靠近股骨头中心的铅垂投影点,以缩小地面法向反力的力臂,就能显著减小髋外展肌力。使用手杖就能达到这个目的。

　　图5-7(a)示用手杖支持部分体重的情形。欲求作用于髋关节上的各力,须先求出负重脚所受的地面法向反力。为此,先选取整个人体(包括手杖)为研究对象,受力图见图5-7(a),这时,人体重力 W 和法向反力 N_A、N_B 3 个平行力平衡,此系平面平行力系的平衡问题。

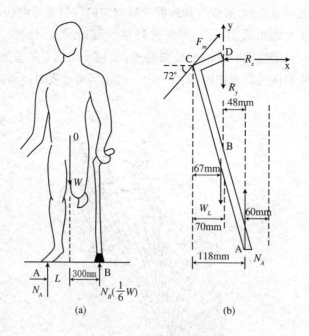

图5-7　用手杖支持部分体重

(a)选取人体做研究对象受力图;(b)负重腿为研究对象受力图

现假定手杖支持体重的 1/6,即 $N_B = W/6$,且手杖与人体重力作用线间的距离为 300mm,并以 L 表示负重脚距重力作用线的距离。建立坐标系 Dxy,列出平衡方程为

$$\sum_{i=1}^{n} F_{iy} = 0: \quad N_A + N_B - W = 0 \tag{5 - 7}$$

$$\sum_{i=1}^{n} m_A(F_i) = 0: \quad N_B(300 + L) - WL = 0 \tag{5 - 8}$$

由方程(5-8),得负重脚所受地面法向反力

$$N_A = W - N_B = 5W/6 \tag{5 - 9}$$

由方程(5-9),得负重脚偏离重力作用线的距离

$$L = \frac{300N_B}{W - N_B} = 60\text{mm} \tag{5 - 10}$$

可见,使用手杖时,不仅使负重脚所受地面法向反力减小(原为 $N_A = W$),而且使其作用线向股骨头中心靠近了一段距离(靠近 60mm),这自然会减小它对股骨头中心的力矩。

为求使用手杖时髋外展肌力和作用于股骨头的力,再取负重腿为研究对象,其受力如图 5-7(b)所示。这是一个平面力系的平衡问题。

其平衡方程为

$$\sum_{i=1}^{n} F_{ix} = 0: F_m\cos72° - R_x = 0 \tag{5 - 11}$$

$$\sum_{i=1}^{n} F_{iy} = 0: F_m\sin72° - R_y - \frac{W}{7} + \frac{5}{6}W = 0 \tag{5 - 12}$$

$$\sum_{i=1}^{n} m_D(F_i) = 0: -F_m\sin72° \times 70 + \frac{5}{6}W \times 48 + \frac{W}{7} \times 3 = 0 \tag{5 - 13}$$

由方程(5-13),得髋外展肌力

$$F_m = 0.60W$$

由方程(5-11)和(5-12)得

$$R_x = 0.20W$$

$$R_y = 1.25W$$

于是,股骨头所受作用力的大小和方向分别为

$$R = \sqrt{R_x^2 + R_y^2} = \sqrt{(0.20)^2 + (1.25)^2}W = 1.26W$$

$$\alpha = \text{tg}^{-1}\frac{R_y}{R_x} = \text{tg}^{-1}\frac{1.25}{0.20} = 81°$$

比较可知,使用手杖时,髋外展肌力 F_m 由 $1.56W$ 减至 $0.60W$,作用在股骨头上的力 R 由 $2.39W$ 减至 $1.26W$,当然这是在手杖支持 1/6 体重的情况下。如果手杖支持得更多,则作用在负重腿髋关节上的力减小得更多。

由此可以看出,手杖的使用具有重要的临床意义。如果髋外展肌受伤的话,使用手杖可使髋外展肌力减小,从而明显地减轻疼痛。如果股骨颈骨折、使用手杖将有助于防止其他病变发生。

二、骨折端固定稳定性

(一)性能与部件

固定器由主体杆件、内外套管、内套螺纹芯杆、调节旋钮、锁针夹、针杆、针栓螺母和骨针组成。在内套管上刻有行程标尺,标示牵引加压程度。

单臂外固定器的基本参数,见表5－1。

表5－1　单臂外固定器基本参数

项目	数据
两套管可调最大行程	100mm
外形尺寸(直径×长度)	16mm×340mm
总质量	250g
穿针角度	10°～170°
针夹内径(外套筒直径)	16mm

固定器均为铝合金制件并进行表面氧化处理,色泽一致,氧化膜组织紧密光亮。螺纹连接件按 GB 197－81《普通螺纹精度等级标准》三级精度制作。

调节部件转动灵活、不松不滞,连接部件牢固、固定可靠。

(二)单臂外固定器力学分析

基本假设:忽略骨针在松质骨中受到的均布力作用,且假设骨折面平滑;在密质骨骨壁处形成骨针的铰接点,骨针与支撑杆联结呈刚接点;认为股骨头所受之力 W 集中在骨针的尖端;股骨头受力 W 均等地作用在两枚骨针上,即每枚骨针受力为 $W/2$。并忽略肌腱力不计。

根据上述假设,绘制出单臂固定器结构受力的计算简图,见图5－8(a)。

1. 固定骨针的受力与挠度

(1)股骨头上作用力的分解:据假设,由图5－8(a)可得,沿骨针轴的法向分力为

$$W_{ti} = \frac{W}{2}\sin\varphi_i \tag{5-14}$$

沿骨针的轴向分力为

$$W_{pi} = \frac{W}{2}\cos\varphi_i \tag{5-15}$$

式中,i 代表骨针号码($i=1.2$)

(2)固定针的支反力计算:由计算简图[图5－8(a)]可以看出,固定骨针与支撑杆形成一个一次超静定梁(悬臂梁)。现取出一枚固定针研究,其计算简图见图5－8(b),按照结构力学方法解得各支座反力为

$$R_i = \left(1 + \frac{3L_{1i}}{2L_{2i}}\right) W_{ti}(\uparrow) \tag{5-16}$$

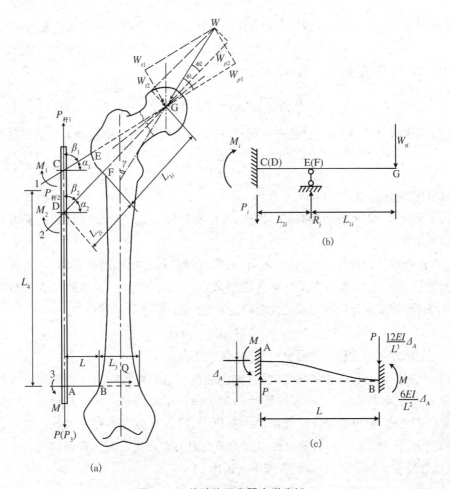

图5-8　单臂外固定器力学分析

(a)单臂外固定器结构计算简图;(b)固定针计算简图;(c)稳定针计算简图

$$P_i = \frac{3L_{1i}}{2L_{2i}}W_{ti}(\downarrow) \tag{5-17}$$

$$M_i = W_{ti}L_{1i}/2 \tag{5-18}$$

式中,L_{1i}为第i枚骨针穿插入松质骨内的长度(mm);L_{2i}为第i枚骨针留在骨外的长度(mm);R_i为密质骨骨壁处的支反力(kgf);M_i为固定端的支反力矩(kgf·mm);P_i为固定端的剪切反力(kgf)。

(3)固定骨针尖端的位移:按结构力学求位移方法解得骨尖端的位移为

$$\Delta_{Gi} = \frac{W_{ti}L_{1i}^2}{12EI}(3L_{2i} + 4L_{1i}) \tag{5-19}$$

密质骨骨壁(铰接点)处的转角

$$\theta_i = -\frac{P_iL_{1i}L_{2i}}{4EI} \tag{5-20}$$

式中,E为骨针的弹性模量(kgf/mm²);I为骨针截面轴惯性矩(mm⁴)。

（4）固定骨针对支撑杆的作用力：第 i 枚骨针力 P_i 在支撑杆轴向的分力为

$$P_{杆i} = P_i \cos\varphi_i \qquad (5-21)$$

固定骨针作用在支撑杆轴向的总合力为

$$P = \sum_{i=1}^{2} P_{杆i} = P_{杆1} + P_{杆2}\cdots \qquad (5-22)$$

（5）为平衡 P 力，稳定骨针应产生的位移[图 5-8(c)]：根据结构力学求位移方法得

$$\Delta_A = \frac{PL^3}{12EI}(mm) \qquad (5-23)$$

式中，L 为稳定针有效长度（mm）。

为平衡 P 力，需要旋动调节旋钮加压，当使稳定针 A 端产生 Δ_A 位移时，表明 P 力已被稳定针平衡。

（6）骨折面处的位移：当伤肢负重时，在股骨颈骨折面处产生的位移大小，显然与骨折面所处的位置有关，要根据实际骨折类型而定。为可靠起见，近似的认为骨折面处在 L_1 的 2/5 处，并假定骨针自由端的挠曲线为直线，则骨折面处的移位为

$$\Delta = (3/5)\Delta_{Gimax}(mm) \qquad (5-24)$$

式中，Δ_{Gimax} 取发生最大位移的骨针位移 Δ_{Gi} 值。

（7）校核固定骨针的轴向移位：骨针轴向移位可造成两种后果。一是固定针沿其轴向由骨中脱出，破坏固定；二是固定针受轴向压力作用而失稳。鉴于实际上骨针是处在松质骨包围之中，松质骨对骨针表面存在挤压力，所以不会发生失稳现象。至于骨针沿其轴向脱出，是由松质骨对骨针接触表面的摩擦阻力大小决定的。若轴向力大于摩擦阻力，显然会发生骨针沿轴向移动，否则不会退出。

松质骨对骨针的摩擦阻力按下式计算

$$F = f \cdot \sigma \cdot s(kgf)$$

式中，f 为摩擦系数，实验测定，松质骨 $f=0.3$，密质骨 $f=0.25$；σ 为骨与针的挤压应力，松质骨 $\sigma=0.2kgf/mm^2$，密质骨 $\sigma=1.0kgf/mm^2$；s 为骨与针的接触面积。

因此，$F_i = f \cdot \sigma \cdot \pi \cdot d \cdot L_{1i}$

对松质骨 $F_i = 0.3 \times 0.2 \times 3.14 \cdot d \cdot L_{1i} = 0.188\ d\ L_{1i}(kgf) \qquad (5-25)$

式中，d 为骨针直径（mm）。

当 $F_i > W_{pi}$ 时骨针不会轴向退出。若 $F_i < W_{pi}$ 时，可用支撑杆的端部调节加压的方法防止移动。由于 W_{pi} 对骨折面呈压力状态，故不会发生股骨头分离移位。

2. 支撑杆的受力分析

按计算简图[图 5-8(a)]做下列计算。

（1）支撑杆所受轴向拉力

$$P = \sum_{i=1}^{2} P_{杆i} = P_3(kgf) \qquad (5-26)$$

（2）作用于支撑杆上的弯矩：按 A 点为铰接点近似计算为

$$M = \sum_{i=1}^{m} M_i \qquad (5-27)$$

（3）稳定骨针（3针）的轴向拉力

$$Q = \frac{M}{L_4} \qquad (5-28)$$

（4）校核稳定骨针是否被拔出：稳定针穿入骨内部分的摩擦阻力为

$$F_3 = 0.188dL_3$$

式中，L_3 为稳定骨针穿入骨内部分的长度（mm）。

若 $F_3 > Q$ 不会被拔出。

（5）校核支撑杆强度：支撑杆的危险断面，在连接螺杆的根部。按最不利的情况考虑，假定最大弯矩就在该截面，则弯曲正应力为

$$\sigma_弯 = \frac{M}{W_0} = \frac{M}{\pi D^3/32} \approx \frac{M}{0.1D^3}$$

式中，W_0 为抗弯截面模量（mm^3）。

危险截面上拉、弯复合应力为

$$\sigma_{max} = \sigma_弯 + \sigma_拉 = \frac{M}{0.1D^3} + \frac{4P}{\pi D^2} \qquad (5-29)$$

式中，D 为支撑杆最细部分的直径（mm）。σ 为支撑杆材料的许用应力。

若 $\sigma_{max} \leqslant [\sigma]$，支撑杆满足强度要求。

（6）固定针的抗扭作用：股骨颈不仅受压、弯和剪切力作用，还要受扭转力作用。为了防止折断的股骨头产生扭转移位，故而采用了3种针式：两针平行、两针交叉和两针呈A字形布施。这样，两枚固定针构成一个平面，相当于一个矩形悬臂梁，对扭转倾向力矩产生很大的阻抗力矩。若采用单枚固定针，其阻抗力矩是由骨与针间的摩擦力形成，显然要小很多。

如果骨折面复位良好，靠骨折面的嵌插作用，再加上3种针式的作用，防止股骨头扭转是万无一失的，故而这里不再讨论。

（三）计算例

设某患者的体重为49kg。作用于复位固定后的股骨头上的关节力（按体重的2/5计算），$W = 2 \times 49/5 \times 2.75 = 53.9$kgf。三枚骨针的针径均为 $d = 3$mm，骨针材料为2Cr13，$E = 2.0 \times 10^4$kgf/mm^2，$I = \pi d^4/64 = 3.14 \times 3^4/64 = 3.98mm^4$。第一枚骨针穿入骨内长度 $L_{11} = 45$mm，外露长度 $L_{21} = 40$mm；第二枚骨针穿入骨内长度 $L_{12} = 50$mm，外露长度 $L_{22} = 70$mm；第三枚骨针穿入骨内长度 $L_3 = 30$mm，外露长度 $L = 50$mm。

支撑杆最细部分的直径 $D = 8$mm，支撑杆的有效长度 $L_4 = 300$mm，材料为铝合金，其许用应力 $[\sigma] = 22$kgf/mm^2。

图5-8（a）中，$\beta_1 = 60°$、$\beta_2 = 45°$、$\gamma = 30°$。

校核支架的固定可靠性和支撑杆的强度。

1. 针受力和变形计算

（1）固定针受法向分力：由（5-14）式得

$$W_{t1} = \frac{W}{2}\sin\varphi_1 = \frac{53.9}{2}\sin(60° - 30°) = 13.48\text{kgf}$$

（2）沿骨针轴向分力

$$W_{t2} = \frac{W}{2}\sin\varphi_2 = \frac{53.9}{2}\sin(45° - 30°) = 6.98\text{kgf}$$

由（5-15）式得

$$W_{p1} = \frac{W}{2}\cos\varphi_1 = \frac{53.9}{2}\cos(60° - 30°) = 23.34\text{kgf}$$

$$W_{p2} = \frac{W}{2}\cos\varphi_2 = \frac{53.9}{2}\cos(45° - 30°) = 26.03\text{kgf}$$

（3）固定针支点反力

第一枚骨针铰接点反力，由（5-16）式得

$$R_1 = \left(1 + \frac{3L_{1l}}{2L_{21}}\right)W_{tl} = \left(1 + \frac{3 \times 45}{2 \times 40}\right) \times 13.48 = 36.23\text{kgf} \uparrow$$

第二枚骨针

$$R_2 = \left(1 + \frac{3 \times 50}{2 \times 70}\right) \times 6.98 = 14.45\text{kgf} \uparrow$$

第一枚骨针固定端剪切力，由（5-17）式得

$$P_1 = \frac{3L_{11}}{2L_{21}}W_{tl} = \frac{3 \times 45}{2 \times 40} \times 13.48 = 22.75\text{kgf} \downarrow$$

第二枚骨针

$$P_2 = \frac{3 \times 50}{2 \times 70} \times 6.98 = 7.48\text{kgf} \downarrow$$

第一枚骨针固定端弯矩，由（5-18）式得

$$M_1 = W_{tl}L_{11}/2 = 13.48 \times 45/2 = 303.3\text{kgf} \cdot \text{mm}$$

第二枚骨针

$$M_2 = W_{t2}L_{12}/2 = 6.98 \times 50/2 = 174.5\text{kgf} \cdot \text{mm}$$

（4）固定骨针尖端位移：由（5-19）式得

$$\Delta_{G1} = \frac{W_{tl} \cdot L_{11}^2}{12EI} = \frac{13.48 \times 45^2}{12 \times 2 \times 10^4 \times 3.98} = 0.0286\text{mm}$$

$$\Delta_{G2} = \frac{W_{t2} \cdot L_{12}^2}{12EI} = \frac{6.98 \times 50^2}{12 \times 2 \times 10^4 \times 3.98} = 0.0183\text{mm}$$

（5）骨针对支撑杆的作用力：作用于支撑杆轴方向的作用力，按（5-20）式得

$$P_{杆1} = P_1\cos\beta_1 = 22.75 \times \cos 60° = 11.38\text{kgf}$$

$$P_{杆2} = P_2\cos\beta_2 = 7.48 \times \cos 45° = 5.29\text{kgf}$$

沿支撑杆轴向总作用力，由（5-21）式得

$$P = \sum_{i=1}^{2} P_{\text{杆}i} = 11.38 + 5.29 = 16.67\text{kgf}$$

（6）平衡 P 力稳定针 A 端的位移：由（5 - 22）式得：

$$\Delta_A = \frac{PL^3}{12EI} = \frac{16.67 \times 50^3}{12 \times 2 \times 10^4 \times 3.98} = 2.18\text{mm}$$

计算结果说明，当支撑杆缩短（加压）使稳定针 A 端产生位移 $\Delta_A = 2.18\text{mm}$ 时，就能产生 P 的平衡力使支架处于受力平衡状态。这时固定针尖端的最大位移量为 $\Delta_{G1} = 0.0286\text{mm}$。

（7）骨折面处的位移：由（5 - 23）式得

$$\Delta_{\max} = \frac{3}{5}\Delta_{G1} = \frac{3}{5} \times 0.0286 = 0.0172\text{mm}$$

该位移值，不仅不会影响固定效果，并且在功能锻炼时还会产生生理应力刺激，即满足弹性固定准则要求。

（8）校核固定骨针是否轴向退出：由（5 - 24）式得，摩擦阻力为

1 号针　$F_1 = 0.188 \times d \times L_{11} = 0.188 \times 3 \times 45 = 25.38\text{kgf}$

2 号针　$F_2 = 0.188 \times 3 \times 50 = 28.2\text{kgf}$

$\because \quad F_1 > W_{\text{pl}}(25.38 > 23.34)$

$F_2 > W_{\text{p2}}(28.2 > 26.03)$

可见两枚骨针都不会沿针轴向由骨中退出。

2. 支撑杆的强度校核

（1）支撑杆所受拉力：由（5 - 25）式得

$$P = P_1 + P_2 = P_3 = 16.67\text{kgf}$$

（2）支撑杆所受弯矩：由（5 - 26）式得

$$M_{\max} \approx M_1 + M_2 = 303.3 + 174.5 = 477.8\text{kgf} \cdot \text{mm}$$

（3）稳定骨针所受轴向拉力：由（5 - 27）式得

$$Q \approx \frac{M_{\max}}{L_4} = \frac{477.8}{300} = 1.59\text{kgf}$$

（4）校核稳定针是否会被拔出：稳定骨针的摩擦力为

$$F_3 = 0.188 \times d \times L_3 = 0.188 \times 3 \times 30 = 16.92\text{kgf}$$

$F_3 > Q$ 不会被拔出。

（5）校核支撑杆强度：由（5 - 28）式可得

$$\sigma_{\max} = \frac{M_{\max}}{0.1D^3} + \frac{4P}{\pi D^2} = \frac{477.8}{0.1 \times 8^3} + \frac{4 \times 16.67}{3.14 \times 8^2} = 9.66\text{kgf/mm}^2$$

$\because [\sigma] = 22\text{kgf/mm}^2 > \sigma_{\max}$

$\therefore$ 支撑杆强度满足要求。

通过上例可以看出，用单臂外固定器做股骨颈及粗隆间骨折的固定，安全可靠，是一种较好的固定器械，这已被临床所证实。

（四）3 种固定方法的比较

股骨颈骨折的 3 种常用固定方法是：双针皮下埋藏固定法；单臂固定器加布带稳定法；单臂固定器加稳定针法。现就 3 种方法加以比较。

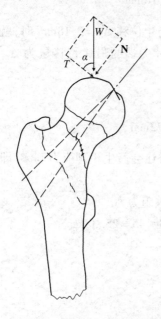

图 5 - 9 双针皮下埋藏固定

1. 双针皮下埋藏固定法 这种固定法（图 5 - 9），全靠骨针与松质骨的摩擦力和骨折面的嵌插作用平衡股骨头移位的倾向力和力矩。上侧骨针受拉、弯和剪切力作用，下侧骨针受弯、剪力作用。当针道周围的骨组织由于骨针的巨大挤压应力作用而坏死萎缩后，便可松动甚至滑脱。一旦发生松动又无法补救。因此，这种固定法承载能力小，新鲜骨模拟实验表明，这种固定法所承受的极限力 $F = 7.5$ kg。

如果改用螺纹骨针取代光滑圆针，其承载能力将会增大很多，一旦发生松脱也无法补救。综合评价，3 种方式比较，在针径相同情况下，这种固定法最不利于固定。

2. 单臂固定器加布带稳定法 支撑杆自由端加布带固定法比双针皮下埋藏法有很多优点。首先是支撑杆远端用布带固定，则施加一个力 Q，Q 对两枚固定针产生一个力矩 $M = QL_4$（图 5 - 10），用以平衡股骨头下弯的倾向力矩。可以减少骨折面近端分离产生的间隙，降低发生髋内畸形的可能性。其次，由于肢体活动、肌腱舒缩、患者体位的变换及股骨的负重作用，常使固定针松动或滑移。施加 M 力矩后可以使固定针与松质骨间的摩擦力加大，骨针与骨质嵌合较紧密，使其不易松动和滑移。从而增强骨折面稳定性，防止愈合不良或固定失效。最后，用调节布带松紧的方法可以补偿针道骨质萎缩形成的骨针松动现象。

单臂固定器加布带稳定法也有其不足之处：①由于体位的变化、肌肉的运动和在功能锻炼中会发生布带移位错动，造成布带拉力改变影响固定效果；②由于布带长期压迫肌肉，可能使肌肉局部血液循环不良，造成萎缩或发生痛感；③当股骨头受扭转作用时，可能会使支持杆远端与布带接触处发生摆动。

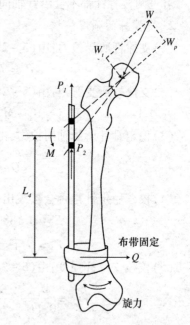

图 5 - 10 单臂固定器加布带固定法

3. 单臂固定器加稳定针法　此法是用稳定骨针取代布带,通过稳定针直接作用于股骨干上,这样使固定针、支撑杆、稳定针与股骨干形成一个几何不变体系。人体新鲜骨模拟实验表明,单臂固定法能使股骨头承受 76.6kg 力而不移位,这和上面的计算例基本吻合。由此可见单臂固定法采用在支撑杆远端加稳定针的方法,确有抗弯、抗扭及保持骨针稳定作用(图 5 - 11)。

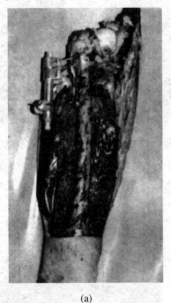 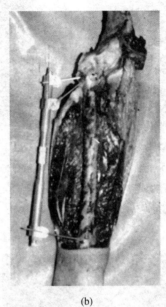

(a)　　　　　　　　　　　　　　　(b)

图 5 - 11　单臂外固定法模拟实验

(a)在新鲜尸体标本上做股骨颈骨折高位穿针微型力臂式外固定器固定,经生物力学测试结果,悬臂梁强度能满足负重要求(微型单臂外固定器由著者黄克勤研制);(b)新鲜尸体标本模拟暴力致伤股骨颈骨折后,单臂外固定器穿针固定,生物力学测试结果,股骨头承受 76.6kg 力而不移位

需要注意,由于采用的是弹性固定,因此规范的功能锻炼对发挥支架作用、保证早期骨折愈合有重要意义。对手术前、外固定治疗期、解除外固定期及 2 年后复查 X 线片,经黑白 X 线片彩色图像编码分析、黑白 X 线片彩色合成图像分析,结果表明:弹性穿针解剖学复位固定疗法,患者平均 5 天内即能下地规范锻炼(图 5 - 12 ~ 5 - 14),骨折端血运恢复快,骨组织重建迅速且骨密度均匀。较采用三刃钉、加压螺纹钉等疗法,有明显的优点。

(五)单臂固定的实验分析

本实验主要测验稳定针的力学参数。实验步骤:取从尸体分离出来的鲜股骨,从股骨颈上折断;行 X 形穿针,用单臂外固定器,分别进行高位、低位固定;采用电测法(图 5 - 15,5 - 16)。测试结果如下。

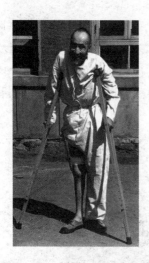
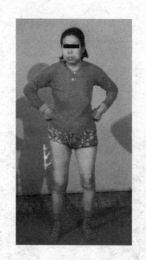
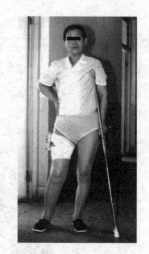

图 5 – 12　孙某某,92 岁高龄老人,股骨颈骨折,采用低位穿针,单臂外固定器固定 3 天后下地规范锻炼

图 5 – 13　李某某,股骨颈骨折,采用穿针外固定治疗术后即能站立负重,图为体表像

图 5 – 14　赵某某,股骨颈骨折,三针固定,近端穿二根直径 3.0mm 骨针,远端股骨髁上 100mm 处穿一根骨针,用单臂外固定器固定,体表像

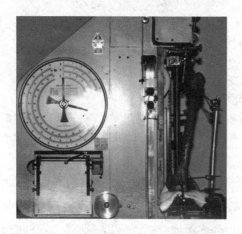
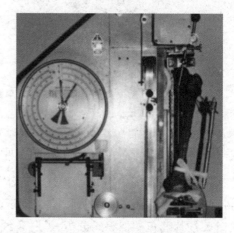

图 5 – 15　模拟人体股骨受力试验

图 5 – 16　模拟人体股骨穿针布带固定试验

1. 大号单臂外固定器

（1）低位穿针固定:稳定骨针的有效长度 $L = 42\text{mm}$。使支撑杆缩短 1mm 时,稳定针近支撑杆处的位移 $\Delta = 0.55\text{mm}$,所得参数见表 5 – 2。

表 5 – 2　大号单臂外固定器低位穿针固定参数

支撑杆缩短（mm）	针径 d（mm）	头上压力 P（kgf）	弯矩 M（kgf·mm）	骨针弯曲正应力 σ_{max}（kgf/mm²）
1.0	3.5	10.8	227.0	53.9
1.0	3.0	5.8	122.0	46.0
1.0	2.5	3.1	65.0	42.2

(2)高位穿针固定:稳定骨针的有效长度 $L=58$mm。使支撑杆缩短 1mm 时,稳定针近支撑杆处的位移 $\Delta=0.7$mm,所得参数见表 5-3。

表 5-3　大号单臂外固定器高位穿针固定参数

支撑杆缩短(mm)	针径 d(mm)	头上压力 P(kgf)	弯矩 M(kgf·mm)	骨针弯曲正应力 σ_{max}(kgf/mm^2)
1.0	3.5	6.35	184.0	43.7
1.0	3.0	3.42	99.2	37.4
1.0	2.5	1.62	47.9	31.3

2. 中号单臂外固定器

(1)低位穿针固定:稳定骨针的有效长度 $L=42$mm。使支撑杆缩短 1mm 时,稳定针近支撑杆处的位移 $\Delta=0.55$mm,所得参数见表 5-4。

表 5-4　中号单臂外定固器低位穿针固定参数

支撑杆缩短(mm)	针径 d(mm)	头上压力 P(kgf)	弯矩 M(kgf·mm)	骨针弯曲正应力 σ_{max}(kgf/mm^2)
1.0	3.5	12.0	252.0	59.9
1.0	3.0	6.5	137.0	51.5
1.0	2.5	3.4	71.0	46.4

(2)高位穿针固定:稳定骨针的有效长度 $L=58$mm。使支撑杆缩短 1mm 时,稳定针近支撑杆处的位移 $\Delta=0.74$mm,所得参数见表 5-5。

表 5-5　中号单臂外固定器高位穿针固定参数

支撑杆缩短(mm)	针径 d(mm)	头上压力 P(kgf)	弯矩 M(kgf·mm)	骨针弯曲正应力 σ_{max}(kgf/mm^2)
1.0	3.5	6.72	195.0	46.3
1.0	3.0	3.62	105.0	39.6
1.0	2.5	1.75	50.8	33.2

对大号和中号单臂外固定器进行测试的结果表明:骨针在弹性范围内,用 $d=3.5$mm 骨针低位固定,支撑杆最大调节范围 2mm,能提供的固定力在 22~24kgf。高位固定时,支撑杆可缩短 2.4mm,能提供的固定力为 15~16kgf。用 $d=3.0$mm 骨针、低位固定,支撑杆可缩短 2mm,能提供的固定力 12~13kgf。高位固定,支撑杆可缩短 2.6mm,能提供的固定力为 9~10kgf。

临床中使用单臂外固定器治疗股骨颈骨折时,患肢的受力随愈合情况而逐步增加,所以,只要合理使用本器械,可实现稳定固定。

三、断面生理应力探讨

临床和实验研究均已证明,骨折面获得应力刺激对愈合是有益的,能加速骨折愈合速度的应力被称为生理应力。生理应力是恒定生理应力和间断性生理应力的叠加。恒定生理应力恒定不变地作用在骨折面,而间断性生理应力则是时大、时小、或时有、时无地作用在骨折面。前者可使骨折远近端紧密嵌插,增大骨折端摩擦力,增强稳定性,缩短骨细胞的爬行距离;后者可增加骨折端血运,对加速骨折愈合颇为有益。其机制目前尚不清楚,有学者认为,因骨中含有大量胶原纤维,使骨具有热释电效应,骨中应力的变化会引起电场的变化,而电场的变化是刺激骨生长的重要因素。对应力场与电磁场的相关性以及物理化学过程的力效应应给予足够的注意。

单臂固定器治疗股骨颈骨折,根据生理和器械结构的特点,它虽然不能给予骨折面恒定生理应力,但可使骨折面获得对愈合颇为有益的间断性生理应力。

当固定器安装后平均 5 天左右,患者即可下床进行功能活动。两根骨针的剪切强度是足够的。又知两骨针中,下边一根由于骨折远近端底部相互挤压,故一般骨针不会先松动。而上边一根受拉较大,只要骨针在弹性范围内,当弯矩增大时,骨针变形增加;当弯矩减小或等于零时,变形随之减小或等于零。这样,骨折面法向的分布压力,时大、时小、时有、时无随着功能活动变化,这正是临床初期骨折面得到的间断性生理应力。

临床实践证明了上述看法的正确性。所以,凡术后不能扶拐下地行走者,均为本疗法的禁忌证。因在这种情况下不能使骨折端获得间断性生理应力刺激,明显影响愈合速度。

骨折面的间断性生理应力对陈旧性骨折尤为重要,陈旧性骨折因自身保护的生理特点,使其两残端被一层纤维膜组织所包裹,形成假关节,采用本法治疗,造成两新鲜创面,间断性生理应力的反复刺激,可清除掉关节纤维包膜,形成新的骨折面,为骨折再愈合创造了条件。

应指出的是,生理应力是有一定范围的,生理应力是加速骨折愈合的重要条件,过大的应力值又是股骨头坏死的原因之一。本组 300 余例股骨颈骨折患者中,术后患肢负重半年内逐渐由 10kg 增加到 35kg,1 年内保持在 35~50kg。在随访的 141 例患者中,股骨头坏死 2 例,均为男性,其中 1 例术后 4 个月便恢复正常体力劳动,使骨折端受到超应力范围的过强刺激,1 年内发生股骨头坏死;病例中女性患者,无股骨头坏死。一般情况,男性活动量大,股骨头坏死率高于女性。因此,经验告诉我们,过大过早负重是股骨头坏死的原因之一。即骨折治疗和修复过程中,受力应有一个确定范围。

四、少有功能替代

单臂式固定器治疗股骨颈骨折,很少功能替代是它的另一特点。生物体的一个基本特征是,生物组织在每一水平上都存在着复杂的内部调节系统,具有来自生物体本身各部分对环境的反馈系统,生物体就是依靠这种伺服机构以保持系统的稳定状态,并使之适当变化,以应付所遭到的环境刺激。把这样一个广泛适应性原理用于骨折愈合同样是适用的。

骨的功能是躯体的支架,承受载荷,维持运动。因此,作为活器官的骨对于应力是敏感的。骨以其形态、结构、密度分布等充分适应其功能需要的应力分布,从生物力学观点看,存在一个力学状态控制了骨的生长和吸收,也就是骨对其功能的适应性。

因此,在骨折治疗过程中,必须考虑其功能适应性问题,尤其是在中、后期,骨折端修复、塑形阶段。如果采用的治疗方式对骨正常功能应承受的应力有较明显的替代,骨将会按新的力环境进行修复,在这样一个应力水平下重建的骨组织对正常功能的需要来说,往往是脆弱的,一旦取出固定装置,有可能发生再骨折,所以骨折修复阶段必须考虑到骨正常功能的需要。单臂式外固定器治疗股骨颈骨折,对股骨颈较少有功能替代。

股骨颈主要是承受剪力和弯矩,一般认为剪应力在治疗初期对愈合是不利的。所以,对股骨颈骨折的治疗,既要尽量减小骨折端剪应力,又要克服由于弯矩使骨折端出现再移位,还要防止出现明显的功能替代。

设骨针的许用剪应力为 $[\tau] = 19.3 \mathrm{kg/mm^2}$。由生物力学分析得知,一般步态情况,股骨头在足趾离地前,受力可达体重 7 倍左右,临床要求股骨头承受载荷由 10kg 逐渐增大到 50kg。所以,骨折端决不会由于功能活动而出现剪切移位,骨针有足够强度,可有效防止不利于愈合的剪应力发生。

临床初期,当股骨颈承受弯矩时,一般情况下不会出现明显位移(与骨折面位置、角度有关),即固定是可靠的。当随着骨折面愈合程度的增强,股骨头所受载荷,将部分地被新生骨组织承受。在这种情况下,两根骨针和股骨颈将形成组合截面梁结构,由于新生骨组织和骨针具有不同的弹性模量,骨针的弹性模量远大于新生骨的弹性模量。因而骨折面愈合初期主要承受载荷的仍然是骨针,这对保持骨折端的稳定是必要的。随着新生骨组织的加强,骨针承载将逐渐减少,载荷越来越多地被新生骨组织承受。当重建的骨组织接近正常生理状态时,载荷将主要由修复后的骨组织承担。这时,骨针的固定作用已不再是必要的。由此可知,单臂外固定器治疗股骨颈骨折过程中,不存在明显的功能替代。

综上所述,用单臂外固定器治疗股骨颈骨折,在给定的载荷范围内,固定是可靠的,能使骨折面得到间断性生理应力,且无明显功能替代,满足弹性固定准则,属于弹性固定系统,因而能取得较理想的疗效。

第四节　承载下单臂外固定器的广义位移

一、简述

从骨伤生物力学原理得知,外固定器的作用不是断骨原有功能的完全替代;它主要是用于保持患肢位置变化及功能锻炼时,肢体的复位固定不受破坏,并且可以给骨组织修复提供最佳的生理应力。一般情况下,在治疗初期外固定器主要承受伤肢的自重和运动肌群的牵拉力形成的负荷。例如,股骨骨折近端的外固定器只需克服(平衡)挪动断肢时,肌群的收缩力和伤肢远端的自重所产生的骨折面广义位移的倾向力。患者站立位时体重的 5/6,显然是被双拐和另一健康肢体所承担。

外固定器的受力问题相当复杂。它不仅与骨折种类、骨折部位及骨折类型有关,而且与肌群的完好情况及体位变化、功能锻炼的方式有关。因此,在分析支架受力变形与断骨两侧成角、移位和转角的关系时,需要做如下假设:

（1）由于长骨与支撑杆相对于骨针的刚度非常大，外固定器的变形主要发生在骨针上，可以将支撑杆和断骨视为刚体。

（2）因支架可视为刚架，所以不计骨针的轴向拉压和剪切变形。

（3）忽略肌群的牵拉力。这个假设与实际情况是不符合的，况且在设计支架结构时必须考虑这种力，充分利用这种力。但为了粗略地研究支架静力参数与骨折面上的广义位移间的函数关系，还是可以这样假设的（图 5 – 17）。

从力学观点上看，平面框架结构和立体框架结构看都是几何不变体系，它们的受力都是空间力系。在使用同等材料情况下，空间结构支架的刚度和强度显然要比平面结构支架大得多。

如果平面结构支架能满足固定要求，则空间结构支架便更能满足固定要求。因此，本节就最薄弱的单臂平面支架进行分析（图 5 – 18）。

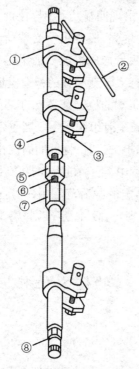 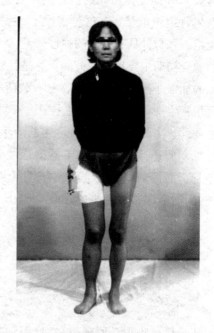

图 5 – 17　单臂外固定器的结构
①锁针器；②骨针；③针栓螺母；④内外套筒体；
⑤锁紧螺母；⑥芯杆；⑦联结杆；⑧调节旋钮

图 5 – 18　股骨颈骨折高位穿针微型单臂外固定器（作者专利）固定体表像

二、结构计算简图

如图 5 – 19 所示，为几何不变体系。

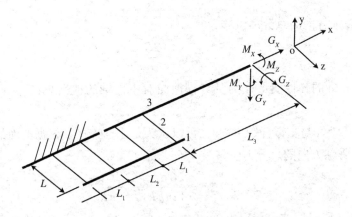

图 5 – 19 单臂外固定器的几何不变体系

取骨轴线为 x 轴,建立空间坐标系 oxyz。设骨针有效长度为 L,每组针间距离为 L_1;两组针间最近的针距为 L_2;骨折远端上外力作用点到最近的一根骨针间的距离为 L_3。

假设外力 G 的 3 个分量为 G_x、G_y 和 G_z,外力矩 M 的 3 个分量为 M_x、M_y、M_z。事实上 G_x、G_y、G_z 和 M_x、M_y、M_z 会同时产生,与患者的体位变化有关,故按下面几种情况分别予以讨论。

三、广义位移

(一) 骨折端轴向分离

当患肢处于站立位时,骨折远端重力 G 沿骨轴线呈拉伸力。考虑结构的对称性,可就图 5 – 20 计算简图进行讨论。

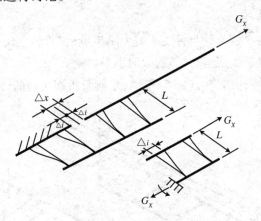

图 5 – 20 骨折端轴向分离计算图

1. **铰接点** 假设骨针与骨质的结合为固定端(刚接点),骨针与支撑杆的连接为铰接点,即骨针尾端没有被锁针牢固锁紧的情况。

若骨折一侧骨针数为 n,等截面杆的位移公式为

$$\Delta i = \frac{G_x L^3}{3nEI}$$

则骨端沿骨轴方向的总分离位移为

$$\Delta x = 2\Delta i = \frac{2G_x L^3}{3nEI} \tag{5-30}$$

式中：E 为骨针的弹性模量；I 为骨针横截面对中性轴的惯性矩；G_x 为沿骨轴方向的作用力。

2. 刚接点　骨针与支撑杆锁牢固时，可以认为是刚性连接。根据上面的各种假设条件，可得骨端沿骨轴方向的总分离位移为

$$\Delta x = 2\Delta i = \frac{2G_x L^3}{12nEI} = \frac{G_x L^3}{6nEI} \tag{5-31}$$

由(5-30)、(5-31)式分析得出。

(1)骨折端间分离位 Δx 与外力、骨针长 L 的立方呈正比，亦即外力 G_x 越大，骨折端分离越大；骨针长 L 越大，骨折端分离量将随 L 增大。这说明尽可能缩短骨针承力段(有效段)的长度，会大大提高支架的固定效果。

(2)骨折端分离量 Δx 与骨针的弹性模量 E、骨针的截面惯性矩 I 和骨针数目 n 成反比。当骨针刚性大、针径粗、数量多时，骨折端分离位移就小。由于实际上支撑杆不是刚体，因此骨针数 n 和骨折端分离位移 Δx 不是线性关系，用增加针的数目以减小骨折端分离是有限度的。在针的材质、结构和针径上寻求提高支架的固定效果是完全可行的。

(3)将(5-30)、(5-31)式做比较，可以得出：在所有参数完全相同的条件下，铰接点支架的骨折端位移要比刚接点支架的骨折端位移大4倍。由此可知，如果锁针器能把骨针牢牢地固定在支架上，骨针两端都不会发生一点松动，则支架的固定效果最好。

(二)骨折端相对扭转

若骨针与支架间为铰接，骨针与骨皮质间为刚接点，在骨轴上施以扭矩时，构成的支架为一几何可变体系，复位固定将会失效，故而不予讨论。

当骨针与支架间是刚性连接时(图5-21)，单侧骨折端扭转的转角为

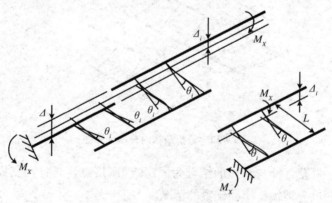

图 5-21　骨折端相对扭转计算图

$$\theta_i = \frac{M_x L}{nEI}$$

两侧相对转角为

$$\theta = \theta_1 + \theta_2 = \frac{2M_x L}{nEI} \qquad (5-32)$$

单侧侧向位移为

$$\Delta i = \frac{M_x L^2}{12nEI}$$

两侧相对侧位移为

$$\Delta = \Delta_1 + \Delta_2 = \frac{M_x L^2}{6nEI} \qquad (5-33)$$

（三）骨轴相对成角

在 xoz 和 xoy 平面上作用力或力矩都能使断骨两侧骨轴相对成角。这里只就出现最大成角的 xoy 平面加以讨论（图 5 – 22）。

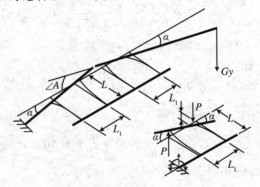

图 5 – 22　骨折轴相对成角计算图

由 G_y 产生的力矩 $M_z = G_y(L_3 + L_1/2)$，作用于两根骨针尾端的作用力为

$$P = \frac{M_z}{L_1} = \frac{G_y}{L_1}\left(L_3 + \frac{L_1}{2}\right)$$

1. 铰接点　骨针与支架是铰接时 A、B 针端的位移为：

$$\Delta_i = \Delta_A = \Delta_B = \frac{PL^3}{3EI}$$

单侧骨轴成角

$$\alpha = arctg\,\frac{2\Delta_i}{L_1}$$

广义成角为

$$\angle A = 2\alpha = 2arctg\,\frac{2PL^3}{3EIL_1} \qquad (5-34)$$

2. 刚接点　骨针与支架是刚性连接时，断骨骨轴总成角为

$$\angle A = 2\text{arctg}\frac{PL^3}{6EIL_1} \tag{5-35}$$

比较(5-34)、(5-35)两式,同样可以看出,骨针与支架间是刚性连接时,支架的固定效果好。因此,将骨针两端固定好,在临床中是不可忽视的。

（四）计算例

已知骨端力 $G_x = G_y = 15\text{kgf}$,扭矩 $M_z = 1500\text{kgf} \cdot \text{mm}$,骨针有效长度 $L = 50\text{mm}$;$L_3 = 400\text{mm}$,骨针直径 $d = 4.0\text{mm}$, $I = 0.0491d^4 = 12.57\text{mm}^4$;单侧骨针数 $n = 2$;骨针的弹性模量 $E = 2.0 \times 10^4 \text{kgf/mm}^2$, $L = 60\text{mm}$。计算断骨两端分离位移、相对转角和轴间成角。均按刚接点计算。

1. 骨折端轴向分离位移　将已知数据代入(5-31)式,便有

$$\Delta x = \frac{G_x L^3}{6nEI} = \frac{15 \times 50^3}{6 \times 2 \times 10^4 \times 12.57} = 0.62\text{mm}$$

2. 骨折端相对转角　将已知数据代入(5-32)式,得

$$\theta = \frac{2M_x L}{nEI} = \frac{2 \times 1500 \times 50}{2 \times 2.0 \times 10^4 \times 12.57} = 0.298(17°)$$

将已知数据代入(5-33)式可得骨轴相对侧位移

$$\Delta = \frac{M_x L^2}{6nEI} = \frac{1500 \times 50^2}{6 \times 2 \times 2.0 \times 10^4 \times 12.57} = 1.24\text{mm}$$

3. 骨轴相对成角　骨针尾端作用力

$$P = \frac{G_y}{L_1}(L_3 + \frac{L_1}{2}) = \frac{15}{60}(400 + \frac{60}{2}) = 107.5(\text{kgf})$$

代入(5-35)式得骨轴相对成角

$$\angle A = 2\text{arctg}\frac{PL^3}{6EIL_1} = 2\text{arctg}\frac{107.5 \times 50^3}{6 \times 2.0 \times 10^4 \times 12.57 \times 60} \approx 17°$$

四、初步结论与评价

（一）初步结论

通过上面近似计算可得下面结论。

（1）骨针与支架若呈刚性连接,将比铰接更能发挥出支架的固定作用。这就要求锁针器和连接器有可靠的固定性能。在施术时要将它们尽力锁紧。

（2）骨针的刚度越大固定效果越好。这就要求制造骨针的材料要好,最好采用冷拔钢丝制作。位移量与骨针直径 d 的 4 次方成反比。因此,增加针径对提高支架的固定效果影响很大。但是,针径也不可太大,否则会加大断骨损伤,后期还会有功能替代。

（3）骨针的针间距离 L_1 越大、骨针由骨壁到锁针器间承力段长度 L 越小,支架的固定效果越好。

（4）骨针与骨质的结合力越大,越有利于固定效果。棱针体比圆针体好,打入式进针

要比钻孔后旋入式进针的效果好。

（二）简单评述

大量临床应用证明，单臂外固定器对某些病例确实行之有效，其优点是如下。

（1）结构简单、重量轻、佩带方便，利于早期功能锻炼。

（2）穿针少、损伤小，患者痛苦少，固定较可靠。

（3）适应证较广，不仅用于治疗骨折，还可以用于矫形、骨关节结核融合及骨病的治疗。

总的来讲，单臂外固定器能基本满足固定的要求，是一种很有前途的外固定形式。

第五节　单臂外固定器的临床应用与疗效分析

一、临床应用

单臂外固定器对治疗老年股骨颈骨折、粗隆间骨折，具有方法简便、性能可靠、患者痛苦小、并发症少、疗效高、疗程短等特点。固定方法符合生物力学要求，术后 1 周内便可下床，治愈有效率达 93.58%。

（一）单臂外固定器功能

本器械采用铝合金制作，刚性好、重量轻。两端旋扭能进行牵引和加压，牵引加压螺纹可使支撑杆延长 100mm。骨针固定在支撑杆的锁针器上，向中心加压可使骨针形成一个牢固的悬臂梁，加强了支承负重作用，使骨折端稳定。

1. 锁针器　锁针器是固定骨针使之发挥悬臂梁作用的重要部件。骨针固定在锁针器上不会滑脱、不会移位，不受穿针角度限制，能在各种方向上固定。锁针器套在支撑杆上，可绕杆轴顺时针或逆时针旋转 360°。骨针轴线与支撑杆轴线所在平面相互平行，骨针可在其所在平面上旋转 360°。锁针器可在支撑杆的两侧锁针，两侧针轴线所在平面距离为 20mm。骨针能交叉、平行和空间相错布针，便于使股骨头部、骨干部达到力平衡状态。

2. 支撑杆　支撑杆是固定锁针器、完成牵引加压、构成支架结构的主要部件，是暂时部分骨替代物，相当于悬臂梁的基础。它承受着针传递来的张力、扭矩和弯矩，保证骨折端相对稳定，支撑骨针维持股骨头、颈和盆骨的拱形结构，保证骨折面上的生理应力刺激，并预防了髋内翻，从而保证患者早期下床，规范锻炼。

（二）拱形结构的特点

力学理论提示，拱形结构有稳定性好、承载能力大等特点。但拱的各处必须处在最佳受力状态下才会稳定，其上一处若明显偏离均衡受力状态，则整个拱的平衡就会被破坏。

在人体上由股骨头向上经过骨盆环到对侧股骨头引一条抛物线，正好相当于一个复杂的拱结构。上部的负重通过拱顶向下传递，恰好发挥结构稳定性好、承载能力大等作用。一旦股骨颈或粗隆间发生骨折，则整个拱的受力平衡状态便会遭到破坏，从而失去稳定（图 5-23）。

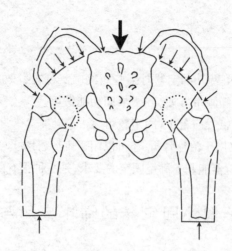

图 5 - 23 骨盆和双侧髋关节构成的拱形结构

人体的受力要比单纯的拱形结构受力复杂得多,股骨颈或粗隆间一旦发生骨折,在骨折面上便丧失了承受弯矩、压力、剪力等复合作用的能力。这时用 3 枚骨针固定在力臂式固定器上,保证骨折的解剖学对位稳定,恢复原来的正常受力位置,拱形结构又得到恢复。则骨针便要承受弯矩、扭矩、剪力等复合载荷作用。实践和理论上都可证明,这种固定方法会取得满意的固定效果。

（三）穿针

在电视荧光屏幕监视下,当骨折复位,颈干角恢复到 127° ~ 130°时,将第 1 枚骨针自股骨大粗隆下缘靠近股骨距由外向内上与肢体股骨轴线成 130°角斜行穿入。针尖达到股骨头软骨下 2mm(不要穿出股骨头的密质骨,以防发生创伤性关节炎)即可。第 2 枚骨针在第 1 枚针下方 20mm 处穿入,和股骨轴线约成 150°角。第 3 枚骨针在股骨髁上100mm 处,且垂直于股骨轴线、位于股骨侧方穿入,不透过对侧密质骨。

将穿入骨内的 3 枚骨针,以锁针器固定在主体杆(支撑杆)上。再通过调支撑杆端的旋钮,将骨针调节到合适的距离,以达到对骨折端加压固定要求。

（四）固定后受力分析

下面从治疗期的 3 个阶段(卧床期、功能锻炼期、恢复正常功能期)来看固定器的作用。

1. 卧床期 应用力臂式固定器治疗本病,卧床 1 周左右即可。这时患肢基本处于静态,受力较小。由于固定器对骨折面进行加压,使骨折远近两端较稳固地成为一体,在此期间能保证骨折面嵌插、颈干角保持正常。

根据临床上的统计数据,骨针直径 $d = 3.0$mm,第 1、2 根骨针在骨折端内的平均长度 $L_1 = 45$mm,$L_2 = 50$mm,头下型在近端骨区长度约30mm。由人体松质骨和骨针之间摩擦力计算公式

$$F = f \cdot \sigma \cdot s$$

式中,f 为摩擦系数;σ 为骨对骨针的挤压应力;s 为骨与骨针的接触面积。

实验测定:松质骨的 $f = 0.3$,$\sigma = 0.2 \text{kgf/mm}^2$,骨针直径 $d = 3\text{mm}$,将上列数据代入摩擦公式得到如下结果。

第 1 枚骨针的摩擦力

$$F_1 = 0.3 \times 0.2 \times 3.14 \times 3 \times 45 = 25.4\text{kgf}(\approx 254\text{N})$$

第 2 枚骨针的摩擦力

$$F_2 = 0.3 \times 0.2 \times 3.14 \times 3 \times 50 = 28.2\text{kgf}(\approx 282\text{N})$$

两枚骨针的总摩擦力

$$F = F_1 + F_2 = 25.4 + 28.2 = 53.6\text{kgf}(\approx 536\text{N})$$

计算表明,即使不考虑骨针交叉形成对股骨头分离的阻抗作用,至少也可抵抗骨折近端和远端的分离力 53.6kgf。由于卧床期为 1 周左右,这时针道的骨组织还未发生吸收萎缩,摩擦力基本保持不变。因此,在摩擦力作用下,可保证卧床期固定是可靠的。若卧床期加长,针道周围骨组织受针体的挤压力作用,发生吸收萎缩,使针道扩大,这时仅仅靠摩擦力是不够的,必须借助于固定器的加压来保持骨针在骨内的稳定。

2. 功能锻炼期　患者手术后 1 周左右下床,借助双拐在医护人员的护理下进行规范的功能锻炼。据 Paul 和 Morrison 等分析,正常人行走有 5 种步态。当脚跟着地时,计算表明,体重 $W = 58.3\text{kgf}(\approx 583\text{N})$ 的人,此时作用在股骨头上的力为

$$P = 60\text{kgf}(\approx 600\text{N}),$$

在 x、y、z 方向的分力为

$$P_x = -43.8\text{kgf}(\approx -438\text{N})$$

$$P_y = -40.7\text{kgf}(\approx -407\text{N})$$

$$P_z = 6.2\text{kgf}(\approx 62\text{N})$$

根据 Hadinge 试验,压缩股骨头的力 P 分布在各针上的百分比为:第 1 枚骨针大约承受作用于股骨头上 P 力的 52%;第 2 枚骨针大约承受 48%。并计算得出骨折近端相对骨折远端的位移为

$$\Delta x = -0.82\text{mm}$$

$$\Delta y = -0.78\text{mm}$$

$$\Delta z = 0.06\text{mm}$$

可见,相对位移量很小,说明应用单臂固定器不会产生内翻或外翻及其他旋转情况。另外,从负值可见,x、y 轴方向上呈现压缩现象,即骨折面处呈压应力刺激,会促进骨折尽早愈合。所以,在功能锻炼期,单臂外固定器,不仅稳妥可靠,而且有利于骨愈合。

另外,通过计算,第 1、2 枚骨针所受的轴向力分别为

$$F_1 = 28.5\text{kgf}(\approx 285\text{N})$$

$$F_2 = 26.1\text{kgf}(\approx 261\text{N})$$

它们要比骨针与骨质间的摩擦力略大些,这就保证了在骨折端受力作用时,会得到嵌插力作用。所以,只要实现解剖学复位,就可以在固定稳定的情况下促进愈合。

在骨折面处,两根骨针对骨质的压应力分别为 $\sigma_1 = 31.6\text{N/mm}^2(\text{MPa})$,$\sigma_2 = 29.8\text{N/mm}^2$($\text{MPa}$),没有超出一些学者得到的骨压缩强度的实验值。所以,总体来看,不会出现因骨针将骨质压坏,造成骨坏死以致影响骨愈合的情况。

3. 拆除固定器期 8~12 周后,骨折端已稳定,骨折面纤维连接,骨形态近于正常,受力点落在拱轴最佳位置上,便可以拆除固定器。

由以上分析可见,不论从克服广义位移还是从许用应力角度来看,单臂外固定器治疗股骨颈骨折和粗隆间骨折,都是一种比较好的方法。

(五)单臂外固定器的操作步骤

以股骨颈骨折为例,用电视屏幕监视复位穿针,方便简单,但目前尚未普及。下面介绍徒手复位和牵引器复位两种方法。

1. 手法复位穿针固定

(1)局麻下,取仰卧位,双下肢伸直,外展各 30°,徒手上下对抗双下肢,同时持续牵引,防止单侧牵引使骨盆倾斜。待两下肢等长时,各内旋 15°~20°,按股骨颈轴线方向叩击。对少数股骨头极度前屈者,可用 Whit Rhan 法复位。X 线检查复位效果(如采用股骨颈牵引复位支架配合穿针更为理想,解剖复位率达 100%)。

(2)用事先备好的骨针或软金属线做体表投影。将第 1 根骨针放在股骨头与髋臼间隙处做头上缘标记。第 2 根骨针和第 3 根骨针通过压缩骨小梁和张力骨小梁区交叉或呈"A"字形摆好,针尖要对准股动脉搏动点,用胶布固定,作为标记。拍 X 线片优选出进针的正确位置后,用亚甲蓝沿标记针画线,得出进骨长度和角度,以备穿针。

(3)按已定好的标记,在粗隆下不切开皮肤,斜行与骨干呈 30°~40°角,直接打入或用骨钻钻入骨针 2 根。在股骨外髁上方 50~100mm 处与骨干垂直打入 1 根骨针,不透过对侧骨壁。

(4)拍片复查,满意后安装固定器。将穿入股骨的 3 根骨针装上锁针器,固定在支撑杆上,拧紧锁针螺母使骨针固定。将支撑杆两端螺母向右旋转加压,使针体出现轻度弧形挠曲即可。

(5)术后第 2 天持拐离床活动。患者必须做到不盘腿、不内收、不侧卧、上下床患肢要端平抬好,尽量减少剪切力。

(6)为防止针道感染,采用打入式进针方法,在定位准确后,用骨锤将针徐徐打入。皮肤组织不切口、不钻孔、损伤小,针道密闭较好,可防止针道口感染。实践证明打入比钻入进针的抗拉力大。采用钻入式进针最好使用变速电钻,谨防速度快引起组织灼伤。

(7)粗隆间骨折操作方法基本与股骨颈操作法相同,只是进针深度略浅些。在手法牵引复位后,颈干角正常,纠正了旋转畸形,双下肢等长,即可穿针。安装好固定器后要适当加压,使颈干角稳定。

(8)术后患肢加用护套,防止针道口感染。换药时要严格遵守无菌操作。

(9)对年老体弱、血肿较大的患者,待 1 周左右,在局麻下用牵引复位器达到解剖复位后穿针固定。这样可简化复位过程,避免并发症,防止过早穿针造成的血肿引流性渗出。

2. **牵引复位器固定法** 股骨颈骨折牵引复位床,体积大,移动不便,需有配套设备进行工作;单纯手法牵引复位固定,术者操作时间一久,助手难以控制牵引力量保持骨折端稳定,易造成再移位;骨折牵引复位器能弥补上两种复位法的不足。

骨折牵引复位器是一根呈"⊥"形的金属杆制成。纵向杆装有伸缩螺纹,可随意调整牵引长度,其上端与会阴托板相连。会阴托板上装一气囊,外接气压表,可指示牵引力值。纵向杆另一端在横杆上不能随意活动。横杆两端各有一块足蹬板。足蹬板可沿横杆滑槽任意移动和绕足蹬板轴转动。用以调节两足外展内旋位置和两下肢的外展内旋角度。当患者用牵引支架固定后,再用摇把摇动纵杆调节螺旋,即开始牵引。术者一只手用掌心向内推挤大粗隆;另一只手放在大腿的上 1/3 处顺势内旋。当摇动牵引手柄有阻力感,压力表显示 70kgf 左右时即可复位。这时双下肢等长,拍 X 线片检查,一般均能一次复位成功。初术者可在 X 线下观察复位时骨折端变化的全过程,体会使用牵引力的大小,再次即可准确操作。当 X 线片证实复位满意后,即可准备进行穿针。

牵引支架长度为 670mm,重量为 1.4kg,携带方便、使用灵活,可不受其他条件限制,在临床医院是一种理想的髋关节复位器械。本器械由本书作者研制,经几百家医院临床验证,解剖复位率达 97%,有效率 100%。该器械的各种性能完全能满足股骨颈骨折复位的要求,能组合拆卸,对控制体位内旋、外旋、外展、内收、牵引、缩短均有良好功能,螺纹部件通用性强,用一个扳手能紧固牵引器各部件螺母。

在用新鲜尸体模拟股骨颈、粗隆间骨折的牵引复位试验时,得到与临床应用中同样效果。

将新鲜尸体由前部将股直肌、缝匠肌、髂腰肌、阔筋膜张肌、臀中肌、臀小肌剥离,显示髋关节囊,行人工股骨颈骨折畸形移位,用牵引复位器进行模拟正常人股骨颈骨折的复位牵引动作,在牵引力达到 46kg 时,关节囊变细长,股骨颈骨折复位。筋束骨,拽之离而复合,束之筋骨就而复位。通过解剖学、病理学、生理学的研究,股骨颈骨折为囊内骨折,外有强大的关节囊约束,当骨折后,只要按股骨颈轴线牵引,使关节囊受到力的作用拉长,囊的直径变细,筋束骨作用得到发挥,骨折可顺利复位。粗隆间骨折复位方法大致相同,防止过牵和牵引力不够造成髋内翻。复位不能低标准,要求高标准解剖学复位,否则会出现并发症,如股骨颈畸形愈合或股骨头坏死。

(六)评定标准

按老年人的特点,根据生活处理和活动情况、X 线表现、髋关节疼痛程度、下蹲能力、屈髋功能、从事家务能力及生活是否可以自理等,拟定评定标准为:优、良、可、差。

优:无疼痛,下蹲正常,X 线显示颈干角在 130° 左右,折线消失。

良:偶有轻度疼痛,可全蹲或半蹲,可从事家务,生活自理,颈干角在 110° 以上,折线消失。

可:颈干角在 90°~110° 间,折线消失或模糊,能从事简单家务。

差:走路持拐,跛行明显,有畸形、颈干角在 90° 以下。

(七)病例介绍

矫某某,女,64 岁,左髋跌伤 24 小时,于 1983 年 7 月 22 日抬入骨科就诊,左足外旋

75°,缩短 20mm,X 线检查为股骨颈骨折,颈中型。在局部麻醉下,行牵引复位器牵引解剖复位。按体表标志用金属丝定点,定位拍片复查,优选出最佳进针角度和深度。用 3.0mm 骨针 2 枚交叉打入对侧皮质安装固定器,紧固针体完成组架。右旋固定器两端之旋钮,向中心加压,术终。

术后 4 小时患者持拐下地练习。两个半月复查,骨折端稳定,骨折线模糊,颈干角 127°。半年后复查,患者下蹲正常。2 年后,活动、行走自如(图 5 − 24)。

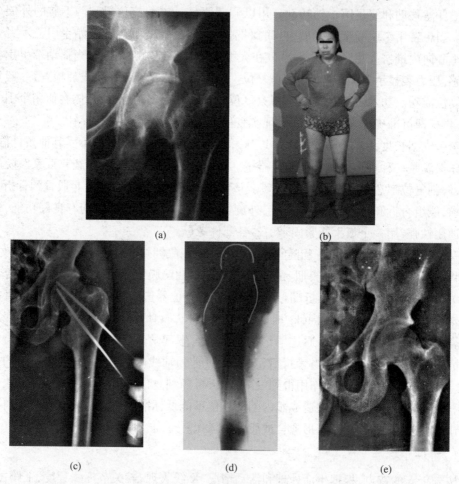

图 5 − 24 矫某某股骨颈骨折

(a)骨折后 X 线片;(b)穿针外固定术后 4 小时患者下地站立;(c)穿针外固定后 X 线片骨针呈"A"形固定;(d)侧位 X 线片复查穿针位置正确;(e)4 年后复查,颈干角正常、骨折线消失、股骨头骨质正常

另有 4 位病例如图 5 − 25 ~ 5 − 28 所示。

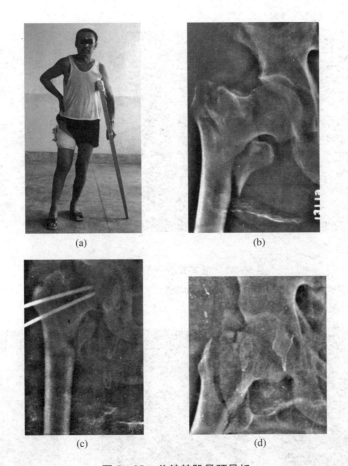

图 5-25　姜某某股骨颈骨折

(a)微型单臂固定器外观;(b)X线片显示粉碎型粗隆间骨折;(c)采用复位器牵引复位,X线片检查对位良好,7天后下床活动,8周拆除外固定;(d)1年4个月后复查,X线片显示,颈干角正常,骨愈合

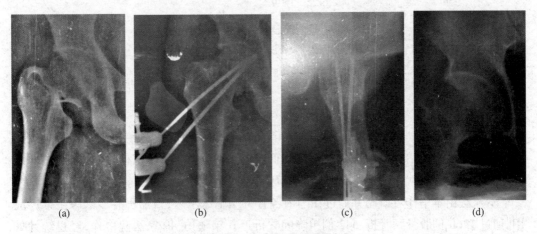

图 5-26　孙某某股骨颈骨折

(a)伤后X线片;(b)单臂固定器固定后的X线片;(c)侧位X线片显示骨针在头颈内固定;(d)两年4个月后复查,X线片显示骨愈合,颈干角正常

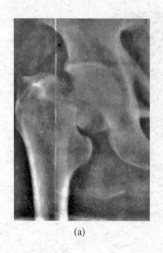
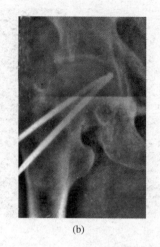
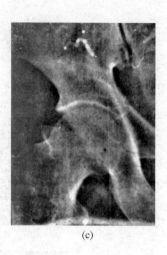

(a)   (b)   (c)

图 5 - 27   张某某股骨颈基底型骨折

(a)伤后 X 线片;(b)用牵引复位器复位后,单臂固定器固定,术后 X 线片;(c)两年 1 个月后复查,骨愈合,骨小梁通过,头部未发现坏死

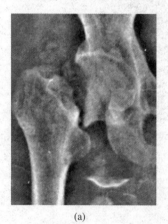
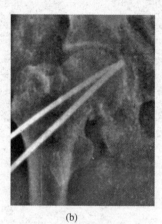
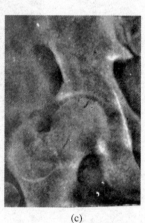

(a)   (b)   (c)

图 5 - 28   矫刘氏股骨颈合并粗隆间骨折

(a)伤后 7 天 X 线片;(b)单臂固定器固定后,X 线片显示复位良好;(c)两年 9 个月复查,骨折愈合良好,颈干角正常,可做一般家务劳动

二、疗效分析

单臂外固定器治疗股骨颈和股骨粗隆间骨折,是吸收中医骨伤科理论、综合中西医疗法之长并结合现代科学技术而研制的确有实效的穿针外固定疗法。

本疗法由本书作者研制并通过在国内各省讲学临床示教,目前仍有多家医院推广应用,通过 1260 例股骨颈骨折、342 例粗隆间骨折近 6 年随访,49 家医院协作,经过统计处理发现,股骨颈骨折不愈合率为 6.42%;股骨头坏死率,通过黑白片彩色图像处理抽查结果为 9.4%;粗隆间骨折髋内翻率为 2.7%。

· 206 ·

（一）疗法特点

（1）手法柔和，复位准确，患者乐于接受，克服了那种粗暴牵引及盲目外固定。

（2）固定稳妥，能满足股骨颈轴线与股骨干轴线不同受力的固定要求。

（3）固定损伤最小。

（4）早期（3天后）下床规范锻炼。

（5）减轻护理工作量，减少社会负担。

（6）减少了并发症，痛苦小。

由于人口老龄化，本病发生率逐年上升，已成为老年人常见病和亟待解决的社会问题，本疗法是适应老年人生理病理特点的新疗法。中医文献中记载"老人应股压碎者"属"十不治症"，长期以来中医疗法一直习用牵引卧床保守疗法，就其自然愈合。单臂外固定器治疗股骨颈骨折，已从消极等待顺其自然的保守疗法中解放出来，有了突破性进展。

（二）股骨颈骨折急症意义

传统观点认为股骨颈骨折后，患者只有卧床牵引等待血肿吸收后再做处理。长期以来认为股骨颈骨折后就已决定治疗的失败，其原因为：①骨折移位血管损伤或断裂，股骨头供血破坏，难以修复；②股骨颈骨折，解剖部位复杂，难以固定；③手术内固定破坏性大，称之为"伤上加伤"；④传统方法固定不确切，固定复位带有盲目性。故列为"十不治症"；⑤患者老年高龄，身体功能"衰竭"给治疗带来很大风险，对身体干扰大的治疗手段需慎重；⑥西医手术血管骨瓣移植、股骨头供血复活等手术选择性强，不能完全适应。

对股骨颈骨折治疗失败归咎于上述原因，已有学者提出异议，认为本病治疗应按急症处理。骨折端长期移位缺血可导致骨细胞坏死，骨折端吸收萎缩，周围血肿骨化失去治疗修复机会，使骨不连、股骨头坏死发生率提高。作者在临床观察中发现，将股骨颈骨折按急症处理其重要意义在于争取时间及早复位，减少出血，恢复供血通路，使骨折面能尽早得到生理性应力刺激，尽快恢复常人生活，促进骨折愈合，减少晚期并发症股骨头坏死和骨不连的发生。在观察中发现，患者的性别、年龄、身体条件、是否过于肥胖、来院时间、是否经过复位或其他治疗及职业均有一定影响。这与 Woodhouse 等研究结论相符合。为减少股骨头坏死率应考虑以下几点。

（1）对股骨颈骨折和股骨粗隆间骨折，患者要尽量做到尽早、尽快选择最好方案进行处理，千万不可等待牵引几周后再治疗。

（2）骨科医生要有急症观念，在骨伤科应组成一个比较熟练的、技术较强的治疗老年人骨伤的急救小组，做到及时、准确，方法得当，争取在伤后6小时内完成。

（3）治疗的成败与股骨颈骨折能否达到解剖学复位密切相关。本书作者设计的股骨颈骨折牵引复位器有效率达100%，解剖学复位可达97%，特殊复杂的股骨颈骨折复位可在有限手术下配合复位，均可达到要求。有研究统计发现，股骨颈骨折因发生严重的移位造成骨不连或股骨头坏死率为76%。

（4）固定物过于粗大，带有切削螺刃的旋入股骨头的固定物，对组织损伤破坏严重，易发生股骨头坏死、骨不连接。

（5）应急治疗可减缓局部肿胀、压迫,恢复血供渠道,改善循环,尽早解除关节囊内变异形态,可望使骨折尽早愈合。只要患者条件允许,尽早、尽快进行穿针外固定治疗,大部分患者能得到康复。

（6）单臂外固定器治疗股骨颈骨折消除了有碍愈合的力学因素,提供了骨折修复期的稳定环境,实现了既有效固定,又不过多损伤骨组织,保护了残余的血运。在解剖学复位下,用单臂外固定器固定做模拟试验,在负重176kg时仍有良好的抗弯、抗剪、抗扭作用。所以,借助单臂外固定器早期下地做规范锻炼是可能的、允许的,并能得到良好的生物效应,促进骨折的修复,3天后即可下地活动。

（三）并发症处理

在单臂外固定器治疗期间,可能出现如下并发症。

（1）针道感染。在肥胖患者固定时出现第1、2针针道口处皮肤有轻微炎症、分泌物,主要是由于皮下脂肪丰厚,针体刺激,出现淡黄色渗液,可用碘酒、乙醇消毒,减少活动,即可痊愈。

（2）固定器锁针部位固定不稳发生松动。针体在骨、肌肉区段轻微窜动,皮肤针道口不能闭锁,开放针道孔过大也能造成针道感染。紧固部件,控制窜动,局部消毒处理,无菌干燥纱布封闭或用湿纱布条敷于创口即可痊愈。

（3）穿针角度不正确造成过穿,进入髋关节腔或髋臼,要在X线监视下退针,进入适当位置。如果针尖部进入大粗隆上方或股骨头下方软组织内,一定要重新穿针固定,且不可留在体内,再加1枚固定针。针在软组织内加压固定,患者疼痛,骨折端移位,易造成感染。

（4）低位穿针时,患者的功能锻炼屈膝受限、疼痛,影响活动。穿针要注意在髂胫束前外侧进针,高位穿针固定即可解决。

（5）要做到骨折端达不到解剖学复位不穿。进针角度,针在骨折远近端位置不正确一定要重新设计进针,准确为止,决不可以勉强固定;严格无菌操作,及时换药保持针道口清洁,患肢佩戴护套预防污染。只要对患者加强管理,熟练掌握外固定技术,针道感染问题是可以避免的,不至于因感染解除外固定的治疗。

第六章

骨的力电理论的实验研究与临床应用

第一节　力电效应对骨重建和修复的影响

　　20 世纪 50 年代之前对 Wolff 定律的理解主要是应力决定骨的生长。自 20 世纪 50 年代发现骨具有压电效应,并有学者在干股骨上测定出压缩受力下的压电电位分布(图 6-1),于是产生了关于 Wolff 定律作用机制的新设想,认为影响骨生长(或骨细胞反应)的原因是应力引起的电信号。笔者经多年研究认为:骨内应力和电信号都会引起骨细胞

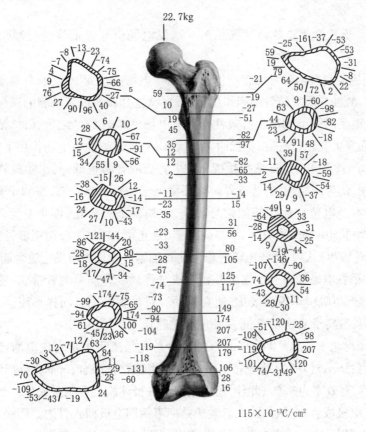

图 6-1　干股骨在压缩受力时的压电电位分布

反应,影响骨生长,而且应力与电信号对骨细胞生长的影响是一种复合的作用。一方面应力和电信号都会引起细胞反应,另一方面骨的力电效应和逆力电效应的存在,使得骨受应力作用时,骨内会产生电信号(力电效应),相反,骨受外部电信号作用时,会引起骨的变形(逆力电效应)。由于骨组织不是处于自由状态而是受肌群和相邻骨的约束,上述变形受到约束后,必然产生应力。

利用骨的力电效应促进骨伤愈合的研究国内外已进行多年。笔者在应用研究方面的成功之处在于,不仅利用骨的力电效应原理也利用骨的逆力电效应原理,同时还与经络理论及促进中药释放有效成分(即加速骨吸收药效)相结合。

一、力电效应的临床应用

早在 1812 年美国纽约一家医院第一个采用电刺激治疗骨不愈合获得成功。Mott 用电刺激治疗胫骨不愈合成功,此后 Lente、Elgland、Duchen、Boto 先后报道过电刺激治疗骨折不愈合的病例,但以后 100 多年进展不大。Yasuda 和 Fukada(1953)对骨的生物电效应进行了研究,提出骨的压电效应理论,此后电刺激成骨及骨电学特性研究又开始活跃。Besett 首先用电磁波治疗一例先天性假关节获得成功,并于 1974 年用全植入式电刺激治疗脊柱融合。

1. 诱发电场影响骨重建的可能机制　诱发电场引起骨重建的机制包括以下两个方面。

(1)电环境能直接影响骨细胞产生过程:由于电场能改变细胞内、外离子环境,使 pH 值有所偏离。酸性介质对破骨细胞作用有利,而碱性介质对成骨细胞的碱性磷酸酶作用有利。所以,电场对骨细胞产生有效性变化。电场可影响 Ca^{2+} 浓度,Ca^{2+} 浓度变化会使细胞膜通透性发生变化,促进细胞代谢。其次,Ca^{2+} 局部浓度在电场作用下,可促使钙盐沉淀。Friedenberg 和 Brighton 依据骺板和新生骨痂的含氧量低,其次骺板软骨细胞和骨细胞无氧代谢,认为阴极耗氧,造成骨折微环境处于相对缺氧状态,有利于骨愈合。Becker 认为骨折本身电位变化和外加信号影响,使局部细胞分化,逐步变为骨细胞。Jahn(1968)认为当外加电场作用时,Ca^{2+} 与磷离子(带正电)趋向阴极而沉淀,造成在阴极有骨生成。Pilla(1979)认为,由于电信号作用使骨细胞内遗传物质发生改变而成骨。

(2)骨中诱发电磁场可通过细胞外物质成分性质变化而影响骨重建:诱发电场的作用对胶原纤维产生吸引作用而极化,使它移动。对黏多糖也有同样作用,影响细胞的代谢,使羟基磷灰石离子浓度改变,最后使胶原矿物化。

2. 电刺激骨愈合技术　Friedenberg(1971)首先报道用恒定直流电治疗一例内踝骨折不愈合患者;Dwyer(1974)将全植入电刺激器用于脊柱融合;Spadaro 统计电刺激治疗不愈合 119 例,有效率为 95% ;此外,用压电膜或驻极体膜也可刺激成骨。

(1)插入电极成骨:全植入式电刺激法是把不锈钢电极插入骨内。阴极置于骨折处,阳极置于软组织内,通以适当参数的电流,则在阴极附近引起电偶极矩,促进骨生成。电流小于 $5\mu A$ 无效,$5 \sim 10\mu A$ 成骨增加,大于 $20\mu A$ 时骨细胞坏死,负极可以引起氧耗损和产生羟基原子团。若在阳极附近有可能使细胞坏死,可把阳极移到皮肤表面,则可完全避免。还有半植入式电刺激法,它是把阴极刺入骨折端,阳极置于皮肤上。电极最常用形状有针形、螺钉形等,阴极电极成分除不锈钢外还有银或钛等。阳极多用白金,电极绝缘部分多用聚四氟乙烯膜(teflen)。电极信号除恒定直流电外还有脉冲电流。

(2)电磁场成骨:把一对平行线圈置于骨折肢体两侧,线圈通以一定频率(2~100Hz)的交流电流,于是在线圈间产生几个高斯的磁场 B。由于外加磁场 B,则在骨折处沿骨长轴方向产生感应电流,这是无损伤疗法。Bassett(1977)治疗先天性假关节149例,成功率为87%,其他学者分别报道了用电磁场治疗骨不愈合、骨延迟愈合、手术方法失败后的关节融合等,1982 年他们统计全世界 20000 病例没有发现并发症。

(3)电场成骨:把肢体放于金属电极板间,金属板则组成一电容器,通以直流或脉冲电流,由于电容的充放电,骨组织内形成一个随时间变化的电场,局部电场强度为 1~10V/cm,可以促进骨骺板的生成及骨折的修复。

3. 压电膜对骨生长的影响 在研究骨与腱的正逆压电效应基础上,发现在合成的多肽的聚 – V – 甲基 – L – 谷氨酸酯(PMLG)和聚 – V – 苄基 – L – 谷氨酸酯(PBLG)的取向薄膜中有压电效应,这是工业高分子材料。Yasuda 等曾报道,用一小块压电膜或特氟龙膜加于动物长管骨上,能够刺激其生长。如图 6 – 2 所示,把 PMLG 膜接在鼠股骨的四头肌腱与二头肌腱上。骨和 PMLG 膜的横截面在图的右侧,借着鼠的运动,PMLG 膜因受力而变形,在它的上面出现压电效应电荷。手术 16 天后 X 线观察四头肌侧有骨生成,手术 38 天十分清楚地看到新骨已生成。Hayshi 和 Yabuki 用 PMLG 压电膜放在切去 5mm 的兔腓骨上,如图 6 – 3 所示,经过 3 周 X 线检查,新骨在 PMLG 膜周围形成骨痂,新骨痂的排列方向平行于膜的表面。Fukada 等用特氟龙膜包卷于兔股骨上,如图 6 – 4 所示,并维持几周,手术 4 周后 X 线检查,骨痂在特氟龙周围生长,长成桥形,最后形成坚强骨。Susuki(1975)用驻极体膜治愈一例骨折不愈合患者。

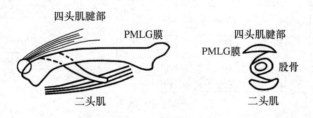

图 6 – 2　PMLG 膜固接在四头肌腱和二头肌腱上

如果把 PMLG 膜与特氟龙膜放于鼠股骨周围 11 个月,在特氟龙膜附近的新骨几乎全部消失,这表明它的电荷量随时间衰减,而 PMLG 膜压电性无改变。

压电膜可促进骨生长,是由于压电膜植入动物体内后,膜被导电组织液所包围,压电膜因动物运动而产生变形,出现极化电荷,从而引起膜周围离子流动,离子流可造成电刺激,加速骨细胞增殖和代谢作用。

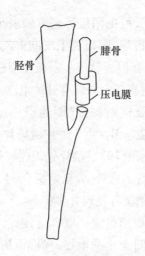

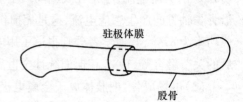

图6-3　在腓骨间隙中放一个
圆柱形 **PMLG** 的压电膜

图6-4　驻极体膜绕在股骨上

二、力电效应对骨重建和修复影响的实验观察

通过动物实验,可以观察电流对骨重建的影响。笔者采用的是恒压、低强度直流电。电流强度可以是不随时间改变的恒定直流,也可以是随时间改变的疏密波或脉冲电流。把交流电源通过全波整流、滤波、变压、稳压等处理后组成应用装置。设计框图如图6-5所示。

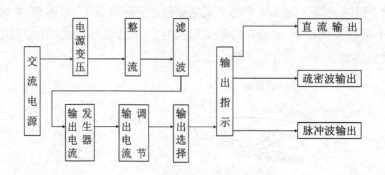

图6-5　直流电源系统框图

这个实验开展时间较短,只做了8只动物,且每只动物采用了不同给电时间、不同电流强度。尽管如此,也可观察到电流对骨重建有明显影响。但由于实验动物数量少,观察指标较多,尚难做统计学处理,仅举例如下(表6-1)。

表 6 - 1 实验结果

观察项目	实验肢				对照肢			
X 线观察	小腿骨变粗				相对直径较小			
标本最大直径(mm)	正面	8.14	平均	7.22	正面	6.50	平均	5.37
	侧面	6.18			侧面	4.42		
平均壁厚(mm)	0.43				0.70			
同部位等长度重量(g)	2.16				1.61			

1. 实验对象　当年雄鸡小腿骨,体重 0.85kg。

2. 电流强度　18μA。

3. 实验时间　9 天,共给电 67 小时,日均 7.4 小时。

4. 电极距　1.2cm。

5. 结果　表明微电流对骨重建有明显影响。

6. 讨论及分析

(1)临床观察和动物实验研究说明,电效应确能影响骨的重建,并对骨的修复有促进作用。由此推论,骨对力环境的反馈和骨的修复机制可能与骨的电性质有关。

(2)从股骨头新疗法角度,实验支持在治疗过程中,进行有选择的、有节制的髋关节功能锻炼观点。从骨力电性质观点看:功能活动可使髋关节获得间断性生理应力,由于骨的力电效应,髋关节将产生电位;同时,功能活动可提高局部体温,由骨的热电效应,出现极化电荷,它是压电效应的次极效应。所以,采用髋关节模造八法进行适时、适度的功能锻炼,有助于加速改善髋关节功能,修复坏死股骨头。当然,功能锻炼对促进血液循环,防止肌肉萎缩和软组织粘连等也有明显作用。

(3)股骨头坏死的治疗阶段主要是控制坏死股骨头发展、除朽骨长新骨的修复阶段,它是在一个闭合的反馈系统中按着功能需要进行的所谓"继发性长周期功能适应"修复。环境的特征将作为一种信息输入反馈系统,从而调整骨的修复。因此,髋关节功能锻炼应服从修复的需要。

股骨颈骨折后合并股骨头坏死究其原因应考虑,一个良好固定应既具有几何上的稳定性,又较少干扰骨应承受的力学状态。一个几何上十分稳定的弹性固定,如果对骨的受力状态有很大影响,甚至全部功能替代,就不能认为是好的固定,因此此时骨折端不能获得如上述实验提到的电效应。所以,本实验也从另一角度支持骨折治疗的"弹性固定准则"理论中提出的"非功能替代"观点。

(4)由上述观察和实验看到,改变作用在人体骨上的"力环境"或"电效应",均能改变其骨电性质,使骨发生重建。载荷大小或电效应强弱决定着骨的重建方式。

第二节　促进骨生长的因素分析

影响骨生长的因素是多方面的,许多学者曾进行了研究,正是由于这些研究成果促进了股骨头坏死治疗仪的研制成功。下面将对几种主要的因素分别予以简介。

一、间断性压力对成骨细胞的作用

间断性压力对成骨细胞作用的实验设计,能实现间断和持续性纵向加压的机械装置运用于在鸡胚绒毛尿囊膜上培养的半截断骨组织,造成培养骨组织修复的生物力学模型。运用此模型,以 X 线片、光镜、电子显微镜和扫描电镜为手段,观察了在间断压力$(2.0 \times 10^{-3} \sim 5.1 \times 10^{-2}N, 1.0Hz/s, 30$ 分/次,2 小时/天)作用下骨修复过程形态变化,并利用能谱分析仪测量骨修复,证明间断性压力能促进骨修复重建,且力值与重建程度在一定范围内呈正相关。

为比较间断压应力与持续压应力对骨修复的作用效果,采用电子计算机图像处理系统对不脱钙骨切片做图像分析,定量地对比间断加压高力组$(3.4 \times 10^{-2} \sim 5.1 \times 10^{-2}N)$与低力组$(4.9 \times 10^{-3} \sim 1.35 \times 10^{-2}N)$,持续加压高力组$(3.1 \times 10^{-2} \sim 4.4 \times 10^{-2}N)$与低力组$(3.3 \times 10^{-3} \sim 1.0 \times 10^{-2}N)$以及对照组 5 个处理组间,包括 TBV,VV－OS－1,SV－OS－1,SV－DSB 和 DBI 等 14 组指标参数和均数。结果表明,间断加压对骨重建有肯定的作用,持续加压,也有作用,但作用相对较弱,力值的大小与愈合程度有关。

在成骨细胞离体培养实验中,给实验组提供 0.98MPa 的压力变化(15 分钟加压,15 分钟放松,2 周期/小时,每天加压 8 小时)发现成骨细胞数逐步增加,与对照组有明显差异,且碱性磷酸活性也明显增加,结果提示,间断性加压可促进离体培养成骨细胞的增殖与分化。

二、压应力对成骨细胞的作用

1. 培养骨组织及成骨细胞的生物力学研究概况　自从 Wolff 提出机械力可以塑造骨的形状并影响骨的内部结构这一定律后,许多学者在骨的生物力学适应性方面做了大量的研究工作。然而,由于工作大都在动物实验水平,实验动物存在着复杂的生理环境,如肌肉、神经、血供、内分泌等诸多因素,故单纯确定应力对骨的作用几乎是不可能的。自从 Fell(1928)报道了骨组织培养技术以来,骨组织及细胞的生物力学研究应运而生,尤其近十几年来,成骨细胞培养水平有了较大发展,使骨生物力学研究进入了一个新的时代。正如培养骨组织的生物力学研究创始人之一 Gluckmann 所说:许多复杂的生理因素在组织培养中可被去除,骨和软骨可在没有血管、神经、和肌肉的情况下在体外生长,因而观察组织结构与已知应力的直接作用关系较体内更为精确。

2. 应力对培养骨组织及成骨细胞的作用　结缔组织的稳定性有赖于胶原的生理特

性,Meikle(1982)和 Yeh(1989)给颅骨缝隙纤维关节施予牵张力,发现新合成的胶原增加,随着张力的增大,纤维关节间细胞增殖和骨形成也相应增加。Copray(1985)发现间断压应力(约 5×10^{-3}N)可促进骨基质硫酸氨基多糖和胶原合成。

3. 基质及软骨的矿化　Bagi 和 Burger(1988)运用流体静力学压力给予胚胎小鼠长骨施加间断性压力(0.3Hz,1.32N),观察到硫酸盐与基质的结合率,在骨干部分实验组较对照组高一倍,在干骺端高 20%,Klein-Nulend(1986)也发现间断和持续压力的增加,均促进钙和磷与骨基质的结合,而且间断压力的效果大大高于持续压力。间断压力实验组与对照组相比,钙的结合率为 +241%,磷的结合率为 +144%,而持续压力实验组与对照组相比较,钙的结合率为 +84%,磷的结合率为 +59%。

4. 细胞的增殖与分化　Hasegawa(1985)等报道了施加间断压力于培养皿顶部,致使贴附于培养皿基板生长的成骨细胞变形(10 分钟加力、10 分钟放松)显示脱氧核糖核酸(DNA)合成增加 64%,胶原合成增加 33%。Miwa(1991)等运用离心法施力于成骨样细胞($MC_3T_3-E_1$),发现 DNA 的合成增加为对照组的 150%,但抑制碱性磷酸酶活性,而碱性磷酸酶活性通常被认为是成骨细胞分化的标志。Buckley(1988)等向培养成骨细胞提供一个循环机械张力,发现成骨细胞数在培养后第 2～3 天增加 1.8 倍,DNA 合成增加 2～1.4 倍。然而,Ozawa(1990)等连续给予成骨样细胞($MC_3T_3-E_1$)3 个大气压,发现连续加压抑制碱性磷酸酶活性,并抑制胶原的合成和矿化,但对 DNA 的合成没有影响。因此,究竟是间断性还是持续性压力更符合生理性应力,还需要进一步研究。

三、骨组织及细胞的显微损伤促进骨的形成

骨组织和细胞在强载荷下可产生微损伤,这些损伤可影响骨和细胞电势能、细胞外环境、细胞膜的离子通道和骨矿物溶解性的变化。Murray 和 Rushton(1990)研究了离体培养成骨细胞在生理和病理应变状态下的反应,实验表明,在生理和病理应变状态下,成骨细胞内前列腺素(PGEZ)的水平均升高,并伴有细胞 DNA 合成的加快及环磷酸腺苷(cAMP)增高,因而认为细胞的显微损伤可促进细胞的增殖。

不少研究表明,应力可刺激成骨细胞内 PGEZ 的增加,而且多数作者认为 PGEZ 是成骨细胞增殖和分化的重要调节因子,Murray(1990)曾进行实验显示,应力和应变可引起成骨细胞内 PGEZ 增高,并伴有成骨细胞 DNA 的合成及 cAMP 的增高。Yeh(1984)也进行了 PGEZ 水平的检测,并认为 PGEZ 可引起骨的吸收,但如果有足够高的水平,也可促进骨的形成,而骨的吸收是通过成骨细胞和破骨细胞的"耦合"机制来实现的。Yeh 还进一步阐述了 PGEZ 影响成骨细胞的增殖与分化的中间环节,即:①离子通道的开放;②腺苷环化酶;③磷脂分解的起初。并且这些环节通过复杂的反馈系统,如钙的流通量和蛋白激酶的活性来调控。然而,Ozawa 等给予成骨样细胞连续压力,发现虽然有 PGEZ 的增高,但细胞 DNA 的合成与对照相比无明显差异,而细胞碱性磷酸酶的活性反而受到抑制。Nagai(1989)的实验也显示 PGEZ 的增加不能促进成骨细胞 DNA 合成。因此,Ozawa 等认为:PGEZ 的增高,并不是必须由机械力刺激而产生,而可能仅仅表示在某些对机械

力较敏感的细胞中存在着"机械力受体"。

四、环核苷酸对骨形成的调节机制

Rodan(1975)首先提出 cAMP 和 cGMP 为力对骨形成和骨重建的重要调节因子。以后许多实验都验证了力作用于离体培养的骨组织和成骨细胞出现 cAMP 和 cGMP 的变化,并认为环核苷酸作为成骨细胞的第二信使发挥其作用。Rodan 等(1975)的实验显示,在 60kPa 的压力环境下,离体培养胚胎软骨中 cAMP 和 cGMP 含量较对照组下降,并认为 cAMP 的下降是由于骨钙吸收所致。Somjen(1980)和 Murray(1990)在实验中使离体培养的成骨细胞产生应变,其 cAMP 水平增高,同时 DNA 合成增加。在不同实验中cAMP 水平的不同变化现在还没有统一的解释,也许像某些作者所说,cAMP 在不同的细胞种类有不同反应状态。Somjen 还进一步阐述了环核苷酸在骨生长过程中的含量变化是由 PGEZ 来调控的,应力作用下骨细胞内 PGEZ 的增高将增加环核苷酸酶活性或抑制磷酸二酯酶的活性。当然,PGEZ、cAMP 和 cGMP 等化学因子对骨生长和骨修复的作用机制还有待于进一步研究。

总的来说,骨组织和成骨细胞离体培养技术使骨的生物力学研究进入一个新的水平,它不仅可以排除动物实验中难以排除的复杂生理因素,也使我们能有效探讨细胞水平、亚细胞水平以及分子水平骨组织细胞的生物力学特性。

综上所述,应力和电信号确实会引起细胞反应,促进骨生长。HY－1 型股骨头坏死治疗仪的成功之处在于不仅利用外加电信号促进骨生长,还结合和发展了祖国传统中医理论。

根据骨力电效应理论,力电之间还有耦合作用,力在骨内产生电信号,外加电信号也会在骨内产生应力。利用调频调幅交变电信号在骨内产生交变电信号和交变应力刺激细胞生长。并且根据中医经络学和中药理论将电信号经过穴位施加中药有效成分,同时释放到病变部位。临床实践证明这种结合中西医理论发明的仪器疗效确切,对坏死股骨头的修复具有重要意义。

第三节　股骨头坏死治疗仪的应用

一、应用领域

总结分析国内外股骨头坏死治疗的情况,笔者根据 Wolff 定律关于骨内应力状态决定骨的重建的理论,即骨内应力产生的电位会引起细胞反应,同时,根据骨也具有逆力电效应,即外加电信号会在骨内产生应力,而应力和电信号都会引起细胞反应的观点,研制成了股骨头坏死治疗仪(图 6－6),用于治疗股骨头坏死。它的研制成功标志着骨的力电理论应用和在临床上探索电磁场效应促进骨生长的方法实现了突破。这种方法是通过优选各种不同电信号,在人体特定经络穴位上选用生物卵膜加"珍七散""红宝散"和"生骨散"等中药,按骨轴线向体内输入不同波形电信号,修复坏死的股骨头。

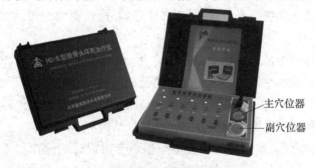

主穴位器

副穴位器

图 6－6　股骨头坏死治疗仪外观图

股骨头坏死是某种致病因素导致骨细胞死亡,骨结构破坏,股骨头形态改变,髋关节功能受累,是一个漫长的病理过程。临床表现为髋关节疼痛、跛行,重者致残。在治疗中通过体外电信号将中药有效成分送达其肌里,透其筋骨,作用于病所,使骨内力电信号增强,股骨头的几何形态改善,坏死的骨组织修复重建。该疗法具有非手术、无创伤、无痛苦、无不良反应、简易方便等特点。对坏死股骨头的修复,改善股骨头的骨小梁结构和股骨头的形态,加强股骨头的承载作用,修复髋关节间隙和缓解骨关节疼痛及纠正跛行等均有确切的疗效。

根据科技检索结果报道,该治疗仪国内尚未发现,属首创。股骨头坏死治疗仪对股骨头坏死的治疗展示了新的前景,适用于治疗各种类型、各种原因引起的股骨头坏死及老年人骨质疏松病。通过治疗仪可迅速将中药有效成分释放到病所,改善微循环,活化骨细胞,修复坏死骨组织,重建骨结构。

二、技术性能

生物的压电性研究已进入临床应用阶段,利用骨的正、逆压电效应治疗骨折已见成效。关于骨受力时的电位分布与骨的生长、发育,控制和修复的关系尚需做深入研究。实验与临床观察发现,长骨骨折修复期受力后产生弯曲,骨凸处出现正电荷,骨凹部出现负电荷,根据这一现象,观察新鲜生物骨在弯曲状态时在凹处长出新生骨(骨痂),当直流电通过骨胶原的酸性溶液时观察到在阴极周围析出骨胶原分子,生物骨在 $1\mu A$ 电流通过时,在阴极附近新生骨生长旺盛。研究表明,骨的生长与压电效应控制有关,根据压电效应控制骨修复的观点,给生物骨持续外加应力使骨内产生与应力成正比的压电性电流,该电流使骨胶原分子成直线排列,从而促进骨的生长。正力电效应促进骨生长,逆力电效应控制骨生长,在动物实验模型狗股骨骨折装置正电极和负电极通以 $1\mu A$ 的电流,3周后长出新骨痂。

直流电通过人体时产生电解、电泳、电渗等一系列物理化学变化,电脉冲使肌肉产生兴奋和节律性收缩,产生力电效应,在生物体内引起血管扩张,微循环发生改变,加速局部营养代谢过程,使病理产物排出,电解的结果使正极周围呈酸性产生氧气,负极周围呈碱性产生氢气。电泳、电渗的结果,正极下水分减少,蛋白质密度增加,易聚结凝固,细胞膜致密,通透性降低。负极下水分增多,蛋白质颗粒分散,密度变稀,细胞膜疏松,通透性增高。

研究发现,人体骨电信号可由骨的应力产生,电信号也会在骨内产生应力。按解剖学体表投射,在骨轴线经络穴位上施加设定的低频脉冲,经调制的中频叠加特定电信号,便产生骨内应力引起细胞反应,达到骨重建、生新骨之目的,通过穴位器将有效中药成分热释放进入骨内,作用于病所,重建骨小梁,修复骨结构。

股骨头坏死治疗仪就是为实施该整体疗法而专门设计的医疗仪器。该仪器应用现代电子技术,形成不同电信号——低频脉冲和经特殊调制的 6 种中频信号,同时使中药有效成分热释放在人体的穴位上,透过皮肉达其病所,具有独特疗效。

本仪器的中频电信号,由压频振荡器产生,可分别输出 6 种经过调制的中频电信号,由类型选择的 6 个控制键实现。上述电信号能提高骨内应力,改善电化学环境,可以达到较佳疗效。按类型选择" + "" – "键,可以连续改变中频电信号的输出强度。调制波形为方波,调制频率也可以在一定范围内任意选择,以满足不同治疗需要。调制电信号由 U_6 输出,按调制频率" + "" – "键,即可改变调制频率。

低频脉冲信号也由 U_6 输出。脉冲宽度为 5ms,该脉冲既能促进骨骼生长,又有止痛功效。按脉冲频率" + "" – "键,可以在一定范围内连续改变脉冲频率,按脉冲强度" + "" – "键,可以改变脉冲强度(即脉冲幅值)。

由 T_{s1} 和蜂鸣器等构成治疗时间定时电路,按治疗时间" + "" – "键,可改变定时时间,定时时间可以在 5 ~ 25 分钟内任意调整。

由变压器 B_1 的一组副边和穴位器中 Ds18s20 等构成温度自控电路,按温度显示" + "" – "键,温度可在 25 ~ 50℃任意设定。

另外,该治疗仪有数码管显示电路,对类型强度、脉冲强度、调制频率、脉冲频率、温度高低、治疗时间都能准确显示,以实施定量治疗,也给医生和患者观察调整带来了方便。

总之,该仪器功能齐全,使用便捷,完全满足了股骨头坏死内外兼治整体疗法的需要。

三、技术水平

(一) 创新性

目前,对股骨头坏死的治疗,国内外常用的方法包括:手术、血管移植、骨瓣肌瓣带血管蒂植入、减压术、介入疗法、人工关节置换术或口服中药、外敷膏药、按摩等。逆力电效应运用于临床治疗骨折不愈合及软组织损伤,也有报道运用于神经损伤的治疗。且逆力电效应对骨细胞(离体)生长的作用,经大量基础试验证明是肯定的。笔者总结国内外治疗现状,从基础理论研究骨的力电性质与骨生长修复的关系,采用生物电刺激和中药释放的综合效应,达到活血化瘀、祛腐生新、修复坏死骨组织的目的,发明了股骨头坏死治疗仪,为股骨头坏死的治疗开辟了新的前景。

目前,这种治疗仪,经近 10 年来国内外 400 余种期刊及全国医药科技成果资料检索,尚未有过报道,属首创。

(二) 先进性

本项目以 Wolff 定律及力电效应与生物效应、电刺激作用等理论为依据,利用仪器产生对人体敏感的中频、调制中频、电脉冲、红外热释放等效应,作用于治疗部位,改变骨内电位和应力,增强药物活性,激发骨生长和骨自发修复能力,从而达到治疗骨坏死的目的。在设计上体现内外兼治整体疗法,不同于其他物理治疗仪,在治疗方法和设计思想上都有独特创新,具有先进性,居国际领先地位。特别是对晚期重症股骨头坏死的病例,疗效突出。股骨头坏死后头吸收,髋臼破坏出现半脱位可实现头重建,髋臼修复,对股骨头内骨小梁的修复,提高强度、密度、刚性,恢复持重功能,疗效确切可靠。

(三) 可靠性

实验与临床观察已证明股骨头坏死治疗仪对坏死骨结构有重建功能。对 6200 例股骨头坏死患者进行临床验证,总有效率为 97.2%。这项医疗新成果已在美国、东南亚和欧洲等国家和地区推广。

(四) 获奖情况

在中国发明专利技术博览会和国家有关专业会议上,股骨头坏死治疗仪多次被评为金奖。该治疗仪在国际上也多次获奖,1993 年新加坡国际专利产品博览会获 3 项金狮奖,1995 年美国国际博览会获两项克里斯托金奖,1996 年“尤里卡”世界发明博览会获金奖。

用该治疗仪治疗股骨头坏死,安全、方法简便、疗效显著,优于其他方法,对挽救股骨头坏死患者的髋关节功能,防止致残,减轻痛苦,减轻社会负担,提高患者生活质量有重要意义。该疗法符合当代国际医学界对疾病治疗的流行趋势。

四、穴位器的应用

穴位器是 HC - 5 型股骨头坏死治疗仪的重要组成部分,是用于限制穴位,将综合信号、热量和中药有效成分向体内释放的输出器。

股骨头坏死治疗仪的电信号是通过“穴位器”向体内释放并进行治疗的。穴位器的界面要与药垫和经络穴位上的皮肤表面的经络口吻合。电流通过界面产生的电极电位释放到股骨头内,达到调其气血,通其血脉,除朽骨生新骨之目的,并将药物的有效成分、微量元素透入体内,以改善电化学环境,修复坏死骨结构。

穴位器界面必须与经络口对准。经络口是经络开口于皮肤上的穴位点。穴位的通经口接受电信号循经感传,使气血壅滞得以宣通。《灵枢·经脉》曰:“经脉者所以决生死,处百病,调虚实不可不通”,“通则不痛,痛则不通”。股骨头坏死治疗仪的电信号通过穴位器界面向体内输入生物电信号,而疏通经络,调节经络生理功能。

穴位器具有热效应功能,使经络口的皮肤温煦,散热循经感传。正常皮肤电阻值较高,经络口的电阻值较低,故穴位具有低阻高电位的特点。

电阻的变化与皮肤细嫩、粗糙、汗毛、出汗、水浸、药垫厚度、局部压力大小有关。正确使用会出现一种温煦、麻、酥、酸、胀、舒服的感觉。不正确时出现难以忍受的刺激,说明经络口不对,需调整。

五、穴位释放中药活性物质修复骨结构

(一) 电刺激的电流形式

电流刺激的电流形式有 3 种:①超低频脉冲电流;②低频脉冲电流;③中频脉冲电流。

脉冲电磁场刺激成骨,以"感应耦合"原理为依据。

温肾益精中药可促进细胞和机体的生长发育及代谢过程。"肾主生长""肾主生殖""肾主骨",股骨头坏死使肌体组织细胞和基础结构成分破坏,内平衡失调;温肾益精中药能促进细胞及肌体的生长发育过程,能使分泌垂体生长激素的细胞及甲状腺细胞增加,其结构趋向正常,多种化学成分和亚微结构接近正常;使骨重量增加,骺板无机焦磷酸酶活性上升,细胞层次增多;有明显促进骨生长发育和钙化,促进器官的核酸及蛋白质合成的作用。

根据 Wolff 定律和骨的力电性质,通过外加电信号刺激骨细胞生长,同时,通过穴位器按骨轴线经穴位释放中药活性物质,清除骨细胞陷窝脂肪滴,改善微循环,促进骨修复。

有学者通过 X 线和力学测试观察,认为电脉冲磁场能促进骨纤维软骨进行骨化,是提高骨刚度和强度的积极因素。随着钙盐沉积不断增加,在股骨头坏死区骨小梁的强度、密度、刚度逐渐恢复,骨量增加。这是黄氏疗法在治疗过程中,股骨头承受自身重量练功,坏死股骨头不再塌陷的原因所在。

脉冲电磁场能刺激成骨细胞的活性,使纤维软骨钙化,使钙沉积。动物实验证明,成骨细胞多,软骨细胞少。骨坏死后成骨细胞衰退,影响成骨,通过承载丸系列中药释放活性物质,诱导刺激间充质细胞,促进骨修复、生长。按钙离子代谢学说,脱氧核糖核酸(DNA)合成蛋白学说,电信号改变细胞周围环境,改善纤维软骨细胞的作用,清除骨内坏死骨组织,清除骨细胞内骨陷窝内脂肪滴,修复微循环正常分布,活跃离子交换和钙的代谢过程,使钙离子通过细胞膜和线粒体膜,在线粒体内积聚膨大,向胶原基质释放,形成羟磷灰石的骨化基质,提高骨小梁强度和刚性,从而使坏死塌陷的股骨头停止塌陷,得以修复。

(二) 穴位器的功能

经络是人体气血通路,营阴阳、濡筋骨、利关节,经络上的不同穴位,反应病变的性质和部位。穴位器作用在人体经络的穴位上,一方面可以加速将中药有效成分向体内释

放,疏导调节脏腑气血功能,达其肌里,透其筋骨,作用于病所,促进股骨头坏死的修复;另一方面,发出调频调幅振荡电信号,在振荡电场下,可促进骨骺软骨细胞 DNA 的合成。毛细血管在活化物质刺激下,新生大量微血管床,提高细胞的供血、供氧、供给能量和营养物质,清除有害的肌酸、乳酸和二氧化碳代谢废物,改善髋关节内环境,改善微循环,促进股骨头内结构死骨的清除和新生骨的生长。

（三）中药控释系统

通过穴位向体内释放有效中药成分,改善坏死股骨头微量元素结构,促进骨的修复。

股骨头坏死是关节囊内的病理变化,中药有效成分由穴位透其筋骨释放到股骨头内,可起到除朽骨长新骨,化腐生新之功效,加速坏死股骨头的修复,控释过程如下。

释放系统→穴位器配合中药外加电信号→产生电位中药有效成分→透其皮肤屏障→在预定时间内以设定频率释放→骨内应力产生电位一种或数种中药活性成分→达其肌里、透其筋骨→作用于病所→改善髋关节囊内生物电环境紊乱→使骨坏死之氧压下降产生氢氧基→pH 升高新骨生成→力电效应→成骨细胞增生活跃提高胶原纤维含量→软骨内化骨过程加速→改善内平衡失调修复坏死组织结构→活化骨细胞重建骨组织结构→股骨头修复

第四节　股骨头坏死治疗仪的实验研究

一、股骨头坏死治疗仪修复骨结构动物实验研究

1. 实验动物　选择 Wistar 大鼠30 只。

2. 说明　在大鼠两腿长期使用醋酸泼尼松,无菌性股骨头坏死的动物模型及去势大鼠骨质疏松模型上,用"股骨头坏死治疗仪"治疗,已证实其修复骨结构的治疗作用。

3. 造模　在每只大鼠双股骨上端股骨头处,与股骨垂直方向经皮用直径 1.00mm 克氏针各钻一 1mm 的孔,克氏针穿透股骨头皮肤,确认钻入骨内,严格定位。

4. 分组　30 只大鼠分为 2 组,每组 15 只。术后第 2 天开始应用股骨头坏死治疗仪治疗。

股骨头坏死治疗仪的两个表面电极各焊接一导线,前端接针灸针,制成针形电极,将阴极插入实验侧动物股骨头的近端,阳极插入小腿远端,每次治疗 5 分钟。

第一组:左侧股骨头作为实验侧,右侧作为对照侧;第二组:右侧股骨头作为实验侧,左侧作为对照侧。

于治疗后 1、2、3 周,每组分别处死 5 只大鼠,取出双小腿骨用 15% 的甲醛固定,置备标本。用 MUT - 2 扫描超声显微镜进行扫描,观察骨缺损面积的大小及缺损内的密度。

用 MUT - 2 扫描超声显微镜进行扫描,观察结果。图 6 - 7,6 - 8 为治疗后 1 周,图 6 - 9,6 - 10 为治疗后 2 周,图 6 - 11,6 - 12 为治疗后 3 周,左图为治疗仪实验侧,右图为

对照侧。实验侧股骨头处钻孔已明显小于对照侧,说明该仪器有促进骨修复作用。

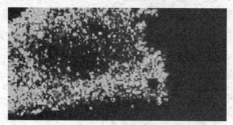

图 6-7(彩图 1) 第 1 周实验组

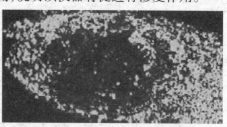

图 6-8(彩图 2) 第 1 周对照组

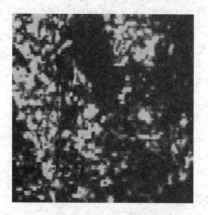

图 6-9(彩图 3) 第 2 周实验组

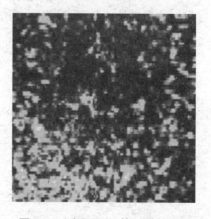

图 6-10(彩图 4) 第 2 周对照组

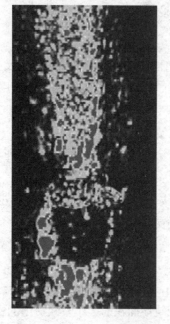

图 6-11(彩图 5) 第 3 周实验组

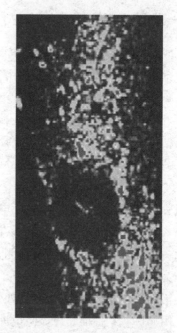

图 6-12(彩图 6) 第 3 周对照组

二、股骨头坏死治疗仪对大鼠骨细胞坏死率和血脂的影响

模型组骨细胞坏死率明显高于正常组($P < 0.05$);使用治疗仪及治疗仪并用中药导入组骨细胞坏死率明显低于模型组($P < 0.05$),其中并用中药导入组与单纯治疗仪组比较,虽有降低,但统计学处理未见显著性差异。血脂两项检测,虽然未见显著性差异,但模型组均有升高趋势,治疗仪及其并用中药导入组均有降低趋势(表 6 - 2)。

表 6 - 2 股骨头坏死治疗仪对大鼠骨细胞坏死率和血脂的影响($\bar{x} \pm s$)

组别	骨细胞坏死率(%)	总胆固醇(mmol/L)	三酰甘油(mmol/L)
正常对照	3.82 ± 2.57*	1.18 ± 0.34	0.76 ± 0.20
模型对照	11.28 ± 1.70	1.29 ± 0.63(↑9.3%)	0.81 ± 0.60(↑6.5%)
治疗仪	7.83 ± 2.42*	1.02 ± 0.37(↓20.9%)	0.70 ± 0.39(↓13.6%)
治疗仪加导入药	5.77 ± 3.16*	0.88 ± 0.45(↓31.8%)	0.55 ± 0.21(↓32.1%)

注:*与模型对照比较,$P < 0.05$;↑与正常对照比较,上升百分比;↓与模型对照比较,下降百分比。

三、股骨头坏死治疗仪对股骨头坏死患者骨结构修复及髋关节功能的影响

(一)对象与方法

1. 设计 随机对照的研究。

2. 单位 北京皇城股骨头坏死专科医院

3. 地点和对象 2000 年 1 月至 2002 年 12 月,北京皇城股骨头坏死专科医院收治股骨头坏死患者 786 例。纳入标准:根据 1997 年卫生部制定的《中药新药治疗股骨头坏死疾病的临床研究指导原则》的诊断标准和分期标准,特制定如下标准:①中医辨证必须是气虚血瘀证者,证见髋关节胀痛、刺痛,功能障碍,严重者任何方向活动都不自如,甚至卧床或扶行,有时伴轻度肌肉萎缩,面色无华,少气懒言,舌质暗红,苔薄白;②临床分期符合 3,4,5 期标准;③发病原因为创伤和激素所致。排除标准:①年龄在 18 岁以下或 65 岁以上,妊娠期或哺乳期妇女,过敏体质或对本药过敏者;②合并有心血管、脑血管、肝、肾和造血系统等严重原发性疾病,精神病患者;③不符合纳入标准,未按规定用药,无法判断疗效,或资料不全等影响疗效或安全性判断者。符合本条件的患者 90 例,按随机数字分为两组,治疗组 60 例,男 38 例,女 22 例;年龄 18 ~ 65 岁,平均 40.67 岁。对照组 30 例,男 22 例,女 8 例;年龄 18 ~ 63 岁,平均 39.33 岁。

4. 干预措施 治疗组,采用北京皇城股骨头坏死研究所生产的"HC - 5 型股骨头坏死治疗仪"[京药管械(准)字 20032260435 号]治疗,2 次/天,25 分钟/次。口服本院制剂[(98)京卫药制加字(362)第 F - 1178 号],由北京勃然制药有限公司加工的"承载丸",3 次/天,1 丸/次。对照组,口服承载丸,3 次/天,1 丸/次。治疗组平均治疗时间为 134 天;对照组平均治疗时间为 131 天。

5. 评估标准 将髋关节功能评定标准以 100 分制,另附加 X 线分级评定得分,通过

计算,以优、良、可、差的总评分评估。①记分方法:4项总分(疼痛分,生活能力分,关节活动分,行走距离分)+X线标准分。注意应将X线得分用"+"号与四项总分相连,不可直接加入总分内。②时间:要按不同时间、不同关节记录。疗效总评定:优≥80分,良≥60分,可≥40分,差<40分。具体计算标准见参考文献。

6. 主要结局观察指标　①观察两组患者诊疗前后髋关节疼痛差值。②生活能力变化差值。③髋关节活动度及行走距离情况。

7. 统计学分析　采用SPSS10.0统计软件,由第一作者进行数据处理,行t检验和χ^2检验。

(二)结果

1. 参与者数量分析　符合纳入标准的患者90例,纳入结果分析的患者90例,实验过程中无脱落者。

2. 随访　治疗组56例,脱落4例。对照组27例,脱落3例。随访时间3个月至2年。

3. 基线资料　表6-3结果表明,两组治疗前后差异有显著性意义($P < 0.01$),治疗组对临床症状和X线影像的改善明显优于对照组。典型病例X线滤波彩色图像见图6-13~6-16。

表6-3　两组临床症状和X线分级疗效比较($\bar{x} \pm s$)

组别	n	髋关节疼痛				
		治疗前	治疗后	差值	t	P
治疗组	60	15.47 ± 3.25	26.80 ± 6.56	21.13 ± 5.16	12.30	<0.01
对照组	60	15.20 ± 4.38	28.00 ± 6.21	21.60 ± 6.51	8.35	<0.01

组别	n	生活能力				
		治疗前	治疗后	差值	t	P
治疗组	60	11.75 ± 2.73	18.17 ± 3.44	14.96 ± 8.81	25.17	<0.01
对照组	30	10.00 ± 4.38	28.00 ± 6.21	21.60 ± 6.51	8.35	<0.01

组别	n	髋关节活动度				
		治疗前	治疗后	差值	t	P
治疗组	60	9.67 ± 2.88	13.87 ± 3.57	11.77 ± 8.97	24.24	<0.01
对照组	30	8.80 ± 3.04	12.13 ± 3.23	10.47 ± 3.17	5.76	<0.01

组别	n	行走速度				
		治疗前	治疗后	差值	t	P
治疗组	60	6.80 ± 1.73	10.25 ± 1.66	8.83 ± 7.24	32.91	<0.01
对照组	30	5.10 ± 1.79	8.90 ± 2.78	7.00 ± 2.20	6.67	<0.01

组别	n	X线分级				
		治疗前	治疗后	差值	t	P
治疗组	60	34.00 ± 18.88	53.33 ± 19.8	43.67 ± 13.30	5.45	<0.01
对照组	30	42.00 ± 15.18	53.33 ± 19.53	47.67 ± 10.74	3.88	<0.01

4. 流程图

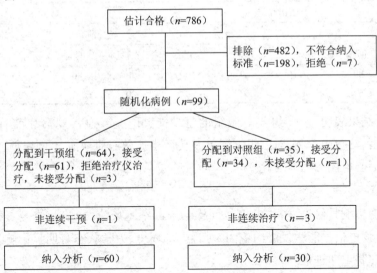

5. 两组临床症状和 X 线分级疗效比较　结果见表 6-3。

6. 两组总疗效比较　结果见表 6-4。

表 6-4　两组总疗效比较

组别	n	优(n/%)	良(n/%)	可(n/%)	差(n/%)	优良率(%)	总有效率(%)
治疗组	60	8/13.33	44/73.33	7/11.67	1/1.67	83.33	96.67
对照组	30	3/0.50	14/46.67	11/36.67	2/6.67	63.33	93.33

注:与对照组比较,$u=2.25$,$P<0.05$。

7. 治疗组疗程与疗效的关系　结果见表 6-5。

表 6-5　治疗组病程与疗效的关系　　　　　单位:n/%

疗程(月)	优	良	可	差
3	1/1.67	13/21.67	3/5.00	—
3~6	2/3.33	10/16.67	2/3.33	1/1.67
>6	5/8.33	21/35.00	2/3.33	—

表 6-5 说明治疗 >6 个月治疗效果优于 3 个月和 6 个月治疗组,统计学分析结果差异无显著性意义,但统计值接近 $\chi^2=1.96$,考虑样本数量少所致。

8. 不良反应/副作用　详见表 6-6。

表 6-6　两组实验室检查结果　　　　　单位:n

项目	治疗组				对照组			
	治疗前		治疗后		治疗前		治疗后	
	正常	异常	正常	异常	正常	异常	正常	异常
心电图	57	3	57	3	28	2	28	2
肾功能	60	0	60	0	30	0	30	0

续表

项目	治疗组				对照组			
	治疗前		治疗后		治疗前		治疗后	
	正常	异常	正常	异常	正常	异常	正常	异常
肝功能	60	0	60	0	30	0	30	0
血常规	60	0	60	0	30	0	30	0

表6-6结果表明,治疗组与对照组的肾功能、肝功能、血常规治疗前后均无变化。心电图异常者,治疗组3例,对照组2例,4例为年老所致心肌缺血,1例房颤,治疗组与对照组治疗前后心电图无明显变化。

(三)讨论

骨内应力影响骨修复,生物电信号同样会引起细胞反应,影响骨修复。根据骨的逆力电效应,生物电信号能激发骨内应力,对骨内部环境、力学状态有明显影响。所以电效应可直接加速骨重建进程。

实验发现股骨头坏死治疗仪可改变骨细胞的内环境,降低局部组织氧张力和提高pH值,阴极处氧被消耗,产生羟基,引起组织环境碱性增加,低氧张力可有利于骨化形成。碱性环境,促进骨化形成的现象,学者认为是电能影响细胞环境的生化改变,钙的动力学影响环磷酸腺苷含量增加有关。股骨头坏死治疗仪释放的生物电信号,影响骨和软骨细胞环磷酸腺苷系统,引起骨和软骨细胞的特殊生理反应,完成骨的修复与重塑。

综上所述,临床实验表明,股骨头坏死治疗仪治疗股骨头坏死,其治疗效果确切,能明显改善股骨头坏死患者的临床症状和体征,激发股骨头再修复能力,促进死骨吸收、新骨生长。

附:典型病例

病例1,男,44岁,治疗前X线片滤波彩色图像显示:股骨头塌陷,中心区出现不规则断裂带,断裂带上方死骨破碎。经3个疗程治疗,临床症状明显好转,X线片滤波彩色图像显示:断裂带修复,死骨激活,股骨头较前圆滑,缺损区修复。治疗前后X线片滤波彩色图像见图6-13。

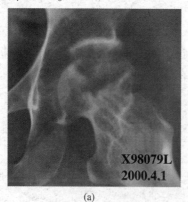 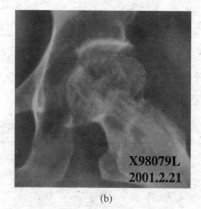

(a) (b)

图6-13(彩图7) 患者X线表现

(a)治疗前;(b)治疗后

　　病例2,女,28岁,治疗前X线片滤波彩色图像显示:左股骨颈骨折内固定术后,股骨头碎裂塌陷,承载区可见大块死骨。治疗2个疗程后骨结构改善,行取钉术,又治疗6个疗程,临床治愈,见图6-14。

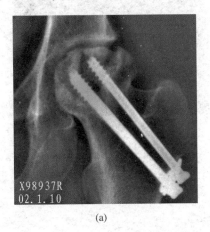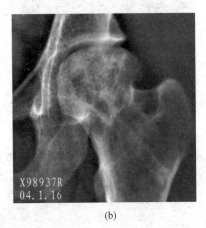

(a)　　　　　　　　　　　　　　　　　　(b)

图6-14(彩图8)　患者X线表现

(a)治疗前;(b)治疗后

　　病例3,男,38岁,治疗前X线片彩色图像显示:承载区塌陷,可见大面积死骨,邻颈区骨密度减低。治疗2个疗程后,疼痛等症状明显好转,步态改善,X线片彩色图像显示:塌陷区被新生骨充填,死骨被激活,邻颈区骨密度均匀增高。治疗前后X线片彩色图像见图6-15。

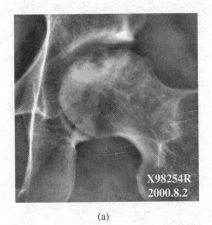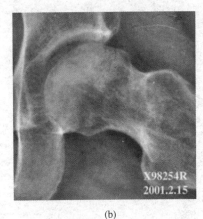

(a)　　　　　　　　　　　　　　　　　　(b)

图6-15(彩图9)　患者X线表现

(a)治疗前;(b)治疗后

　　病例4,男,54岁,治疗前X线片彩色图像显示:股骨头轻度塌陷,轮廓线不连续,中心区上方囊变和死骨并存,关节间隙变窄。治疗9个疗程,临床症状消失,X线片彩色图像显示:坏死区修复,轮廓线清晰,关节间隙改善。治疗前后X线片滤波彩色图像见图6-16。

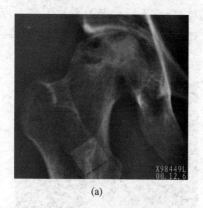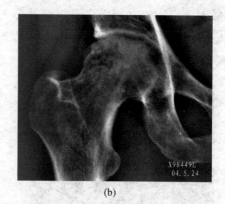

(a)　　　　　　　　　　　　　(b)

图 6－16（彩图 10）　患者 X 线表现

（a）治疗前；（b）治疗后

第七章

承载丸促进骨生长的实验研究

第一节 承载丸的功效与拟方依据

一、承载丸的功效

承载丸主要成分有鹿角霜、杜仲、黄芪、水牛角、肉苁蓉、巴戟天、地鳖虫、丹参、续断等22味中药。承载丸组成以扶正固本、补肾壮骨、通络散结为原则。股骨头坏死属中医骨蚀范畴。"肝主筋,肾主骨、生髓"。筋骨既赖肝肾精血的充养,又赖肾中阳气的温煦。肝肾亏虚,气血运行不畅,瘀血内结,不能充养温煦筋骨,是筋挛、骨枯、髓痿,而致股骨头坏死。笔者经多年临床探索研制的口服中药承载丸,通过扶正固本、补肾壮骨、通经活络的作用而补益肝肾之精血,温壮肾中之阳气,阴充阳旺,必然筋强骨健,关节滑利,从而达到治疗股骨头坏死的目的。

二、承载丸的拟方依据

笔者根据几十年治疗股骨头坏死的临床经验,筛选有效药物,合理组方,制成承载丸。

中医学认为,肾为水火之脏,先天之本,元气所聚,中寓命门之火。命门真阳即肾间动气。《难经·八难》说:"此五脏六腑之本,十二经脉之根,呼吸之门,三焦之原"。肾阳不足,命门火衰,不能温养下焦。故腰膝疼痛,肢体痿弱,屈伸不利。《景岳全书·新方作阵》又说:"善补阳者,必于阴中求阳,则阳行阴助,而生化无穷。"故方中,鹿角霜温肾助阳,《本草纲目》曰:"生精补髓,养血益阳,强筋健骨,治一切虚损耳聋、目暗、眩晕、虚痢"。杜仲强筋壮骨为主药,《神农本草经》:"主腰脊痛,补中益精气,坚筋骨,强志,除阴下痒湿,小便余沥。久服,轻身耐老"。肉苁蓉味甘咸温,归肾、大肠经,补肾阳,益精血,润肠燥,《王楸药解》:"肉苁蓉,暖腰膝,健骨肉,滋肾肝精血,润肠胃结燥"。巴戟天甘辛,微温,归肝肾经,《神农本草经》:"主大风邪气,阳痿不起,强筋骨,安五脏,补中增志益气",故为肾经之药,能补肾壮阳,温而不燥。续断壮骨填精。枸杞子滋养肾阴,助主药益髓填精之力;"有形之血,生于无形之气"。黄芪,《珍珠囊》曰:"黄芪甘温纯阳,其用有五,补诸虚不足,一也;益之气,二也;壮脾胃,三也;去肌热,四也;排脓止痛,活血生血,内托阴疮,为疮家圣药,五也"。蛋衣补气敛阴,托疮生骨,以补生血之源,共为辅药。当归,《景岳全书·本草正》:"当归,其味甘而重,故专能补血,其气轻而辛,故又能行血,补中有动,行中有补,试血中之气药,亦血中之圣药也。……大约佐之以补则补,故能养营养血,补气生精……佐之以攻则通,故能祛痛通便,利筋骨……"。益血和营,以使阴生阳长,气血旺盛;阴气不足,寒凝血滞,血虚多滞,经脉不通,故选用水蛭,味咸、归肝经,《本草衍义》:"治折伤"。《神农本草经》:"主逐恶血,瘀血,月闭,破血瘕积聚,无子,利水道"。地龙咸寒,归肝、脾、膀胱经,《滇南本草》:"祛风,治小儿瘟疾惊风,口眼㖞斜,强筋治痿"。丹参,《日华子本草》:"养神定志,通利关脉。治冷热劳,骨节疼痛,四肢不遂,排脓止痛,生肌长肉,破宿血,补新生血……"。桃仁,《药品化义》:"桃仁,味苦能泻血热,体润能滋肠燥。若连皮研碎多用,走肝经,主破蓄血,逐月水,及遍身疼痛,四肢麻木,左半身不遂,左足痛甚者,以其舒经活血行血,有祛瘀生新之功"。以活血化瘀,软坚散结。地鳖虫,《本草通玄》:"破一切血积,跌打重伤,接骨"。《本草经疏》:"治跌打仆伤,续筋骨有奇效。乃足厥阴经药也。夫血者,身中之真阴也,灌溉百骸,同流经络者也。血若凝滞,则经络不通,阴阳之用互乖,而寒热洗洗生焉。咸能入血软坚,故主心腹血积,癥瘕血闭诸证,血和而营卫通畅,寒热自除,经脉调匀"。皂刺、透骨草以加强祛瘀通络之功效,共为佐药,血瘀日久化热,热灼营血,故使以水牛角以凉血和营,《陆川本草》:"凉血,解毒,止衄"。

诸药配合,共奏温肾壮阳、益髓填精、祛瘀通络之功,以达气血交流,阴阳相济,骨强、筋柔、髓充之目的。

现代药理实验研究发现,鹿角霜成分中含钙、磷、镁等,水浸出物中含多量胶质。对创伤的影响:对强力应激引起家兔头顶部损伤具有明显的治疗作用,对受伤家兔间脑、脑干网状结构、颈部和胸部脊髓的无氧酵解有明显的增强作用,对受伤家兔的上述部位三羧酸循环也有加速恢复的作用。抗应激作用可能与其增强肾上腺皮质功能有关。对免疫功能的影响:小鼠腹腔注射100mg/kg鹿茸多糖可明显增强小鼠的单核-吞噬细胞的吞噬功能。此外,对循环系统以及经系统,对代谢均有明显影响,有明显的抗炎作用,与其对肾上腺皮质刺激作用有关。

杜仲有强壮作用。杜仲皮煎剂能延长小鼠游泳时间,杜仲皮、叶煎剂均能延长小鼠在低温环境下和缺氧状况下的存活时间。对垂体-肾上腺皮质系统的影响:杜仲皮、叶,再生皮可使大鼠蛋白性足肿胀值减小;但杜仲的作用不明显。杜仲皮、叶、再生皮和醋酸可的松一样能使大鼠外周血液中嗜酸性粒细胞减少,并且其作用依赖于肾上腺的存在。杜仲和氢化可的松一样均有减少小鼠血中淋巴细胞和使小鼠肝糖原含量增加的作用,并能使血糖增高。具有和肾上腺皮质激素(ACTH)相似的使小鼠胸腺萎缩及血浆皮质醇含量增加的作用。对免疫功能的影响:能抑制二硝基氯苯(DNCB)所致小鼠迟发型超敏反应,并同黄芪一样,能对抗氢化可的松的免疫抑制作用,具有调节细胞免疫平衡的功能,且均有增强荷瘤小鼠细胞免疫功能的作用,并有抗炎、抗肿瘤、降压、镇静、抑制子宫收缩等作用。

　　肉苁蓉有抗衰老作用,其乙醇提取物在体外温育体系中能显著抑制大鼠脑、肝、心、肾、睾丸组织匀浆过氧化脂质的生成,并呈良好的量效关系。体内实验中,该提取物每天100、200mg/kg 连续灌胃 40 天,仅对大鼠大脑皮质过氧化脂质生成有显著抑制作用,对其他组织无明显影响。200mg/(kg·d)灌胃 15 天,对大鼠血浆超氧化物歧化酶活动性有显著增强作用。强壮作用,可增加阳虚动物肝脾 DNA 的合成作用,促进 RNA 的合成,提高蛋白的核酸代谢。用其稀乙醇浸出物加入饮水中饲养幼年大鼠,有促进生长发育的作用,能延长某些动物的寿命,并有调整内分泌、促进代谢、提高免疫系统的作用,可以降压、抗突变、调节中枢神经,并有促进排便的作用。

　　黄芪:①抗疲劳作用,黄芪多糖 250、500mg/kg 腹腔注射,对正常小鼠和氢化可的松所致"阳虚"小鼠常温游泳时间均有显著延长作用,并增加应激状态下小鼠肾上腺重量。黄芪提取液对游泳应激状态下的大鼠血浆皮质醇含量、肾上腺重量和肾上腺皮质细胞内类脂质空泡含量均有明显提高作用。②抗缺氧作用,黄芪口服液 20、50g/kg 灌胃,黄芪多糖 280、50mg/kg 腹腔注射,对正常和异丙肾上腺素处理的小鼠常压和减压缺氧、氰化物中毒性缺氧及两侧颈动脉结构所致的脑缺氧,均有显著对抗作用,可明显延长小鼠的存活时间。③抗辐射作用,黄芪总黄酮对这种辐射所致的免疫系统损伤有一定的保护作用。其作用机制可能与黄芪总黄酮具有抗氧化性及清除自由基作用,使免疫细胞避免脂质过氧化的损伤有关,同时,黄芪总黄酮可能还具有改变免疫细胞能量代谢和促进淋巴细胞分裂的功能。④抗衰老作用,以体外培养的人胚肺二倍体成纤维细胞为材料,在扫描和透射电镜观察细胞衰老过程中超微结构变化的同时,动态观察了黄芪抗细胞衰老效应。结果表明,体外培养人胚肺二倍体成纤维细胞成活至 52 代,而含 0.2% 黄芪提取液的培养基,使细胞成活 77 代,用药组细胞衰老过程中细胞器的变化与对照组细胞的衰老变化规律基本相同,但其改变程度轻,变化速率相对缓慢,特别是用药组细胞的高尔基复合体中心特别发达,虽然细胞已衰老而它们都不甚衰老。研究证明,黄芪具有抗衰延寿的良好效应。此外,黄芪还有提高免疫力、保肝、抗菌、抗病毒、抗肿瘤、提高心脏正性肌力作用。

　　当归:当归小煎剂 100~500mg/ml,在试管内能抑制 ADP 和胶原诱导的大鼠血小板聚集,静注本品(生药)20g/kg 5 分钟后对 ADP 和胶原诱导的大鼠血小板聚集有明显抑制作用。有降血脂及抗动脉硬化的作用,具有保护心肌细胞,提高免疫功能、保肝、抗炎及抗损伤作用,并有抗肿瘤及利尿等作用。

　　丹参有促进组织和再生作用,用自制骨折器造成小鼠大股骨中级闭合骨折,骨折后每天用丹参注射液 0.5ml 灌服,发现生理盐水组与丹参组小鼠的中段股骨钙沉积不断升高,而股骨上、下二段反而下降,丹参组下降更明显。说明丹参可以从邻近骨组织中调动比生理盐水更多的钙,以更好地满足新骨形成对钙的需要,从而使骨折愈合加速。观察丹参注射液小鼠骨折愈合中钙再吸收的影响发现,注射 ^{45}Ca 后不同时间造成大股骨中段骨折后,生理盐水组小鼠骨折部位的放射活性低于相应健侧;丹参组小鼠中这种变化变得更为显著。丹参注射液可使家兔骨折部位骨痂形成提前,且更为致密。骨生成细胞分布部位及数量增加;成纤维细胞除有外形改变外,细胞的蛋白质合成活动更为旺盛,细胞的正常变性过程也加快,细胞外胶原纤维增多,并进入纤维细胞的胞质内,有增多的破骨细胞出现在不同的骨痂部位,促进骨的改建。另外,成纤维细胞肿胀的线粒体内出现众多的致密钙颗粒,从而使骨痂有更多更早的钙盐沉积。

地鳖虫主要成分为氨基酸,其他尚有多种元素,甾醇和直链脂肪族化合物。药理作用研究发现,其具有抗血栓、抑制血小板聚集,降血脂、保肝、降低心肌组织的耗氧量等作用。

水牛角含胆固醇,强心成分(熔点 215~218℃)肽类及多种氨基酸,并含微量元素铍、硅、磷、铁、镁、锰、铋、铝、钙、铜、银、锌、钠、钛等。对血脂的影响:雄性大鼠口服水牛角粉每日 0.5g,连续 8 日,可使血清总胆固醇略有下降,而高密度脂蛋白胆固醇略有上升,高密度脂蛋白胆固醇/总胆固醇(HDL – C/TC)与对照组比较有显著升高。另外,经药理研究证明有强心、降压、抗感染等作用。因此,诸药合用,有温肾壮阳,祛瘀通络,填精益髓之功,促使骨细胞生长,骨小梁修复之效,故临床疗效可靠。

本课题从临床和实验研究入手,对股骨头坏死的病因、病机、治则、治疗及承载丸的作用机制进行了全面系统的论述。以温肾壮阳,祛瘀通络为治疗大法,应用承载丸治疗股骨头坏死 1055 例 1850 髋关节,总有效率达到 98.57%。动物实验表明:承载丸可明显增加骨密度、骨重量、骨强度及刚性,对股骨头有修复作用。毒理试验表明:未见药物引起的毒性病理改变;最大给药量测定,相当于每千克体重日用量的 224.30 倍。本课题采用正常对照组、模型对照组观察,结论可信。

经典的股骨头无菌性缺血性坏死治疗模式——手术 – 植换人工假体关节的概念曾广为应用,为此,人们曾追求扩大根治手术——全髋置换人工假体。然而,事与愿违,迄今为止,上述治疗只能达到人工假体替代,术后造成内植物不稳定、骨质疏松或骨缺损,急慢性感染,骨组织吸收导致假体发生改变。国外有报道,术后出现骨癌等仍是一个难以解决的问题,在强调整体医学的今天,已显出其弊端。

股骨头坏死新疗法是以中医学基础理论为指导,中西医结合为特征,以现代科学技术为手段,吸取骨关节超微结构损伤学和骨生物力学等多种新兴边缘学科研究成果,并重新认识髋关节的病因、病理和治疗学理论,突破传统医学定论,逐步形成内外兼治,以修复股骨头结构,提高骨小梁性能,改善骨内循环和模造股骨头、髋臼双面球形关节、再现髋关节功能为主要手段的一整套无损伤全新的治疗方法。疗法机制根据中医肾主骨的理论,肾主生长,益髓填精,促进骨细胞及机体的生长发育钙化和代谢过程,促进骨的修复和重建。根据 Wolff 定律,骨内应力状态决定骨的重建。根据骨及软骨的力电学特性,骨内应力产生电位(SGP)会引起细胞反应,导致骨生长,促进骨重建,修复骨结构,承载丸可改善雌激素水平低下状态,改善骨内循环,清除脂肪滴,完善骨的重建和修复能力。

股骨头坏死的治疗非常棘手,疗效不尽如人意,所以有的患者乐于接受置换人工关节手术治疗,但也有的患者要求非手术、无损伤的方法治疗。患者治疗方法的选择,也促进了医疗手段多极化发展,非手术、无损伤治疗股骨头坏死拓宽了临床医学研究治疗股骨头坏死的思路。随着现代科学与信息技术的高速发展,中医药学逐渐获得文化认同,现代社会已步入知识经济时代,我国中医药将为征服股骨头坏死发挥更加巨大的作用。

第二节　承载丸的药效学和毒理学实验

一、承载丸药效学实验

"承载丸"系列中药制剂,主要成分有当归、黄芪、枸杞子、鹿角霜、肉苁蓉、水牛角、水蛭、丹参、桃仁、皂角刺等22味中药。功能为益髓填精,补气活血,强筋壮骨,主治肝肾亏损之骨病。临床用于股骨头坏死治疗,取得了满意疗效。笔者对其进行了药效学研究,也取得了相关结果。

(一)材料和制作方法

1. 动物模型制作

(1)股骨头坏死模型制作:取出生后10日内大鼠乳鼠,自肘关节以上剪除前肢,自尾根部剪除尾部,烧灼止血后放回笼中,继续由母鼠喂养。1个月后,平均体重增至150g以上,开始灌服醋酸泼尼松,20mg/kg体重,隔日1次共3个月。

(2)骨质疏松模型制作:取体重(200±20)g的雌性大鼠,手术摘除双侧卵巢,以模拟绝经后雌激素水平极度低下的机体状况。

2. 观察药物　"承载丸"由黄克勤教授提供,剂型为大蜜丸(吉林市制药厂加工)。批文号:吉市卫药自制92002。

3. 组别及给药剂量和方式　承载丸治疗股骨头坏死药效学观察,设正常对照组、阴性对照组和承载丸组。治疗骨质疏松症的药效学观察加设阿法–D_3组,具体方法如下。

(1)正常对照组:骨质疏松正常对照为成年雌性大鼠,股骨头坏死正常对照为制作模型的同期乳鼠不做任何处理而长至成鼠。

(2)阴性对照组:两部分观察的阴性对照组分别为摘除双侧卵巢后不给任何药物及乳鼠剪肢1个月后,只灌服醋酸泼尼松不给其他任何药物。

(3)承载丸组:在灌服醋酸泼尼松的同时,开始灌服承载丸。按大鼠体表面积计算,使用成人日用量(2丸)的4倍,每日1次,共灌服3个月。骨质疏松药效学观察在摘除双侧卵巢后第3天开始灌服同上剂量的承载丸共3个月。

(4)维生素D对照组:使用阿法–D_3(以色列梯瓦制药工业有限公司出品),剂量为0.0042mg/kg,相当于成人维持量,每日灌服1次,共3个月。

4. 观察指标及检测方法

(1)全身骨密度:在苯巴比妥钠麻醉下使用骨密度仪(Lunar DPX)测定全身骨密度。

(2)股骨骨密度:在戊巴比妥钠麻醉下,腹主动脉放血处死动物,取一侧股骨仔细剔除软组织,在骨密度仪上测定骨密度。

（3）股骨强度、刚性测定：测定骨密度后的股骨在电子万能试验机（WD－1型,长春市非金属试验机厂出品）上进行骨强度及刚性测定。

（4）股骨湿重、干重、灰重：将测定骨强度、刚性后的股骨置电子天平上称重后,置60℃4小时烘干,称重。再置入马氏炉800℃6小时灰化,称重。

（5）股骨头毛细血管分布观察：股骨头坏死模型动物在戊巴比妥钠麻醉下,向一侧股动脉注入墨汁约5ml,取下股骨头置中性甲醛液中固定后,经乙醇极度脱水处理,用甲基丙烯酸甲酯包埋,聚合,使用低速骨锯制成0.3～0.5mm骨片。在光镜下观察毛细血管形态及分布,用测微尺测定单位面积内毛细血管所占比例。

（6）股骨头骨组织内脂肪沉积观察：将上述动物另侧股骨头取下依次用70%～90%乙醇固定,行冷冻切片,Lillie氏油红O中性脂肪染色,光镜下观察脂肪分布,并计算有脂肪着色的软骨细胞、骨细胞的比例。

（7）股骨头扫描电镜观察：将股骨头坏死模型各组动物取出2只,常规制造扫描电镜标本,在扫描电镜下观察股骨头表面形态及细微结构变化。

（8）血清雌激素水平测定：取去势动物各组血清,用放免法测定雌二醇含量（血清雌二醇放免分析测定试剂为北京北方免疫试剂研究所出品）。

（9）血清25（OH）D_3含量测定：取去势大鼠各组血清用竞争蛋白结合法测定25（OH）D_3含量。

（二）动物实验结果

1. 骨密度　由表7－1可见,去势大鼠的骨密度明显低于正常组（$P < 0.01$）,承载丸能够比较明显地增加去势大鼠的骨密度,使其恢复到正常对照组的水平,而阿法－D_3组在本实验的给药条件下未显示作用。

表7－1　承载丸对骨密度的影响　　　　　　　　　　　单位:g/cm²

组别	n	全身骨密度	股骨骨密度
正常对照组	8	0.3445 ± 0.006	0.2975 ± 0.011
模型对照组	8	0.3338 ± 0.008 **	0.2723 ± 0.012 **
阿法－D_3组	10	0.3355 ± 0.007	0.2792 ± 0.014
承载丸组	10	0.3497 ± 0.001##	0.2882 ± 0.014#

注:**与正常对照组比较,$P < 0.01$;#与模型对照组比较,$P < 0.05$;##与模型对照组比较,$P < 0.01$。

2. 骨重量　由表7－2可见,去势大鼠股骨重量（湿重、干重、灰重）明显低于正常组（$P < 0.05$ 或 $P < 0.01$）。承载丸能够较明显增加去势大鼠的股骨重量（$P < 0.05$ 或 $P < 0.01$）。

表7－2　"承载丸"对大鼠股骨重量的影响　　　　　　　单位:g

组别	n	湿重	干重	灰重
正常对照组	8	1.0088 ± 0.047	0.7784 ± 0.050	0.4031 ± 0.025
模型对照组	8	0.9301 ± 0.079 *	0.7077 ± 0.057 *	0.3547 ± 0.032 **

续表

组别	n	湿重	干重	灰重
阿法 – D₃ 组	10	1.0267 ± 0.072#	0.7931 ± 0.054##	0.3907 ± 0.030#
承载丸组	10	1.0698 ± 0.127#	0.8101 ± 0.082##	0.3981 ± 0.042#

注：* 与正常对照组比较，$P < 0.05$；** 与正常对照组比较，$P < 0.01$；# 与模型对照组比较，$P < 0.05$；## 与模型对照组比较，$P < 0.01$。

3. 股骨强度、刚性 表 7 – 3 显示，去势大鼠的骨强度及刚性均低于正常组（$P < 0.05$），承载丸可增加去势大鼠的骨强度（$P < 0.05$），同时也有增加其骨刚性的趋势。

表 7 – 3 承载丸对大鼠股骨强度、刚性的影响

组别	n	骨强度	骨刚性
正常对照组	6	10.51 ± 0.32	11.2 ± 1.01
模型对照组	6	9.07 ± 1.30*	9.22 ± 1.35*
阿法 – D₃ 组	6	10.51 ± 0.47#	11.50 ± 0.34#
承载丸组	6	10.75 ± 0.96#	10.57 ± 0.86

注：* 与正常对照组比较，$P < 0.05$；# 与模型对照组比较，$P < 0.05$。

4. 股骨头毛细血管分布 正常组大鼠股骨头毛细血管分布成网，有大量毛细血管直通软骨下层，呈扇状分布，并有横枝沟通（图 7 – 1,7 – 2）；股骨头坏死模型动物的股骨头内毛细血管明显稀疏，排列紊乱（图 7 – 3,7 – 4），单位面积内毛细血管所占比例明显下降。灌服承载丸后，股骨头内毛细血管几乎恢复正常水平，股骨头内密布毛细血管，排列也较规律（图 7 – 5,7 – 6）。

5. 股骨骨组织内脂肪沉积测定 光镜下可见股骨头坏死模型大鼠股骨头髓腔脂肪组织增多，骨小梁稀疏、变细，软骨细胞及骨细胞内着脂肪染色的比例明显增加（图 7 – 7,7 – 8）。正常大鼠未见或仅见少量脂肪滴（图 7 – 9,7 – 10）。服用承载丸后的大鼠未见或仅见少量脂肪滴（图 7 – 11,7 – 12）。

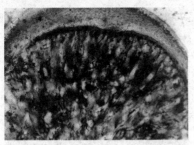

图 7 – 1（彩图 11） 正常大鼠股骨头
毛细血管致密、粗大，排列规则，
软骨下层可见密集的毛细血管（×40）

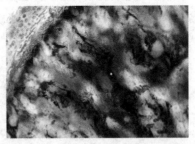

图 7 – 2（彩图 12） 正常大鼠股骨头
毛细血管呈纵横分布（×200）

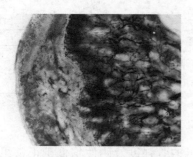

图7-3(彩图13) 大鼠坏死股骨头
毛细血管变细、扭曲,软骨下层毛细
血管缺如(×40)

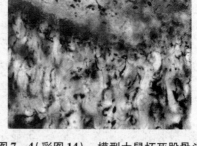

图7-4(彩图14) 模型大鼠坏死股骨头
毛细血管明显稀疏、卷曲、间断(×200)

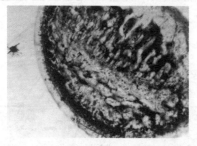

图7-5(彩图15) 给药组大鼠股骨头
毛细血管变粗、致密,排列有序(×40)

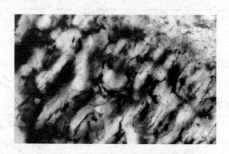

图7-6(彩图16) 给药组大鼠股骨头
可见清晰的粗大毛细血管,排列有序(×20)

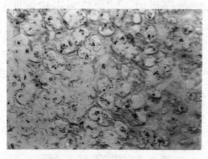

图7-7(彩图17) 股骨头坏死模型大鼠
股骨头骨细胞内可见大量脂肪滴(×200)

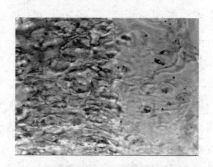

图7-8(彩图18) 股骨头坏死模型大鼠
股骨头软骨细胞内可见大量脂肪滴(×400)

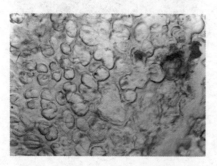

图7-9(彩图19) 正常大鼠股骨头
骨细胞内未见脂肪滴,髓腔内可见丰富
的血窦(×200)

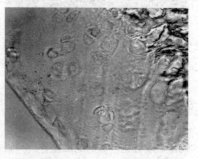

图7-10(彩图20) 正常大鼠股骨头
软骨细胞内只见少量脂肪滴(×400)

由表7-4可以看出,股骨头坏死模型大鼠有软骨细胞的脂肪着色率均明显高于正常组动物($P < 0.01$),灌服承载丸后,脂肪着色率明显降低(图7-12)。

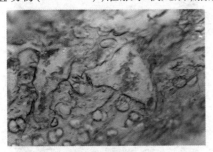

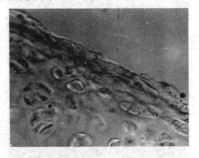

图7-11(彩图21) 服用承载丸大鼠股骨头骨细胞内未见脂肪滴,髓腔内可见较丰富的血窦(×200)

图7-12(彩图22) 服用承载丸的大鼠股骨头软骨细胞内只见少量脂肪滴(×400)

表7-4 承载丸对股骨头骨细胞脂肪着色的影响　　　　单位:%

组别	n	软骨细胞脂肪着色率	骨细胞脂肪着色率
正常对照组	5	2.32 ± 1.83	0.81 ± 0.82
模型对照组	5	49.74 ± 13.85 **	48.54 ± 18.07 **
承载丸组	5	20.69 ± 9.26 ##	5.03 ± 5.01 ##

注:** 与正常对照组比较,$P < 0.01$;## 与模型对照组比较,$P < 0.01$。

6. 股骨头扫描电镜　在50倍扫描电镜下观察到正常大鼠股骨头表面光滑(图7-13),放大400倍后,可见清晰的细胞充盈,呈网状(图7-14)。股骨头坏死模型大鼠股骨头在50倍扫描电镜下观察,可见表面塌陷,伴有多处裂痕(图7-15),放大400倍后,可见多数部位失去细胞充盈的网状形态,以大束索条状纤维结构替代(图7-16)。使用承载丸的大鼠,在50倍扫描电镜下观察,股骨头表面形状恢复正常(图7-17),未见股骨头凹陷,放大400倍后,未见索条样结构,可见细胞充盈的网状结构(图7-18)。

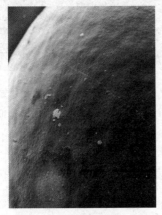

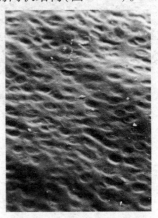

图7-13 正常大鼠股骨头表面光滑、圆润(×50)

图7-14 正常大鼠股股骨头表面平滑可见细胞充盈的网状结构(×400)

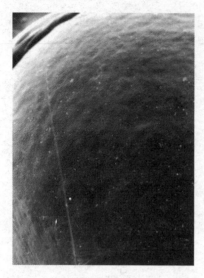

图7-15　股骨头坏死大鼠可见股骨头局
部塌陷，并有多处裂痕（×50）

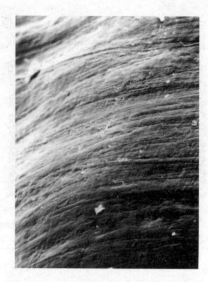

图7-16　股骨头坏死大鼠股骨头表面有
凹陷并失去细胞充盈的网状结构，可见
大束样的结构，结构破坏（×400）

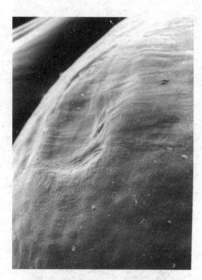

图7-17　股骨头坏死大鼠服用承载丸
3个月后，未见股骨头塌陷和裂痕等
异常现象（×50）

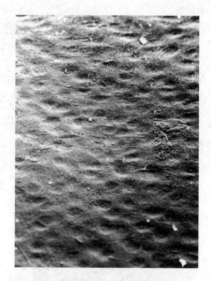

图7-18　股骨头坏死大鼠服用承载丸
3个月，股骨头构像与正常大鼠相似，
未见纤维样结构（×400）

7. 血清雌二醇　由表7-5可以看出，模型组大鼠血清雌二醇水平明显低于正常组（$P < 0.05$），承载丸组雌二醇水平明显升高，阿法-D_3组有升高趋势。

表 7-5 承载丸对去势大鼠血清雌二醇水平的影响 单位:pg/ml

组别	n	雌二醇
正常对照组	7	493.14 ± 249.71
模型对照组	7	156.29 ± 76.72 *
阿法 - D$_3$ 组	6	3170.67 ± 2961.63
承载丸组	6	6549.00 ± 5783.64[#]

注:*与正常对照组比较,$P < 0.05$;#与模型对照组比较,$P < 0.05$。

8. 血清 25(OH)D$_3$ 含量测定 由表 7-6 看出,本实验各组之间无明显差异,用承载丸后出现 25(OH)D$_3$ 水平低下。

表 7-6 血清 25(OH)D$_3$ 含量 单位:μg/ml

组别	n	25(OH)D$_3$
正常对照组	7	25.81 ± 8.42
模型对照组	7	25.47 ± 4.71
阿法 - D$_3$ 组	7	24.80 ± 8.0
承载丸组	7	16.31 ± 8.89 *

注:*与正常对照组比较,$P < 0.05$。

(三)研究结论

无菌性股骨头坏死是骨科常见的疾病,它的发病原因很多,但多围绕引起股骨头血运障碍的因素。如:股骨颈骨折,髋关节过度荷重,脂代谢紊乱,酒精中毒,长期使用皮质类固醇等。但其发病机制尚不十分明确,针对股骨头机械性血运障碍的缺血及血管本身发生变性的缺血都有人做过研究。前者,在股骨头的血管数量、血液黏度、血流速度等方面都有研究报道。Wang 曾发现股骨头坏死家兔头内血流量明显减少。

王氏用墨汁灌注法发现,股骨头坏死时股骨头内血管极不丰富,毛细血管明显充盈不良,毛细血管数量明显减少,可见红细胞聚集现象,血流速度下降;相良耕三发现不同的血管分布情况造成了不同的病变程度。当股骨头全部血管均匀分布时,股骨头内骨组织正常;当股骨头外侧有血管分布时,有明显的骨端部的骨化迟缓及无菌性坏死的修复;若股骨头最外侧血管消失,全部血管稀少时,则骨化及修复全无,认为形成了股骨头坏死。因此,他认为血管对股骨头坏死有修复作用。股骨头坏死是由于股骨头外侧血管断绝所致。有学者研究,股骨头坏死的微小动脉也发生坏死及出血;西塔进曾发现股骨头坏死患者的许多组织都可见微小动脉的中膜破坏,多发性出血,但大面积出血和坏死只在股骨头可见到,股骨头本身的结构决定了血管壁破坏的程度和出血频度。

有许多人从脂肪代谢异常、脂肪常性和脂肪栓塞的角度研究了其与血管分布异常及骨细胞破坏的发病机制。川井和夫等认为股骨头坏死的发生与脂代谢障碍有关,营养血管内部脂肪栓塞、骨髓内脂肪细胞肥大、骨细胞内脂肪变性都可造成血运障碍。清水富男、高岗邦夫等对长期使用皮质类固醇的死亡者股骨头进行观察,发现软骨下骨小梁有广泛的骨细胞陷窝脂肪沉着,电镜见到有脂肪压迫骨细胞现象。王氏也在实验中发现股骨头软骨下区髓腔内脂肪组织增多,脂肪细胞直径增大,压迫小静脉,血管内可见脂肪栓子,电镜发现成骨细胞胞质内可见脂滴。

本实验研究重点在于了解使用中药制剂承载丸后,股骨头坏死的相关指标有否改善或转阴。又由于相当部分股骨头坏死的发生与骨质疏松相关,如果该药能够对骨质的疏松有改善作用,则更有助于确定其对股骨头坏死的疗效。因此,我们同时制作了无菌性股骨头坏死及骨质疏松症的动物模型,从实验结果来看,承载丸能够明显地增加骨质疏松大鼠的骨密度、骨重量、骨强度及刚性,并能改善雌激素水平低下状态。

因此,对股骨头坏死状况的改善也得到了支持,在实验中我们看到股骨头骨细胞或陷窝处的脂滴明显减少;疏松的毛细血管得以恢复。从毛细血管的走向分布,我们也可间接观察到:正常大鼠和给药大鼠股骨头毛细血管有规律地伸向软骨下层,呈扇面状分布并有横枝沟通,说明骨小梁也有相应地改变,在脂肪染色片中,我们也看到了骨小梁的稀疏和变细。

关于血清 $25(OH)D_3$ 含量的测定,没有反应明显的差别,这可能由于以下原因。

(1)所用阿法 $-D_3$ 对照药属 1α - 羟基维生素 D_3,在血中的 $25(OH)D_3$ 水平反映不出来。

(2)我们做的多次实验中去势动物模型都没有反映出 $25(OH)D_3$ 的作用。因此,中药对骨生长的促进作用是否有维生素 D_3 代谢的参与,还值得探讨。关于承载丸组 $25(OH)D_3$ 水平反而低下,有待于重复实验。

综上所述,承载丸对骨生长有促进作用,对治疗无菌性股骨头坏死有明确的疗效。

二、承载丸的毒理实验

(一)承载丸最大给药量测定

1. 测试方法

(1)受试药物:承载丸药粉,由北京皇城股骨头坏死专科医院提供,批号:020612。配制方法:称20g药粉,加蒸馏水至100ml,玻璃棒搅匀,这已是小鼠能接受的最大黏稠度。

(2)动物:昆明种小鼠20只,体重18~20g,雌雄各半。购自医科院动物室。合格证号:医动字第01-3001。

(3)试验方法:动物购回后常规喂养3天,于给药前一天晚上禁食。给药当日10时、13时及16时各灌服受试药物0.8ml(第一次给药后解除禁食)。笼边观察7天,无不良反应及死亡。

2. 结果　见表7-7。

表7-7　承载丸最大给药量测试

观察天数	例数	观察结果	
		不良反应	死亡
1	20	-	-
2	20	-	-
3	20	-	-
4	20	-	-
5	20	-	-
6	20	-	-
7	20	-	-

最大给药量:24g 生药/kg,相当于 70kg 体重成人日用量的 224.30 倍。

计算方法:该药配制浓度为20g/100ml,即 0.2g/ml。小鼠一次服用量为 0.16g,三次共服用0.48g。以小鼠平均体重 20g 计,则每千克体重服用量为 0.48g × 50 = 24g 生药/kg。成人日用量是 7.5g 生药,以 70kg 计算,每千克体重用量为 0.107g 生药。

24/0.107 = 224.30(倍)

3. 结论　承载丸最大给药量为 24g 生药/kg,为成人日用量 224.30 倍,未见任何毒性反应。

(二)承载丸大鼠长期毒性试验

1. 材料和方法

(1)受试药物:承载丸粉,由北京皇城股骨头坏死专科医院提供,批号:920612。配制方法:①高剂量组,5.1g 生药/kg,称取粉剂 170g,用蒸馏水调成悬液 1000ml。②低剂量组,0.85g 生药/kg,称取粉剂 27.8g,用蒸馏水调成悬液 1000ml。

(2)动物:Wistar 大鼠,出生 4~6 周,体重(150±20)g,雌雄各半。正常对照组 33 只,低剂量组 34 只,高剂量组 33 只。购自中国药品生物制品检定所实验动物繁育厂,合格证证号:京管动质字(1994)第 082 号。

(3)试验方法

①组别及剂量

(a)正常对照组:每鼠每日上下午各灌服蒸馏水 3ml(星期日停灌,下同)。

(b)承载丸低剂量组("承"低组)(0.85g 生药/kg):取上述配好的低剂量药液 3ml,每日上、下午各灌服 1 次。剂量计算:该剂量相当于成人日用量 7.9 倍。因为成人每日服用 7.5g 粉剂,0.107g 生药/kg,0.85/0.107 = 7.9。

(c)承载丸高剂量组("承"高组)(5.1g 生药/kg):取上述相应配好的药液 3ml,每鼠每日上、下午各灌服 1 次。剂量计算:该剂量相当于成人日用量 47.7 倍。5.1/0.107 = 44.7。每周按平均体重调整给药量。

②观察指标

（a）一般表现：体重、饮食、大小便、毛色、反应、活动等。

（b）血液学指标：红细胞计数（RBC，×10^2/L）；血色素（HGB，g/L）；白细胞总数（WBC，×10^9/L）；白细胞分类（LY%和GR%）；血小板计数（PLT，×10^9/L）。

（c）血液生化学指标：丙氨酸氨基转移酶（ALT，U/L）；天冬氨酸氨基转移酶（AST，U/L）；总蛋白（TP，g/L）；白蛋白（ALB，g/L）；碱性磷酸酶（ALP，g/L）；总胆红素（TBIL，μmol/L）；肌酐（CREA，μmol/L）；尿素氮（BUN，mmol/L）；血糖（GLU，mmol/L）；总胆固醇（TCHO，mmol/L）。

（d）大体尸解。

（e）脏器指数。

（f）病理学检查。

③试验周期：上述各组动物每日按剂量灌服水或相应药液，每周灌服6天，至第12周末及24周末分别宰杀10只动物进行检测，余下动物停药3周后全部宰杀，进行恢复期观察。

④取材及检测方法：每检测日期时，头天晚上动物禁食。第二天，在戊巴比妥钠麻醉下，由腹主动脉取血，一部分注入抗凝管中进行血液学检测，余下部分注入试管，分离血清，进行血液生化学测定。

血液学测定使用本所血细胞自动分析仪，型号：COURTER Ac T 8，USA。

血生化测定使用北大第一附属医院检验科全自动生化分析仪。

放血后，进行主要脏器外观观察，包括心、肝、脾、肺、肾、肾上腺、胸腺、睾丸、卵巢、前列腺、脑、胃、甲状腺、子宫等。检查后，将脏器称重后再固定。将全部固定液中脏器送病理常规做HE染色病理片，观察组织细胞学状况。

2. 试验结果

（1）一般观察：给药期间，各组动物体重递增（表7-8），组间无显著性差异，未见异常分泌物，大小便未见异常。各组进食量除第1、2个月给药组有降低趋势外，各组在各时期均无明显差异（表7-9）。

表7-8　大鼠给药6个月体重的变化（$\bar{x} \pm s$）　　　单位：g

时间（周）	对照组	"承"高组	"承"低组
0	178.9 ±8.9	186.7 ±8.4	187.5 ±8.0
4	320.9 ±25.3	245.3 ±16.7	315.9 ±24.3
8	394.6 ±34.0	365.2 ±32.6	376.8 ±41.0
12	437.5 ±40.3	406.9 ±37.6	418.9 ±43.8
16	466.3 ±47.9	445.3 ±24.9	449.6 ±48.0
20	440.8 ±46.9	468.6 ±26.1	468.4 ±57.6
24	514.7 ±54.7	484.4 ±31.6	488.0 ±68.2
26	517.9 ±66.2	488.5 ±37.7	451.2 ±39.8

注：实验开始时各组动物数为"承"低组34只，"承"高组33只，对照33只。第16周以后各组动物数为"承"低组20只，其他两组各21只。第26周各组动物数为"承"低组7只，其他各组均为10只。减少的动物均为灌胃意外死亡。

表7-9 大鼠食量变化 单位:克/(只·日)

时间(周)	对照组		"承"高组		"承"低组	
	雌性	雄性	雌性	雄性	雌性	雄性
4	20.7	27.9	19.3	25.5	18.0	27.4
8	18.6	30.6	16.5	26.4	19.2	24.7
12	17.6	28.8	16.9	29.2	19.9	25.3
16	17.8	29.8	18.2	29.9	17.9	27.6
20	15.5	22.9	14.0	20.5	15.6	21.7
24	16.8	25.3	16.2	24.9	17.4	23.9

(2)血液学指标:三个时期各组间 RBC、HGB、WBC、PLT 均无显著性差异(表7-10～7-12)。

表7-10 大鼠给药3个月血液学指标测试($\bar{x} \pm s$)

组别	例数	WBC (×10^9/L)	LY(%)	GR(%)	RBC (×10^{12}/L)	HGB (g/L)	PLT (×10^9/L)
对照组	10	10.0 ±2.9	84.0 ±4.5	14.9 ±4.8	8.4 ±0.4	181.5 ±6.8	728.7 ±194.6
"承"高组	10	11.5 ±4.2	84.3 ±7.2	12.7 ±5.9	8.0 ±0.8	174.6 ±7.8	852.0 ±104.0
"承"低组	10	13.5 ±9.2	78.6 ±10.4	19.0 ±9.0	7.3 ±1.0	169.4 ±13.6	898.0 ±127.7

表7-11 大鼠给药6个月血液学指标测试($\bar{x} \pm s$)

组别	例数	WBC (×10^9/L)	LY(%)	GR(%)	RBC (×10^{12}/L)	HGB (g/L)	PLT (×10^9/L)
对照组	10	7.5 ±3.0	69.7 ±11	28.8 ±11	7.6 ±2.7	174.5 ±12.6	862.3 ±91.4
"承"高组	10	7.8 ±2.2	72.1 ±9.7	26.8 ±9.4	6.4 ±3.2	173.0 ±11.8	903.0 ±172.8
"承"低组	10	8.5 ±1.9	73.2 ±9.0	25.6 ±9.7	6.8 ±3.4	172.0 ±14.1	822.1 ±127.0

表7-12 大鼠停药后血液学指标测试($\bar{x} \pm s$)

组别	例数	WBC (×10^9/L)	LY(%)	GR(%)	RBC (×10^{12}/L)	HGB (g/L)	PLT (×10^9/L)
对照组	10	8.7 ±3.5	89.7 ±3.3	9.8 ±2.9	5.6 ±3.5	177.1 ±7.1	718.5 ±126.1
"承"高组	10	9.4 ±2.7	88.1 ±3.5	11.3 ±3.2	7.6 ±2.6	176.8 ±6.0	936.5 ±148.6
"承"低组	7	10.4 ±2.0	92.3 ±2.0	7.1 ±1.6	5.1 ±4.3	185.1 ±5.0	838.6 ±174.7

(3)血液生化学指标:给药3个时期,ALP、TP、GLU、TBIL、BUN、ALT、ALB、CREA 八项指标各组均无显著性差异。AST 指标对照组本身就偏高,给药后没有明显差别仍居高水平;TCHO 指标均偏低,这种差别是大鼠种属与人的差别,并非药物所致(表7-13～7-18)。

(4)大体尸解:动物放血处死后,打开胸腔,使胸腹腔各脏器充分暴露并轻轻取出有关脏器,细心观察其外表、形态等。结果显示,对照组及两给药组大鼠脏器未见粘连、充血、溃疡、糜烂等改变。各脏器指数各时期组间比较,均未见显著性差异(表7-19 ~ 7-27)。

(5)病理组织学检查:给药3个时期,对照组及给药组均有个别大鼠肺部有炎性改变,个别肺泡壁略有增厚,其他各脏器均未见明显病理改变。

3. 试验结论 承载丸药粉分别以5.1g生药/kg及0.85g生药/kg的剂量给大鼠灌服3个月、6个月及停药2周后,大鼠生长未见异常;血液学检查RBC、HGB、PLT、WBC等均未显示毒性作用;对大鼠肝、肾功能及糖代谢、脂代谢均未显示不良影响。其肝功能指标AST偏高,总胆固醇偏低不是药物所致。大体尸解及病理组织学检查未见由药物引起的病理变化,个别动物的肺脏炎性、细胞浸润变化可能由于自然环境所致。

综上所述,通过试验,大鼠服用承载丸6个月后,未发现药物毒性作用,也未发现延迟毒性作用。

4. 试验图片 见图7-19 ~ 7-57。

表7-13 大鼠给药3个月血生化指标测试(一)($\bar{x} \pm s$)

组别	例数	CREA(μmol/L)	BUN(mmol/L)	AST(U/L)	ALT(U/L)	TBIL(μmol/L)
对照组	10	86.0 ±10.7	5.6 ±0.6	111.2 ±20.5	38.0 ±8.6	2.4 ±1.1
"承"高组	10	81.4 ±6.2	5.9 ±0.6	159.6 ±54.5	52.8 ±16.8	2.0 ±0.7
"承"低组	10	93.3 ±15.7	6.7 ±1.3	162.7 ±49.7	60.7 ±29.7	1.8 ±0.5

表7-14 大鼠给药3个月血生化指标测试(二)($\bar{x} \pm s$)

组别	例数	TP(g/L)	ALB(g/L)	GLU(mmol/L)	TCHO(mmol/L)	ALP(U/L)
对照组	10	74.2 ±8.2	36.6 ±3.4	5.9 ±0.9	1.6 ±0.4	70.3 ±26.9
"承"高组	10	73.6 ±6.1	35.6 ±3.0	5.3 ±0.7	1.6 ±0.4	79.1 ±38.8
"承"低组	10	75.0 ±8.0	35.4 ±4.4	5.0 ±0.6	1.6 ±0.5	80.6 ±42.4

表7-15 大鼠给药6个月血生化指标测试(一)($\bar{x} \pm s$)

组别	例数	CREA(μmol/L)	BUN(mmol/L)	AST(U/L)	ALT(U/L)	TBIL(μmol/L)
对照组	10	91.1 ±9.2	5.6 ±0.6	123.4 ±23.2	37.5 ±12.2	2.4 ±0.8
"承"高组	10	89.4 ±10.1	5.8 ±0.7	135.6 ±35.7	41.9 ±6.0	2.2 ±0.5
"承"低组	10	91.6 ±10.1	5.9 ±0.6	129.8 ±21.8	39.1 ±6.0	2.6 ±1.0

表7-16 大鼠给药6个月血生化指标测试(二)($\bar{x} \pm s$)

组别	例数	TP(g/L)	ALB(g/L)	GLU(mmol/L)	TCHO(mmol/L)	ALP(U/L)
对照组	10	81.8 ±7.0	38.0 ±3.4	5.7 ±0.5	1.9 ±0.3	66.8 ±32.9
"承"高组	10	83.5 ±6.0	37.7 ±2.5	5.6 ±1.0	2.1 ±0.3	61.5 ±32.8
"承"低组	10	82.3 ±7.3	38.5 ±3.2	5.7 ±1.2	1.8 ±0.5	58.6 ±30.3

表7-17 大鼠停药后血生化指标测试(一)($\bar{x} \pm s$)

组别	例数	CREA(μmol/L)	BUN(mmol/L)	AST(U/L)	ALT(U/L)	TBIL(μmol/L)
对照组	10	82.2±6.6	6.4±1.4	102.6±24.4	41.1±12.5	2.7±0.7
"承"高组	10	79.3±5.8	6.5±0.6	122.3±9.9	47.4±7.9	2.8±0.7
"承"低组	7	81.7±6.2	6.1±1.0	124.6±24.5	45.6±6.5	2.9±1.0

表7-18 大鼠停药后血生化指标测试(二)($\bar{x} \pm s$)

组别	例数	TP(g/L)	ALB(g/L)	GLU(mmol/L)	TCHO(mmol/L)	ALP(U/L)
对照组	10	76.6±4.4	37.4±2.9	6.8±0.8	1.9±0.3	67.5±30.6
"承"高组	10	77.1±7.8	37.0±3.7	6.7±0.8	2.1±0.3	63.9±30.9
"承"低组	7	75.4±5.1	35.6±5.1	6.2±0.6	2.8±0.2	59.1±22.4

表7-19 大鼠给药3个月脏器指数(一)($\bar{x} \pm s$)

组别	例数	心	肝	脾	肺	肾
对照组	10	0.3200±0.03	2.4213±0.16	0.1631±0.01	0.3273±0.06	0.6749±0.05
"承"高组	10	0.3169±0.02	2.3187±0.21	0.1701±0.03	0.3344±0.07	0.6506±0.06
"承"低组	10	0.3035±0.03	2.4493±0.33	0.1868±0.05	0.3258±0.07	0.6594±0.06

表7-20 大鼠给药3个月脏器指数(二)($\bar{x} \pm s$)

组别	例数	肾上腺	胸腺	脑	甲状腺
对照组	10	0.0219±0.02	0.0933±0.03	0.5481±0.15	0.0056±0.001
"承"高组	10	0.0177±0.01	0.0759±0.03	0.5707±0.14	0.0069±0.002
"承"低组	10	0.0173±0.02	0.0880±0.03	0.5426±0.15	0.0071±0.003

表7-21 大鼠给药3个月脏器指数(三)($\bar{x} \pm s$)

组别	例数	睾丸	前列腺	卵巢	子宫
对照组	5	0.5980±0.05	0.1005±0.04	0.0271±0.002	0.1667±0.05
"承"高组	5	0.6773±0.07	0.1227±0.02	0.0258±0.01	0.1514±0.03
"承"低组	5	0.5978±0.08	0.1350±0.03	0.0314±0.01	0.1419±0.03

表7-22 大鼠给药6个月脏器指数(一)($\bar{x} \pm s$)

组别	例数	心	肝	脾	肺	肾
对照组	10	0.2764±0.03	2.4117±0.20	0.1293±0.03	0.3046±0.04	0.5298±0.04
"承"高组	10	0.2628±0.03	2.5807±0.33	0.1399±0.06	0.3449±0.08	0.6663±0.22
"承"低组	10	0.2665±0.03	2.5084±0.30	0.1154±0.01	0.3210±0.09	0.6481±0.17

表7-23　大鼠给药6个月脏器指数(二)($\bar{x} \pm s$)

组别	例数	肾上腺	胸腺	脑	甲状腺
对照组	10	0.0188 ±0.02	0.0553 ±0.03	0.4469 ±0.11	0.0054 ±0.002
"承"高组	10	0.0141 ±0.01	0.0650 ±0.02	0.4662 ±0.14	0.0058 ±0.002
"承"低组	10	0.0119 ±0.01	0.0444 ±0.03	0.4244 ±0.16	0.0042 ±0.001

表7-24　大鼠给药6个月脏器指数(三)($\bar{x} \pm s$)

组别	例数	睾丸	前列腺	卵巢	子宫
对照组	5	0.5204 ±0.05	0.1141 ±0.02	0.0226 ±0.01	0.1781 ±0.05
"承"高组	5	0.5402 ±0.05	0.1739 ±0.17	0.0318 ±0.01	0.2333 ±0.05
"承"低组	5	0.5164 ±0.11	0.1394 ±0.05	0.0209 ±0.01	0.1522 ±0.04

表7-25　大鼠停药后脏器指数(一)($\bar{x} \pm s$)

组别	例数	心	肝	脾	肺	肾
对照组	10	0.2526 ±0.03	2.4406 ±0.27	0.1344 ±0.03	0.2976 ±0.06	0.5685 ±0.05
"承"高组	10	0.2535 ±0.02	2.5639 ±0.15	0.1348 ±0.01	0.3085 ±0.05	0.6039 ±0.04
"承"低组	7	0.2533 ±0.05	2.5223 ±0.49	0.1527 ±0.03	0.3307 ±0.07	0.6579 ±0.15

表7-26　大鼠停药后脏器指数(二)($\bar{x} \pm s$)

组别	例数	肾上腺	胸腺	脑	甲状腺
对照组	10	0.0108 ±0.01	0.0810 ±0.03	0.4160 ±0.10	0.0045 ±0.001
"承"高组	10	0.0119 ±0.01	0.0692 ±0.02	0.4446 ±0.10	0.0045 ±0.001
"承"低组	7	0.0116 ±0.01	0.0639 ±0.02	0.4796 ±0.14	0.0043 ±0.001

表7-27　大鼠停药后脏器指数(三)($\bar{x} \pm s$)

组别	例数	睾丸	前列腺	卵巢	子宫
对照组	5	0.4346 ±0.14	0.0901 ±0.01	0.0330 ±0.01	0.1573 ±0.03
"承"高组	5	0.5641 ±0.05	0.1060 ±0.03	0.0302 ±0.004	0.1758 ±0.03
"承"低组	4	0.6042 ±0.05	0.1426 ±0.05	0.0296 ±0.01	0.1550 ±0.02

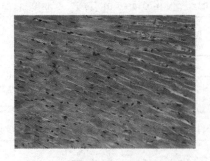

图7-19(彩图23)　给药6个月
对照组心脏

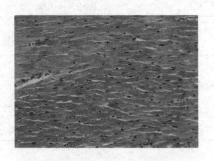

图7-20(彩图24)　给药6个月
承载丸低剂量组心脏

图 7 – 21(彩图 25) 给药 6 个月
承载丸高剂量组心脏

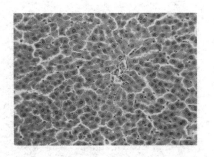

图 7 – 22(彩图 26) 给药 6 个月
对照组肝脏

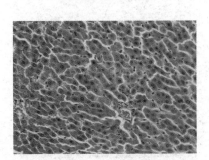

图 7 – 23(彩图 27) 给药 6 个月
承载丸低剂量组肝脏

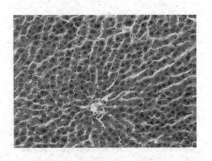

图 7 – 24(彩图 28) 给药 6 个月
承载丸高剂量组肝脏

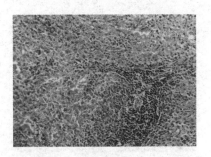

图 7 – 25(彩图 29) 给药 6 个月
对照组脾

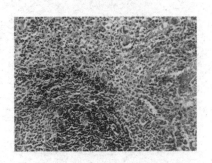

图 7 – 26(彩图 30) 给药 6 个月
承载丸低剂量组脾

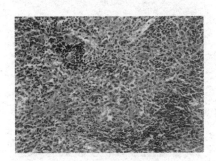

图 7 – 27(彩图 31) 给药 6 个月
承载丸高剂量组脾

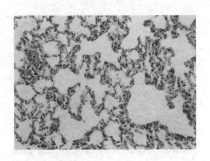

图 7 – 28(彩图 32) 给药 6 个月
对照组肺

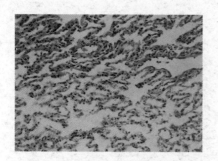

图 7 − 29（彩图 33） 药 6 个月
承载丸低剂量组肺

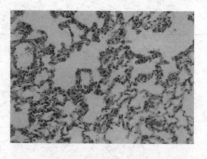

图 7 − 30（彩图 34） 给药 6 个月
承载丸高剂量组肺

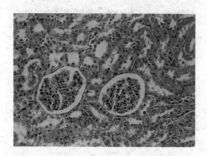

图 7 − 31（彩图 35） 给药 6 个月
对照组肾

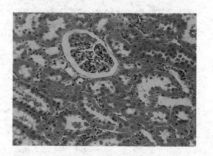

图 7 − 32（彩图 36） 给药 6 个月
承载丸低剂量组肾

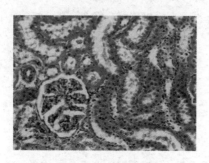

图 7 − 33（彩图 37） 给药 6 个月
承载丸高剂量组肾

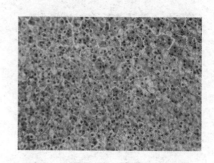

图 7 − 34（彩图 38） 给药 6 个月
对照组肾上腺

图 7 − 35（彩图 39） 给药 6 个月
承载丸低剂量组肾上腺

图 7 − 36（彩图 40） 给药 6 个月
承载丸高剂量组肾上腺

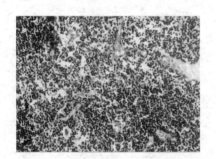

图 7 - 37（彩图 41）　给药 6 个月
对照组胸腺

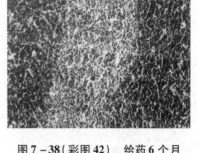

图 7 - 38（彩图 42）　给药 6 个月
承载丸低剂量组胸腺

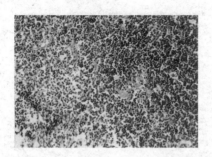

图 7 - 39（彩图 43）　给药 6 个月
承载丸高剂量组胸腺

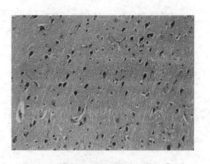

图 7 - 40（彩图 44）　给药 6 个月
对照组脑

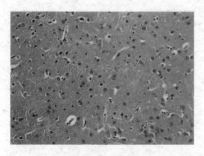

图 7 - 41（彩图 45）　给药 6 个月
承载丸低剂量组脑

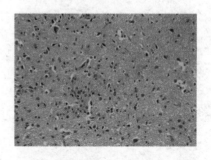

图 7 - 42（彩图 46）　给药 6 个月
承载丸高剂量组脑

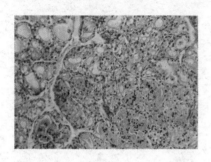

图 7 - 43（彩图 47）　给药 6 个月
对照组甲状腺

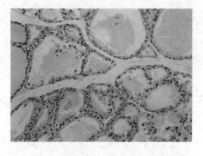

图 7 - 44（彩图 48）　给药 6 个月
承载丸低剂量组甲状腺

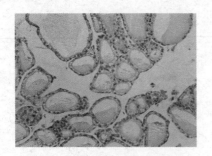

图7-45(彩图49) 给药6个月
承载丸高剂量组甲状腺

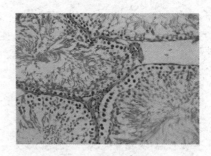

图7-46(彩图50) 给药6个月
对照组睾丸

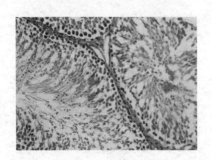

图7-47(彩图51) 给药6个月
承载丸低剂量组睾丸

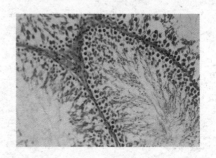

图7-48(彩图52) 给药6个月
承载丸高剂量组睾丸

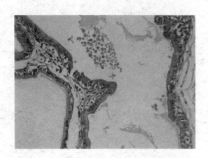

图7-49(彩图53) 给药6个月
对照组前列腺

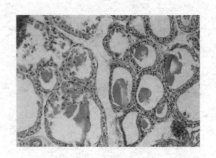

图7-50(彩图54) 给药6个月
承载丸低剂量组前列腺

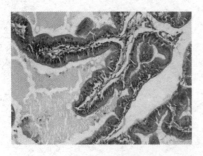

图7-51(彩图55) 给药6个月
承载丸高剂量组前列腺

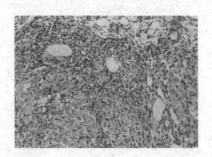

图7-52(彩图56) 给药6个月
对照组卵巢

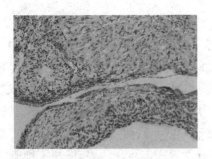

图 7 - 53(彩图 57)　给药 6 个月

承载丸低剂量组卵巢

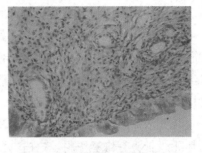

图 7 - 54(彩图 58)　给药 6 个月

承载丸高剂量组卵巢

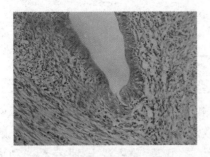

图 7 - 55(彩图 59)　给药 6 个月

对照组子宫

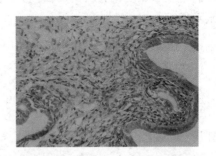

图 7 - 56(彩图 60)　给药 6 个月

承载丸低剂量组子宫

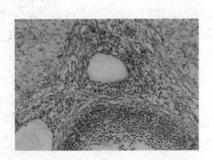

图 7 - 57(彩图 61)　给药 6 个月

承载丸高剂量组子宫

第三节　承载丸治疗股骨头坏死作用机制研究

一、承载丸对甲泼尼龙预处理的成骨细胞 L - 钙离子通道电流的影响

成骨细胞 L - 钙离子通道电流与细胞功能有着密切的关系,其可以维持成骨细胞基本的骨保护蛋白的分泌,保障成骨细胞的正常生长和发育。L - 钙离子通道还可提高细胞内钙浓度,触发生理效应,决定细胞的兴奋性、不应性和传导性等。因此,了解 L - 钙通

道电流是研究成骨细胞生长发育与否的有力手段之一。

甲泼尼龙是一种人工合成的糖皮质激素,具有强力抗炎、免疫抑制及抗过敏作用。糖皮质激素对成骨细胞的作用呈双向作用,生理浓度促进成骨细胞分化;超生理浓度可抑制成骨细胞分化、增殖,使成熟的、具有功能的成骨细胞数目减少,并且抑制骨基质的合成,长期大量使用可以造成激素性骨坏死。为此,以其作为成骨细胞坏死造模的主要试剂。

承载丸治疗激素性股骨头坏死具有明显的临床疗效。同时,药理学研究表明,承载丸对坏死股骨头有修复作用。扫描电镜下可见股骨头表面不再现凹陷,恢复了细胞充盈的网状结构;股骨头内骨细胞或软骨细胞脂肪滴明显减少;稀疏的毛细血管得以恢复,骨小梁的密度和宽度也有所增加;可明显增加骨密度、骨重量、骨强度及刚性;能改善雌激素水平低下状态。

(一)材料与方法

1. 设计　分组对照观察。

2. 单位　中国中医科学院望京医院及吉林大学基础医学院

3. 材料　实验于 2006 年 4～6 月在中国中医科学院望京医院药理实验室(国家中医管理局三级实验室)及吉林大学基础医学院生理教研室完成。细胞株:MC3T3－E1(购于北京协和细胞中心)。动物:清洁级 8 个月龄 SD 大鼠 10 只,雌雄各半(北京维通利华实验动物技术有限公司),合格证号:SCXK(京)2002－2003。试剂:承载丸药粉(北京皇城股骨头坏死专科医院提供);甲泼尼龙(批号 H20040338. Pharmacia NV/SA 生产);细胞混合培养基、胰蛋白酶、胎牛血清(均购自美国 Sigma 公司)。器材:膜片钳放大器(Axon-patch－2006,美国);液压微电极推进器(NARISHIGE,日本);计算机处理系统(Axon Instrument INC,美国);记录分析软件(Patch Clamp 6.01 AXON,美国)。

4. 方法

(1)成骨细胞(MC3T3－E1)培养:原代成骨细胞用 1.25g/L 的胰蛋白酶,37℃水浴消化 5 分钟,收集细胞悬液,1000r/min 离心 10 分钟,弃上清,传于培养皿中,用含 20% 胎牛血清的 IMDM 培养,置于 CO_2 孵箱。实验温度(22±2)℃。培养 48 小时后记录钙离子通道电流,每株传 2～4 代。实验时用浴液完全置换培养基。

(2)含药血清、甲泼尼龙溶液的制备:①承载丸药粉 60g,加水至 200ml 搅匀备用。取体重(250±10)g SD 大鼠 8 只,每只每日灌服 2.5ml,共灌服 4 天,于第 4 天灌服 2 小时后经腹主动脉取血,制备血清,56℃水浴 30 分钟灭活,除菌膜除菌后,置 －18℃备用。同样方法,每只每日灌服 2.5ml 生理盐水制成不含药血清。②取 12.5μl mPSL,加细胞浴液 1237.5μl,混合均匀,备用。取备用液 12.5μl,置于终末液体体积为 1ml 的培养皿中,mPSL 的浓度为 $1×10^{-5}$ mol/L。

(3)钙通道记录细胞液及电极液(单位均为 mmol/L):①细胞浴液含 N－methyl－D－glucamine(NMDG+)110,$BaCl_2·2H_2O$ 20,HEPES 10,glucose 10,pH=7.4(NMDG+缓冲)。②电极液含 NMDG+100,HEPES 150,EGTA 20,$CaCl_2·2H_2O$,$MgCl_2·6H_2O$ 2,pH=7.4(KCl 缓冲)。

(4)全细胞记录模式记录 Ca^{2+} 离子电流:电极由硬质玻璃毛胚(内径 1.6mm、壁厚 0.2mm)经二次拉制而成,充以电极内液后阻抗 1～4MΩ。用微电极操纵器将电极缓慢推向细胞,负压吸引形成高阻封接后补偿电极电容,负压吸破细胞膜,补偿掉电极电阻,形成全细胞记录模式。电压钳制脉冲和数据采集由 Patch Clamp 软件控制,刺激信号经 D/A 转换器和膜片钳放大器,在电极内形成钳制电压。电流信号经膜片钳放大器输入到模/数(A/D)转换卡,变成数字化信号输入计算机,其数字化频率为 1kHz,低通滤波器滤波频率为 1kHz。记录 L-钙离子通道电流的保持电位为 -70mV,阶跃命令为 +10mV,脉宽 400ms,从 -50mV 开始,阶跃至 +60mV。

在全细胞电流记录过程中,选用 30～50μmol/L 的细胞,细胞破膜后的封接电阻大于 100MΩ 以上,记录观察电流 10 分钟,未见明显衰减,用于实验的记录。实验温度为(22±2)℃。

(5)组别设计:将培养后的成骨细胞株分为 4 组,并做如下处理:正常组(加入正常大鼠不含药血清)、模型组(加入正常大鼠不含药血清)、承载丸低剂量组(加入甲泼尼龙及 0.5ml 承载丸含药血清)和承载丸高剂量组(加入甲泼尼龙及 0.1ml 承载丸含药血清)。以上所指的是每组每皿的给予量。处理后每个培养皿含培养基的体积为 1ml。24h 后进行膜片钳实验。

(6)主要观察指标:①电流峰值测定结果。②MC3T3-E1 细胞钙离子通道电流的特性分析。③模型组钙离子通道电流分析。④承载丸高低剂量组钙离子通道电流分析。

(7)统计学分析:采用 SPSS 11.5 软件包进行单因素方差分析。

(二)结果

1. 各组电流峰值测定结果 见表 7-28。

表 7-28 各组电流峰值

组别	细胞数	电流峰值(nA)	与正常组或模型组比较增加百分比(%)
正常组	10	0.2284±0.0209	0
模型组	10	0.1839±0.0179[a]	-19.5[d]
承载丸低剂量组	10	0.2526±0.0093[b]	+37.4[e]
承载丸高剂量组	10	0.2671±0.0120[c]	+45.2[e]

注:a 与正常组比较,$P<0.01$;b 与模型组比较,$P<0.01$;c 与承载丸低剂量组比较,$P<0.05$;d 与正常组对照,e 与模型组对照。

2. MC3T3-E1 细胞钙电流的特性分析 将保持电压控制在 -70mV,测试电位从 -40～+70mv,阶跃命令为 +10mV,持续时间 200ms,得到各个测试电压时的电流值。在正常对照组,钙离子通道大约在 -20mV 时开放,最大峰值电流在 +20～+30mV [(0.2284±0.0209)nA],反转电位在 +60～+70mV。当在浴液中加入 Co^{2+}(50nmol/L),可阻断此电流的大部分电流成分,其峰值电流为(0.1050±0.0097)nA。而 Bayk 8644 增加了此电流(0.3335±0.0323)nA,表明在 MC3T3-E1 细胞上存在对 Co^{2+} 敏感的 L-钙离子通道电流,见图 7-58。

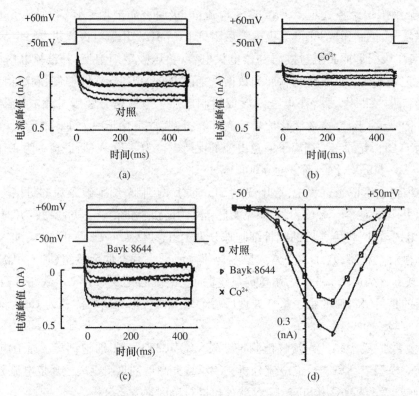

图 7 – 58　MC3T3 – E1 细胞钙离子通道电流特性分析的各组电流峰值

（a）正常细胞；（b）正常细胞中加入 Co^{2+}；（c）正常细胞加入钙离子通道激活剂 Bayk 8644；（d）各组峰值示意图

3. 模型组钙离子通道电流分析　应用同样的方法，在实验 24 小时前加入甲泼尼龙（1×10^{-5} mol/L）记录 MC3T3 – E1 细胞上的钙离子通道电流，在 +20mv 时，其峰值电流为（0.1839 ± 0.0179）nA，与正常组相比有显著差异［（0.2284 ± 0.0209）nA，$P < 0.01$］，见图 7 – 59。

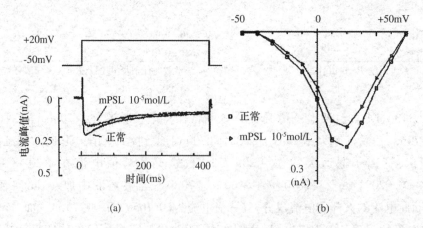

图 7 – 59　模型组钙离子通道电流分析

（a）正常细胞及加入甲泼尼龙后的电流峰值；（b）各组峰值示意图

4. 承载丸含药血清高、低剂量分组钙离子通道电流分析　在模型组基础上,加入高、低两种浓度的承载丸含药血清,在 +20mv 时,其峰值电流分别为(0.2671 ± 0.0120)nA,(0.2526 ± 0.0093)nA。与模型组相比有显著差异$(P < 0.01)$,见图 7-60。

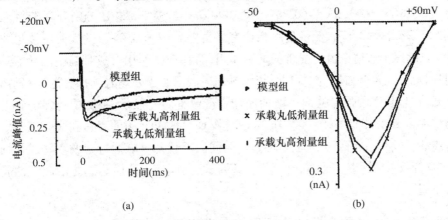

图 7-60　承载丸含药血清高、低剂量组钙离子通道电流分析

(a)模型组及承载丸含药血清高、低剂量组电流峰值;(b)各组电流峰值示意图

(三)讨论

骨重建是一复杂的生理生化过程,这一过程主要有成骨细胞和破骨细胞参与。骨形成分为成骨细胞增殖,细胞外基质成熟和矿化,成骨细胞凋亡等 4 个阶段,成骨细胞来源于多能的骨髓基质蛋白并控制骨基质的矿化过程,同时调控破骨细胞的活动,其增殖与分泌活性很大程度决定了最终骨量,因此,成骨细胞在骨形成中起主导作用。多种全身激素(包括糖皮质激素)和骨组织局部调控因子都对此过程发挥作用并最终影响骨形成。

钙离子通道又称钙离子通道蛋白,是一种存在于细胞膜上参与转运钙离子的特定蛋白质,普遍存在于各种细胞上,干细胞上的钙离子通道对其分化过程有着重要的调节作用,细胞离子通道的结构和功能正常时维持生命过程的基础。

国内外研究表明,MC3T3-E1 细胞上存在 L 型钙离子通道,本实验也进一步证实了这一点。钙离子通道参与成骨细胞功能调节,静息状况下,细胞质维持着一定钙离子水平,当细胞膜收到信号(膜电位的改变或特定的化学物质)刺激时,钙离子通道蛋白构象变化表现为通道的开放状态或关闭状态。在开放状态下,钙离子可以由胞外进入到胞内;反之,关闭状态下,钙离子是不能通过此通道进入细胞内。L-钙离子通道是钙离子进入成骨细胞的主要的位点。

钙离子作为第二信使,其内流可以直接或间接地影响胞内多种蛋白激酶活性和表达。这些蛋白激酶有:蛋白激酶 A、钙调蛋白激酶、促细胞分裂剂激活性蛋白激酶和蛋白激酶 C。蛋白激酶 A、钙调蛋白激酶和促细胞分裂剂激活性蛋白激酶一方面通过一种负反馈机制参与细胞内 Ca^{2+} 稳定调节;另一方面这些信号分子通过 cAMP 反应元件改变基因的表达,cAMP 反应元件作用的基本碱基序列是 TGA CGT CA。这些基因表达的改变最终导致成骨细胞功能的改变,如影响骨保护蛋白的分泌。另外,钙离子电流的降低可以通过 NF – κB 途径阻止成骨细胞的骨形成。

本实验观察到,正常组峰值电流为(0.2284 ± 0.0209)nA;模型组峰值电流为(0.1839 ± 0.0179)nA,与正常组相比下降19.5%(P < 0.01);承载丸低剂量组和高剂量组峰值电流分别为(0.2526 ± 0.0093)nA 和(0.2671 ± 0.0120)nA,与模型组相比分别升高37.4%(P < 0.01)和45.2%,承载丸高、低剂量组相比有显著差异(P < 0.05),这表明甲泼尼龙对成骨细胞 L – 钙离子通道电流有显著的抑制作用,这种抑制作用对成骨细胞的功能具有破坏作用,而承载丸含药血清高、低剂量组均升高甲泼尼龙预处理的成骨细胞 L – 钙离子通道电流峰值,且其作用强度随剂量增加而增强。曾有研究显示,补肾中药促进骨形成与其上调维生素 D 受体有关;维生素 D_3 可以增强 Ca^{2+} – ATP 酶的表达和成骨细胞对钙离子的通透性,增加 L – 钙离子通道平均开放时间。承载丸可能通过上调一些成骨细胞膜受体,并且开放 L – 钙离子通道,升高 L – 钙离子通道电流,从而达到防治激素性股骨头坏死的作用。

二、承载丸对激素性股骨头坏死的骨组织形态学影响

为进行成骨细胞钙离子通道电流与激素性股骨头坏死的骨组织形态学指标相关性分析,笔者制作了大鼠激素性股骨头坏死动物模型并给予承载丸治疗,选择了骨小梁体积、空骨细胞陷窝率、骨矿化速率及毛细血管面积等指标进行药理学分析。

(一)材料与方法

1. 实验动物　SD 大鼠(清洁级),体重(250 ± 10)g,30 只,雌雄不限,由北京维通利华实验动物技术有限公司提供,合格证号:SCXX(京)2002 – 2003。

2. 实验器材

(1)主要仪器设备:医用骨锯(骨伤科研究所生物力学室制作);显微镜(Leica DM IRR,德国);图像分析(Leica Q500IW,德国)。

(2)试剂与药品:苏木精(GHS3128 – 4L,074k4357);伊红(HT1102128 – 4L,064k4342);甲基丙烯酸甲酯(北京益利精细化学品有限公司,870212);甲基丙烯酸丁酯(北京化工厂,20050530);印度墨汁(北京化学试剂公司);荧光四环素(上海先锋药业公司);内毒素(0111:B4,Sigma);mPSL(Pharmacia NV/SA,批号 H20040338);承载丸药粉(北京黄城股骨头坏死专科医院提供)。

3. 实验方法及步骤

(1)动物模型制作

LPS 配制:秤取 10mg LPS,置于高压消过毒的 250ml 输液瓶中,加入 10ml 生理盐水,摇动 30 分钟,防止 LPS 贴壁,配成 1mg/ml 的溶液。每 0.5ml 装入一个 Eppendorf 小瓶中,置 –70℃。使用时,0.5ml LPS 加生理盐水 49.5ml,使成 10μg/ml。

mPSL 配制:所用 mPSL(40mg:1ml)注射前将上室液体推入下室,摇晃使下室粉末完全溶解。

动物模型制作:大鼠尾静脉及臀大肌常规皮肤消毒,1ml 的注射器尾静脉注射 LPS

1ml/kg;24 小时后连续 3 天肌内注射 mPSL 20mg/(kg·d),之后常规喂养。

(2)组别及给药方式:随机数字表法将 30 只大鼠分为正常对照组、模型组和中药组。正常对照组及模型组灌服生理盐水,每日 1 次,共 6 周。中药组灌服中药 1.5g/kg(按大鼠体表面积计算,相当于成人日用量的 2 倍),每日 1 次,共灌服 6 周。各组动物每周称重 1 次,调整药量。各组动物均在同等实验条件下饲养,自由饮水,摄食。

(3)观察指标及检测方法:观察指标为骨小梁面积、骨矿化速率、空骨陷窝率和毛细血管面积;取材及材料制备,各组于处死前第 13 天、3 天分别腹腔注射四环素(30mg/kg)做荧光标记;处死时用 0.3% 戊巴比妥腹腔注射麻醉,用大鼠固定器将大鼠四肢固定,手术野剃毛。打开腹腔,暴露腹主动脉及左右侧股动脉分支处,将左侧股动脉近端结扎,立刻向右侧股动脉注射印度墨汁,直至右脚趾全部变黑,髂嵴处切口,取双侧股骨头,剔除周围组织,左侧股骨头置 10% 甲醛固定,常规制作 HE 染色病理切片,右侧股骨头置 4% 多聚甲醛溶液固定,常规制作不脱钙骨切片。检测方法:取 HE 染色的切片在 Leica DM IRR 显微镜下放大 100 倍摄片,然后用 Leica Q500IW 图像分析仪进行图像分析,计算股骨头软骨下区骨小梁面积和空骨陷窝率。空骨陷窝率的计算方法如下:在股骨头软骨下区骨组织摄片上,任选 10 个高倍视野,每个视野内记数全部的骨陷窝数和空骨陷窝数,(空骨陷窝数/全部骨陷窝数)×100% 求出空骨陷窝率,计算平均的空骨陷窝率。骨磨片在 Leica DM IRR 荧光显微镜下 200 倍摄片,任选 10 个高倍视野,在 Leica Q500IW 图像分析仪下计算平均股骨头软骨下毛细血管面积和骨矿化速率。

(4)数据处理:实验数据以均数 ± 标准差($\bar{x} \pm s$)表示,数据分析采用单因素方差分析(SPSS 11.5 软件包),两两比较方差齐用 LSD 法,方差不齐用 Dunnett T3 法。

(二)实验结果

各组各指标检测结果见表 7-29,7-30 和图 7-61~7-65。

表 7-29　各组各指标检测结果 ($\bar{x} \pm s$)　　　　　单位:%

组别	n	骨小梁面积	空骨陷窝率	骨矿化速率(μm/10d)
模型组	10	49.5 ± 4.7(↓25.2)#	23.2 ± 9.3(↑1014.9)#	4.8 ± 0.5(↓37.5)#
正常组	10	66.2 ± 6.3*	2.1 ± 0.9*	7.7 ± 0.5*
承载丸组	10	65.1 ± 2.4*(↑31.5)△	2.7 ± 0.3*(↓88.4)△	9.9 ± 0.3*(↑94.8)△

注:* 与模型组相比,$P < 0.01$;# 与正常组相比,变化的%;△ 与模型组相比,变化的%。

表 7-30　各组各指标检测结果 ($\bar{x} \pm s$)　　　　　单位:%

组别	毛细血管面积	髓腔空缺率
模型组	19.2 ± 3.4(↓47.3)#	44.8 ± 2.1(↑311.0)#
正常组	36.5 ± 2.6*	10.9 ± 0.5*
承载丸组	47.1 ± 3.8*(↑145.3)△	18.3 ± 1.0*(↓59.2)△

注:* 与模型组相比,$P < 0.01$;# 与正常组相比,变化的%;△ 与模型组相比,变化的%。

从表 7-29 及图 7-61 可以看出:模型组的骨小梁面积比正常组下降 25.2%,两组相比具

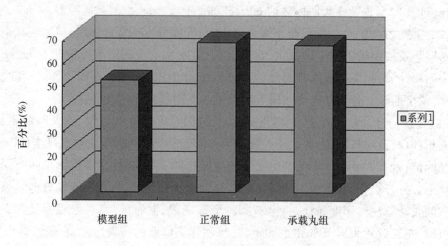

图 7 - 61 骨小梁面积

有极显著性差异;承载丸组较模型组的骨小梁面积增加 31.5%,并具有显著性差异。

从表 7 - 29 及图 7 - 62 可以看出:模型组的空骨陷窝率比正常组增加 1014.9%,两者相比具有极显著性差异;承载丸组比模型组空骨陷窝率下降 88.4%,具有显著性差异。

从表 7 - 29 及图 7 - 63 可以看出:模型组的骨矿化速率比正常组降低 37.5%,两者相比具有极显著性差异;承载丸组比模型组的骨矿化速率提高 94.8%,具有显著性差异。

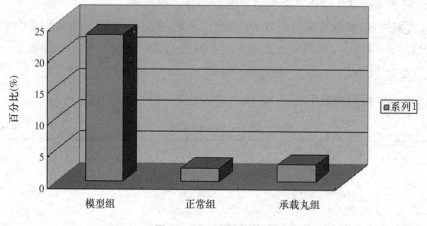

图 7 - 62 空骨陷窝率

从表 7 - 30 及图 7 - 64 可以看出:模型组的血管面积比正常组降低 47.3%,具有极显著性差异;承载丸组比模型组的血管面积提高 145.3%,也具有极显著性差异。

从表 7 - 30 及图 7 - 65 可以看出:模型组的髓腔中髓细胞的空缺率明显高于正常组,升高了 311.0%;承载丸组比模型组降低了 59.2%,具有极显著性差异。

(三)讨论

钙离子通道又称钙离子通道蛋白,是一种存在于细胞膜上参与转运钙离子的特定蛋白质,普遍存在于各种细胞上。国内外研究表明,MC3T3 - E1 细胞上存在 L - 钙离子通

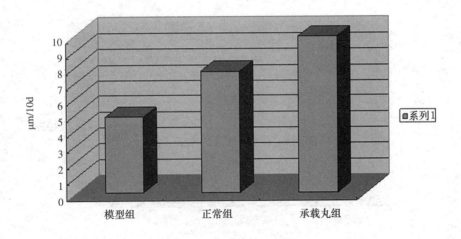

图 7 - 63　骨矿化速率

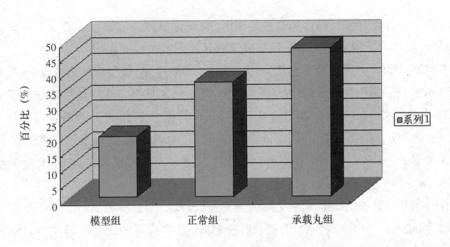

图 7 - 64　毛细血管面积

道,并且此通道参与成骨细胞功能调节。1999 年谷贵山等发现国人骨肉瘤细胞株(OS - 732)及其耐药细胞株(R - OS - 732)存在钙离子电流。L - 钙离子通道是钙离子进入成骨细胞的主要的位点,此通道对钙离子内流起主要的调节作用。利用钙离子是所有活细胞的基本特性,当钙离子浓度较高时,钙离子主要起稳定细胞膜结构和对膜兴奋剂拮抗的作用;当钙离子浓度较低时,由于钙离子进入细胞,故而起到细胞反应的作用,即:促进细胞黏合和胞间通讯;调节细胞分裂;调节细胞膜通透性;调控细胞代谢;调节细胞溶质中溶胶 - 凝胶状态;钙离子作为第二信使,其内流可以直接或间接地影响胞内多种蛋白激酶活性和表达,这些蛋白激酶包括蛋白激酶 A(PKA)、钙调蛋白激酶(CaMK)、促细胞分裂剂激活性蛋白激酶(MAPK)和蛋白激酶 C(PKC);高浓度钙离子可能造成细胞的死亡等。

　　钙离子与钙调节蛋白结合的中间环节就是钙离子通道,钙离子通道的存在对于成骨

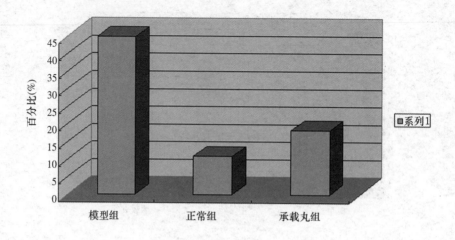

图 7 - 65　髓腔空缺率

细胞的进一步分化、代谢、凋亡起着重要作用,而成骨细胞又是骨形成最基本的元件。因此,成骨细胞钙离子通道电流对于骨形成及骨坏死起着关键的作用。

本实验观察到,正常组峰值电流为(0.2284 ± 0.0209)nA,模型组峰值电流为(0.1839 ± 0.0179)nA,与正常组相比下降 19.5%(P < 0.01);低剂量组和高剂量组峰值电流分别为(0.2526 ± 0.0093)nA 和(0.2671 ± 0.0120)nA,与模型组相比分别升高 37.4%(P < 0.01)和 45.2%,高、低剂量组相比,有显著差异(P < 0.05)。结果显示:mPSL 可显著抑制成骨细胞 L - VSCCsC。而中药高、低剂量组均升高 mPSL 预处理的成骨细胞 L - VSCCsC。

我们观察到经 mPSL 处理的成骨细胞 L - VSCCsC 明显降低,加入承载丸含药血清后,成骨细胞 L - VSCCsC 又明显升高,这一现象与动物模型的改变有相关性。动物实验的模型组呈现:骨小梁面积、骨矿化速率、毛细血管面积均明显降低,空骨陷窝率及髓腔空缺率均明显升高;承载丸组则明显地升高了骨小梁面积、骨矿化速率、毛细血管面积,而明显降低了空骨陷窝率及髓腔空缺率。经相关性检测 P < 0.001,回归方程检验常数项及回归系数均 P < 0.01,证实具有明显的相关性——本实验中的钙离子通道电流测试和动物实验结果相辅佐。

承载丸组方中含鹿角霜、淫羊藿、当归、杜仲、炙水蛭等。其功能为益肾填精、行气活血强筋壮骨,主治肝肾亏损之"骨痿症",在治疗激素性股骨头坏死的临床中具有明显的效果。我们的研究结果从钙离子通道的角度揭示了承载丸取得比较满意临床疗效的机制。

钙离子通道中药药理学已成为我国中药药理研究的一个重要分支,但到目前为止,对于心肌细胞,神经细胞研究的较多,而对于成骨细胞甚至破骨细胞的研究尚未见报道。研究的中药中多数是钙离子通道阻断剂,极少有其激动剂,而对复方则更少有研究。在我们的实验中,承载丸属钙离子通道激动剂,提示在治疗激素性股骨头坏死时使用钙离子通道激动剂有助于成骨细胞的生长发育,有助于坏死细胞的修复。

三、承载丸对股骨头坏死大鼠细胞黏附分子基因的影响

承载丸治疗激素性股骨头坏死具有明确的疗效,它与股骨头坏死治疗仪同时使用,总有效率达94.33%,其中优良率达80.5%。经研究,其作用机制之一是承载丸可明显升高甲泼尼龙预处理的成骨细胞 L - 钙离子通道电流,从而保证了成骨细胞的正常生长和发育,对坏死骨的修复及新骨生长起到了重要作用;同时药理研究证实,其可明显增加骨密度、骨重量、骨强度和刚性;能改变雌激素水平低下状态;扫描电镜可见股骨头表面不再出现凹陷,恢复了细胞充盈的网状结构;股骨头内骨细胞及骨陷窝处脂肪滴明显减少;稀疏的毛细血管得以恢复;骨小梁的密度和宽度也有所增加等。

为进一步研究该药对基因方面的影响,我们使用基因芯片技术,检测了股骨头内骨细胞基因谱的改变。结果显示:3 只模型大鼠使用承载丸后,与模型大鼠相比较,出现1.5 倍以上改变的基因,分别为633 个(下调506 个、上调127 个),883 个(下调640 个、上调243 个),593 个(下调408 个、上调185 个)。使用 MAS 软件归类分析后,共有相关作用路径79 个,涉及297 个基因。其中细胞黏附分子路径有8 个下调基因。现将实验方法及细胞黏附分子路径实验结果报告如下。

(一)材料与方法

1. 设计　分组对照观察。

2. 时间及地点　实验于2006 年3 ~ 8 月在中国中医科学院望京医院药理实验室及生物芯片北京国家工程研究中心所属博奥芯片公司实验室完成。

3. 材料　6 月龄雄性 SD 大鼠6 只,体重(280 ± 20)g。购自北京维通利华实验动物技术有限公司,合格证号:SCXX(京)2002 - 0003。实验过程中对动物处置符合2006 年科学技术部发布的《关于善待实验动物的指导性意见》。

4. 主要药品　内毒素(LPS,Sigma);甲泼尼龙(mPSL),批号 H20040338,Pharmacia NV/SA;承载丸粉剂批号050912,由北京皇城股骨头坏死专科医院提供。

5. 药品配制

(1)内毒素(LPS)配制:电子天平称取 10mg 的 LPS,置于高压消毒过的 250ml 输液瓶中,加入 10ml 生理盐水,摇动 30 分钟,防止 LPS 贴壁,配成 1mg/ml 的溶液,分装在 Eppendorf 小瓶中,每瓶 0.5ml,置 -70℃备用,使用时用生理盐水配成 10μg/ml。

(2)甲泼尼龙配制:所用甲泼尼龙(40mg:1ml)注射前将上室液体推入下室,摇晃使下室粉末完全溶解。

(3)承载丸主要成分:当归、杜仲、黄芪、枸杞子、鹿角霜、肉苁蓉、地鳖虫、水蛭、丹参、续断等22 味中药。本实验的受试药物由北京市勃然制药有限公司提供,该厂为经卫生局审核批准,为北京皇城股骨头坏死专科医院提供院内制剂的药厂。

6. 实验方法

（1）动物模型制作及给药处理：取大鼠 6 只，经尾静脉注射 LPS 1ml/kg（10μg/kg）；24 小时后每天肌内注射甲泼尼龙 20mg/（kg·d），连续 4 天，常规喂养 6 周。取其中 3 只大鼠自第 1 次注射甲泼尼龙后，开始灌服承载丸药液 1.5g/kg（按大鼠体表面积计算，相当于成人日用量的 2 倍），每日 1 次，共灌服 6 周。各组动物均在同等实验条件下饲养，自由饮水，摄食。

7. 取材　动物饲养 6 周后，将其经腹主动脉放血处死，取出连同大小转子在内的股骨头，尽量除去周围软组织后，迅速放入液氮瓶中备用。

8. 芯片实验基本过程

（1）股骨头细胞 RNA 的提取：Trizol（Invitrogen，Gaithersburg，MD，USA）一步法提取细胞中的总 RNA，通过异丙醇沉淀法浓缩 RNA，并进一步采用 NucleoSpin® RNA clean – up 试剂盒（MACHEREY – NAGEL，Germany）对总 RNA 进行过柱纯化，最后用分光光度计定量，甲醛变性胶电泳质检。对样品 RNA 进行荧光标记。

（2）杂交与清洗：标记的 DNA 溶于 30μl 杂交液中（3×SSC，0.2% SDS，5×Denhart's，25% 甲酰胺），于 42℃杂交过夜。杂交结束后，先在 42℃左右含 0.2% SDS，2×SSC 的液体中洗 5 分钟，而后在 0.2×SSC 中室温洗 5 分钟。玻片甩干后即可用于扫描。

（3）大鼠基因芯片：27K Rat Genome Array 共有约 26962 条 70 mer 长度的 Oligo DNA，来自于 Operon 公司的 Oligo 库。把此 Oligo 库用 SmartArray™（Capital Bio Corp.，Beijing，China）点制在一张 75mm×25 mm、经过化学修饰的载玻片上。点制在芯片上的样品还包括大鼠的 4 个看家基因作为阳性对照，Hex 作为点样阳性对照，12 条人工合成的与大鼠基因没有同源性的 70 mer Oligo DNA 以及点样溶液 50% DMSO 作为阴性对照，以及酵母的 8 个基因间序列作为外标。

（4）芯片扫描：芯片用 LuxScan 10KA 双通道激光扫描仪（Capital Bio 公司）进行扫描。

（5）芯片图像的采集与数据分析：采用 GenePix Pro 4.0 图像分析软件（Axon Instruments 公司）对芯片图像进行分析，把图像信号转化为数字信号；然后对芯片上的数据用 Lowess 方法进行归一化；最后以差异为 1.5 倍的标准来确定差异表达基因。

9. 主要观察指标　基因谱测试结果中的细胞黏附分子基因作用路径分析。

（二）结果

本文主要叙述承载丸对细胞黏附分子 Cell adhesion molecules 作用路径的影响：在该路径中基因差异在 1.5 倍以上的有 8 个（表 7 – 31），且有显著性差异（$P<0.01$）。其中，RT1 – M6 – 2、RT1 – S3、RT1 – M6 – 1、RT1 – 149、RT1 – CE1、RT1 – CE12 等 6 个基因包含在 Pathway 图中 DC、Macrophge 及 Taget cell 列中的 MHC – 1 中（蓝色区域），CDH3 及 CDH15 两个基因包含在 Epithelial cell 列中（蓝色区域）。显示此 8 个基因的下调，抑制了模型大鼠对这些系统中相关基因的上调作用，见图 7 – 66。

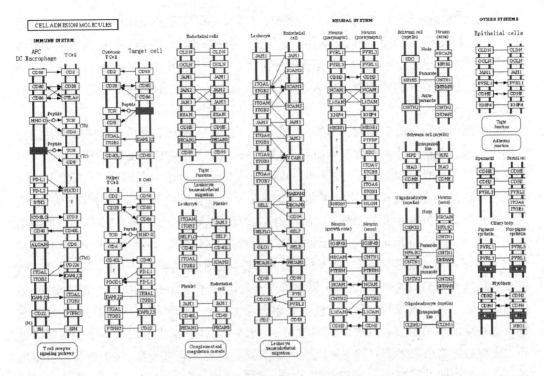

图 7 - 66(彩图 62) 巨噬细胞路径

表 7 - 31 细胞黏附分子作用路径中发生改变的基因

KEGG	Pvalue	Qvalue	Gene	InputSymbol	Experiment
Cell adhesion molecules (CAMs)	3. 24E - 4	5. 1E - 4	Cdh3	XM_226426	- 1. 500187585
			RT1 - M6 - 2	NM_001008853	- 0. 831249664
			RT1 - S3	AF029241	- 0. 566589223
			RT1 - M6 - 1	NM_001008853	- 0. 831249664
			RT1 - 149	AF029241	- 0. 566589223
			RT1 - CE1	NM_001008832	- 0. 852039045
			Cdh15	NM_207613	- 0. 626273069
			RT1 - CE12	NM_001008832	- 0. 852039045

注:Experiment 中数据为基因表达改变倍数的取 2 为底的对数值;其中 - 表示下调。

(三)讨论

细胞黏附分子包括如下几类:钙黏素、选择素、免疫球蛋白超家族、整合素及透明质酸黏素。它们的作用多依赖于二价阳离子,如 Ca^{2+} 和 Mg^{2+},参与机体多种细胞间的黏附而完成复杂的生理生化过程,是免疫应答、炎症反应、凝血、肿瘤转移以及创伤愈合等一系列重要生理和病理过程的分子基础。但细胞黏附分子含量的升高可促进白细胞与内皮细胞黏附,形成小栓子阻塞微血管并介导单核细胞、淋巴细胞等炎性细胞进入血管内皮,引起内皮细胞损伤,加速动脉硬化。因此,有学者在研究阻断白细胞与内皮细胞黏附的方法:有人利用低敏的寡聚核苷酸作用于内皮细胞的 mRNA,使得 CAMs 的转录受阻或转录信息紊乱,从而减少 ICAM – 1 等黏附分子表达;也有利用表面上的小分子控制细胞黏附;Nooteboom 等在内毒素刺激的人血中加 NF – κB 拮抗剂,结果内皮细胞表达 ICAM1 明显减少。

除阻断白细胞与内皮细胞黏附的方法之外,一些学者研究了中药对血液细胞黏附分子的作用,如:血脂平冲剂对大鼠脂血症 CAM3、NO 的影响,证实血脂平可明显抑制大鼠高血脂引起的可溶性细胞黏附分子(sICAM – 1)、可溶性血管细胞黏附分子(sVCAM – 1)水平的升高;胡小勤等发现生化汤可影响血瘀症大鼠血管内皮细胞黏附分子的表达,明显降低血管细胞黏附分子 VCAM – 1、血管内皮细胞间黏附分子 ICAM – 1 的水平;肖振宇等观察了在脂多糖(lipopolysaccharide, LPS)刺激条件下商陆皂苷甲(esculentoside A, EsA)对人脐静脉内皮细胞株 HUEVC304 及人中性粒细胞表达黏附分子的影响,发现 EsA 能显著降低 HUEVC304 细胞在 LPS 刺激条件下黏附分子 ICAM1 mRNA 的表达水平,亦能降低人中性粒细胞在 LPS 刺激条件下黏附分子 CD18 mRNA 的表达水平;叶达华等观察了通心络对不稳定型心绞痛患者 sICAM – 1 水平的影响,结果发现通心络能明显降低不稳定型心绞痛患者血清 sICAM – 1 含量,具有抑制动脉血管壁炎症、保护血管内皮细胞的作用。类似此类研究涉及的病种很多,如:心血管病、癌症、红斑狼疮等,涉及内、外、妇、儿、皮肤、眼、耳鼻喉等科疾病,也有涉及股骨头坏死者,但是在骨科疾病中研究细胞黏附分子表达的为数不多。

调节黏附分子的表达可能是中药抗组织损伤机制之一。中药可以通过调节白细胞或内皮细胞黏附分子的表达,减弱白细胞内皮细胞黏附,抑制炎症反应,从而减少组织损伤,或调节淋巴细胞与内皮细胞的黏附,改善机体免疫功能而发挥抗组织损伤的作用。

本实验中所测得的 CDH3、CDH15 均为钙黏合蛋白,是钙黏素通过不同的连接蛋白质与不同的细胞骨架成分相连,完成各自的生理功能,它们的作用路径包含在上皮细胞 Epithelial cell 的相关路径中;RT1 – M6 – 2、RT1 – S3、RT1 – M6 – 1、RT1 – 149、RT1 – CE1、RT1 – CE12 等 6 个基因均与组织相容性复合体 1 类分子 MHC – 1 相关,包含在巨噬细胞及靶细胞的相关路径中。目前为止,尚未见有此类基因在股骨头骨细胞中的相关报道,更未见有中药对其影响的报道。据本实验结果的作用路径 Pathway 显示,大鼠服用承载丸后,使上述基因下调,恢复了大鼠巨噬细胞及靶细胞的识别功能,恢复了上皮细胞包括血管内皮细胞的正常生存条件,使细胞黏附分子作用路径持正常水平,这是坏死股骨头内血管恢复正常血运、坏死骨得以修复的关键。

四、大鼠激素性股骨头坏死脂代谢基因的作用通路

激素性股骨头坏死(glucocorticoid – induced avasadar necrosis of the femoral head, GANFH)指因大量使用肾上腺糖皮质激素(以下简称激素)导致股骨头髓细胞、成骨细胞和骨细胞的变性坏死、脂肪细胞增多、骨小梁空泡样改变或硬化带等病理过程,其发病机

制至今尚未完全阐明。一般认为与高凝血、高血脂和低纤维蛋白溶解有关。1999 年张德桂等报道了 6958 例股骨头坏死病例,其中第 1 位病因即为激素性股骨头坏死,有 3515 例,占 50.52%。

严重性呼吸综合征(severe acute respiratory syndrome,SARS)后出现的激素性股骨头坏死提出了一个新的课题:在大剂量、长期使用糖皮质激素后,SARS 病毒感染患者机体内发生了哪些改变?特别是体内的基因表达谱是否发生了改变?它们与脂肪代谢有何关联?为此,作者参考有关文献,采用单次注射低剂量脂多糖联合甲泼尼龙的方法制作大鼠股骨头坏死动物模型,采用形态学及微阵列(基因芯片)技术,观察大鼠股骨头组织形态学改变和与脂代谢有关基因在其通路上表达的改变,以期为激素性股骨头坏死发病机制提供实验数据。

(一)材料与方法

1. 动物模型制作 SD 大鼠 14 只,雄性,体重(280 ± 20)g,购自北京维通利华实验动物技术有限公司,合格证号:SCXX(京)2002 - 0003。将大鼠随机分为对照组和模型组(每组 7 只),使用内毒素及甲泼尼龙制作大鼠股骨头坏死模型。模型组大鼠尾静脉及臀大肌处常规皮肤消毒,使用 1ml 后的注射器经尾静脉注射 LPS 10μg/kg,24 小时后连续 4 天肌内注射甲泼尼龙 20mg/(kg·d),常规喂养 6 周。造模完成后在对照组和模型组各随机取 3 只大鼠股骨头组织进行基因芯片测定。对照组大鼠经尾静脉注射等体积的 0.9% 氯化钠注射液。

2. 主要试剂及器材 内毒素(LPS,0111:B4,Sigma)配制方法:电子天平称取 10mg LPS,置于经高压消毒的 250ml 输液瓶中,加入 10ml 0.9% 氯化钠注射液,摇动 30 分钟,防止 LPS 贴壁,配成 1mg/ml 的溶液,分装在 Eppendorf 管中,置 -70℃低温冰箱备用。使用时用 0.9% 氯化钠注射液配成浓度为 10μg/ml 溶液。

甲泼尼龙(mPSL,Pharmacia NV/SA,批号 H20040338)配制方法:注射前将 mPSL (40mg/ml)上室液体推入下室,反复摇动使下室粉末充分溶解。

3. 股骨头组织形态学检测 用 Leica DM IRR 显微镜放大 100 倍观察 HE 染色切片并摄片,用 Leica Q5001W 图像分析仪进行图像分析,计算股骨头软骨下区骨小梁体积和空骨陷窝率。空骨陷窝率的计算方法如下:在股骨头软骨下区骨组织摄片上随机选取 10 个高倍视野,计数每个视野内所有骨陷窝数和空骨陷窝数,根据(空骨陷窝数/全部骨陷窝数)×100% 求出空骨陷窝率,计算平均空骨陷窝率。

用 Leica DM IRR 荧光显微镜放大 200 倍观察骨磨片并摄片,随机选取 10 个高倍视野,在 Leica Q5001W 图像分析仪下计算平均股骨头软骨下毛细血管面积和骨矿化速率。

4. 基因表达谱芯片检测

(1)取材:大鼠饲养 6 周后,经腹主动脉放血处死,取出包括大小转子在内的股骨头,尽量除去周围软组织后,迅速放入液氮瓶中备用。

(2)大鼠基因芯片的制备:27K Rat Genome Array 共有约 26962 条 70 mer 长度的寡核苷酸探针(Oligo DNA),探针购自 Operon 公司的 Oligo 库。将 Oligo 库用 SmartArrayTM

（CapitaBio Corp.，Beijing，china）点制在面积为 75mm×25mm、经过化学修饰的载玻片上。点制的样品包括大鼠的 4 个看家基因（阳性对照），Hex 为点样阳性对照，将 12 条人工合成、与大鼠基因无同源性的 70 mer Oligo DNA 以及点样溶液 DMSO（50%）作为阴性对照，将酵母的 8 个基因间序列作为外标探针。

（3）股骨头骨组织总 RNA 的提取：采用 Ttrizol（Invitrogen，Gaithersburg，MD，USA）一步法提取样品中总 RNA，采用 NucleoSpin® RNA clean－up 试剂盒（MACHEREY－NA-GEL，Germany）对总 RNA 进行过柱纯化，分光光度计定量，甲醛变性胶电泳质检。采用过柱方式进行总 RNA 纯化（MN 公司）。

（4）RNA 扩增和荧光标记：总 RNA 经过反转录后进行体外转录扩增，进行 Cy5、Cy3 荧光标记（参见晶芯® cRNA 扩增标记试剂盒使用说明）。将荧光标记的 cDNA 分子与人类全基因组芯片（Capitalbio 公司）进行杂交过夜。杂交完成后对芯片进行清洗和芯片扫描（LuxScan 10KA 双通道激光扫描仪，CapitalBio 公司）。

（5）杂交与清洗：将标记的 DNA 溶于 30μl 杂交液中（3×SSC，0.2% SDS，5×Denhart's，25% 甲酰胺），于 42℃ 杂交过夜。杂交结束后，在约 42℃、含 0.2% SDS，2×SSC 的液体中清洗 5 分钟，然后在 0.2×SSC 中室温洗 5 分钟。将玻片甩干后即可用于扫描。

（6）芯片扫描：用 LuxScan 10Kac 双通道路激光扫描仪（CapitalBio 公司）对芯片进行扫描。

（7）芯片图像的采集与数据分析：采用 GenePixPro4.0 图像分析软件（Axon Instruments 公司）对芯片图像进行分析，将图像信号转化为数字信号，对芯片数据用 Lowess 方法进行归一化。采用 SAM 软件分析，以差异为 2.0 倍的标准确定差异表达基因。

（8）差异表达基因的生物通路分析：采用博奥分子功能注释（molecule annotation system，MAS；http://bioinfo.capitalbio.com/mas/）系统进行生物通路分析。将差异表达基因数据输入 MAS 系统，用 KEGG、BioCarta 和 GenMAPP3 个数据库查询通路信息。

5. 血清总胆固醇测定　在处死大鼠之前，经腹主动脉取血，制备血清，采用全自动生化分析仪测定血清总胆固醇含量。

（二）结果

1. 一般观察　对照大鼠活动敏捷，反应灵敏，皮毛有光泽，进食正常。模型组大鼠活动减少，皮毛蓬松无泽，拱背聚堆，鼻也有血痂。

2. 股骨头组织形态学观察　模型组大鼠出现明显的股骨头坏死征象，对照组大鼠空骨陷率较模型组升高，模型组大鼠骨小梁体积、骨矿化速率、毛细血管面积均降低（图 7－67～7－70）。

模型组大鼠股骨头空骨细胞陷窝率明显高于对照组，差异有统计学意义（$P<0.05$），而骨小梁体积明显低于对照组，差异有统计学意义（$P<0.01$），见表 7－32。造模后大鼠股骨髓腔内髓细胞大面积空缺，仅有的少量髓细胞也靠向髓腔边缘。

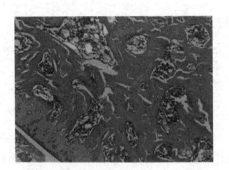

图7-67（彩图63）　对照组大鼠股骨骨小梁均匀,骨细胞生长旺盛(×100)

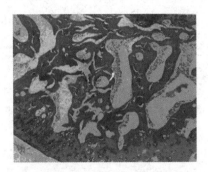

图7-68（彩图64）　模型组大鼠股骨骨小梁稀疏、变细,面积减少(×100)

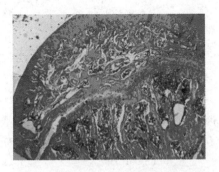

图7-69（彩图65）　对照组大鼠股骨个别骨细胞出现空骨细胞陷窝(×100)

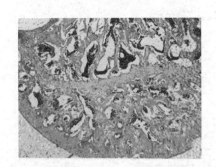

图7-70（彩图66）　模型组大鼠股骨空骨细胞陷窝数量增多,比例增高(×100)

表7-32　对照组和模型组大鼠空骨细胞陷窝率及骨小梁体积的比较($\bar{x} \pm s$)　　　单位:%

组别	例数	空骨细胞陷窝率	骨小梁体积
对照组	7	2.084 ± 0.38	66.263 ± 2.53
模型组	7	23.186 ± 4.30 **	49.563 ± 1.88 *

注:与对照组比较,$* P < 0.05, ** P < 0.01$。

模型组大鼠股骨头的骨矿化速率及血管面积均明显低于对照组,差异有统计学意义($P < 0.01$),见表7-33。

表7-33　对照组和模型组大鼠骨矿化速率与血管面积的比较($\bar{x} \pm s$)　　　单位:%

组别	例数	骨矿化速率	血管面积
对照组	7	7.714 ± 0.23	36.477 ± 2.61
模型组	7	4.817 ± 0.23 *	19.223 ± 3.41 *

注:与对照组比较,$* P < 0.01$。

3. 差异表达基因和通路分析　基因表达谱芯片检测结果显示,模型组有111个较对照组差异倍数大于2.0的表达基因。经MAS系统分析后发现有18个显著性变化的通路(表7-34)。

表 7-34 18个显著性变化通路名单

KEGG	Total	P value	Gene	InputSymbol	Experiment
fatty acid metabolism	6	0.0	Acadl	Rn30011944	1.45
			Cpt2	R002345_01	1.26
			Acaa2	R004324_01	1.09
			Acatl	Rn30007128;Rn30007123	2.85
			Acsll	Rn30009787	1.17
			Hadhb	R002245_01	1.14
citrate cycle(TCA cycle)	5	0.0	Sdhc	Rn30002817	1.73
			Sdhd	Rn30021295	1.22
			Fhl	R002948_01	1.48
			Sdha	R004318_01	1.31
			Aco2	R003511_01;Rn30022436	2.79
			Uqcre2	R004900_01	1.67
			Atp5al	Rn3015632	1.11
			Ndufs3_predicted	Rn30008346	1.55
oxidative phosphorylation	9	0.0	Sdhc	Rn30002817	1.73
			Cox6el	Rn30016758	1.24
			Sdhd	Rn30021295	1.22
			Ndufabl_predicted	Rn30016675	1.77
			Atp5b	R004073_01	1.03
			Sdha	R004318_01	1.31
			Acadl	Rn30011944	1.45
valine,lcucine and isoleucine degradation oxidative phosphorylation	2	1.7E-4	Acaa2	R004324_01	1.09
			Acatl	Rn30007128;Rn30007129	2.85
			Ivd	Rn300085825	1.54
			Hadhb	R002245_01	1.14
benzoate degradation via hydroxylation	2	1.7E-4	Acaa2	R004324_01	1.09
			Hadhb	R002245_01	1.14
			Acaa2	R004324_01	1.00
bile acid biosynthesis	3	2.47E-4	Hadhb	R002245_01	1.14
			Acadvl	Rn30016664	1.22
reductive carboxylate cycle (CO_2 fixation)	2	4.21E-4	Fhl	R002948_01	1.48
			Aco2	R003511_01;Rn30022436	2.79

续表

KEGG	Total	P value	Gene	InputSymbol	Experiment
fatty acid elongation in mitochondria	2	0.00125	Acaa2	R004324_01	1.09
			Hadhb	R002245_01	1.14
			Pdhb	Rn30007166;Rn30007167	2.73
glyeolysis/Cluconeogenesis	3	0.001698	Tpil	Rn30014014;Rn30022193;Rn30024710	5.68
			Pfkm	Rn30008807;Rn30008808	4.03
			Mylk2	Rn30007491	1.5
			Itgb6	Rn30007578	1.24
focal adhesion	5	0.002633	Actn3	Rn30018177	2.83
			Actn2_predieted	Rn30016404	1.88
			Capn3	Rn30007819	2.04
			Mylk2	Rn30007491	1.5
			Itgb6	Rn30007578	1.24
regulation of actin cytoskeleton	5	0.002764	Cfl2_predicted	Rn30005136	2.0
			Actn3	Rn30018177	2.83
			aCTN2_PREDICTED	rN30016404	1.88
carbon fixation	2	0.004121	Tnil	Rn30014014;Rn30022193;Rn30024710	5.68
			Cotl	Rn30014952	2.05
			Cpt2	R002345_01	1.26
adipocytokine signaling pathway	3	0.00452	Prkaa2	R004167_01	1.65
			Acsll	Rn30009787	1.17
diterpenoid biosynthesis	1	0.005355	Egln3	R002052_01	1.76
propanoate metabolism	2	0.007279	Acadl	Rn30011944	1.45
			Acatl	Rn30007128;Rn30007129	2.85
pyruvate metabolism	2	0.007885	Pdhb	Rn30007166;Rn30007167	2.73
			Acatl	Rn30007128;Rn30007129	2.85
tyrosine metabolism	2	0.009831	Comt	Rn30001731	1.57
			cotl	Rn30014952	2.05
fruetose and mannose metabolism	1	0.009831	Tpil	Rn30014014;Rn30022193;Rn30024710	5.68

注:E−4—1×10^{-4};Experiment 中的数字为基因上调 2 的幂数。

4. 大鼠基因芯片杂交扫描图　大鼠全基因 27K 表达谱芯片杂交扫描见图 7−71。

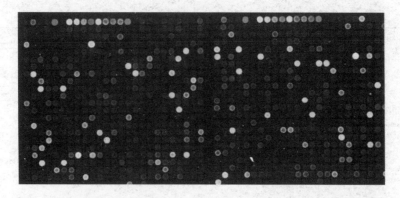

图 7 - 71(彩图 67)　大鼠全基因 27K 表达谱芯片杂交图片的一个典型区域

5. 脂代谢基因作用通路　结果显示,模型组大鼠 6 个与脂肪酸代谢(fatty acid metabolism,FAM)通路有关的关键基因(Acad1、cpt、Acaa2、Acat1、Acsl1、Hadhb),2 个与脂肪酸在线粒体延长通路(fatty acid elongation in mitochondria)有关的关键基因(Acaa2、Hadhb),3 个与脂肪细胞分裂素信号通路(adipocytokine signaling pathway,ACK)有关的关键基因(Acaa2、Hadhb)表达上调(表 7 - 34,图 7 - 72)。

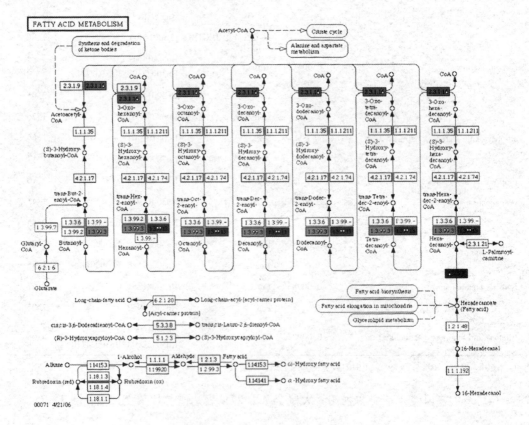

图 7 - 72(彩图 68)　脂肪代谢通路

6. 血清总胆固醇含量检测结果　全自动生化分析仪检测结果显示,模型组大鼠血清总胆固醇含量明显高于对照组,差异有统计学意义($P < 0.01$),见表7－35。

表7－35　2组大鼠血清总胆固醇含量比较($\bar{x} \pm s$)　　　　单位:mol/L

组别	例数	血清总胆固醇
对照组	7	1.447 ± 0.1419
模型组	7	1.7538 ± 0.2641 *

注:与对照组比较,* $P < 0.01$。

（三）讨论

1. 大鼠激素性股骨头坏死动物模型　复制激素性股骨头坏死动物模型的常规方法是对家兔每周2次肌内注射氢化可的松(8 mg/kg)共8周或对大鼠灌服甲泼尼松(20 mg/kg),隔日1次,共3个月。上述方法的缺点是造模时间长,死亡率高。笔者参考秦岭等和 Irisa 等的方法,采用单次注射低剂量脂多糖联合甲泼尼龙,股骨头组织形态学检测结果证实,模型组大鼠发生了激素性股骨头坏死。本研究将造模时间从3个月缩减至6周,且无1只动物死亡,提高了造模成功率。

2. 激素性股骨头坏死的发病机制　激素导致股骨头坏死的机制包括"脂代谢紊乱学说",骨髓脂肪化可引起股骨头内高压,骨细胞脂肪变性、坏死,血管内皮损伤可导致血栓、脂肪栓塞;血液高黏稠度和高脂肪等。有文献报道,Dexamethasone 能上调 PPARgamma2 基因表达,下调 Cbfal/Run2 基因表达,阻止骨细胞形成,使干细胞向脂肪细胞分化,导致血管内皮损伤和骨坏死;也有 ICAM－1 与激素性股骨头坏死相关的报道;亦有学者认为骨坏死与细胞凋亡有关。

3. 脂代谢通路相关基因上调与激素性股骨头坏死　本研究发现,激素性股骨头坏死模型组大鼠有111个较对照组差异倍数大于2.0的表达基因,包括18个显著性变化通路。模型组在3个显著性变化通路上有11个上调差异基因,在脂肪酸代谢通路上,Acsl1 为调控长链脂肪酸 CoA 连接酶,又称硫激酶(thiokinase)。在脂肪酸活化中,能催化由脂肪酸和 CoA 形成脂肪酰 CoA 的酶,又称乙酰 CoA 合成酶。其上调可促进脂肪酸的合成。Acat 1 是调控乙酰乙酰 CoA 硫解酶,在催化乙酰乙酰 CoA 与 CoA 中使前者分解成2个乙酰 CoA。乙酰 CoA 是脂肪酸合成的基本原料,CoA 首先酸化成丙二酰 CoA,在脂肪酸合成酶催化下合成脂酰 CoA,而后合成软脂酸,在内质网中脂肪酸可以进一步合成三酰甘油。脂肪酸又是合成胆固醇的主要原料。Acat 1 的上调能促进乙酰 CoA 的形成,加速脂肪酸的胆固醇的合成。Acad 1 可调控乙酰 CoA 脱氢酶(长链),其属于线粒体黄酶家族,参与催化直链脂肪酸线粒体 β－氧化。Cpt2 可调控棕榈酰内(毒)碱转移酶－Ⅱ。内(毒)碱是通过脂肪酰进入线粒体内膜作用于 β－氧化的一种化合物,是一种长链脂肪酸酯。脂肪酸氧化时促进脂肪酸从胞质转移至线粒体。笔者在实验中发现,在坏死股骨头软骨及骨细胞内可见脂肪滴;据文献报道,激素性股骨头坏死发生早期血管外有大量小脂肪细胞,后期血管外为肥大脂肪细胞堆积,髓腔内脂肪增加,这可能与 Acsl1 和 Cpt2 的上调有关。

在脂肪酸代谢通路和脂肪酸在线粒体延长的通路上,Acaa2、Hadhb 为调控 β 酮硫解解酶,是一种 β - 氧化途径中的酶,为线粒体前体。激素性股骨头坏死大鼠 Acaa2、Hadhb 上调促进 β - 氧化,同时也促进乙酰 CoA 的形成,因为乙酰 CoA 是脂肪酸 β - 氧化的最终产物。

另外,在脂肪细胞分裂素信号通路上,除了 Cpt2 和 Acsl 1 外,还有 Prkaa 2(AMPK)基因。AMPK 是一种催化蛋白质磷酸化的腺苷酸活化蛋白激酶,可调控 5 - AMP,催化 α - 2 链(AMPKα - 2 链),在 ATP 的参与下作用于蛋白质。激素性股骨头坏死大鼠 Prkaa 2 上调,可激活 AMPK,促进脂肪酸代谢和线粒体上脂肪酸氧化及蛋白质的磷酸化。

总之,上述 3 个通路有关基因的表达上调,直接参与脂代谢调节,促进了脂肪酸的合成,从而增加了胆固醇的合成,并有助于骨细胞脂肪变性、坏死,这可能是模型组大鼠发生脂代谢紊乱的主要原因之一。此外,糖皮质激素与体内受体结合形成的激素 - 受体复合物和靶器官脂代谢相关基因的上调,也促进了激素的生物效应,加剧了脂代谢紊乱。

第八章

髋关节动态模造

第一节　动静结合、以动制痛

以动制痛,动可实现髋关节模造,促进关节滑利,功能改善,缓解疼痛。

黄·顾准则指出,对股骨头坏死的治疗,不仅应注意髋关节受力的相对稳定性,使患部得到较好休息;同时,也必须使髋关节得到适时、适度的应力刺激,获得再造应力,它对受损股骨头的再修复具有重要意义。在临床实践中,该应力主要来源于正常生理活动和医生指导下有针对性的功能练习,我们统称为功能模造。

因此,髋关节的功能模造不仅是治疗的目的,也是本疗法不可缺少的治疗手段。功能模造对股骨头坏死的治疗具有广泛意义,主要表现为以下几方面。

(1)股骨头出现坏死后,不仅有内部结构破坏,往往还伴有几何形状的改变,边缘凹凸不平,关节间隙异常,纤维粘连等,随之活动受限。髋关节动态模造对股骨头的修复具有促进塑形作用,及时恰当的功能模造,可防止股骨头进一步向异形发展,促使其逐步恢复正常几何形态,调整关节间隙,使关节面变光滑。

(2)功能模造是增强骨质代谢,提高骨组织修复能力的最有效措施。骨组织是由骨细胞和骨基质,包括胶原纤维和钙盐所组成,并不断进行新陈代谢,正常人血浆的总钙量平均每分钟与体液钙和骨钙交换一次。但其代谢速度受到全身和局部机体功能活动的影响,正常人此种交换是平衡的,当全身或局部功能活动受到影响时,骨钙与体液钙及血浆钙间的交换即发生负平衡,久之,则导致全身性或局部性骨质疏松。应指出的是,骨质疏松不单是骨钙量减少,它意味着一部分骨小梁的“总崩溃”,必对股骨头坏死局部的重建和修复产生负面影响。

(3)功能模造对血运的影响是不可忽视的。血管的成骨作用一直受到人们普遍关注,血液不仅回收了死骨局部的废用物,亦带来成骨所需的氧及其他物质。适度进行功能模造,可发挥肌肉对血循环“泵”的作用,肌肉收缩时,组织间压力增加,推动静脉回流;舒张时压力降低,更多动脉血通过毛细血管流向静脉,促进了肢体软组织和骨内的血液循环,显著加快血循环速度。活动产生的代谢产物如乳酸等也能使髋关节局部血管扩张,肌肉内备用血管开放,使更多血液活跃在髋关节周围。血供为受损骨结构的修复提供了物质保证,而新骨结构的建立又为新生血管爬行创造了必要条件。

(4)功能模造对关节内非骨性组织及关节液循环也有明显影响。若长期卧床,不仅会使关节内非骨性组织发生退行性改变,关节液分泌失常,髋关节周围肌力减弱,且可能出现食欲下降,精神不振,全身性肌肉活动能力降低,甚至多种可能的并发症。

(5)肌肉内在动力对髋关节修复的影响有消极一面,也有积极一面,治疗中要注意变消极因素为积极因素。髋关节周围有强大的肌群使之多维受力,在适度的水平下,可给股骨头创造一个良好的"力环境",促进受损部分的细胞极化,打开膜上离子通道,调整细胞活性,控制受损骨组织的再修复。

综上所述可知,在股骨头坏死治疗中,要注意动静结合,长期卧床不利于骨组织的重建和修复。但功能模造一定要适时、适度,在医生指导下进行,不能超越患者自身承受能力,活动量要因人而异。

功能模造可加快血液循环,增加细胞活性,加速骨质代谢,使患部区域获得间断性再造应力,为骨结构的再修复提供良好的"力环境"。又因骨具有功能适应性,适度功能模造不仅可使股骨头内部受损微结构得到重建,也可通过模造不断修复股骨头的外部几何形状,改善关节液分泌,促进关节滑利,提高髋关节周围非骨性组织的耐受能力,达到以动制痛,并使髋关节逐步恢复其正常功能。

第二节　髋关节动态模造与功能康复

髋关节动态模造可使股骨头坏死患者早日康复。它是根据人体生物力学、骨关节结构学、超微结构损伤学和人体解剖学等理论,突破医学定论,研究设计的可使股骨头坏死患者在治疗的同时,承载自身重量下进行动态式关节模造,达到髋关节功能改善,结构修复之目的,是防止骨性融合、关节僵直、减少致残、改善行走功能的有效方法。

经生物力学分析知,股骨头运动时可同时受拉、压、剪、扭、弯等多种力,其受力情况较其他关节更为复杂,且受到远大于其他关节的应力。欲使股骨头坏死部位的受力相对稳定,就必须要求患者既要进行功能性髋关节模造,股骨头又不能有明显相对加速度及冲击力;既要达到髋关节模造的目的,又不使损伤的骨组织受到超承受能力的应力。股骨头坏死的治疗过程主要是死骨的清除、新骨的生长、头臼的塑形,使股骨头的力学结构和生理功能的骨小梁得以重建。它是在一个开放的反馈系统中,依照功能需要进行的所谓功能适应性修复。髋关节的力学状态将作为一种信息输入反馈系统,从而调节骨的修复,使坏死的股骨头与髋臼,在重建塑形中形成新的接近正常功能状态的髋关节结构。

一、髋关节动态模造机制探究

笔者通过动物实验的力学指数分析、红外光谱观察、微电流对骨重建影响的探讨、电磁效应临床实践等多种验证方式发现,"力环境"和"电效应"对骨组织重建确有明显影响。两者对骨组织重建或是单独起作用,或是"异途同归"彼此关联,通过其中某一因素起作用。

仅就髋关节动态模造机制而言,有关"力环境"骨组织重建的影响主要表现为以下几方面。

(1)适当的"力环境"可促进新生骨细胞的生长。

(2)应力刺激是影响骨重建的重要因素,因此,应尽量维护骨组织应承受而可以承受的力学状态。

(3)骨组织形态、结构与功能一致,骨组织重建由其所处力环境决定。适时、适度科学的运动方式,能使髋关节获得有益于受损组织重建的修复或再造应力。

关于"电效应"对骨重建的影响,国内、外同行学者和笔者通过大量动物实验和临床观察证明,"电效应"也可独立影响骨组织重建进程。

骨内应力产生电位现象,不但存在于生命状态的骨中,也存在于非生命状态的骨中,它和骨的化学成分、物理结构和几何结构有关,不同于体内生物电(心电、脑电、肌电等),它和体内新陈代谢无关。

骨组织由固态的骨基质、骨细胞及含血液和细胞外液的液相组成。骨基质中有机成分约占1/3(按重量计),其中90%~95%为胶原纤维,其他5%~10%为无定形的糖蛋白的复合物,无机成分占2/3,主要为羟基灰石,为微小的针状微晶体,沉积在胶原纤维上。骨基质构成了哈佛系统的固相,哈佛系统也称骨单元,是密质骨的主要组织结构成分。

骨的力电性质机制与新陈代谢无关,骨受力后发生变形,使骨内空间维管系统中体积减小的部位引起管内压力升高,在体积增加的部分管内压力减小,导致液体流动而产生电位。骨中的各类维管腔隙是交错相连的,维管间流体的相互流动在骨内引起复杂的流动电位分布,骨在外力作用下的流动电位,Zeta 电位和应力、应变的关系及骨的电位分布规律,均具有相关性。

应力产生电位促进骨的重建学说,对指导股骨头坏死的治疗,取得了始料未及的疗效。所以,"力环境"和"电效应"对骨组织重建是独立影响,还是转变为其中某一因素其作用虽然尚不可知,但对骨组织重建的积极效应是被普遍接受的。因此,髋关节受损修复过程中,必须为它创造有益于恢复正常功能的环境和条件,这就是髋关节动态模造的机制的理论依据。

二、髋关节动态模造的目的

以动制痛,动中模造,关节滑利,滑则不痛。

模造塑形,结构重建,气血自通,功能再现。

股骨头坏死患者在室内外持拐行走的概念,不是散步!而是在医护人员监护指导下,有规范有节律地进行髋关节动态式模造,促进髋关节滑利,解除粘连,改善功能。

三、髋关节动态模造的意义

髋关节是人体最大的偏心承载的球形关节,股骨头一旦坏死,生物球窝关节结构将可能导致滞锁,髋关节功能障碍或融合僵直。髋关节动态式模造八法练功,可以为改善患者髋关节功能,恢复正常行走带来希望。

本股骨头坏死新疗法,提出了髋关节动态式模造八法,是在医学史上一项重大突破,解除了传统医学治疗股骨头坏死病的概念:需卧床休息、牵引、石膏固定、长期持拐行走的要求。股骨头塌陷问题,是股骨头内单位面积骨小梁数量减少或断裂积累、萎缩、消失,力学性能丧失的结果。只有在科学、有效的治疗方法指导下,重建、修复股骨头的结构,提高股骨头内单位面积的骨小梁数量,改善骨密度,改善股骨头承载环境,患者才可以承重、行走。Wolff 定律的一个重要提示是,当股骨头解除应力、长期持拐行走功能替代、卧床休息时骨的质量将要下降,结构改变、疏松、萎缩、吸收、坏死和消亡。

骨的发育、生长、吸收和受力间存在着极为复杂的依存关系,股骨头(颈)的应力状态,对股骨头坏死的修复具有重要意义。

四、髋关节动态式模造八法

(一)床上四法

1. 床上第一功法　[盘腿压膝功]要求:患者盘腿姿势坐在床上,双手放到同侧膝关节的外侧,向内上合拢膝关节至距床面 20cm 左右,再将双手放在同侧膝关节内侧(股骨内髁)上,向外、向下按压膝关节反复运动 100 次,使髋关节在外展外旋位模造活动,提高外展、外旋肌群的肌力,改善内收、内旋肌群协调动作,模造股骨头前外缘,松解粘连、滑利关节,从而加快新骨的生长和关节修复。

2. 上第二功法　[开胯屈膝、后伸前倾功]要求:患者身体直立,双腿分开与肩同宽,直跪在床上,逐渐屈髋、身体前倾,使大腿后侧与小腿后侧接触,反复做髋关节屈伸前倾运动 100～200 次。这一功法特点,使髋关节在承载上身重量及大腿前侧、后侧和臀部肌群肌力作用下,股骨头在髋臼内,呈外展、屈伸运动进行股骨头的承载区外缘和股骨头后缘模造。

3. 床上第三功法　[屈髋屈膝、仰卧登天功]要求:患者双腿伸直仰卧在床上,屈髋屈膝小于 90°后,足用力向上蹬,左右腿交替做上蹬运动 100～150 次。从解剖关系上看,股骨干与髋臼在额状面呈 90°,利用下肢重量及屈髋肌群肌力和上蹬时力值的变换,瞬时间髋关节囊拉长,关节间隙增宽,筋束骨,反复用力向上蹬,改善关节囊弹性,提高关节囊的韧性,促进髋关节深部肌群和关节囊筋膜粘连的松解,改善局部供血,使股骨头承载区软骨面与髋臼后缘进行模造,改善"力环境",接受生理性应力刺激。

4. 床上第四功法　[屈髋屈膝前倾功]要求:患者双膝并拢(双侧膝关节内侧面相互接触)直立跪在床上,髋关节屈伸 100～150 次,逐渐使臀部与足跟相接触,同时上身前倾使股骨头在接受人体的上身重力下,模拟行走时股骨头与臼盖受力关系,进行股骨头承载区模造,松解粘连、重建髋关节结构。

(二)床下四法

1. 床下第一功法　[前后分腿、左右弓腿功]要求:患者站立,双腿前后分开,做下蹲起立运动,左右腿前后交替运动各 100～150 次,下蹲时上身保持直立状态,髋关节屈曲,身体用力下沉以达到松解髋关节挛缩肌群,改善行走步态,加大步幅的目的。进行股骨头承载区和前后缘与臼盖关节面模造。

2. 床下第二功法　[骑马开胯功]要求:患者站立,双腿外展与肩同宽,利用自身重力下蹲,下蹲时注意上身保持垂直状态避免前倾。反复下蹲起立 50～100 次,以松解内收肌群、臀部肌群和阔筋膜张肌,解除筋膜粘连,增强肌群肌力,舒缩关节囊,模造髋关节,改善外展和下蹲功能。

3. 床下第三功法　[开腿足旋功]要求:患者站立,双腿外展不能超过自肩宽度,足跟为轴,左右旋转各 50～100 次,双腿交换练功。使股骨头在接受髋外展肌、内收肌群肌力作用下与髋臼进行旋转模造,如右足做内外旋时,身体重心要放左腿上,左足做内外旋转时,身体重心移至右腿上,足尖翘起,足跟为轴左右摆动,股骨头在髋臼内活动,使承载区与髋臼大面积接触,接受应力刺激,滑利关节,防止僵直。

4. 床下第四功法　[下蹲抱膝功]要求:患者下蹲,双手抱膝上身前倾,足跟着地,下蹲起立运动 20 次。从解剖关系看,当股骨轴线与地面近于水平位时,髋关节在承载上身体重及屈髋肌群肌力作用下股骨头前缘、髋臼后缘接受压力,使股骨头前缘与髋臼圆韧带窝区模造。

(三)注意事项

(1)髋关节模造练功,一定要在接受股骨头坏死治疗仪及系列中药治疗,病情稳定后,在医师指导下进行,否则会加重股骨头的破坏。

(2)崩解型股骨头坏死或股骨头坏死出现断裂带的患者。每日按规定用药后,只需持拐轴线行走练功,活动中应避免突然的旋转和较大加速的动作,防止股骨头及髋臼出现扭矩、剪切和明显的惯性力。待断裂带修复后,灰度值恢复到 150 级左右安全限时,可在医生指导下练功。

(3)关节间隙增宽,股骨头塌陷变小者,每日必须在用股骨头坏死治疗仪治疗后进行练功。

(4)髋关节动态模造过程中出现摩擦声音或骨性交锁,髋关节、膝关节、腰部和股四头肌疼痛或疼痛加剧属正常反应,稍休息就会缓解,如不缓解停止训练。

(5)练功每次做 30 分钟左右,上、下午各一次,髋关节动态模造需循序渐进,不可急于求成。

(6)通过髋关节动态模造八法练功,盘腿压膝双侧股骨外髁(膝关节外侧面)距床面能达到 4cm 左右;下蹲抱膝,尾骶关节距地面 20cm 左右时,为髋关节功能恢复正常。

(四)禁忌证

(1)儿童股骨头坏死者禁忌,特别是股骨头有滑脱趋势者禁忌。

(2)成人股骨头坏死伴有碎裂、病理性骨折,股骨颈骨折未愈合者。

(3)孕妇禁忌,老弱者必须在医生指导下,只能做下肢肌肉舒缩轻微运动。

五、成人髋关节动态模造的具体要求

1. 持拐屈髋模造法　指导患者持双拐支撑,首先身体重心移至左腿,保持身体平衡,右腿抬起屈髋屈膝,反复做屈髋屈伸动作,屈髋屈伸运动模造频率每分钟 15～20 次。双侧髋关节交换模造 20～30 分钟,每日上、下午各 30 分钟为宜。

2. 前倾屈髋模造法 令患者上身直立,双膝并拢跪在床上,要求臀部与足跟尽量接触,头正颈直,双目平视,准备模造,呼吸平和缓慢,收腹扩胸,吸气入鼻,下行至丹田,再从口中呼出浊气,一吸一呼,慢吸慢呼,循环十次,形神乃至,开始身体做前倾屈髋运动。前倾时要保持腰、胸、颈椎体垂直,做屈髋屈膝动作,反复运动,模造股骨头前后缘。模造频率每分钟 20～25 次,每次训练 20～30 分钟,每日上、下午各一次。

3. 开腿足旋模造法 令患者站立,双腿外展与肩同宽,头正项直,双目平视,呼吸缓慢平和,收腹扩胸,吸气入鼻,下行丹田,呼气出口,一吸一呼,慢吸缓出,循环十次,神收入境,准备髋关节模造。身体重心移至左侧,右足尖抬起,足跟为轴,左右摆动,使股骨头在球窝内旋转模造,解除粘连,促进髋关节滑利,以动制痛,达到骨壮筋柔之目的。每次模造训练 20～30 分钟,每分钟旋转模造频率 40～50 次,上、下午各一次。

4. 坐位摆动模造法 令患者坐式,臀部半坐在凳上(坐骨结节与凳面接触),身正头直,双目平视,呼吸缓慢平和,吸气入鼻,下行丹田,呼气出口,收腹扩胸,收神入境,准备髋关节模造。双手扶在膝关节上,双腿做外展、内收运动,内外摆动模造。一日二次,每次 20～30 分钟,内外摆动模造频率每分钟 20～25 次为宜。

5. 骑马开胯模造法 令患者双手扶栏杆(或桌、椅),双腿分开,与肩同宽,收神入境,意念贯注,头正身直,吸气入鼻,下行阴廉,吸肛紧臀;呼气出口,松肛臀弛,反复动作 20～30 次,缓而不泄,调整髋部肌群,筋脉和其顺达后,作屈髋曲膝下蹲运动。一日二次,上、下午各一次,每次 30 分钟,下蹲运动频率每分钟 15～20 次为宜。

6. 仰卧摆动模造法 本法适宜体弱和年纪大患者。令患者仰卧在床上,屈髋屈膝(体位舒适为宜),神收形矩,舒缓不泄,情志凝敛,吸气入鼻,行达脏腑,入境 3～5 分钟后作屈髋屈膝外展内收运动,每次 15～20 分钟,外展内收运动模造频率每分钟 20～30 次为宜,上、下午各一次。模造完毕,稍休息舒缓后再起床活动。

7. 弓腿模造法 要求患者站立,双腿前后分开,做前腿弓后腿绷姿势,在屈髋屈膝的同时后腿绷,前腿屈髋屈膝,做身体下蹲运动,左右腿前后交换运动下蹲模造。每次 20～30 分钟,每日上、下午各一次,模造频率每分钟 30～40 次为宜,以达到松解髋关节挛缩肌群,改善行走步态,加大步幅的目的,使股骨头承载区和前后缘与髋臼关节面模造。

患者做髋关节模造之前,要求患者身体放松站立,形神凝敛,气不外泄,呼吸平和,做好髋关节模造前准备,再行模造。

8. 筋骨松解法

(1)收臀绷腿法:令患者仰卧,收腹吸气,做收臀收肛,股四头肌、胫后肌群绷腿动作。收臀绷腿频率每分钟 10～15 次为宜,每日上、下午各一次,每次 20～30 分钟。

(2)踝背屈法:令患者仰卧,收腹吸气,隆胸,收臀绷腿,胫前肌群、胫后肌群做绷腿动作。踝关节背屈动作频率每分钟 10～15 次,每日上、下午各一次,每次 20～30 分钟。

(3)足跟摆动法:令患者仰卧,身体放松,小腿肌群放松,足尖向上,足跟为轴,做双足外展内收左右摆动动作 20～30 分钟,摆动频率每分钟 30～40 次为宜,每日上、下午各一次。

9. 配合器械模造法　患者在康复中心使用器械模造时,必须在医生指导下进行。医生根据每位患者股骨头坏死不同类型、程度,选择跑步机、台阶器、划船器、踏步机、脚踏车、推拉模造器、腰部旋转器、四功能骑马机、划船屈髋器等不同器械,进行髋关节模造。股骨头坏死在不同阶段、不同时期,其破坏的程度不同,股骨头形态改变也不同,髋关节功能受限部位也不同,个体差异很大。所以,每位患者必须按医生设定的模造时间、频率、次数和方式有节律地进行模造。

(1)适应证:①髋关节间隙狭窄者;②髋关节软骨面破坏凹凸不平者;③髋关节粘连僵硬者;④髋关节运动障碍者;⑤臀背肌群筋膜粘连者。

(2)禁忌证和注意事项:①股骨头出现断裂带(病理性骨折)及碎裂者禁忌;②年老体弱、孕妇、儿童禁忌;③严重心脑血管病者必须在医护人员陪同下,选择性适当进行模造;④注意安全,避免外伤;⑤按医嘱操作,不可随意锻炼。

六、儿童功能康复与注意事项

特别提示:儿童股骨头坏死切忌效仿成人髋关节动态模造八法练功!

儿童股骨头坏死在治疗过程中,注意髋关节功能的康复和头臼塑形非常重要,髋关节在动态中的力环境或电效应,均能改变其骨力电性质,改善骨内微循环,对促进髋关节结构的重建和修复具有重要意义。所以医生正确指导儿童股骨头坏死的功能康复非常重要。

(一)方法

1. 足趾屈伸法　令患者仰卧,双腿外展45°,身体放松,足趾屈伸运动每日上、下午各20～30分钟,足趾屈伸运动,频率每分钟20～30次。

2. 足趾背屈法　令患者仰卧,双腿外展,双膝内髁间距20cm,屈膝120°,身体放松,作足趾背屈运动,每日上、下午各20～30分钟,足趾背屈运动频率每分钟10～15次。

3. 踝关节背屈法　令患者仰卧,双腿伸直外展,膝关节内髁间距20～30cm,身体放松,做踝关节背伸运动。踝关节背伸运动频率每分钟15～20次,每次20～30分钟,每日上、下午各一次。

4. 绷腿法　令患者仰卧位,双腿伸直外展,间距20～30cm,做绷腿(下肢肌肉有节律性舒缩)运动,每日上、下午各20～30分钟,绷腿运动频率每分钟20～30次为宜。

5. 持拐外展行走法　双腿外展,角度与肩同宽或双膝关节内髁间距约20cm为宜,做屈髋屈膝行走,每日上、下午各锻炼30～50分钟,每个步态周期反复做屈髋屈膝动作5次,再向前迈一步,双腿交替训练。股骨头与髋臼在特殊设计的力学状态,在适时适度及相对稳定的力环境中,促进股骨头与髋臼力逆电效应,改善力环境促进骨生长,塑造髋关节结构的头、臼解剖形态,使股骨头坏死儿童,在治疗期间发育生长过程中实现或接近正常股骨头与髋臼结构关系与生理功能。

6. 休息时要求　儿童股骨头坏死患者,站立位休息时,要持双拐,双腿外展;坐位休息时,双腿外展;床上休息时,要求仰卧位,保持双腿外展。坚持持双拐减少股骨头负重,对头、臼塑形具有重要意义。

（二）注意事项

（1）儿童股骨头坏死患者患侧禁忌内收、外旋、盘腿和蹲式行走，避免出现剪切应力和扭矩等。

（2）儿童股骨头坏死患者严禁用成人股骨头坏死髋关节模造法练功，切记！

（3）股骨头滑脱：儿童股骨头坏死的治疗过程，要注意观察骨骺核滑脱，由于股骨头坏死后干骺端解剖结构变化，出现骺线增宽，波及骺板下方骨组织囊变、坏死，干骺端稳定性能降低，一旦出现剪切力和扭矩时会造成股骨头滑脱。

文献记载，股骨头滑脱分外伤性和病理性两种。病理性滑脱病因有四：内分泌失调、股骨头血运障碍、发育过程干骺端解剖位置变异、肾性佝偻病等；外伤性股骨头滑脱有明显外伤史，骨骺分离较为明显。

早期股骨头滑脱常出现屈髋、内收、外旋体位变化，要特别注意观察 X 线片影像学微细结构的异常，应与健侧对比骺线、颈干角、骺核、内缘和外缘结构关系的微细变化。

（4）儿童股骨头坏死治疗中切记：儿童股骨头坏死在修复期，要特别注意禁忌盘腿、下蹲行走和防止外伤，禁忌应用成人髋关节模造法对儿童治疗！在临床中若发现 X 线片骺线增宽异常不规则，股骨头结构位移或骺核内缘髂颈线异常时，要引起医生注意，及时采取措施。

第三节　髋关节动态模造八法图解

髋关节动态模造八法图解如图 8 - 1a ~ 8 - 8b 所示。

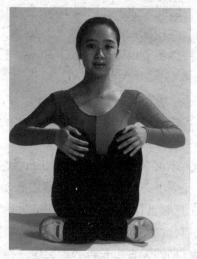

图 8 - 1(a)　盘腿压膝功。双下肢盘腿坐在床上，两手掌同时按压双腿膝关节内侧，做双膝合拢动作的同时准备完成图 8 - 1b 开膝按压的连续动作

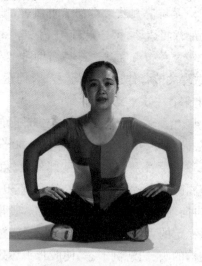

图 8 - 1(b)　盘腿压膝功。当完成双膝合拢动作时，用双手掌部向外分开，按压膝关节，使膝关节上下运动，使股骨头与髋臼在外展外旋位模造

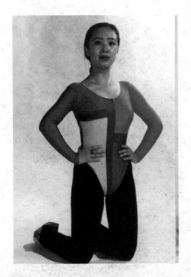 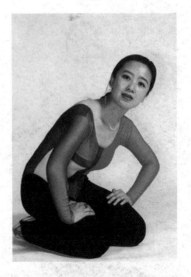

图 8 - 2 (a)　开胯屈膝,后伸前倾功。令患者跪在床上,分开双腿,与肩同宽,双手叉腰,头正,项直,目平视,收神运气,准备做功

图 8 - 2 (b)　利用自身重量做屈髋动作向下坐,身体自然前倾,髋关节被动屈曲,动态式模造髋关节前后缘

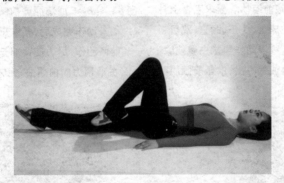

图 8 - 3 (a)　屈髋曲膝,仰卧蹬天功。令患者仰卧床上,双手自然放平,目视上方,收神,意念集中,呼吸均匀肌肉放松做好屈髋屈膝准备活动,当要用力上蹬时,要调整呼吸,在吸气过程中使下肢肌肉收缩产生上蹬动作

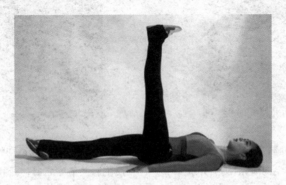

图 8 - 3 (b)　当准备动作完成后,要求屈髋小于 90°加强仰卧蹬天上蹬的力量,用力上蹬瞬间拉长髋关节囊,做此动作时要注意避免小腿上扬伸直的动作要求向上蹬腿,不是向上甩腿

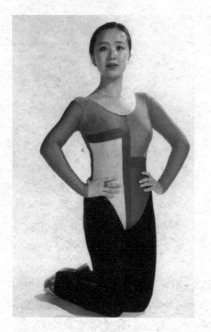

图8-4(a) 屈髋曲膝前倾功。要求患者上身直立,双膝并拢跪在床上,头正、颈直、双目平视、收神准备做功,呼吸动作要求由鼻孔吸气下行至丹田,从口将浊气呼出,准备前倾屈髋

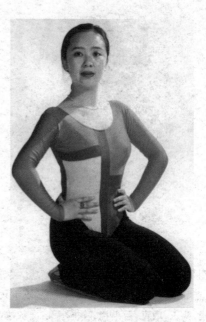

图8-4(b) 屈髋屈膝前倾功。当图8-4(a)所示准备动作完成后,要求患者做屈髋屈膝,上身前倾动作,尽力使臀部与足跟接触,腰骶和髋关节用力向前屈曲,完成股骨头前后缘模造

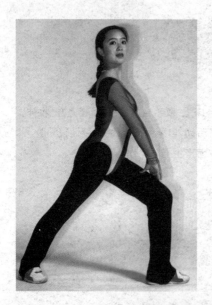

图8-5(a) 前后分腿,左右弓腿功。令患者站立,前后分腿,前脚尖向前,后脚尖外旋45°,前后分腿跨度要超过肩宽为宜,双眼平视,双手扶在膝关节上,身体前倾准备下蹲

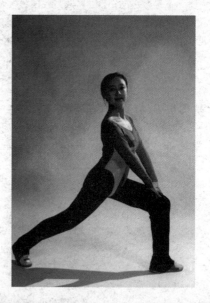

图8-5(b) 当准备动作完成后,开始下蹲,后腿膝关节略屈曲,前腿膝关节屈曲同时髋关节受上身重力迫使屈曲,使关节囊拉长,头臼模造

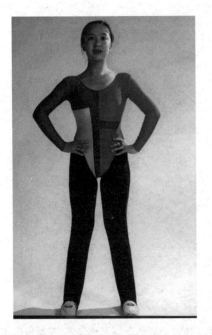

图 8-6(a)　骑马开胯功。令患者站立,双腿外展与肩同宽,上身垂直,头正,颈直,双眼平视,全身肌肉放松,双手叉腰,宁神贯注

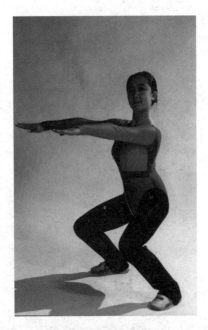

图 8-6(b)　骑马开胯功。准备动作完成后,通过自身重力下蹲,双膝关节和髋关节屈曲,反复模造股骨头和髋臼软骨

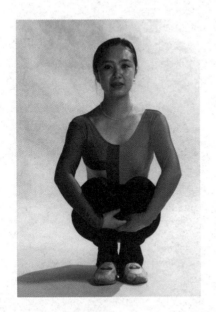

图 8-7(a)　下蹲抱膝功。令患者双足并拢,站立,目视前方,肌肉放松,下蹲双手抱膝,臀部与小腿肚接触,上身保持直立状态为宜

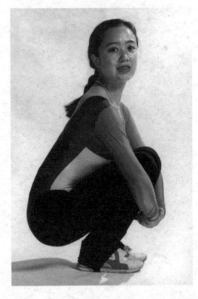

图 8-7(b)　准备动作完成后,双手用力度抱住膝关节上身前倾,迫使髋关节过屈曲,模造股骨头前半部与髋臼前缘。此功法是检验髋关节功能是否恢复正常的标志

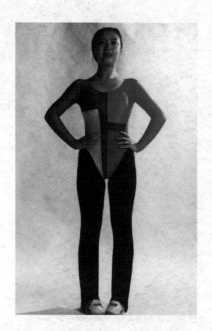 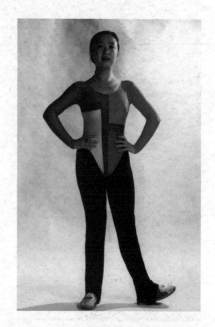

图 8-8(a) 开腿足旋功。令患者站立,头正, 颈直,双目平视,收神运气,肌肉放松, 双手叉腰,准备练功

图 8-8(b) 首先右腿支撑身体,左足尖抬起,左 足跟为轴左右旋转,再更换右腿旋转,使股骨头在 球窝内做旋转模造,松动髋关节

第九章

骨盆平衡调整器

骨盆平衡调整器是笔者自行研制的一种多用途骨科医疗器械。本章除介绍该器械的应用范围、方法及适应证外,为能使医者不仅知其然,还要知其所以然,能灵活、正确、科学掌握该器械,创造性应用于临床。笔者还介绍了应用中的矫形原理,并对讨论原理所需基础知识做了简单阐述。

第一节 力的特征及力的分量

一、力的特征

(一)力是矢量

力的效应决定于力的大小、方向和作用点。这些是力的三要素。力的任何一个要素的改变,其效应都将不同。

既要用大小又要用方向来表征的物理量称为矢量。因此,力是矢量(严格地讲,既有大小,又有方向,且满足平行四边形定律的量才称为矢量,而力也满足这些条件)。其他,如位移、速度、加速度等也都是矢量。只用大小就可以表示其特征的物理量叫作标量。如温度、长度、体积等都是标量。

力矢可以用一条有向线段表示。其长度按一定比例尺表示力的大小;其方向表示力的方向,其始端或终端表示力的作用点。通过作用点而沿力的方向的直线叫作力的作用线。

力的符号用黑体字母或非黑体上面加箭头表示。同一字母写成非黑斜体字,则仅表示力的大小。

在国际单位制(SI 制)中,力的单位是牛顿(N)。

(二)力的平行四边形定律

实验证明,作用在物体上同一点 A 的两个力 P 和 Q[图 9 − 1(a)]可以用对物体有同样效应的单个力 R 来代替。这个力 R 称为力 P 和 Q 的合力,力 P 和 Q 称为力 R 的分力。这两个共点力 P 和 Q 的合力 R 也作用于同一点 A,合力 R 的大小和方向用两个分力 P 和 Q 为邻边构成的平行四边形的对角线矢 AC 表示[图 9 − 1(b)]。这就是力的平

行四边形定律,写为

$$R = P + Q \qquad\qquad (9-1)$$

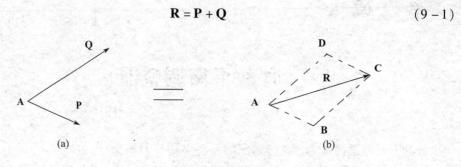

(a)

(b)

图9-1 力的平行四边形定律

　　该定律指明,两个力(矢量)相加(合成)不能简单地求算术和,而要用平行四边形定律求几何和(矢量和)。

　　例如,互成直角的两个共点力 **P** 和 **Q**,若 **P** 为30N,**Q** 为40N,则这两个力的合力 **R** 的大小应是50N,而不是70N。

　　根据平行四边形对边平行且相等的性质,求力 **P** 和 **Q**[图9-2(a)]的合力 R 时,不一定要画出整个平行四边形,可以只画出平行四边形的一半,如图9-2(b)或图9-2(c)所示。这就是力的三角形法则。在实际问题中,利用三角形法则求和力较为简便。

　　(三)力的作用与反作用定律(牛顿第三运动定律)

　　该定律指出:两个物体 A 和 B 相互作用时,物体 A 对物体 B 有一个作用力 F_B,物体 B 必同时对物体 A 有一个反作用力 F_A,且 F_A 和 F_B 的大小相等,方向相反,作用线相同(图9-3)。

　　该定律可写为

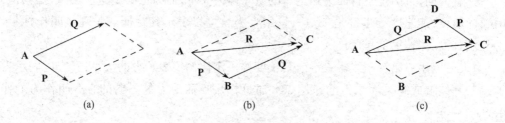

(a)

(b)

(c)

图9-2 力的三角形法则

$$F_A = -F_B \qquad\qquad (9-2)$$

　　应当注意,作用力和反作用力是同时存在的,并且分别作用在不同的物体上。至于哪个叫作用力,哪个叫反作用力,都无关紧要。

　　(四)万有引力定律(平方反比定律)

　　牛顿对力学的奠基性贡献,除了他的三大运动定律之外,还有一个著名的万有引力定律:任何两个质点都在互相吸引,其引力的大小与两质点的质量乘积成正比,与它们之

间的距离的平方成反比,即

$$F - F' = G \frac{m_1 m_2}{r^2} \qquad (9-3)$$

式中,m_1、m_2 分别为两质点的质量;r 为它们之间的距离(图9-4);G 为万有引力常数。

万有引力是一种间距作用(不是接触作用),万有引力定律推广了牛顿第三运动定律的应用范围。

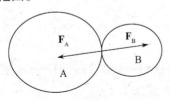

图9-3　力的作用与反作用定律

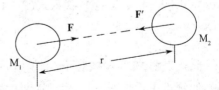

图9-4　万有引力

二、肌肉力

肌肉与工程材料不同,工程材料是被动的,而肌肉能利用化学能做机械功。动物的运动是由肌肉力支配的。肌肉由大量纤维组成,当肌肉兴奋时能够收缩。肌肉收缩产生肌张力,并在腱的附着点产生对骨的拉力(图9-5),从而使肢体产生运动或保持一定姿势。

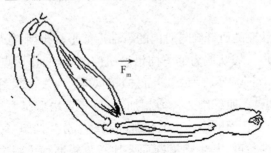

图9-5　肱二头肌收缩力

决定肌肉力的因素是多方面的,它既与生理条件、解剖条件有关,也与力学条件有关。这里只就解剖学和力学方面予以初步讨论。

肌肉在运动器官中的作用,表现为肌肉的收缩力,它有使肌肉两端彼此接近的趋势。一块肌肉全部肌纤维收缩力的合力就是这块肌肉的拉力。这个合力应有一定的大小、方向和作用点。它们与肌纤维的数量、排列位置和走向有关。

肌肉力的大小与肌纤维的数量成正比。与一块肌肉的纵轴垂直的横断面叫作解剖横断面,与一块肌肉所有纤维垂直的断面叫作生理横断面。显然,肌肉力$\overrightarrow{F_m}$的大小应与生理横断面的面积S成正比。即

$$F_m = \lambda S \qquad (9-4)$$

式中 λ 为肌力系数。

测量生理横断面面积较准确的方法是用肌肉的体积 V 与肌纤维平均长度 L 的比值计算,即

$$S = \frac{V}{L} \qquad (9-5)$$

或者通过测量肌肉的质量 m,密度 q 和肌纤维的平均长度 L 来确定。因 $m = qv$,故得

$$S = \frac{m}{Lq} \qquad (9-6)$$

将式(9-5)、(9-6),代入式(9-4),得

$$F_m = \frac{\lambda V}{L} = \frac{\lambda m}{Lq} \qquad (9-7)$$

此式表明,在相同状态下(即(相同),体积或质量相同的两块肌肉(假定密度也相同),肌纤维平均长度短的,生理横断面的面积大,因而肌肉力也大。

由上式还可以看到,在相同状态下,两块肌肉的肌肉力比为

$$\frac{F_{m1}}{F_{m2}} = \frac{S_1}{S_2} \qquad (9-8)$$

或

$$\frac{F_{m1}}{F_{m2}} = \frac{V_1 L_2}{V_2 L_1} = \frac{m_1 L_2}{m_2 L_1} \qquad (9-9)$$

利用式(9-8)或(9-9)可以确定两个肌肉力的比值,这对实际问题中的若干肌肉力和简化是很有用的。

构造最简单的梭状肌的肌纤维与肌肉的纵轴近似平行排列,其生理横断面与解剖横断面相同[图9-6(a)]。梭状肌力的方向沿着肌肉的纵轴,作用点位于肌肉的抵止点。扇形肌的肌纤维相交于一点,其生理横断面与解剖横断面不一致[图9-6(b)]。根据力的平行四边形定律,把每条肌纤维的拉力相加,可以确定扇形肌力的方向应沿着扇形角的平分线,作用点位于抵止面的中心。羽状肌的肌纤维分为两组,每组肌纤维自行平行,而两组肌纤维成一定的角度,其生理横断面要比解剖横断面大得多[图9-6(c)]。同样,根据力的平行四边形定律,可以求出羽状肌力的方向应沿着肌肉的纵轴,作用点位于纵轴上的抵止点。半羽状肌的肌纤维是平行排列的,但与肌腱成一定角度,其生理横断面也大于解剖横断面[图9-6(d)]。半羽状肌力的方向与肌纤维平行,作用点位于抵止面的中心。

可见,在体积相同的情况下,羽状肌比梭状肌的肌力要大得多。然而,肌纤维短,收缩的幅度就小,因而产生的肢体运动不灵巧。因此,羽状肌多分布于运动力量大的下肢,而梭状肌多分布于活动灵巧的上肢。这些特点也是功能适应性决定的。

上面只是根据几种形状的肌肉的解剖学特征,讨论了肌肉力的方向和作用点。那么,在一个特定的动作中,一块肌肉的肌肉力究竟是多大呢?我们说,这要根据给定的力学条件来确定。

虽然在一个特定的动作中,肌肉力要由各方面的条件来决定,但是,肌力系数(必定

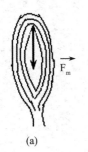 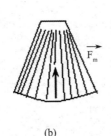 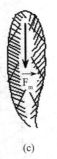 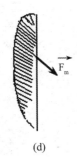

(a)　　　　　　　　(b)　　　　　　　　(c)　　　　　　　　(d)

图 9 – 6　不同类型肌力

(a)梭状肌;(b)扇形肌;(c)羽状肌;(d)半羽状肌

有一个最大值。这个单位生理横断面积所能产生的最大肌力叫作绝对肌力。许多学者研究和报道了这个问题,但结果很不统一。德国生理学家 Eich 报道是 588～980kPa,美国 Morris 报道是男性为 901kPa,女性为 696kPa,美国 Cromer 指出是 343kPa,苏联 Tonkofe 指出是 980kPa,我国程国庆指出是 588～686kPa,目前,还有许多人在进行研究。

三、力的分量

根据力的平行四边形定律,可以把作用在物体上同一点的两个力用具有相同效应的单个力(合力)来代替。相反,利用力的平行四边形定律,也可以将作用在物体上的单个力 $\vec{F}$ 用作用在同一点上的两个力 $\vec{P}$ 和 $\vec{Q}$ 来代替[图 9 – 7(a)],这两个力 $\vec{P}$ 和 $\vec{Q}$ 总合的效应与单个力 $\vec{F}$ 的效应是相同的。力 $\vec{P}$ 和 $\vec{Q}$ 称为力 $\vec{F}$ 的分量,用分量 $\vec{P}$ 和 $\vec{Q}$ 代替 $\vec{F}$ 的过程,称为力的分解。显然,力 $\vec{F}$ 分解的可能有无限多种[图 9–7(b)、(c)]。

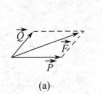 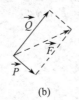 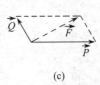

(a)　　　　　　　　(b)　　　　　　　　(c)

图 9 – 7　力的分解

(a)两分力为锐角;(b)两分力为直角;(c)两分力为钝角

然而,在许多问题中,特别是在生物力学问题中,把力分解为互相垂直的两个分量是很有意义的,如图 9 – 8 所示。在平面坐标系 oxy 中,即将力 $\vec{F}$ 分解为沿 x 轴的分量 $\vec{F}_x$ 和沿 y 轴的分量 $\vec{F}_y$。这两个分量的平行四边形是一个矩形,$\vec{F}_x$ 和 $\vec{F}_y$ 称为 $\vec{F}$ 力的垂直分量。这两个分量的矢量和等于 $\vec{F}$,即

$$\vec{F} = \vec{F}_x + \vec{F}_y \tag{9 – 10}$$

F_x 和 F_y 分别表示力 $\vec{F}$ 在 x 和 y 轴上的投影,称为力 $\vec{F}$ 的标量分量。如以 F 表示力 $\vec{F}$ 的大小,θ 表示 $\vec{F}$ 与 x 轴之间的夹角,则有下列关系

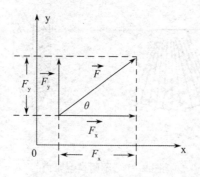

图 9-8 力 $\vec{F}$ 的分量

$$F_x = F\cos\theta$$
$$F_y = F\sin\theta \qquad\qquad (9-11)$$

若已知 F_x 和 F_y,则由式(9-11)可得力 $\vec{F}$ 的大小和方向分别为

$$F = \sqrt{F_x^2 + F_y^2} \qquad\qquad (9-12)$$
$$\text{tg}\theta = F_y/F_x \qquad\qquad (9-13)$$

在空间中,也可以将力分解为 3 个互相垂直的分量,如图 9-9(a)所示,在空间直角坐标系 oxyz 中,过力 $\vec{F}$ 的作用线和 Z 轴作平面 OABC,它的方位由它与 oxz 平面的夹角 α 表示,力 $\vec{F}$ 的方向由 $\vec{F}$ 与 Z 轴的夹角 γ 表示。先在 OABC 平面内,将 $\vec{F}$ 分解为两垂直分量 $\vec{F_z}$ 和 $\vec{F_h}$[9-9(b)],得

$$F_z = F\cos\gamma$$
$$F_h = F\sin\gamma \qquad\qquad (9-14)$$

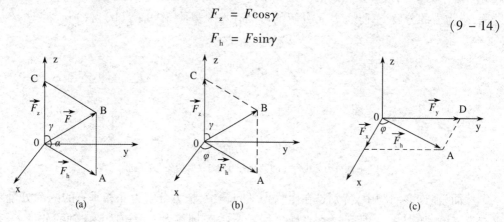

(a)　　　　　　　　(b)　　　　　　　　(c)

图 9-9 力的分量

(a)力 $\vec{F}$ 分解为 3 个分量;(b)力 $\vec{F}$ 分解为 $\vec{F_z}$、$\vec{F_h}$ 两分量;(c)力 $\vec{F_h}$ 分解为 $\vec{F_x}$、$\vec{F_y}$ 两分量

$\vec{F_h}$ 也称为 $\vec{F}$ 在 xy 平面上的投影(力在平面上的投影是矢量),再在 xy 平面内将力 $\vec{F_h}$ 分解为两垂直分量 $\vec{F_x}$ 和 $\vec{F_y}$[图 9-9(c)],于是得到

$$F_x = F_h\cos\phi = F\sin\gamma\cos\phi$$
$$F_y = F_h\sin\phi = F\sin\gamma\cos\phi \qquad\qquad (9-15)$$

$$F_z = F\cos\gamma$$

即为力 $\vec{F}$ 沿着 3 个坐标轴的 3 个垂直分量。

式（9 – 15）求力在 x、y、z 轴上投影的方法称为二次投影法。

由图 9 – 9(b)、(c)可知

$$F^2 = (OA)^2 + (AB)^2 = F_z^2 + F_h^2$$

$$F_h^2 = (AD)^2 + (OD)^2 = F_x^2 + F_y^2 \tag{9 – 16}$$

因此,得到力的大小为

$$F = \sqrt{F_x^2 + F_y^2 + F_z^2}$$

如果已知 $\vec{F}$ 与 x、y、z 轴正向的夹角 α、β、γ（图 9 – 10）,则得力 $\vec{F}$ 在 x、y、z 轴上的投影分别为

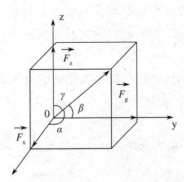

图 9 – 10　已知力 $\vec{F}$ 与三轴夹角

$$F_x = F\cos\alpha$$

$$F_y = F\cos\beta$$

$$F_z = F\cos\gamma \tag{9 – 17}$$

按式（9 – 17）求力 $\vec{F}$ 在 x、y、z 轴上投影的方法称为直接投影法。

若已知投影 F_x、F_y、F_z,则得力 $\vec{F}$ 的大小和方向为

$$F = \sqrt{F_x^2 + F_y^2 + F_z^2}$$

$$\cos\alpha = \frac{F_x}{F}, \cos\beta = \frac{F_y}{F}, \cos\gamma = \frac{F_z}{F} \tag{9 – 18}$$

四、肌肉力的稳固分量与转动分量

当肌肉力的作用线位于某一基本平面时,可将肌肉力分解为这样两个垂直分量:一个沿着骨轴线作用,另一个垂直骨轴线,图 9 – 11 示肱二头肌的肌肉力 $\vec{F}$ 在矢状面内分解为两个相互垂直的分量 $\vec{F_x}$ 和 $\vec{F_y}$,$\vec{F_x}$ 沿骨轴线作用,指向关节中心。这个力不使前臂骨产生运动,仅使尺桡骨与肱骨在肘关节处互相挤压。这个分量起稳固关节的作用,因而叫稳固分量。$\vec{F_y}$ 作用垂直于骨轴线,是使骨产生转动的分量,所以叫转动分量。

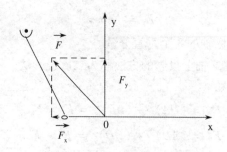

图 9 - 11　肱二头肌力的分解

肌肉力的稳固分量在骨折治疗中有着特别重要意义,它不仅对复位的稳定性有影响,而且在一定的条件下能使骨折断面得到压应力刺激,加速骨折愈合。因此,在骨折愈合过程中,应设法增大肌肉力的稳固分量。肌肉力的转动分量在肢体运动中有重要作用,但它是干扰固定端稳定的不利因素。所以,在骨折愈合过程中,应尽量减小肌肉力的转动分量。

例1,当臂保持水平位置时,由三角肌施于肱骨的力为 $\vec{F}$。从 X 线研究中发现,$\vec{F}$ 的拉力角是15°[图9 - 12(a)]。假定 $\vec{F}$ 的大小为261.7N,试求 $\vec{F}$ 的稳固分量和转动分量各是多大?

解:建立坐标系 oxy,三角肌力的稳固分量和转动分量 $\vec{F}_x$ 和 $\vec{F}_y$,如图9 - 12(b)所示。由式(9 - 11)得

$$F_x = -F\cos15° = -261.7N \times 0.966 = -252.84N$$

$$F_y = F\sin15° = 261.7N \times 0.259 = 67.78N$$

可见,此时三角肌力的稳固分量大小约为转动分量大小的 4 倍。F_x 为负值,表示 $\vec{F}_x$ 的方向与 x 轴正向相反,指向肩关节,起压紧肩关节的稳固作用。

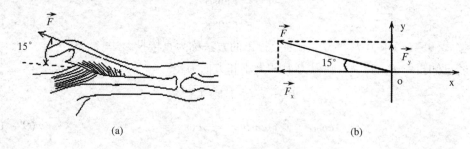

(a)　　　　　　　　　　　　　　　　(b)

图 9 - 12　三角肌施于肱骨力

第二节　静力平衡

物体静力平衡规律的研究是力学的重要组成部分——静力学。应用静力平衡规律,

不仅可以确定工程结构所受的作用力,而且可以确定人体的肌力和作用在关节上的力,还能帮助理解临床的症状和矫形外科装置的功能及原理等。

一、基本概念

静力学是研究物体在力系作用下的平衡规律,这里涉及"物体""力系"和"平衡"等概念。

(一)质点和刚体

物体是客观存在的物质实体。任何物体都有一定的大小。但是,如果一个物体的大小和其他的量相比很小而可以忽略不计时,那么这个物体可以看作一个几何点。如,研究地球绕太阳运动时,就可以把地球看作一个几何点,因为地球的半径(6.378×10^3km)比太阳到地面的距离(1.5×10^8km)小很多。在力学中,把具有一定质量的几何点叫作质点。

任何物体受到力的作用后,都或多或少会产生变形。但是,如果在所讨论的问题中,变形是个次要因素可以忽略不计时,那么这个物体可以认为是不变形的物体。在力学中,把不变形的物体称为刚体。在矫形学中,当分析作用在骨上的力时,可以把骨视为刚体;而当研究骨的生长规律时,必须把骨看作变形体。

在静力学中,所说的物体都认为是刚体。

(二)力系

有时,一个物体同时受到几个力的作用。如图9-13中的物块就同时受到四个力的作用:推力 **P**、重力 **G**、法向反力 **N** 和摩擦力 **F**。在力学中把作用在物体上的若干力的集合叫作力系。

按照力的作用线情况,力系可分为以下几类。

各力的作用线相交于一点的力系称为汇交力系或共点力系。共点力系中所有力的作用线都位于同一平面内的叫作平面共点力系(图9-14),否则称为空间共点力系。

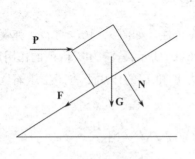

图9-13　力系

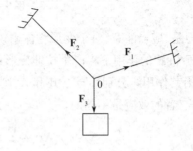

图9-14　汇交力系

各力的作用线互相平行的力系称为平行力系。

各力的作用线既不都汇交于一点,又不都平行的力系称为一般力系。

平行力系和一般力系又都可分为平面和空间两类,如平面平行力系、空间一般力系等。若两个力系分别作用于同一物体而产生相同的效应,则称这两个力系为等效力系。

（三）平衡

我们把相对于地面处于静止或做匀速直线运动的物体叫作物体的平衡状态,简称物体的平衡;如果物体绕定轴匀速转动,也称该物体处于转动平衡状态。例如,放在桌上的书本、匀速上升的电梯、人的单足站立等都是处于平衡状态。

物体平衡的条件是什么?牛顿第一运动定律能帮助回答这个问题。它指出:如果物体不受力的作用,它将保持静止或匀速直线运动状态。这就是说,物体平衡的条件是物体不受力的作用。这里所谓"不受力"并不是说该物体"与世隔绝",不受其他物体的作用力,而是指该物体受到一个力系的作用后,力系中各力的效用互相抵消,成了零力系。

如果物体在平衡中,则说作用在物体上的力系也在平衡中,或者说作用在物体上的力系与零力系等效。静力学就是研究作用在物体上的各种力系的平衡条件。

二、力的可传性

力作用于物体时,它的作用点在物体上的位置是确定的。如图 9 – 15(a)所示,以力 **F** 推小车时,力 **F** 的作用点是点 A。如果不改变力 **F** 的大小和方向,而将它的作用点沿其作用线移至点 B[图 9 – 15(b)],那么以 **F** 推小车就变成以 **F** 拉小车了。现在的问题是:以大小和方向相同的力 **F** 推小车和拉小车,产生的运动效应是否相同?经验告诉,这两种运动效应是相同的。也就是说,在研究力的运动效应时,力的作用点可以沿其作用线任意移动而不会改变它的运动效应,这就是力的可传性。

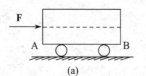 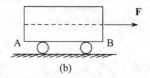

图 9 – 15　力的可传性

但是,应当注意,对于变形物体来说,力不具有可传性。如图 9 – 16(a)所示,弹簧 AB 在力 **F** 和 **F′** 的作用下将产生拉伸变形;而如图 9 – 16(b)所示,若将力 **F** 和 **F′** 的作用点 A 和 B 沿其作用线分别移至点 B 和 A,则弹簧 AB 在力 **F** 和 **F′** 的作用下将产生压缩变形。可见,二者的效应是不同的。

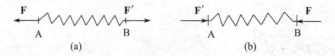

图 9 – 16　对变形体,力不具有可传性

然而,对刚体来说,力是不会产生变形效应的。因此,可以这样说,作用在刚体上的力具有可传性。

三、二力平衡与三力平衡

物体只受两个力或只受三个力的作用而平衡,称为二力平衡或三力平衡,它们是物体平衡的最简单情形。

设物体受到大小相等、方向相反、作用线相同的两个力 F_1 和 F_2[9-17(a)]的作用。根据力的可传性,可将它们的作用点沿其作用线都移至点 C[9-17(b)],再利用力的平行四边形定律或力的三角形法则,知力 F_1 和 F_2 的合力等于零。按照平衡的概念,知该物体在平衡中。因而,力系(F_1、F_2)也在平衡中。因此,得到二力平衡的充分条件是两个力的大小相等、方向相反、作用线相同。也就是说,如果物体受到等值、反向、共线的两个力的作用,那么该物体一定在平衡中。反之,如果物体只受两个力的作用而平衡,则经验表明,这两个力一定大小相等、方向相反、作用线相同。这是二力平衡的必要条件。综上,二力平衡的充分必要条件是:二力的大小相等、方向相反、作用线相同。

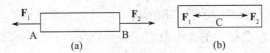

图 9-17　F_1 和 F_2 的合力是零

例如,静置在桌面上的物体 A 处于平衡状态[图9-18(a)],这时物体只受两个力作用而平衡:重力 G 和法向反力 N[图9-18(b)]。由二力平衡的必要条件,知 G 和 N 应等值、反向、共线。于是,得到 N = G,即法向反力与物体的重力大小相等。也即物体对桌面的压力与物体的重力相等,这就是在第二章中曾经提到的:物体平衡时,它的重量与重力相等。

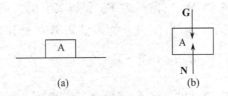

图 9-18　作用于桌面上物体的重力 G 和法向反力 N

考察物体只受三个力的作用而平衡时,这三个力应满足什么条件。

设平衡的物体分别在点 A_1、A_2、A_3 受到三个力 F_1、F_2、F_3 的作用,且 F_1 和 F_2 的作用线相交于点 o[图9-19(a)]。由力的可传性,将 F_1 和 F_2 的作用点移至点 o[图9-19(b)]。再由力的平行四边形定律,将 F_1 和 F_2 合成一个单力 R_{12}[图9-19(c)]。这时,物体只受两个力 R_{12} 和 F_3 的作用而平衡。根据二力平衡条件,R_{12} 和 F_3 应等值、反向、共线,即 F_3 的作用线也通过交点,且 F_1、F_2、F_3 的作用线在同一平面内[图9-19(d)]。又因 R_{12} 和 F_3 的合力等于零,由三角形法则,知力 F_1、F_2、F_3 组成一个首尾相接的封闭的力三角形[图9-19(e)]。

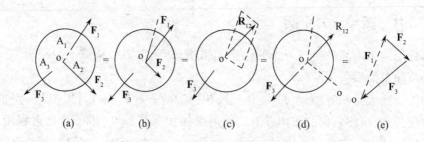

图9-19 三力汇交平衡的几何条件

由此得出结论:如果物体受三个力的作用而平衡,且其中两个力的作用线相交于一点,那么这三个力的作用线必在同一平面内,并都汇交于一点,且三个力组成封闭的力三角形。这就是三力平衡的必要条件。

利用三力平衡条件,可以简捷地求解一些静力平衡问题。

例2,图9-20(a)表示人的手臂平衡的情形。已知三角肌力 $\mathbf{F}_m$ 的方向为 $\alpha = 15°$,手臂重力 $\mathbf{W} = 32\text{N}$,试求三角肌力的大小及肩关节约束反力的大小和方向。

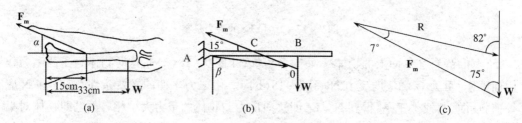

图9-20 作用在平伸臂上的力

解:因手臂只受臂的重力 $\mathbf{W}$、三角肌力 $\mathbf{F}_m$ 和肩关节的约束反力 $\mathbf{R}$ 的作用而平衡。因 $\mathbf{W}$ 与 $\mathbf{F}_m$ 的作用线相交于点 o,由三力平衡条件知 $\mathbf{R}$ 的作用线必通过点 o[图9-20(b)]。根据给定的几何条件,可知 $\angle CoB = 75°$,$\beta = \text{arctg}\dfrac{AB}{oB}$,而 $oB = CB\text{tg}15°$,于是 $\beta = \text{tg}\dfrac{AB}{CB}\text{tg}15° = \text{arctg}\dfrac{33}{18}\text{ctg}15° = 82°$。由此,可做出封闭的力三角形[图9-20(c)]。

利用三角法解力三角形,由正弦定理得

$$\frac{R}{\sin75°} = \frac{W}{\sin7°} \text{ 和 } \frac{F_m}{\sin98°} = \frac{W}{\sin7°}$$

于是,分别得到

$$R = \frac{\sin75°}{\sin7°}W = \frac{0.966}{0.122} \times 32 = 254.3\text{N}$$

$$F_m = \frac{\sin98°}{\sin7°}W = \frac{0.990}{0.122} \times 32 = 259.7\text{N}$$

此例说明,利用力学原理,可以确定肌力和作用在关节上的力。

四、受力分析与受力图

静力学是研究物体在力系作用下的平衡问题,而物体的平衡决定于所受的力系是否与零力系等效。因此,分析好作用在物体上的力是非常重要的。

作用于物体上的力可分为内力与外力。所谓内力,就是物体内部各质点之间的作用力。由作用与反作用定律知,内力总是成对出现的,且它们等值、反向、共线。对物体来说,这成对的内力是作用在同一物体上,由力的平行四边形定律知,这成对内力的合力都等于零,即成对内力对物体的效应互相抵消。因此,在分析物体的受力时,物体的内力可以不考虑。

所谓外力,就是其他物体对所考虑物体的作用力。外力又可分为主动力和约束反力。主动力一般是指主动地作用在物体上的已知力,约束反力一般是未知力。

所谓受力分析,就是分析研究对象所受的全部外力(包括主动力和约束反力)的大小和方向。为了清晰和方便,常把研究对象从与其相联系的物体中分离出来单独画出,这叫作取分离体。在分离体上画出所有的主动力和约束反力,这样得到的图形叫作受力图。确定研究对象,并正确画出受力图,是进行受力分析计算的重要前提。

画受力图的基本步骤大致如下。

1. 确定研究对象,画出分离体图　研究对象的确定,应由问题的条件而定。它可以是一个物体,也可以是若干物体组成的物体系统。在有些问题中,当需要先后选取几个研究对象时,它们的分离体图也应分别画出。

2. 判明已知主动力,画出主动力矢　在生物力学中,骨与腱的关系相当于滑轮与绳索的关系,绕过骨的腱能改变肌力的方向,但不能改变肌力的大小。

五、共点力系的简化与平衡

所谓力系的简化,就是把一个复杂力系化为与之等效的简单力系。若力系简化后与一个力等效,则该力叫作力系的合力;若与一个力偶等效,则该力偶叫作力系的合力偶;若与零力系等效,则力系在平衡中。可见,研究力系的简化,易于得出力系的平衡条件。

(一)平面共点力系的简化

设刚体受到一组作用线汇交于 A 点的平面共点力系(F_1、F_2、F_3)的作用[图 9 – 21(a)]。根据力的可传性,各力的作用点都可沿其作用线移至点 A[图 9 – 21(b)]。再依照力的三角形法则,将 F_1 和 F_2 合成一个力 R_{12}[图 9 – 21(c)]。再次利用力的三角形法则,将 R_{12} 和 F_3 合成一个力 R[图 9 – 21(d)]。于是,力系(F_1、F_2、F_3)简化的结果为一合力 R,其作用线也通过汇交点,且等于力系中各力的矢量和,即

$$R = R_{12} + F_3 = F_1 + F_2 + F_3$$

对于有 n 个力的平面共点力系($F_1, F_2, \cdots, F_n$),连续利用 $n-1$ 次力的三角形法则,可得出类似结论:平面共点力系($F_1, F_2, \cdots, F_n$)简化的结果为一合力 R,它等于力系中各

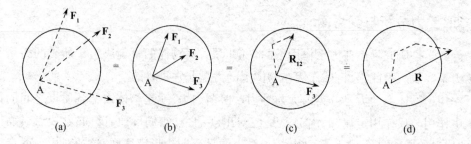

图 9 - 21　平面共点力系的简化

力的矢量和,即

$$R = F_1 + F_2 + \cdots + F_n = \sum_{i=1}^{n} F_i \qquad (9-19)$$

其作用线也通过汇交点。

如图 9 - 22 所示,力 R 是力 F_1,F_2,F_3 的合力,现在考察它们在 x 轴和 y 轴上的投影之间的关系。

由图可知

$$ad = ab + bc + cd$$
$$a'd' = a'b' + b'c' + c'd'$$

有向线段 ad 和 $a'd'$ 是合力 R 分别在 x 和 y 轴上的投影,而有向线段 ab 与 $a'b'$、bc 与 $b'c'$、cd 与 $c'd'$($= -d'c'$)分别是力 F_1,F_2,F_3 在 x 轴与 y 轴上的投影。于是

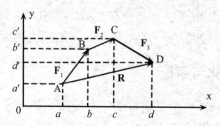

图 9 - 22　合力投影定理

$$R_x = F_{1x} + F_{2x} + F_{3x}$$
$$R_y = F_{1y} + F_{2y} + F_{3y}$$

一般地,对于 $R = \sum_{i=1}^{n} Fi$ 的情形,有

$$R_x = F_{1x} + F_{2x} + \cdots + F_{nx} = \sum_{i=n}^{n} Fi_x$$

$$\qquad\qquad (9-20)$$

$$R_y = F_{1y} + F_{2y} + \cdots + F_{ny} = \sum_{i=1}^{n} Fi_y$$

这就是合力(合矢量)投影定理:合力(合矢量)在任一轴上的投影等于各分力(分矢量)在同一轴上投影的代数和。

若已知力系中各力在 x 和 y 轴上的投影,利用合力投影定理,可以求出平面共点力系合力的大小和方向(图 9 – 23),即

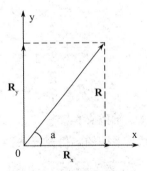

图 9 – 23 合力的大小和方向

$$R = \sqrt{R_x^2 + R_y^2} \tag{9 – 21}$$

$$\text{tg}a = \frac{R_y}{R_x} \tag{9 – 22}$$

式中,R_x、R_y 由式(9 – 20)确定。

上述利用力在轴上的投影进行力的数值计算的方法称为解析法。

(二)平面共点力系的平衡条件和平衡方程

因平面共点力系($\mathbf{F}_1, \mathbf{F}_2, \cdots, \mathbf{F}_n$)简化的结果为一合力 $\mathbf{R}$,且 $R = \sum_{i=1}^{n} F_i$,故平面共点力系平衡的充分必要条件是合力等于零,即

$$R = \sum_{i}^{n} F_i = 0 \tag{9 – 23}$$

该式也称为共点力系平衡的矢量形式的充分必要条件。

又因 $R = \sqrt{R_x^2 + R_y^2}$,故若 $R = 0$,必有 $R_x = R_y = 0$;反之,若 $R_x = R_y = 0$,必有 $R = 0$。因此,平面共点力系平衡的充分必要条件又可表示为

$$R_x = \sum_{i=1}^{n} F_{i_x} = 0$$

$$R_y = \sum_{i=1}^{n} F_{i_y} = 0 \tag{9 – 24}$$

该式称为平面共点力系平衡的解析形式的充分必要条件:力系中各力在力系作用面内两个相交轴上投影的代数和分别等于零。

力系平衡的解析条件称为平衡方程。平衡方程(9 – 24)可用来求解不多于两个未知量的平面共点力系的平衡问题。

(三)空间共点力系的简化与平衡

与平面共点力系简化的方法相同,空间共点力系($\mathbf{F}_1, \mathbf{F}_2, \cdots, \mathbf{F}_n$)简化的结果也为作

用线通过汇交点的一合力 **R**,且合力 **R** 等于力系中各力的矢量和,即

$$R = \sum_{i=1}^{n} Fi$$

其大小和方向的解析表达式为

$$R = \sqrt{R_x^2 + R_y^2 + R_z^2} \tag{9-25}$$

$$\cos\alpha = \frac{R_x}{R}, \cos\beta = \frac{R_y}{R}, \cos\gamma = \frac{R_z}{R} \tag{9-26}$$

式中 α, β, γ 分别为合力 **R** 与 x,y,z 轴的夹角。

由式(9-25)得,空间共点力系平衡的解析充要条件为

$$\left.\begin{array}{l} R_x = \displaystyle\sum_{i=1}^{n} Fi_x = 0 \\[2mm] R_y = \displaystyle\sum_{i=1}^{n} Fi_y = 0 \\[2mm] R_z = \displaystyle\sum Fi_z = 0 \end{array}\right\} \tag{9-27}$$

利用平衡方程式(9-27),可求解不多于 3 个未知量的空间共点力系的平衡问题。

六、髋外展肌群的合力计算

连接臀部股骨的髋外展肌群,在不同角度上包括 3 块独立的肌肉(阔筋膜张肌、臀中肌和臀小肌)。图 9-24(a)表示出每块肌肉产生的单独作用力的测量值,现求这 3 块肌肉一起作用的合力。

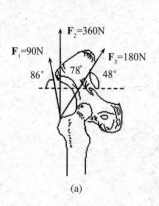 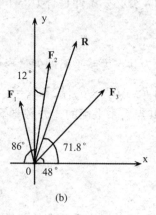

(a) (b)

图 9-24 髋外展肌群的合力

建立计算坐标系 oxy[图 9-24(b)]。设 3 个平面共点肌力 **F₁**、**F₂** 和 **F₃** 的合力为 **R**,由合力投影定理,得合力 **R** 在 x 和 y 轴上的投影分别为

$$R_x = -F_1\cos 86° + F_2\cos 78° + F_3\cos 48°$$

$$= -90\cos 86° + 360\cos 78° + 180\cos 48° = 189\text{N}$$

$$R_y = F_1 \sin 86° + F_2 \sin 78° + F_3 \sin 48°$$
$$= 90 \times \sin 86° + 360 \times \sin 78° + 180 \times \sin 48°$$
$$= 576N$$

于是,髋外展肌群的合力 **R** 的大小和方向分别为

$$R = \sqrt{R_x^2 + R_y^2} = \sqrt{(189)^2 + (576)^2} = 606N$$

$$\alpha = tg^{-1} \frac{R_y}{R_x} = tg^{-1} 3.047 = 71.8°$$

其方向如图 9 - 24(b)所示。

第三节 矢量代数简介

一、矢量概念及其加减法

(一)概念

既有大小,又有方向的量称为矢量(向量),记作 a、$\overrightarrow{AB}$ 等。例如,位移、速度、加速度、力等都需要矢量表示。

矢量的几何表示法是在空间用有一定长度和一定方向的线段表示。设有一矢量 a,若在空间取一有向线段 $\overrightarrow{AB}$(A 为始点,B 为终点),其方向与 a 相同,长度等于 a 的大小,则 $\overrightarrow{AB}$ 表示矢量 a,可记为 $a = \overrightarrow{AB}$(图 9 - 25)。

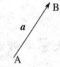

图 9 - 25 矢量的几何表示

矢量 a 的大小,用 $|a|$(或 $|\overrightarrow{AB}|$)表示,称为矢量的模。

下面讨论的是"自由矢量",即只考虑矢量的大小和方向,不考虑始点,它可以平移到任何地方。

如果两个矢量满足下面 3 个条件:①矢量的长度相等;②两矢量平行;③两矢量的指向相同,就说这两个矢量是相等的。

$-a$ 是与 a 大小相等,方向相反的一个矢量。

模为零的矢量为零矢量,方向是任意的。

(二)矢量的加法和减法

1. 加法 两矢量与的和是以这两矢量做邻边的平行四边形的对角线矢量(图 9 - 26),记作

$$\overrightarrow{OC} = \overrightarrow{OA} + \overrightarrow{OB}$$

或

$$C = a + b$$

这样的定义法称为矢量加法的平行四边形规则。

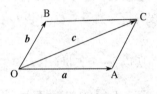

图 9 - 26 两矢量和

由两矢量相等的定义,在图9-26中可见

$$\vec{AC} = \vec{OB}$$

由此得出两矢量加法的三角形规则:在第一矢量$\vec{OA}$的终点A引第二矢量$\vec{AC} = \vec{OB}$,封闭折线OAC的矢量$\vec{OC}$就是$\vec{OA}$与$\vec{OB}$的和。它的起点合于第一矢量的起点。它的终点合于第二矢量的终点。

若求三矢量a,b,c的和,先求a与b的和$a+b$,再与c相加,即得它们的和$a+b+c$。

由上述矢量加法规则可知,矢量加法的交换律、结合律都成立,即

$$a + b = b + a$$

$$(a + b) + c = a + (b + c)$$

2. 减法　若两矢量与的$\vec{OB}$和$\vec{OC}$是矢量$\vec{OA}$,那么,矢量$\vec{OC}$就定义为矢量$\vec{OA}$与矢量$\vec{OB}$的差(图9-27),即若

$$\vec{OB} + \vec{OC} = \vec{OA}$$

那么

$$\vec{OA} - \vec{OB} = \vec{OC}$$

或

$$b + c = a$$

那么

$$a - b = c$$

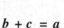

图 9-27　矢量的差

二、矢量与数量的乘法

定义:数量γ与矢量a的乘积是一个矢量,记作γa,其模为

$$|\gamma a| = |\gamma||a|$$

其方向规定为:当$\gamma > 0$时,γa与a同向;当$\gamma < 0$时,γa与a反向;当$\gamma = 0$时,则$\gamma a = 0$,方向任意。

矢量的乘法有下列三个性质

$$\mu(\gamma a) = \gamma(\mu a) = (\mu\gamma)a$$

$$\gamma(a + b) = \gamma a + \gamma b$$

$$(\gamma + \mu)a = \gamma a + \mu a$$

长度为一个单位长的矢量叫做单位矢量,如用记号a_0表示与a同方向的单位矢量,则按矢量与数量乘积的定义有

$$a = |a|a_0$$

所以,一个矢量(不为零矢量)除以它的模的结果是一个单位矢量。

三、矢量的坐标表示法

矢量用几何表示虽很明显,但不便于具体运算。像几何中的点用坐标表示一样,也用坐标表示矢量。

取定坐标系 oxyz，矢量 $\boldsymbol{a} = \overrightarrow{OA}$（图 9 - 28）的始点放在坐标原点 O 处，图 9 - 28 矢量的坐标表示设终点 A 的坐标为（a_x、a_y、a_z），显然 a_x、a_y、a_z 由 $\boldsymbol{a}$ 唯一确定。反之，给定 3 个有序实数 a_x、a_y、a_z，空间便有一点 A（a_x、a_y、a_z），确定一矢量 $\overrightarrow{OB} = \boldsymbol{a}$，因此记

$$\boldsymbol{a} = \{a_x、a_y、a_z\} \qquad (9 - 28)$$

是矢量的坐标表示法。显然

$$O = \{0、0、0\}$$

$$|\boldsymbol{a}| = \sqrt{a_x^2 + a_y^2 + a_z^2}$$

坐标表示法也可用矢量的投影解释。

$\boldsymbol{a}$ 在 L 上的投影：设有矢量 $\boldsymbol{a} = \overrightarrow{OA}$ 及有向直线 L，过 O、A 各作平面垂直于 L，分别交 L 于 O′、A′。线段 O′A′ = a_1，称作 a 在 L 上的投影（图 9 - 29）。

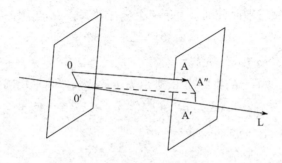

图 9 - 29　矢量的投影

注意：这里的 a_1 是数量，不是矢量。其正负决定于 O′A′ 的指向与 L 同向或反向。

作 $\overrightarrow{O'A''} = \boldsymbol{a}$，若 L 与矢量 $\overrightarrow{O'A''} = \boldsymbol{a}$ 的夹角为 θ，则

$$a_1 = |\boldsymbol{a}| \cos\theta \qquad (9 - 29)$$

这样就得到了矢量的投影定理：矢量 $\boldsymbol{a}$ 在有向直线 L 上的投影 $a_1 = |\boldsymbol{a}| \cos\theta$，其中，$\cos\theta$ 是 L 与 $\boldsymbol{a}$ 间夹角的余弦。因此，当 θ 是锐角时，$a_1 > 0$；当 θ 是钝角时，$a_1 < 0$。

若设 L 的正向取一单位矢量 L_o，则 $\overrightarrow{O'A'} = a_1 L_o$，矢量 $\overrightarrow{O'A'}$ 称作矢量 $\boldsymbol{a}$ 在 L 上的分矢量，简称分量。

由（9 - 28）式知，a_x、a_y、a_z 分别是矢量 $\boldsymbol{a}$ 在三坐标轴上的投影，所以（9 - 28）式也称为矢量的投影表示式。

如果 $a(\overrightarrow{OA})$ 的方向余弦是 $\cos\alpha$，$\cos\beta$，$\cos\gamma$，则由投影定理知

$$a_x = |\boldsymbol{a}| \cos a$$

$$a_y = |\boldsymbol{a}| \cos\beta$$

$$a_z = |\boldsymbol{a}| \cos\gamma$$

沿坐标轴 x、y、z 的正向分别取单位矢量 $i = \overrightarrow{OI}, j = \overrightarrow{OJ}, k = \overrightarrow{OK}$，其为这一坐标系的单位

矢量(图 9 - 30),由此可将 a 按单位向量 i,j,k 分解,分解式为

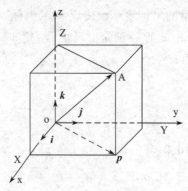

图 9 - 30　矢量的分量

$$a = a_x i + a_y j + a_z k$$

事实上,过 A 点做三平面分别垂直于三个坐标轴 X、Y、Z 点,则

$$oX = a_x, \quad oY = a_y, \quad oZ = a_z$$

因此,$\overrightarrow{oZ} = a_x i, \overrightarrow{oY} = a_y j, \overrightarrow{oZ} = a_z k$。

设 A 在坐标平面 xoy 上的投影为 P,则由矢量加法的三角形法则知

$$a = \overrightarrow{oA} = \overrightarrow{oP} + \overrightarrow{PA} = \overrightarrow{oX} + \overrightarrow{XP} + \overrightarrow{PA}$$
$$= \overrightarrow{oX} + \overrightarrow{oY} + \overrightarrow{oZ}$$

于是

$$a = a_x i + a_y j + a_z k \qquad (9 - 30)$$

这里,$a_x i, a_y j, a_z k$ 分别是 a 在三坐标轴上的分量。

四、矢量的数性积

定义:二矢量 a、b 的数性积(或内积,点乘)是一个数量 $|a||b|\cos\theta$(θ 是 a、b 间夹角),记作 $a \cdot b$,即

$$a \cdot b = |a||b|\cos\theta$$

注意:①$a \cdot b$ 不是矢量,而是数量;②一般 $(a \cdot b)^2 \neq a^2 \cdot b^2$;③$a \perp b$ 则 $a \cdot b = 0$

数性积有以下运算规律。

1. 交换律　$a \cdot b = b \cdot a$

2. 结合律　$(\gamma a) \cdot b = \gamma(a \cdot b)$

　　　　　$a \cdot (\gamma b) = \gamma(a \cdot b)$

3. 分配律　$(a + b) \cdot c = a \cdot c + b \cdot c$

　　　　　$c \cdot (a + b) = c \cdot a + c \cdot b$

数性积可用坐标表示。

定理　　设 $a = a_x i + a_y j + a_z k, b = b_x i + b_y j + b_z k$,则

$$a \cdot b = (a_x i + a_y j + a_z k)(b_x i + b_y j + b_z k)$$
$$= a_x b_x i \cdot i + b_x b_y i \cdot j + a_x b_z i \cdot k$$
$$+ a_y b_x j \cdot i + a_y b_y j \cdot j + a_y b_z j \cdot k$$
$$+ a_z b_x k \cdot i + a_z b_y k \cdot j + a_z b_z k \cdot k$$

因为

$$i \cdot i = j \cdot j = k \cdot k = 1$$
$$i \cdot j = j \cdot k = k \cdot i = 0$$

所以

$$a \cdot b = a_x b_x + a_y b_y + a_z b_z$$

第四节　骨盆平衡调整器的构造及临床应用

骨盆平衡调整器是针对股骨头坏死,并发髋关节半脱位或骨盆倾斜或双侧坐骨底角不在一水平线上,出现的跛行、髋关节功能障碍和关节半滞锁状态等而设计的。应用骨盆平衡调整器配合临床治疗效果理想,方法优越。

一、构造及作用

骨盆平衡调整器的设计是根据人体骨关节力学特征和解剖学,结合传统医学对髋关节疾病治疗经验,而研制的治疗股骨头坏死的新型辅助器械。骨盆平衡调整器是通过耻骨联合与双足之间的牵引,因两下肢受力相对支杆不对称,对骨盆产生回位扭矩,而达到对骨盆矫形的目的。双下肢牵引受力合理,避免了单侧牵引造成假性骨盆倾斜的现象,并解决了在受力过程的旋转角度的变化与控制。骨盆平衡调整器在轴向有可调升降的螺旋纵向套管,一端连接开槽横向基杆,另一端与柱状压垫连接,当使用平衡调整器时,将柱状压垫放在耻骨联合处,柱状压垫设有气囊装置,气囊可使其受力均匀缓解对耻骨联合处压迫,滑动支撑杆中部设有传感器装置用以显示牵引力值。根据股骨头坏死不同类型、骨盆倾斜程度、年龄、体质,给予不同的力,通过传感器做量化分析,观察轴线牵引的力值大小。双足固定在开槽横向基杆上,在基杆上设有活动固脚鞋,活动固脚鞋有控制足旋转的装置可限制下肢的外展、内收、外旋和内旋,可适用于半脱位或髋臼对股骨头包容度过小和不稳等。双足固定在特制活动固脚鞋内,患者舒适地躺在床上,进行骨盆矫形治疗,纠正骨盆倾斜和关节间隙狭窄功能受限出现的半滞锁、滞锁状态及半脱位等。

骨盆平衡调整器在治疗股骨头坏死的特殊类型病例中,方法简单疗效确切。

这种牵引无须牵引床和其他形式牵引或骨牵引。骨盆平衡调整器作用力准确稳定,可做下肢在各种角度固定下的牵引。牵引力的大小由支撑杆调整。骨盆平衡调整器支撑杆长度67cm,总重量4kg,携带方便,使用灵活,不受外界条件限制。在新鲜尸体模拟试验中发现,将股直肌、缝匠肌、髂腰肌等显露,用该器械模拟正常髋关节,在牵引力作用下观察其变化,在轴线牵引力达到46kg时关节囊变细长而成筋束骨态。下肢外展牵引时,股骨头外缘向髋臼内贴近,当肢体内旋或外旋时髋关节稳定受到一定影响,特别是髋关节出现半滞锁状态,牵引后进行髋关节手法松解、关节模造效果很好。对髋关节间隙有骨小梁通过关节僵直的患者在骨盆平衡调整器的控制下,做中医手法折骨术松解髋关节效果也很好,但要注意骨质疏松的患者慎用。

二、适应证与禁忌证

1. 适应证

(1)髋关节半脱位。

(2)骨盆倾斜。

(3)髋关节间隙极度狭窄或出现纤维粘连。

(4)髋关节出现半滞锁或滞锁,髋关节功能受限。

(5)下肢不等长。

(6)骶髂关节筋骨错缝肢体不等长者。

(7)股骨颈骨折复位,按中医学筋束骨,欲合先离,离而复合的正骨理论,对股骨颈骨折的复位效果确切。

(8)骨小梁通过髋关节间隙,僵直的患者,采用中医手法折骨术配以骨盆平衡调整器。

2. 禁忌证

(1)股骨头坏死伴病理性骨折、断裂带未修复者。

(2)陈旧股骨颈骨折骨不连,合并股骨头坏死者。

(3)崩解型股骨头坏死,碎骨有分离趋势者。

(4)下肢骨折未愈合和迟缓愈合。

(5)身体极虚弱者。

第五节 骨盆平衡调整器的生物力学研究

正常骨盆的两髋臼上缘连线、髂骨翼上缘连线、坐骨底角连线接近水平,如图9-31所示。单侧(或双侧)股骨头出现坏死后,由于患肢疼痛,承重受到影响,步行时负重多依赖于健肢(或双患侧中疼痛较轻者)。因两侧肢体长期承载不对称,造成骨盆向健侧(或疼痛较轻的患侧)倾斜,即两髋臼上缘连线,髂脊上缘连线、坐骨底角连线不再接近水平状态,患侧闭孔也相对减小,上述三线延长线将与水平线交于健侧(或疼痛较轻的患侧),成角越大,骨盆倾斜越严重,如图9-32所示。骨盆的倾斜使脊柱受力异常,进而造成脊柱侧倾。所以,对股骨头坏死治疗的同时,也应注意对骨盆倾斜的矫正,否则健肢长期受累,会造成更不良后果。在双侧股骨头坏死的情况下,同样也会出现两侧肢体承载不对称,造成骨盆倾斜使脊柱受力异常,形成脊柱侧倾。

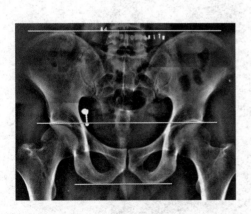

图9-31 正常骨盆三线呈水平

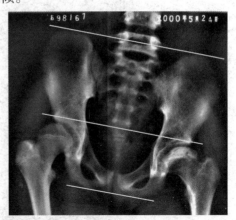

图9-32 骨盆倾斜后三线与水平线交于健侧

　　骨盆平衡调整器是作者根据临床需要自行研制的一种新型骨科医疗器械,大量临床实践证明其疗效颇为理想。本节将就其结构特征从生物力学观点加以简要分析,并指出使用中应注意的几个问题。

一、结构分析

　　骨盆平衡调整器包括两部分,即主体部分和附加部分。主体部分由螺旋纵向套管ⓐ和开槽横向基杆ⓑ组成,两者呈T字状固结,它是器械的基础部分;附加部分包括滑动支杆ⓒ曲柄螺旋摇杆ⓓ、活动固脚鞋ⓔ、传感器ⓕ、显示装置ⓖ及有关连接部件(图9-33)。滑动支杆一端置入螺旋套管内,另一端固有较好弹性的压紧装置,并备扁柱状压垫ⓗ,使局部受力均匀分布。螺旋曲柄摇杆插入纵向套管的另一端,通过套管与滑动支杆接触,当曲柄摇杆顺时针转动时,滑动支杆延伸,对骨盆施加推力,当曲柄摇杆逆时针转动时,滑动支杆回缩,减小或消除对骨盆的推力。曲柄摇杆机构利用螺纹自锁原理,不仅施力方便,并可随时将力维持任一水平上,医者可轻松地完成施力过程。活动固脚鞋放置在横向基杆的开槽内,既可沿基杆轴向滑动,又可绕固定螺栓转动,当患者脚选好适当部位拧紧螺母后,脚的轴向移动和绕螺栓的转动均限定在受牵部位,这对医者欲确定股骨头的受牵部位带来方便。传感器装置在滑动支杆上,当支杆受到压力时,便可通过显示装置给出对骨盆施加的力值。所以,骨盆平衡调整器是结构简单,应用方便,施力量化、疗效确切的一种新型骨科医疗器械。

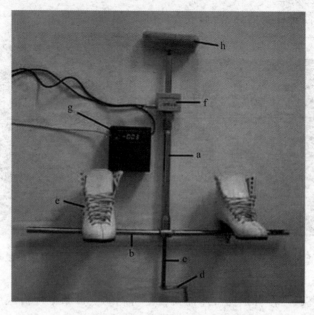

图9-33(彩图69)　骨盆平衡调整器

二、矫形原理

滑动支杆的相对位移：由骨盆平衡调整器的结构可知，因双足与器械的主体机构——开槽横向基杆固定在一起，骨盆受力大小则决定于滑动支杆端部的相对位移。

这里应特别指出的是，物体运动的位移，都是相对的，只是相对某一参照体而言产生了多少位移。因此，使用本器械时，所谓支杆端部的位移，即若将主体部分选作参照体，位移是相对主体部分而言。

下面建立曲柄摇杆转动与支杆端部位移间的关系。

设支杆端部位移为H，则当曲柄摇杆转动时，摇杆螺纹的线位移S与曲柄摇杆转动的角位移φ和H之间有关系式

$$H = R\text{tg}\zeta \cdot \varphi \quad 或 \quad H = \frac{Z}{2\pi}\varphi \tag{9-31}$$

$$S = \frac{R\varphi}{\cos\zeta} \tag{9-32}$$

式中：Z为曲柄摇杆螺纹的螺距；R为曲柄摇杆螺纹的平均半径；ζ为曲柄摇杆螺纹的倾角。

由公式(9-31)看出，当曲柄摇杆转动圈数相同时，支杆端部的位移与摇杆螺纹的平均半径成正比，与摇杆螺纹倾角正相关；即支杆端部的位移与曲柄摇杆的螺距成正比，欲使支杆端部有较大位移，可通过加大摇杆螺纹的半径或增大螺纹的螺距实现。反之，若减小摇杆螺纹的半径或加密螺纹，则支杆端部的位移随之减慢。在前一种情况，虽然支杆端部可得到较大位移，但医者需用较大的力，后一种情况，医者用力较小。因而摇杆半

径和螺距大小的选择应根据实际需要而定。

1. 骨盆平衡调整器的牵拉原理　肢体肌肉的收缩力是肢体的内在动力,是由化学能变为机械能的过程,它除有启动能力外,还有制动能力。当肢体上的肌群收缩时,肢体可能处于运动态,它相对某参照体产生了位移;也可处于静止状态,即肢体不发生任何位移。在后一种情况下,整个肢体肌群两端收缩力的轴向合力 $\mathbf{F}_m$ 与 $\mathbf{F}'_m$ 其值应相等,方向相反,且作用线应落在骨截面内,可以通过骨轴线,也可不通过轴线,若不通过骨轴线,则骨骼除承受压力外,还承受弯矩作用。

骨盆平衡调整器的治疗作用主要是对下肢进行不对称牵拉,即对抗下肢肌群的回缩力。

当转动曲柄摇杆,支杆端部的推力大于双侧肌群收缩力时,支杆端部的便产生位移,对双侧肢体进行牵拉(图 9 – 34)。

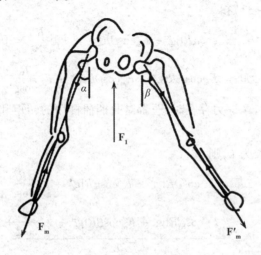

图 9 – 34　受力图

当将骨盆平衡调整器按设定方式与双侧肢体固定好后,将骨盆、双侧下肢、平衡调整器看成一个独立系统(图 9 – 34)。当医者缓慢转动曲柄摇杆使之达到某一转矩 M 时,双侧下肢的平衡态被破坏,开始徐徐移动,当拉力达到一定值时(一般取体重的 1/7),停止对曲柄摇杆的转动后,由于螺纹的自锁作用,整个系统处于静止状态。

因牵拉过程位移是慢慢进行的直至停止,所以可把骨盆、双侧肢体、骨盆平衡调整器看作处于平衡状态。由虚功原理得

$$\delta W_m + \delta W'_m + \delta W_c + \delta W_f = 0 \qquad (9 – 33)$$

式中:δW_m 为患侧肢体肌肉力 $\mathbf{F}_m$ 的虚功;$\delta W'_m$ 为健侧肢体肌肉力 $\mathbf{F}'_m$ 的虚功;δW_c 为曲柄摇杆转矩 M 的虚功;δW_f 为螺纹摩擦力 $\mathbf{F}_f$ 的虚功。

而

$$\left.\begin{array}{l} \delta W_m = -F_m\cos\alpha\delta h \\ \delta W'_m = -F'_m\cos\beta\delta h \\ \delta W_c = M\delta\varphi \\ \delta W_f = -F_f\delta S \end{array}\right\} \qquad (a)$$

$$\left.\begin{array}{l} \delta h = Rtg\zeta\delta\varphi \\ \quad = \dfrac{Z}{2\pi}\delta\varphi \\ \delta S = \dfrac{R}{\cos\zeta}\delta\varphi \end{array}\right\} \qquad (b)$$

式中:$\delta\varphi$ 为曲柄摇杆的虚位移;δh 为滑动支杆的虚位移;α 为患肢与滑动支杆间夹角;β 为健肢与滑动支杆间夹角;F_f 为螺纹间的摩擦力。

将(a)、(b)代入式(9-33)得

$$M - F_m\cos\alpha Rtg\zeta - F'_m\cos\beta Rtg\zeta - F_f\frac{R}{\cos\zeta} = 0$$

$$M = F_m\cos\alpha Rtg\zeta + F'_m\cos\beta Rtg\zeta + F_f\frac{R}{\cos\zeta} \qquad (9-34)$$

这是考虑螺纹间有摩擦力存在时,医者对曲柄摇杆用的转矩和肢体肌肉收缩力间的关系式。

若曲柄摇杆的柄长为 L,则

$$LF = F_m\cos\alpha Rtg\zeta + F'_m\cos\beta Rtg\zeta + F_f\frac{R}{\cos\zeta}$$

$$F = \frac{\left(F_m\cos\alpha Rtg\zeta + F'_m\cos\beta Rtg\zeta + F_f\dfrac{R}{\cos\zeta}\right)}{L} \qquad (9-35)$$

这是为克服双侧肢体肌肉力和摩擦力,摇动曲柄时所用之力。

若螺纹加工精密,且有较好润滑剂忽略螺纹间的摩擦力,这时式(9-34)、(9-35)可写为

$$M = F_m\cos\alpha Rtg\zeta + F'_m\cos\beta Rtg\zeta$$

$$\quad = Rtg\zeta(F_m\cos\alpha + F'_m\cos\beta) \qquad (9-36)$$

$$F = \frac{Rtg\zeta}{L}(F_m\cos\alpha + F'_m\cos\beta) \qquad (9-37)$$

上述公式给出医者转动曲柄摇杆时所用的转矩(或力)与双侧肌肉收缩力间的关系。

医者使用骨盆平衡调整器给患者进行骨盆矫正时,由于肌肉的启动和制动性,治疗过程中部分肌力可相互抵消,但肢体肌群回缩的合力却在不断变化,随医者对曲柄摇杆施力值的增大而增加,整个过程是徐缓而连续的。因此,整个系统在全部治疗过程中,从开始加力到治疗结束均可认为处于平衡状态。所以,上述公式(9-34)~(9-37)显示了转矩 M、肢体肌力 F_m、F'_m 和摩擦力 F_f 间的关系,这就是骨盆平衡调整器的牵拉原理。

2. 施行牵拉时患肢和健肢的受力分析 为了解施行牵拉时患肢和健肢的受力情况,

取骨盆平衡调整器为研究对象,并建立如图 9 – 35 所示的坐标系。

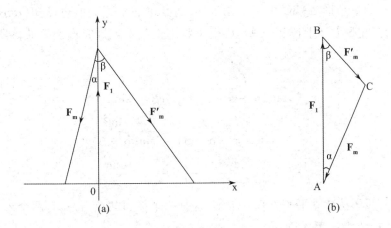

图 9 – 35　患肢和健肢的受力分析

因骨盆平衡调整器牵拉完毕后便处于平衡状态,它只受三个力:骨盆的反作用力 F_1、患肢的肌肉收缩力 F_m 和健肢的肌肉收缩力 F'_m。作用线分别沿双侧肢体和滑动支杆轴线,由三力平衡原理知三力必交于一点。计算这时双侧肢体受力大小,有下列方法。

(1)图解法:做出力三角形,按一定比例确定待求力值,做法如下。

先做一铅直线段 AB,按一定力比例尺截取其长短,表示 F_1 力,如图 9 – 35(b)示;再通过 A 点做一直线与患肢受力 F_m 平行;通过 B 点做一直线平行于健肢受力 F'_m,两直线相交于 C 点;因施加牵拉后骨盆平衡调整器处于平衡态,所以,力三角形应是封闭的。$\triangle ABC$ 即为拟求的力三角形。

由于滑动支杆受压,其受力方向应与 AB 一致,所以,另两力方向便可确定,如图 9 – 36 示。

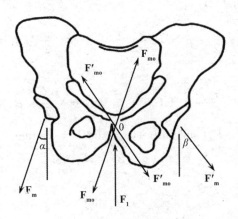

图 9 – 36　恢复生理位置的转矩

F_1 的大小由测力计显示给出,所以,按选定比例尺即可量出 F_m 和 F'_m 的大小。

因做图过程受测量精度的局限,量度一般是近似的。

(2)由于力三角形 ΔABC 中三个角已知,而其中一个边的值也已知(α、β 可直接测量,AB 的值可在测力计上读得),所以,也可利用正弦定理计算出两侧肢体所受的牵拉力,即

$$\frac{F_1}{\sin(\pi - \alpha - \beta)} = \frac{F_m}{\sin\beta} = \frac{F'_m}{\sin\alpha}$$

$$F_m = \frac{F_1\sin\beta}{\sin(\pi - \alpha - \beta)} = \frac{F_1\sin\beta}{\sin(\alpha + \beta)} \qquad (9-38)$$

$$F'_m = \frac{F_1\sin\alpha}{\sin(\pi - \alpha - \beta)} = \frac{F_1\sin\alpha}{\sin(\alpha + \beta)} \qquad (9-39)$$

(3)利用投影法建立平衡方程并求解:这是一个平面共点力系,有两个未知量,可建立两个平衡方程,是个静定问题。

由 $\qquad \sum F_x = 0$

$$F_m\cos\left(\frac{\pi}{2} - \alpha\right) - F'_m\cos\left(\frac{\pi}{2} - \beta\right) = 0 \qquad (c)$$

$$\sum F_y = 0$$

$$F'_m\sin\left(\frac{\pi}{2} - \beta\right) + F_m\sin\left(\frac{\pi}{2} - \alpha\right) = F_1 \qquad (d)$$

(c)式乘以 $\sin\left(\frac{\pi}{2} - \beta\right)$ 得

$$F_m\cos\left(\frac{\pi}{2} - \alpha\right)\sin\left(\frac{\pi}{2} - \beta\right) - F'_m\cos\left(\frac{\pi}{2} - \beta\right)\sin\left(\frac{\pi}{2} - \beta\right) = 0 \qquad (e)$$

(d)式乘以 $\cos\left(\frac{\pi}{2} - \beta\right)$ 得

$$F'_m\sin\left(\frac{\pi}{2} - \beta\right)\cos\left(\frac{\pi}{2} - \beta\right) + F_m\sin\left(\frac{\pi}{2} - \alpha\right)\cos\left(\frac{\pi}{2} - \beta\right) = F_1\cos\left(\frac{\pi}{2} - \beta\right) \qquad (f)$$

(e)与(f)式相加得

$$F_m\cos\left(\frac{\pi}{2} - \alpha\right)\sin\left(\frac{\pi}{2} - \beta\right) + F_m\sin\left(\frac{\pi}{2} - \alpha\right)\cos\left(\frac{\pi}{2} - \beta\right) = F_1\cos\left(\frac{\pi}{2} - \beta\right)$$

$$F_m(\sin\alpha\cos\beta + \cos\alpha\sin\beta) = F_1\sin\beta$$

$$F_m\sin(\alpha + \beta) = F_1\sin\beta$$

得到

$$F_m = \frac{F_1\sin\beta}{\sin(\alpha + \beta)}$$

再求力 F'_m

(c)式乘以 $\sin\left(\frac{\pi}{2} - \alpha\right)$ 得

$$F_m\cos\left(\frac{\pi}{2}-\alpha\right)\sin\left(\frac{\pi}{2}-\alpha\right)-F_m'\cos\left(\frac{\pi}{2}-\beta\right)\sin\left(\frac{\pi}{2}-\alpha\right)=0 \qquad (g)$$

(d)式乘以 $\cos\left(\dfrac{\pi}{2}-\alpha\right)$ 得

$$F_m'\sin\left(\frac{\pi}{2}-\beta\right)\cos\left(\frac{\pi}{2}-\alpha\right)+F_m\sin\left(\frac{\pi}{2}-\alpha\right)\cos\left(\frac{\pi}{2}-\alpha\right)=F_1\cos\left(\frac{\pi}{2}-\alpha\right) \qquad (h)$$

(g)式减去(h)式得

$$F_m'\sin\left(\frac{\pi}{2}-\beta\right)\cos\left(\frac{\pi}{2}-\alpha\right)+F_m'\cos\left(\frac{\pi}{2}-\beta\right)\sin\left(\frac{\pi}{2}-\alpha\right)=F_1\cos\left(\frac{\pi}{2}-\alpha\right)$$

$$F_m'=\frac{F_1\sin\alpha}{\sin(\alpha+\beta)}$$

求得力 $\mathbf{F_m}$ 和 $\mathbf{F_m'}$ 的表达式后,因式中 F_1、α、β 均可测得,所以,双侧肢体的受力便可得到。

3. **恢复骨盆生理位置的转矩** 通过上述讨论可知,在使用骨盆平衡调整器对双侧肢体牵拉时,骨盆共受到三个力,即对骨盆向上的推力 $\mathbf{F_1}$、对双侧肢体的拉力 $\mathbf{F_m}$ 和 $\mathbf{F_m'}$。下面分析将说明为什么该三力能调整骨盆的歪斜,仍取骨盆为研究对象。

由于健肢较长,而双侧肢又必须放置在同一开槽横向直杆上,所以 β 角必大于 α 角,见图9-37,从式(9-38)和(9-39)知患肢侧将受到较大拉力,即 $\mathbf{F_m}>\mathbf{F_m'}$。

将力系($\mathbf{F_1}$、$\mathbf{F_m}$、$\mathbf{F_m'}$)向滑动支杆与骨盆接触处0点简化,见图9-37,方法如下:

(1)通过0点做两个力,其中一个与力 $\mathbf{F_m}$ 大小相等、方向相同,另一个则与 $\mathbf{F_m}$ 大小相等、方向相反。

(2)再通过0点做两个力,一个与 $\mathbf{F_m'}$ 大小相等,方向一致,另一个则与 $\mathbf{F_m'}$ 大小相等、方向相反。

(3)因在0点加力时,都是成对且大小相等方向相反,所以新的力系与原力系对骨盆的作用是等效的。

对新的力系可看作通过0点的一组力($\mathbf{F_1}$、$\mathbf{F_{mo}}$、$\mathbf{F_{mo}'}$)和两个力偶矩($\mathbf{F_m}$、$-\mathbf{F_{mo}}$)、($\mathbf{F_m'}$、$-\mathbf{F_{mo}'}$)组成。

前已讨论力系($\mathbf{F_1}$、$\mathbf{F_{mo}}$、$\mathbf{F_{mo}'}$)组成平衡力系。两个力偶对骨盆的作用正好反向,力偶矩($\mathbf{F_m}$、$-\mathbf{F_{mo}}$)使骨盆向患肢方向倾斜,而力偶矩($\mathbf{F_m'}$、$-\mathbf{F_{mo}'}$)则使骨盆向相反方向倾斜。两力偶臂虽有微小的差别,但由于 $\mathbf{F_m}>\mathbf{F_m'}$,所以力偶矩($\mathbf{F_m}$、$-\mathbf{F_{mo}}$)大于力偶矩($\mathbf{F_m'}$、$-\mathbf{F_{mo}'}$)。因此,力系作用的结果仍可使骨盆向患侧倾斜,具有使骨盆恢复其正常生理状态的效应。

4. **计算实例** 设一患者体重 $W=750\mathrm{N}$,拟使用骨盆平衡调整器纠正已倾斜的骨盆。安装好器械后测得患侧肢体与滑动支杆夹角 $\alpha=10°$,健侧肢体与滑动支杆间夹角 $\beta=30°$。临床滑动支杆牵拉力一般取 $\dfrac{W}{7}$。

求:①双侧肢体的受力;②恢复骨盆正常生理位置的转矩;③设曲臂摇杆的臂长为

15cm,医者所施加的力(图 9 – 37)。

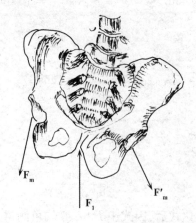

图 9 – 37　患者骨盆受力

解:治疗时滑动支杆用力为

$$F_1 = \frac{W}{7} = 107\text{N}$$

(1)根据公式

$$F_m = \frac{F_1\sin\beta}{\sin(\alpha + \beta)} \qquad F'_m = \frac{F_1\sin\alpha}{\sin(\alpha + \beta)}$$

将已知数据代入

$$F_m = \frac{107N\sin30°}{\sin(10° + 30°)} = \frac{107 \times 0.5}{0.6428} \cong 83.23\text{N}$$

$$F'_m = \frac{107N\sin10°}{\sin(10° + 30°)} = \frac{107 \times 0.1736}{0.6428} \cong 28.9\text{N}$$

即在上述情况下,患肢受力为83.23N,健肢受力为28.9N。可以看出患肢受的牵拉力明显高于健肢。

(2)骨盆恢复正常生理位置的转矩

取力偶臂为20cm,设转矩为 M,则

$$M = F_m \times 0.2m - F'_m \times 0.2m = 0.2 \times (F_m - F'_m)$$
$$= 0.2 \times (83.23 - 28.9)$$
$$= 10.87\text{Nm}$$

由计算得知,在上述条件下,骨盆受到10.87Nm 的转矩,使其恢复正常生理位置。这个转矩在治疗的整个过程中恒定地作用在已倾斜的骨盆上,它既迫使有关肌肉疲劳又促使骨盆回位。

(3)医者施加的力值

设摇柄 $L = 15$cm,螺纹倾角 $\alpha = 5°$,螺纹的平均半径 $R = 8$mm。将其代入

$$F = \frac{R\text{tg}5°}{L}(F_m\cos\alpha + F'_m\cos\beta)$$

得
$$F = \frac{0.08\mathrm{tg}5°}{0.15}(83.23\mathrm{N}\cos10° + 28.9\mathrm{N}\cos30°)$$

$$= \frac{0.08 \times 0.0875}{0.15}(83.23 \times 0.985 + 28.9 \times 0.866)\mathrm{N}$$

$$= 4.994\mathrm{N}$$

这是不考虑摩擦情况下医者用的力,实际应用时,摩擦力是不容忽视的。滑动支杆不受力时,螺旋曲柄摇杆与套管内螺纹就有一定摩擦,当滑动支杆受力时,进一步增大了螺纹法向力,摩擦力也随之增大。所以,医者所用的力将大于这个值。即便如此,使用该器械做下肢牵拉也颇省力。

三、小结与提示

(1)使用本器械时,滑动支杆的力值,一般控制在患者体重 W 的 $1/7 \sim 1/6$ 为宜。力值由零逐步增加,当徐徐达到该力值后,维持半个小时左右可促使歪斜的骨盆徐缓回位,一般2周左右即可恢复到正常生理位置。

(2)当一侧股骨头坏死后,由于疼痛,两侧肢体受力往往不对称,承重多依赖健肢,致使骨盆向健侧倾斜,骨盆两侧髋臼上缘、髂嵴上缘和坐骨底角连线不但不近于水平态,三线也往往不再平行,与水平线构成某一夹角,角度越大骨盆倾斜越严重。因此,患侧肢体相对上提,两肢体出现不等长。因此,使用本器械时,患侧脚要靠近纵向套管,即与滑动支杆夹角相对要小;而健侧肢体由于长于患侧,要使其固脚鞋离纵向套管远些,即与滑动支杆间的角度相对要大些。这样,不仅便于固结在横向直杆上,且有如上分析的积极的力学意义。

(3)固脚鞋的使用方法,临床上是不容忽视的。固脚鞋可在开槽横向直杆上做轴向移动和绕固定螺栓转动,即可使脚做内收、外展和内旋、外旋位活动或固定。如有骨性连接,则取决于股骨头骨性连接情况,以使骨性连接处增加受力为原则。

(4)在讨论恢复骨盆正常生理位置转矩时,看到歪斜的骨盆和脊柱之所以能逐渐得到恢复,是由于牵拉过程中存在着使骨盆逆向回转的转矩,该转矩的大小决定于两侧肢体与滑动支杆间的夹角,α 角越小,β 角越大,转矩就越大,使其回转的力量加强。还与两力 $\mathbf{F}_{\mathrm{mo}}$ 和 $\mathbf{F}'_{\mathrm{mo}}$ 到简化中心的距离或滑动支杆的距离有关。所以,在可能的条件下,使用该器械时应使滑动支杆的上端尽量向健肢侧偏移些。

(5)由力系简化过程得知,主矩 M 不为零,而主矢的合力 $\mathbf{F}_{\mathrm{mo}} + \mathbf{F}'_{\mathrm{mo}} + \mathbf{F}_1 = 0$,所以简化中心 o 正是矩心。因而当使用骨盆平衡调整器对骨盆牵拉时,骨盆绕矩心 o 做回位旋转,逐步达到生理位。随骨盆矫正,倾斜的脊柱也随之逐渐得到纠正。

(6)随牵拉次数的增加,歪斜的骨盆逐渐得到纠正,患侧肢体短缩逐渐得到恢复,两侧肢与滑动支杆间的夹角 α 和 β 越接近。这时,当使用同样大小的力牵拉时,扭矩值已明显减小。当两侧肢体等长,α 与 β 相等时,尽管牵拉力加大,牵拉时间加长,已不能再对骨盆产生扭矩。所以,使用本器械纠正骨盆和脊柱倾斜不存在过牵问题。即使如此,用力也要控制在确定的范围内,否则,可能使已损伤的股骨头和肢体受到不良影响。

(7)在研究骨盆回位时,只取骨盆为隔离体。这是由于骨盆以上身体与骨盆的连接除腰椎外均为软组织,而腰椎又是软硬组织分段连接,牵拉过程中,骨盆的回位颇为缓慢,微小的变形均可被软组织吸收,因此,上部对骨盆回位影响未考虑。

(8)本器械不宜用于股骨头已碎裂或有病理性纹裂等较严重损坏,牵拉会带来负面影响者。

(9)骨盆平衡调整器除上述用途外,还可用于股骨颈骨折的复位。它省时、省力、轻松自如。因牵拉是由螺旋实现,利用螺旋的自锁性,牵拉到任何位置均可自动固定,为进一步治疗带来许多方便。

(10)使用本器械的矫治效果,见图9-38,9-39。

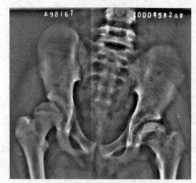

图9-38 矫治前骨盆倾斜

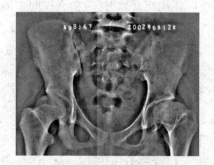

图9-39 矫治后骨盆复位闭孔等大

第十章

H·G·G 法则与广义功能适应性

第一节　H·G·G 法则概述

对股骨头坏死的治疗具有不同的观点和相应的学说,因此,也具有多种不同疗法。到目前为止,较多学者认为股骨头坏死的病因在于缺血所致,所以,常称其为"股骨头缺血性坏死"。但令人不得其解的是,多数学者同意的"血管学说",即动脉不通或静脉回流障碍引起的头坏死观点,至今临床并未得到满意的验证。再如 1979 年 Gershuni 报道的"股骨头过度增长"理论,1968 年 Tachdian 提出的"关节内压增高"理论,1982 年 Green 和 Greffin 报道的本病有"骨内压增高"和 Kieinmen 与 Bieeil 提出的"血液黏度"学说,以及还有学者提出的"生长停滞"和"甲状腺功能差"等学说,同样不能令人欣慰的是,这些学说临床实践上也均未给予有效支持。

正由于此,股骨头坏死的病因、病理过程及疗法给人们留下许多待研究的课题。

近十多年来,笔者经大量临床观察提出了"骨结构破坏"说。即因某种因素引起股骨头超微结构发生变化,使股骨头某处或某些部位微观区域强度或刚度发生改变,如果影响因素是一时性或短暂的,由于骨组织有较强的自我修复能力,可自我修复;若影响因素反复出现或较长时间存在,则在该情况下,由于应力集中缘故,导致超微结构破坏,骨小梁网架断裂、卷曲、重叠、变性和骨小梁间隙改变及骨架吸收、溶解或变异,致使在股骨头内骨小梁网架结构间隙中分布的"血管床"和"毛细血管"遭到挤压破坏而使微循环系统及血运阻断,骨失濡养,进而加速骨坏死进程,失去其正常力学性能。坏死区域不断扩大,直至发展到临床认为的所谓股骨头坏死。

笔者依此理论为依据建立了一整套完整的诊疗方法,称之为"股骨头坏死非手术、无损伤黄氏疗法"。该疗法是以中医与骨科生物力学理论为基础,充分利用中药、骨电及骨的生物力学特性,并取其叠加效应。经 1627 例临床实践,取得满意疗效。H·G·G 法则是理论分析实验研究和临床观察结果的总结,也是设计本疗法的基础。

为具体表述骨科生物力学理论在股骨头坏死治疗中的应用,作者曾提出"髋关节修复与再造准则"(简称黄顾准则或 H·G 准则)。该准则主要体现了"骨的功能适应性"这个生物材料具有的最基本特性在股骨头坏死治疗中的应用,是股骨头坏死黄氏疗法生物力学理论基础。"准则"的基本内涵是对股骨头坏死的治疗,必须同时考虑受损骨结构修复及血运两方面,两者是相辅相成的。因没有骨结构的再修复,便没有血运修复的客观环境。同样,没有血运,也不可能使坏死的股骨头得到修复或再造。

而"H·G·G法则"虽然也是以骨科生物力学理论为基础,但与"准则"内涵不同,作者提出"法则"的目的在于,如何用骨科生物力学理论具体指导临床实践。"准则"是侧重理论性指导,即治疗中应掌握的基本原则;而"法则"则是侧重临床应用,即疗法设计遵循的一般规律。两者有共同点,但也有不同之处。

H·G·G法则对临床的指导意义体现在如下5方面,它也是该法则包含的具体内容。

一、维持骨量

其实质是固本培元。所谓维持骨量,是指在对股骨头坏死的整个治疗过程,要保持并设法改善受损骨区周边骨组织的强度和质量,保持或加强骨组织的正常代谢功能。因受损骨区周边骨组织的质量与活性,是防止患区扩大和加速患区新生骨增长的基础。

二、修复与再造应力

因对受损股骨头的治疗同其他骨组织一样,是在一个开放的反馈系统中,按着功能需要进行所谓功能适应性修复或再造。所以,股骨头受损区域的修复或再造速度和质量也与该区域边界附近力环境有密切关系,适中的应力可加速边界新骨的增长,促进血运恢复,逐步修复患区的骨结构,使之恢复股骨头的正常生理功能。我们把可有效促进股骨头受损区域骨组织再生的应力称之为修复或再造应力。修复或再造应力与生理应力一样,也应存在最优值,但较生理应力更复杂的是,该值与不同个体有关,不具有统计学意义,随个体自身条件和股骨头的不同损伤情况而异。

三、电磁效应

早在19世纪初人们就开始将电磁效应用于临床,当时只是少数学者用于某些病例,直到1953年Yasuda和Fukada通过对骨的生物电效应研究,提出骨的压电效应理论后,对电刺激成骨及骨电特性研究才逐步引起人们的关注。

电磁影响骨重建的机制被认为有两方面:一是电环境能直接影响骨细胞发育过程;二是认为骨中诱发电磁场可通过细胞外物质成分性质变化影响骨重建。笔者的实验证明,电效应对骨重建确有明显影响。临床也给予了较好支持。

四、形体模造

股骨头正常几何形体的改变,不仅给患者带来痛苦,也影响其正常生理功能,依据功能适应性原理,作者创立了髋关节动态模造法,即有选择、有针对性的功能锻炼。使受损关节得到适时、适度、适式的应力。通过模造,可促使股骨头修复或再造,从而恢复或接近恢复其正常生理功能。

五、痛动互汇

引起疼痛的原因总体看是因力学环境或化学因素改变对神经刺激所致。压力梯度的改变或化学因素的改变,都会对血运和体液渗流带来不同程度的影响,而这种影响的结果又对血运和体液渗流起着负面作用,造成恶性循环。功能活动对血运和体液渗流起着推波助澜作用,对增加血运,推进体液渗流有显著影响,因此,它可降低对神经的压迫强度,缓解化学因素对神经的刺激,从而减轻痛感。而痛感的减轻又可增强患者功能活动愿望和活动量。所以说,动能制痛,痛动互汇。

第二节　维持骨量

在对股骨头坏死治疗的整个过程中,都必须注意保持和设法改善骨的强度与刚度,增强骨组织的正常代谢功能,保持受损区周边骨组织的质量与活性。以防患区扩大、并促进患区新生骨组织再生,加快患区修复或再造速度。

骨与非生命材料的根本区别在于骨具有活性,不停地进行新陈代谢、改进着自身结构,使之适应力环境变化需要。

长期以来,人们就注意到骨的形态、生长、吸收与应力间存在着复杂的依存关系,一个低于生理应力的骨可变脆弱,而一个超出生理应力的骨同样会变脆弱,对骨组织来说,生理应力具有一确定的范围。

一、临床及人体观察

关于应力调整骨的生长和吸收现象在矫形外科及骨折治疗中常有所见,如骨科手术中由于不适当的拧紧螺栓螺母而造成的应力集中可引起骨组织的吸收,导致螺栓松动;长期石膏固定的患者,由于活动受限,肢体局部得不到应有的应力而导致骨质疏松。这些已是不争的事实。大量实验也证明了上述事例的真实性,Dletrick 等在志愿者身上做过一次试验,将志愿人员腰部以下用石膏固定 6～8 周,期间对受试者尿、粪、血做有机分析及无机分析。化学分析表明,在石膏固定下,骨中钙、磷含量降低。恢复正常功能后,无机盐减少现象得到改善,含量逐渐增加,从固定的影响中全部恢复需 6～8 周。Mack 也报道宇航员在为期 4 天或更长时间的失重飞行中有类似脱钙现象。Shumskii 等的研究说明,加载增大对骨组织重建的影响。在这项研究中,用超声波方法确定 9 个单个的胫骨的声速。这 9 组是游泳,滑雪,一、二级及三级中距离赛跑,跳高,跨栏,田径及非运动员个人。结果看出,胫骨声速随各组运动员的技能而增加。声速与弹性模量的平方根成正比,因此,较大的弹性模量意味着随运动员技巧的难度增加,骨沉积及骨组织密度也增大。

二、动物实验观察

S. Woo 对狗的股干骨做全面硬板固定,结果发现引起的不是骨质疏松而是干骨皮质变薄,即骨发生了表面丢失。他还指出,增加猪的体力活动量(走步),可使腿骨的骨膜表面向外移动,和骨内膜表面向内移动。Meade 用一个植入的弹簧系统沿狗股骨的轴施加恒定压力,发现横截面积随压力的增加而增加。Liskova 和 Hert 曾指出,施加在胫骨上的间歇性弯矩,可使骨膜表面向外移动。在 Vhthoff 等的研究中,将幼龄猎兔犬的前肢固定,发现其骨内膜表面没有什么移动,可是其骨膜表面上有大量再吸收。但 Taworski 等对老猎兔犬的研究,则观察到骨膜表面没什么移动,可在骨内膜表面上有大量的再吸收。

Kazarian 等的研究很生动地说明了松质骨的内部重建。把 16 只雄恒河猴整个身体放在模子里固定 60 天,另一组 16 只雄恒河猴作为对照组,允许它们尽可能在一个笼子里自由活动,对两组猴的骨组织的实验结果比较表明,不动组猴的骨组织有可观的吸收现象,力学性质实验也反映出不动组猴再建损失现象。作者通过对山羊的实验发现,应力与骨组织增加的关系是极复杂的,并非正相关,在确定的区间内应力可促使新生骨细胞的增加,过小的应力不利于骨组织的生长和发育,同样,过大的应力对骨组织生长和发育也不利。因此,对骨组织来说,应存在有利于其形成的最佳应力值。若进一步推论,对不同类型的骨组织,应有其自身确定的应力区间,且存在其最优值。区间的范围和最优值的大小应由其自身条件决定。

三、运动负荷对未成年骨的影响

未成年骨对运动负荷的反应是通过塑形和改建共同完成的。Tuukkanen 将生长期大鼠后肢固定或神经切断,降低承受的负荷,3 周后股骨远端松质骨骨量很快丢失,但股骨长度和直径无明显变化。Weinreb 等的研究也获得了相似的结果,发育期雄性大鼠后肢一侧固定 6 周后,股骨矿物质含量明显下降,但股骨长度无变化。通过形态学观察还发现,固定 30、72 小时,破骨细胞数量明显增加,以后的变化则不明显,固定 6 周后矿物质沉积率和骨形成率明显减少。因此,他们认为运动负荷减少,既可增加骨吸收,又可减少骨形成,结果造成骨量减少。Steihaus 提出这样一假设,运动负荷的最适压力作用于骨骺将刺激骨完成正常的生长过程。如果负荷过大,反而阻碍骨的生长。Frost 把这种关系用软骨生长–压力曲线加以表述,随着压力增加骨生长也增加,而达到某一峰值后若负荷再增加,则骨生长反而减少。Woo 等的研究发现,未成年猪踏步训练 12 个月后,股骨密质骨厚度增加 17%,横截面面积增加 23%,说明骨的塑形增强。另外的一些实验研究也表明力的刺激使密质骨厚度增加,但他们观察到这主要不是骨外膜的扩张,而是由于骨内膜缩小所致,骨髓腔也因此变窄,这说明重建也可以发生在密质骨内表面。Bourrin 等的研究指出,9 周龄大鼠中度踏步训练 5 周后,胫骨近端干骺端小梁骨形成增加,骨吸收减少,主要表现为骨小梁宽度、类骨质面、骨形成双标记面和骨形成率的增加,以及破骨细胞和破骨面减少,同时密质骨体积也增加。其他一些有关发育期动物运动负荷影响的研究也表现为骨量明显增加。比如,大鼠 20 周游泳训练后肱骨矿物质含量增加 15%;大鼠转动跑训练 6 周后,胫骨和股骨的矿物质含量分别增加 15% 和 25%。

然而,相反的证据表明,强烈的运动负荷对骨生长可产生负影响。Kiiskinen 等的研究指出,14 天龄小鼠,每天训练跑 80 分钟,每分钟跑 18m,经过 12 周,股骨较对照组变粗,但当持续训练到 21 周,或每天跑步延长到 120 分钟,股骨反比对照组变细。很多学者认为,生长期动物高强度训练后骨长度和重量减少,可能是超负荷作用于骺板所致。另一些研究还看到,超负荷对骨量、骨结构及力学特性的不利影响。Slemenda 等还报道,10 ~ 25 岁女性花样滑冰运动员,训练强度与下肢和骨盆的骨密度呈负相关。

虽然影响骨生长和适应性变化的因素较多,但运动负荷的影响是无疑的。上述研究结果有些差异,可能是由于运动负荷的强度、持续时间和作用部位的不同所致。大量研究结果表明,在生长期动物骨骼,较低和中度的运动负荷将使密质骨和小梁骨新骨形成明显增加,然而,当运动负荷及持续时间超过一定限度时,则密质骨和小梁骨骨量反而减少,力学性能也有所下降。

四、运动负荷对成年骨的影响

骨的塑形到成年期基本结束,而骨的改建过程持续终生。有关负荷对成年骨改建的影响已有大量研究。Li 等将成年大鼠后肢一侧固定,造成两侧具有不同负荷,观察骨在不同负荷作用下的适应变化。结果显示,在固定 2 ~ 26 周后,高负荷侧股骨矿物质密度无统计学改变,但低负荷侧从固定第 10 周起便出现明显下降。形态学观察表明,骨小梁面积、宽度及数量在高负荷侧无变化,而低负荷侧在固定 2 周后便开始减少。Baab 等对踏步训练 20 个月的母猪股骨做形态学观察,发现密质骨骨单位增加 23%,活性骨膜面增加 27%,骨单位平均骨壁厚度也明显增加,但其横截面积和矿物质含量则无变化。Rubin 观察了成年火鸡无负荷尺骨对负荷的反应,每天施加能够产生 3000 微应变的交变负荷 300 周期,持续 8 周,形态学观察几何参数无变化,也无明显骨膜标记面增加。对人体的研究也提供了很多有意义的信息,尽管这些研究的设计和样本选择可能不完全合理。Williams 等对 20 名长跑者进行追踪观察,在集训前和 9 个月结束时分别测定受试者跟骨的矿物质含量。以同一训练方案训练 9 个月后骨矿物质含量增加 3.11%,而当训练方案中途变化时,矿物质含量无明显变化。因此,他们认为持续的同一水平的负荷对增加小梁骨矿物质有一定作用,而变化的负荷则可能只产生很小的影响。Snow Harter 等对近 20 岁的女性进行 8 个月负荷或慢跑训练表明,两者可使骨密度分别增加 1.2% 和 1.3%。另外的一些研究则表明,负重训练并没有使椎骨、跟骨和股骨颈的矿物质含量增加。

与上述纵向研究结果不同,为数众多的横向研究相似地表明运动和静止对骨产生明显不同的影响。这些研究主要测定骨矿物质含量变化。运动负荷使骨量多于相对静止的对照组,桡骨为 6.5% ~ 9%,腰椎为 10% 左右,股骨上端为 8% 左右,骨盆为 11% 左右。这些结果与 Priues 早期所描述的相似。他指出,不同劳动工种的骨结构存在差异,体力劳动者较坐办公室者骨量多。

然而,并不是所有的横向研究都支持上述结果。Nillson 等早年对参加国际比赛的运动员和不参加体育活动者对照进行骨密度测定,结果表明,从不同训练项目的正式运动员到不参加运动者对照骨密度有一个逐渐减少的趋势,但差别不明显。尽管 Bertram 等对上述结果有疑议,但上述结果可提示,通过训练增加骨量有一个限度。此外,在短期研究中,Dalen 等对 49～59 岁办公室人员训练 3 个月后,桡骨远端、肱骨头和跟骨的矿物质含量无明显变化。而 Bilanin 等甚至获得了更极端的结果,他们报道一组 28 岁男性长跑者脊柱骨密度为低值。当然该结果可能受其样本选择等方面的影响。

在横向研究中,样本的选择非常重要,若对受试者负荷史缺乏了解,其基础骨量也难以估计准确,最后结果会有偏差,特别是未成年期负荷史更重要,因为未成年骨对负荷更敏感。其次,横向研究只能比较两组间差异,不能说明运动负荷使个体骨量增加、减少、或无变化。

上述横向研究表明,运动负荷组有较高的骨量。而纵向研究却提示运动负荷使骨量略增加或不增加。因此,可以认为,运动负荷对成年骨的作用可能主要是保存骨量,当然不排除其骨量少量增加。这与 Frost 的"普通骨改建主要保存骨量"的假设相一致。

五、负荷与疏松骨

疏松骨主要见于长期废用、绝经后女性及老年骨骼。骨质疏松是目前广为关注的课题。骨质疏松由多种因素产生,其好转也受多种因素影响,而运动负荷则是最重要因素之一。Lane 等对男性和女性长跑者的骨量进行观察,他们通过 CT 对受试者第一腰椎骨矿物质含量进行测定,同对照组比较发现长跑者增加约 40%。Cheng 等的研究指出,绝经后女性参加强有力的运动后,跟骨矿物质含量明显大于对照者。Jacobsen 等比较了绝经后运动员与同龄非运动员桡骨和腰椎骨矿物质含量,结果前者明显高于后者,前者与运动员的矿物质含量接近。但是 Kirk 等报道,绝经后参加长跑训练的女性与同龄对照组比较,脊柱矿物质含量无差异。Barengolts 等通过动物实验证实了运动负荷对疏松骨的影响。他对 9 个月龄大鼠做双侧卵巢切除,3 个月后发生骨质疏松,然后进行自由活动、低强度训练和中等强度训练,观察大鼠股骨、胫骨和第四腰椎的矿物质含量、股骨力学性质和形态学观察指标的变化。结果卵巢切除的大鼠,未训练组骨矿物质含量和力学性能最低,低强度训练组骨矿物质含量明显大于前者,中度训练组的股骨力学特性也较未训练组高。而两训练组椎体矿物质含量、股骨的应变、弹性模量、长度以及密质骨横截面积等均无差异。非卵巢切除对照组大鼠,无论训练与否,矿物质含量、力学特性及形态观察指标均无差异。

纵向研究提供了更令人满意的结果。Chow 等把绝经后 7 年的女性受试者随机分组,分别进行有氧训练和有氧加耐力训练。12 个月后,后者骨量增加 8%,比对照组明显增多。Rikli 等用相似的方案对 57～83 岁女性进行训练,由于其强度不如前者,所以桡骨矿物质含量增加较少。Dalsky 等对 17 名 55～70 岁女性进行行走、慢跑和爬楼梯训练,每周 3 次,9 个月后腰椎骨矿物质含量增加 5.2%,22 个月后增加 6.1%,而停止训练 13 个月后,骨矿物质含量只比原来多1.1%。说明不连续训练不利于维持骨量。

负重训练明显影响绝经后女性骨量。Simkin等报道,上肢负重训练5个月后桡骨远端骨密度增加3.8%。Beverley等报道,进行网球训练每天3次,6周后腕部骨矿物质含量增加3.4%,但停止训练6个月后却低于原水平2.65%。Pruitt等对53岁的一组女性持续训练9个月后发现,其腰椎骨密度增加1.6%,而桡骨远端和股骨颈则无变化。Smith等的结果与上述报道稍有不同,他们对212名近绝经期和绝经期女性进行4年对比观察,其训练方式包括跳舞、行走和慢跑,结果矿物质含量没有增加,但相对对照者矿物丢失减少。

众多的研究结果表明,运动负荷可以使疏松骨骨量增加,其增加的数量可能不很多,而且有部位差异。如果运动负荷停止,则增加的骨量可以再度丢失。

六、管见

上述临床和实验观察提示,生命体的一个基本特征就是不管外界环境如何变化,生物体内部都要保持其稳定性和连续性。而这种保持并不是消极的、一成不变的维持,它是通过对力环境变化的适应性来实现的。

力环境对生物体的作用问题,是一个复杂而深刻的课题,生物对力环境变化持续时间的长短及所受刺激程度的强弱以不同方式反应于环境的变化。骨组织在每个受力水平上都存在着复杂而敏感的内部调节系统,具有来自生物体本身各部分和来自环境的错综复杂的反馈系统。生物体就是依靠这种伺服机构来维持系统的稳定性和连续性,并使之适当地变化以应对所遭受到的内部及外部环境的改变,尤其力环境。

股骨头损伤对生物体本身的"内环境"的稳定带来了破坏和失调,因其坏死过程一般较长,因此,它不像骨折那样有着明显的应激反应,此时,生物体对股骨头的损伤表现将产生对抗反应,我们称之为"新的功能适应过程",这个过程与外界环境有关。这个适应过程的反馈路线是开放的,与所受力环境有关,从而是可以干预的,因此,对股骨头坏死采用不同的疗法将有不同的治疗效果。

由于骨的功能是躯体的支架,承受载荷,维持运动,因此,它对应力的反应是敏感的。骨组织以其形态、结构、密度分布等充分适应所处应力状态的分布。骨对所处应力状态的反馈机制目前尚不清楚,可能是化学物质的传递,也可能与生物电参与有关。但所有这些表现无非是对应力变化做出的反应,也可认为是连锁反应中的二级反应。从生物力学观点看,是一个力学状态控制了骨的生长和吸收,作为生物材料的股骨头坏死的修复或再造也必须考虑这一原理。

所谓维持骨量,就是维持受损骨区周边骨组织的质量,即在股骨头坏死的整个治疗过程,都要注意保持、最好是不断改善该区域骨组织的强度和质量,增强骨组织的活性,保持其正常代谢功能,是防止患区扩大,加快患区新生骨组织增长的基础。

第三节　修复与再造应力

一、修复与再造应力概述

上述已知,生命体的基本特征就是不管外界环境如何变化,生物体内部都要保持其稳定性和连续性,且这种变化是通过对环境的适应来实现的。骨组织同样具有敏感而复杂的调节系统,有着来自生物体本身和对环境的复杂的反馈系统,所以,骨组织就是依靠这种伺服机构达到自身调节,使之不断变化以适应环境的改变。

由于股骨头的功能就是承受载荷、维持运动,它的外部环境主要是指力环境,所以,它对应力的反应是敏感的,股骨头的外部形态、内部结构及骨小梁分布等都充分与其受力情况相适应。

所谓修复与再造应力是指髋关节受到的有利于股骨头坏死区恢复或接近恢复其正常生理功能的应力。这个应力也具有区间,即其大小应有一定范围,且有最优值,但它只能是相对某一患者自身而言,不具有统计学意义,不同患者,不同损伤程度其最优值具有不同的量值。

二、与生理应力的异同

应特别指出的是修复与再造应力这个概念不同于"生理应力",生理应力是对治疗骨折而言,即骨组织受到的是"硬"伤,突然的破坏,因此,骨组织受损处周边与其正常骨组织无明显异样,其强度、刚度、活力与正常骨组织大体是一致的。在这种情况下,受损处骨组织承载能力与正常骨无明显区别。所以,只要条件允许(如能实现固定稳定),其承载能力与正常骨一致。它重建所需外部环境与正常骨大体相同,即重建过程需要的是正常生理状态下的应力水平,所以,我们把骨折处骨组织重建所需的应力称为生理应力。

对骨折治疗而言,我们把生理应力定义为:骨折端受到的可加快骨折端愈合速度、提高愈合质量的断面应力值。对生理应力这个概念我们还做过进一步叙述,提出生理应力可分为恒定生理应力和间断性生理应力。目前,临床上恒定生理应力多是由器械给予的,它可增加断面摩擦力,增强固定稳定性,缩小新生骨细胞爬行距离;而间断性生理应力则多是由功能活动、肌肉内在动力产生的,一般并非周期性的,它可促进局部血循环,激发断端新生骨细胞增长。这种分法不仅是客观存在的,也是临床上所需要的。一般骨折治疗中所谓生理应力是指两者叠加。尤其间断性生理应力,对加快断面愈合,提高愈合质量最为有益。

还需指出,在不同治疗阶段,生理应力内涵也有差别,临床初期,主要表现为断面法向压应力;中、后期,尤其后期拉、压、剪力、对断面修复和改建都是有益的。这正体现了骨的功能适应性,即骨的结构和形态正反映了它的生物力学功能特性。

　　修复与再造应力和生理应力是两个不同概念。提出两个概念的依据是一致的,即都是以骨的功能适应性理论为基础,在某些表达形式上也有相似之处,如都有自己确定的区间,但两者的内涵却完全不同。

　　(1)首先是使用对象不同。生理应力是对骨折治疗而言,损伤处的骨组织其力学性质、生物活性未发生明显变化;而修复与再造应力是针对股骨头坏死提出的,股骨头内或皮层组织力学性质可能已发生变化,部分区域已不再具有正常生理功能与活性。

　　(2)在骨折治疗中一般存在"恒定生理应力"。恒定生理应力在骨折治疗中的作用是增大断面摩擦力,增强固定稳定性,缩短新生骨细胞爬行距离;而在股骨头坏死治疗中,则一般不存在"恒定修复与再造应力"。

　　(3)"间断性生理应力"在骨折治疗初期主要表现为压应力,只有在中、后期,拉、压、剪应力才是有益的,尤其是后期,以保证重建的骨组织能较好地适应其应有功能;修复与再造应力则不然,间断性修复与再造应力的拉、压、剪应力,在股骨头坏死治疗的任何阶段都是有益的。股骨头受力除拉、压、剪力外,还可遭受弯矩和扭矩,而弯矩和扭矩在股骨头内断面里仍表现为拉、压和剪切三种内力。所以,增强股骨头内抗拉、压、剪的能力,才是整个修复过程所必需的。为说明间断性修复与再造应力的性质与作用,在此我们利用材料力学知识对股骨头内部的受力情况做一定性分析。

三、股骨头(颈)的受力

　　股骨头(颈)受力在全身各关节中相对最大,这是由于人体结构特征所决定的。它除承受体重及附加负重外,还有偏心压缩及动态冲击力等。为了解股骨头(颈)的应力状态,首先需了解其所受外力情况。

　　为简化研究,我们把股骨头(颈)与股骨的几何结构看作一悬臂梁,这并不失一般性。由于股骨头(颈)受力复杂,如从事体育活动、艺术体操者,可做出各种各样动作。所以,就多种受力可能方式做一简单分析。

　　为便于讨论,我们首先建立一坐标系:设 y 轴沿股骨颈轴线,在 y 轴与股骨轴线相交的平面内做 z 轴与 y 轴垂直,并与 y 轴交于 o 点,x 轴通过 o 点且与 yoz 平面垂直,如图 10 – 1 示,其方向按右手法则确定。在上述参数系下,我们讨论如下几种情况。

　　(1)图 10 – 1(a)是人们研究较多的一种受力状态,设合力 R 作用在 yoz 平面内,且力 R 与 y 轴正向交成锐角。我们可把 R 分解为两个力,一个沿 y 轴 R_1,一个沿 z 轴 R_2,这时 R 的作用相当两个分力共同的作用。R_1 平行 y 轴,方向与 y 轴相反;R_2 平行 z 轴,方向与 z 轴相反。因而,股骨头(颈)相当同时受到两个力 R_1 与 R_2 的作用,产生两种变形,即沿 y 轴的压缩和在 yoz 平面内的弯曲。

　　(2)图 10 – 1(b)示,受到的 R 的力线与 y 轴正向交成钝角,我们仍可将其沿 y 轴和 z 轴分解为两个分量。R_1 与 y 轴方向相同,R_2 与 z 轴方向相反。这时,股骨头(颈)相当于同时受到两个力作用,即沿 y 轴方向的拉力和一个在 yoz 平面内的弯矩,产生拉伸和弯曲两种变形。

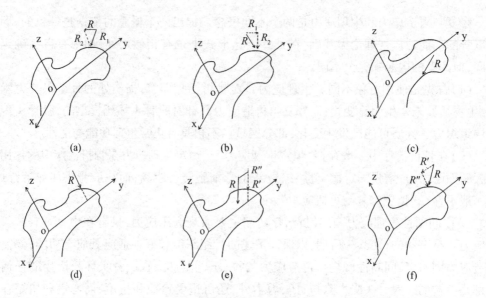

图 10 - 1　股骨头(颈)受力示意图

（3）图 10 -1(c)示,作用力在 xoy 平面内,且与 ox 轴平行。这时,股骨头(颈)只受到一个弯矩作用,即只在 xoy 平面内产生弯曲变形。

（4）图 10 -1(d)示,作用力 R 在 yoz 平面内,且垂直 y 轴。这时,股骨头(颈)也只受到一个弯矩,在 yoz 平面产生弯曲变形。

（5）图 10 -1(e)示,R 作用点偏离 y 轴,并与 xoy 平面垂直,为观察该力作用的效应,设力 R 到 xoz 平面的距离是 a,到 xoz 平面的距离是 d。根据力线平移定理,我们在 y 轴上取长为 d 的一点,加上一对平衡力系 R' 和 R'',使 $R' = R$,$R'' = -R$,显然,力系(R、R'、R'')与 R 等效,然而,力 R 与 R'' 是等值、反向、不共线的平行力,它们构成一个力偶(R、R''),其力偶矩 $M(R、R'') = -Ra$(a 是 R 的力线到 y 轴的距离),即力偶矩 M 等于力 R 到 y 轴的矩。因此,力 R 作用的结果,相当一个力加一个力偶矩之合,即股骨头(颈产生一个在 yoz 平面内的弯曲及绕 oy 轴的转动两个变形的叠加。

（6）图 10 -1(f)示,力 R 既偏离 oy 轴,又不与 xoz 平面平行,但与 yoz 平面平行。

若设在 yoz 平面上投影与 oy 轴正向成锐角。这时,我们可将力 R 在三坐标轴上投影,已知在 x 轴投影为 o,设在 oy 轴投影为 R',在 oz 轴投影为 R''。

由于骨的变形可以忽略,所以,讨论均可利用力线平移定理。

由(5)知,R'' 相当一个力和一个力偶矩之合;R' 作用的结果,相当一偏心压缩。这样,作用的结果与两个弯矩、一个扭矩和一个压力等效。

以上只是举出几种特例,更一般情况应是力 R 作用点、方向是任意的。这时,可首先将力分解成平行三坐标轴的分量,对每个分量均可用上述特例办法处理。

通过上述讨论,可归结如下:不管股骨头(颈)受力多么复杂,最后总可把它归结为五种基本方式:拉伸、压缩、剪切、扭转和弯曲。因此,为便于研究,只要能了解每种基本受力情况下股骨头(颈)的应力状态,就可掌握其一般情况。

四、应力状态概述

为深入了解股骨头(颈)受力后内部应力的分布情况,必须清楚应力状态概念。

通过受力杆件内的一个点的所有截面上的应力情况的集合,称为该点的应力状态。研究一点的应力状态时,是围绕该点取边长为无限小的六面体——单元体。从受力杆内任一点取出任一方向的单元体,其侧面上既有正应力又有剪应力作用,如图10 - 2(a)所示。各面有三个应力分量,由剪应力互等定理知 $\tau_{xy} = \tau_{yx}$,$\tau_{yz} = \tau_{zy}$,$\tau_{zx} = \tau_{xz}$,故单元体上有独立的六个应力分量。当坐标旋转时各应力分量所产生的变换与张量分量的变换一样,故各应力分量组成应力张量。可写成对称矩阵形式来表达

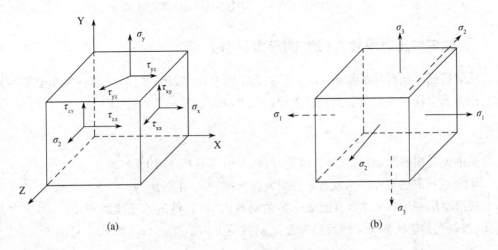

(a)　　　　　　　　　　(b)

图 10 - 2　点的应力状态

$$\sigma = \begin{vmatrix} \sigma_z & \iota_{xy} & \iota_{xz} \\ \iota_{yx} & \sigma_y & \iota_{yz} \\ \iota_{zx} & \iota_{xy} & \sigma_z \end{vmatrix}$$

根据理论分析知,任何应力状态总可以找到三对互相垂直的面,在这些面上剪应力等于零,而只有正应力[图10 - 2(b)]。这样的面称为主平面,主平面上的正应力称为主应力。一般以 σ_1,σ_2,σ_3 表示(按代数值 $\sigma_1 > \sigma_2 > \sigma_3$)。如果三个主应力都不等于零,称为三向应力状态。如果只有一个主应力等于零,称为二向应力状态。如果有两个主应力等于零,称为单向应力状态。

平面应力状态(图10 - 3)中包括二向[图10 - 3(a)]及单向应力状态[图10 - 3(b)]以及纯剪切力应力状态[图10 - 3(c)]。骨折通常发生在应力最大的表面点。

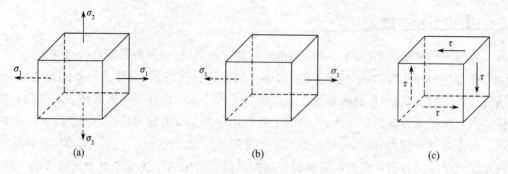

图 10 - 3　平面应力状态

（a）二向应力状态；（b）单向应力状态；（c）纯剪切应力状态

五、轴向拉压时股骨头(颈)的应力状态

轴向拉压时任意横截面 m - m 上只引起正应力 σ[图 10 - 4(a)]，它在截面上均匀分布。该截面上任一点 C 的应力情况为单向应力状态。

$$\sigma = \frac{N}{A}$$

其中 A 是横截面面积；N 是截面受力，其大小等于 P[图 10 - 4(b)]。

从 C 点所取的单元体出发进一步研究斜截面 p - p 上的应力。

现假想用一与单元体竖直面成 α 角的斜截面 p - p 将该单元体切开，取一部分为分离体，该斜面的法线 n 与 x 轴的夹角为 α，斜截面上作用有 $\sigma_\alpha, \tau_\alpha$[图 10 - 4(c)]。

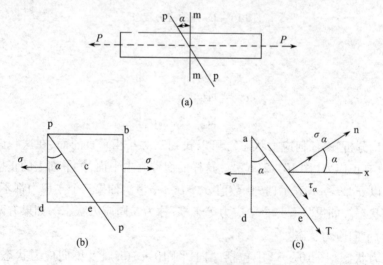

图 10 - 4　轴向拉压斜截面应力

根据平衡条件，将该分离体上所有的力投影到 n 轴上，则

$$\sum P_n = 0$$

$$\sigma_\alpha \cdot dA_\alpha - (\sigma dA_\alpha \cdot \cos\alpha) \cdot \cos\alpha = 0$$

式中, dA_α 为斜面面积, $dA_\alpha\cos\alpha$ 为横面面积, 消去公因子 dA_α, 得

$$\sigma_\alpha = \sigma\cos^2\alpha \tag{a}$$

同理, 将分离体上所有的力投影到 T 轴上, 则

$$\sum P_T = 0$$

$$\tau_\alpha dA_\alpha - (\sigma dA_\alpha\cos\alpha)\sin\alpha = 0$$

消去 dA_α, 得

$$\tau_\alpha = \sigma\sin\alpha\,\cos\alpha \tag{b}$$

利用三角关系式

$$\cos^2\alpha = \frac{1}{2} + \frac{1}{2}\cos2\alpha$$

$$\sin\alpha\cos\alpha = \frac{1}{2}\sin1\alpha \tag{c}$$

可将(a)、(b)式改写为

$$\sigma_\alpha = \frac{\sigma}{2} + \frac{\sigma}{2}\cos2\alpha$$

$$\tau_\alpha = \frac{\sigma}{2}\sin2\alpha \tag{10-1}$$

由上两式可知, σ_α 和 τ_α 均随角 α 而变化, 当 α 等于零和 π 时, σ_α 的值达到最大, 即

$$\sigma_{(\alpha=0\pi)} = \sigma_{\max} = \sigma \tag{10-2}$$

上式表明, 原来横截面上的正应力 σ 就是所有斜截面中的最大正应力。当 α 等于 $\pm\pi/2$ 时, 它的值最小, 即

$$\sigma_\alpha = \pm\frac{\pi}{2} = \sigma_{\min} = 0 \tag{10-3}$$

即纵截面上正应力等于零。

在横纵截面上正应力为极值, 而剪应力等于零。故知这两个极值正应力是为主应力。关于正应力达到极值的面上剪应力等于零这一性质是普遍的, 不仅在单向应力状态里正确, 在任何应力状态里都正确。

对 τ_α 来说, 当 α 等于 $\pi/4$ 时, 达到最大值, 即

$$\tau_\alpha = \pi/4 = \tau_{\max} = \frac{\sigma}{2} \tag{10-4}$$

当 α 等于 $-\pi/4$ 时, τ_α 达到最小值(按代数值), 有

$$\tau_\alpha = -\pi/4 = \tau_{\min} = -\frac{\sigma}{2} \tag{10-5}$$

即绝对值最大的剪应力发生在与横截面成 $\pm\pi/4$ 弧度角的面上, 它们的大小相等, 都等于 $\sigma/2$, 一为正值, 一为负值。

剪应力的极值, 即最大和最小剪应力, 也称主剪应力。

图 10 – 5 表示 C 点沿任一斜截面方位[图 10 – 5(a)]及沿剪应力为极值的方位[图 10 – 5(b)]所取的单元体应力情况。

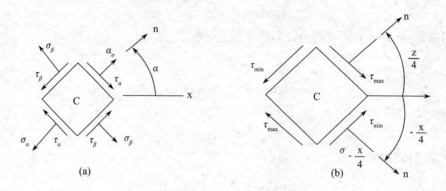

图 10 – 5　在 C 点沿不同方向所截的单元体

应力正负号的规则:正应力 σ 以拉为正,以压为负;剪应力 τ 以对内点成顺时针转为正,反时针转为负。α 角则从水平轴 x 量起,以反时针转为正,顺时针转为负。

六、扭转时股骨头(颈)的应力状态

骨受到绕骨轴线转动的力偶矩作用时产生扭转变形,在横纵截面上产生剪应力。距轴线越远的点处剪应力越大,最大剪应力发生在外边缘点处。从外边缘处某点截出一单元体[图 10 – 6(a)],其左右面上有 τ_{yx}(指在 x 面 y 向的剪应力),上下面上有 τ_{yx}(y 面 x 向的剪应力),为纯剪切应力状态。下面来研究它的斜截面上的应力[图 10 – 6(b)]。

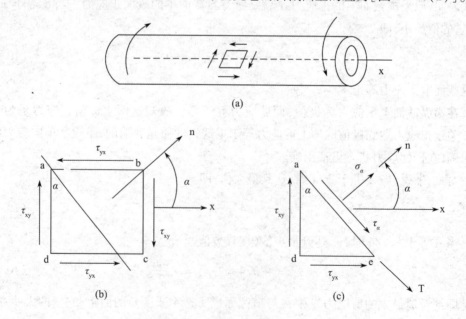

图 10 – 6　扭转斜截面应力

假想用一与单元体的竖直面成 α 角的斜截面将该单元体截开,取一部分为分离体[图10-6(c)],该斜截面的法线 n 与 x 轴的夹角为 α,作用有未知的 σ_α 和 τ_α。

由平衡条件,将分离体上所有的力向 n 轴投影,则

$$\sum P_n = 0$$

$$\sigma_\alpha dA_\alpha + (\tau_{xy}dA_\alpha \cos\alpha)\sin\alpha + (\tau_{yx}dA_\alpha \cdot \sin\alpha) \cdot \cos\alpha = 0$$

式中,dA_α 为斜面面积,考虑到 $|\tau_{yx}| = \tau_{xy}$,经变换上式可写为

$$\sigma_\alpha = -\tau_{xy}\sin2\alpha \qquad (10-6)$$

同理,将分离体上所有的力向 T 轴投影,经变换最后得

$$\tau_\alpha = \tau_{xy}\cos2\alpha \qquad (10-7)$$

式(10-6)和(10-7)是单元体任意斜截面上的正应力和剪应力的表达式。σ_α 和 τ_α 均随角 α 而改变。

$$当 \alpha = -\pi/4 时,\sigma_\alpha = \sigma_{max} = \sigma_1 = \tau_{xy}$$
$$当 \alpha = \pm\pi/4 时,\sigma_\alpha = \sigma_{min} = \sigma_3 = -\tau_{xy} \qquad (10-8)$$

这表明除了单元体原来位置上无正应力外,任何斜截面上都有正应力,并当 $\alpha = \pm\pi/4$ 时达到极值,此时剪应力等于零[图10-7(a)]。

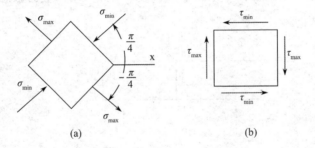

(a)　　　　　　　　　　(b)

图10-7　纯剪切的应力极值

当 α 等于 0 和 $\pi/2$ 时,τ_α 达到极值,即

$$\tau_{max} = \tau_{xy}(\alpha = 0)$$
$$\tau_{min} = -\tau_{xy} \quad \alpha = \frac{\pi}{2} \qquad (10-9)$$

这就是原来单元体上的剪应力[图10-7(b)]。

七、弯曲时股骨头(颈)的应力状态

骨在力偶作用下[图10-8(a)],横截面只有弯曲正应力,中性轴一侧为拉应力,另一侧为压应力,中性轴上正应力等于零,离中性轴最远的边缘处正应力最大[图10-8(b)],因骨对中性轴不对称,最大拉应力、最大压应力以及相应的应变并不相等。从上下边缘点处截取单元体[图10-8(c)、(d)],其受力是单向应力状态。当弯曲载荷增大时,受压区常因压应力使骨纤维压皱。受拉区在表层斜截面上同时出现拉应力和剪应力,因

此受拉区的骨折常发生短斜锯齿形的剪断及横行的拉断[图10-8(a)]。

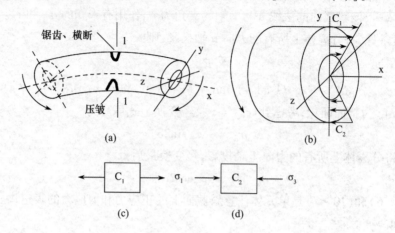

图 10-8　纯弯曲骨折类型

骨在剪切弯曲中[图10-9(a)]，任一横截面 m-m 既有弯矩又有剪力，相应的既有正应力又有剪应力。由于非均匀分布，从不同点取出单元体，比如下边缘 1 点处为单向应力状态其上作用着主拉应力 σ_1[图10-9(b)]。2 点为平面应力状态其上作用着 σ_x，τ_{xy}，τ_{yx}[图10-9(c)]。

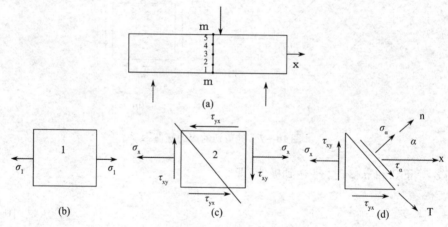

图 10-9　剪切弯曲的应力状态

现在来研究平面应力状态的斜截面上的应力，并进而求出最大正应力和最大剪应力。

利用截面法，用一斜截面从图示单元体截出一部分作为分离体[图10-9(d)]。

由于此应力情况等于单向和纯剪切应力情况的叠加，所以根据叠加原理，它的斜面上的应力就等于

$$\sigma_\alpha = \frac{\sigma_x}{2} + \frac{\sigma_x}{2}\cos2\alpha - \tau_{xy}\sin2\alpha$$

$$(10-10)$$

$$\tau_\alpha = \frac{\sigma_x}{2} + \tau_{xy}\cos2\alpha$$

现在来求正应力的 σ_α 极值,即主应力。由式(10-10)可知 σ_α 是 α 的函数。将该式对 α 求导数,并令它等于零,即

$$\frac{d\sigma_\alpha}{d_\alpha} = -\sigma_x\sin2\alpha - 2\tau_{xy}\cos2\alpha = 0$$

由此得

$$\text{tg}2\alpha = \frac{2\tau_{xy}}{\sigma_x}$$

$$(10-11)$$

此式表明,2α 在 2π 范围内有两个根,它们相差 π 值。那么主应力作用面的方位角 α 有相差 $\pi/2$ 的两个根 α_1 和 α_3,当 $\sigma_x>0,\tau_{xy}>0$ 时 α_1 为小于 $\pi/4$ 的负角对应于 σ_α 的极大值 $\sigma_{\max}$ 或 σ_1[图10-10(a)],α_3 对应于 σ_2 的极小值 $\sigma_{\min}$ 或 σ_3。确定 α_1 或 α_3 值后,将此值代入式(10-10),即可求得 σ_1 或 σ_3。

也可利用三角关系代入式(10-10),得主应力的计算公式

$$\begin{aligned} \sigma_{\max} &= \sigma_1 \\ \sigma_{\min} &= \sigma_3 \end{aligned} = \frac{\sigma_x}{2} \pm \sqrt{\frac{\sigma_x}{2}^2 + \tau_x^2}$$

$$(10-12)$$

上式根号前取"+"号时为 σ_1,取"-"号时为 σ_3。

欲求剪应力的极值,方法同求正应力的极值一样,不再重复。计算公式为

$$\begin{aligned} \tau_{\max} \\ \tau_{\min} \end{aligned} = \pm\sqrt{\frac{\sigma_x}{2}^2 + \tau_x^2} = \pm\frac{\sigma_1-\sigma_3}{2}$$

$$(10-13)$$

即主剪应力等于主应力之差的一半。主剪应力作用的方位为平分 σ_1 和 σ_3 的方向[图10-10(b)]。

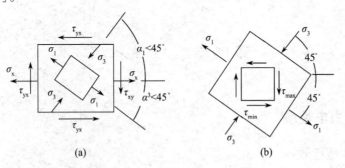

图10-10 弯曲主应力及主剪应力

以上分析了剪切弯曲中任一点的应力情况。在截面 m-m 上,不同的点处主应力的大小不同、方向也不同,比如1点主应力 σ_1 的方向沿 x 轴,2点主应力 σ_1 沿 x 轴顺时针转小于45°角,3点在中性层上,为纯剪切应力状态,主应力 σ_1 与 x 轴成顺时针45°。

八、简述

(1)以上对各种单一载荷分别做了讨论,但股骨头(颈)很少只有一种载荷形式。在体内的载荷是复杂的,主要原因是其几何结构不规则,且始终受到多种不定的载荷。骨折形态的临床观察表明,仅极少数的骨折系由一种或两种载荷造成,多数骨折是由复合的多种载荷造成的。

(2)股骨头(颈)在不同载荷下各点的应力状态也不同。但无论在什么载荷情况下,其内任一点受到的都是拉、压和(或)剪应力。所以,上述三种应力是影响骨重建的重要因素。即它们决定了骨组织的重建速度、质量和几何形状及内部结构。

(3)修复与再造应力都是股骨头坏死治疗中所需要的。没有它的存在,不仅会延长疗程,且愈后的股骨头不一定能适应正常功能需要,而导致最终治疗失败。但修复应力与再造应力还是有区别的。前者,股骨头虽出现坏死,但损伤还不太严重,愈后仍可保持其原有几何形状与结构,在这种情况下,治疗过程中所需应力称之为"修复应力";后者,股骨头损伤严重,即便治愈,也难以再恢复其固有几何形状与结构,所谓治愈是恢复或基本恢复正常功能,在该情况下治疗过程中所需应力称之为"再造应力"。

再造应力的最优值,一般小于"修复应力"。它们与生理应力之间有如下关系:生理应力≥修复应力≥再造应力。

(4)对原始六面单元体,各截面上均作用有正应力和剪应力的情况,可以证明:总可以找到由三对相互垂直的主平面组成的主单元体及三对主平面上的三个主应力。三个主应力通常用 σ_1、σ_2、σ_3 表示,且按代数值的大小顺序排列为 $\sigma_1 > \sigma_2 > \sigma_3$。

通过上述讨论得知,在一般情况下股骨头内骨组织的重建需要的是拉、压、剪应力的综合结果,骨小梁的排列走向就是沿着最大主应力方向。因此,对受损股骨头治疗给予的间断性修复与再造应力自始至终需要的是拉、压、剪应力。三种应力均可通过功能锻炼获得。

第四节 电磁效应

一、骨的力电性质

(一)骨的压电效应

1. 简述 矿物晶体受应力作用而发生变形时,在其相对的两个外表面上出现数量相等、符号相反的电荷,电荷密度和应力成正比。这种现象称为压电效应。自然界中 32 类矿物晶体中有 26 类显示了压电性,并有结构异向和电中心不对称特点。

在骨重建机制的研究中,压电效应占有很重要的地位。1962 年 Bassett 提出应力促进骨重建的原因可能是应力在骨内产生的电位,正是这种电位引起细胞反应导致骨生长

（正压电效应），进而认为既然应力产生的电位促进骨重建，那么不加应力而是外加电信号也应引起细胞反应达到促进骨重建目的（逆压电效应）。压电效应不同于体内生物电（心电、脑电和肌电等），它和体内新陈代谢无关，不但存在于生命状态的骨中，也存在于非生命状态的骨中。而生物电则依赖于细胞的活力。压电效应只和骨的化学成分、物理结构和几何结构有关。骨组织主要由羟基磷灰石（占75%的重量）和胶原纤维构成，Kay等研究了羟基磷灰石的结构，确定其晶体结构是属于对称电中心的点群，不可能具有压电效应。骨的压电效应产生于胶原纤维。

2. 压电效应产生机制　关于压电效应产生机制有两种理论。

（1）压电性机制：Yasuda 和 Fukada 认为压电晶体施加机械应力，会引起极化，即在单位体积内形成电偶极矩，而产生正负电荷的分离。例如，石英等晶体受到压缩或拉伸时会使晶体变形，使正负电荷的重心分离，分子上形成偶极矩，使晶体表面发生电荷重新分配，而产生了电位变化，这就是正压电效应。反过来，施电压于压电晶体某些表面，会使该晶体变形产生应变，这就是逆压电效应。

对于骨组织，骨中胶原纤维是以氢键或交叉耦连形式存在的，并且整齐地排列成非对称形式，当受到压、拉应力后，使胶原纤维发生位移而带电，产生了压电效应。

（2）半导体机制：Becker 认为骨组织是由胶原纤维和羟基磷灰石组成。胶原纤维是带负电的 N 型半导体，磷灰石是带正电的 P 型半导体。它们形成 PN 结，此 PN 结对应力非常敏感，当骨组织受力后就会有电位产生出现压电效应。

这两种机制理论均系假说，有其不足之处，现在有骨受载荷时胶原分子电荷位移的理论，特别倾向于骨的电行为是骨中压电性分子的单独或集合作用的结果。

3. 压电效应的数学模型　研究骨的压电性有以下两个模型。

（1）经典的压电效应模型：从压电效应可知，物质中由应力而产生的极化效应与施加的应力呈线性关系。设极化作用以向量 P 表示，$P = \begin{bmatrix} P_x & P_y & P_z \end{bmatrix}^T$，应力 $\sigma_{\sigma_{ij}}(i,j = 1、2、3)$，极化的一个分量可以用应力分量成线性关系表示为

$$\{P\} = [d]\{\sigma_{ij}\} \tag{10-14}$$

式中[d]为压电系数矩阵，每一元素 d_{ij} 为一常量。

$$[d] = \begin{bmatrix} d_{11} & d_{12} & d_{13} & d_{14} & d_{15} & d_{16} \\ d_{21} & d_{22} & d_{23} & d_{24} & d_{25} & d_{26} \\ d_{31} & d_{32} & d_{33} & d_{34} & d_{35} & d_{36} \end{bmatrix} \tag{10-15}$$

Yasuda 与 Fukada 得出干燥骨的 $[d]$ 为

$$[d] = \begin{bmatrix} 0 & 0 & 0 & 0.2167 & 0 & 0 \\ 0 & 0 & 0 & 0 & -0.2167 & 0 \\ 0 & 0 & 0 & 0 & 0 & 0 \end{bmatrix}$$

系数值单位为 10^{-12} C/N。Liboff 对湿润骨取 $[d]$ 值为

$$\begin{bmatrix} 0 & 0.016 & -0.017 & 0.130 & 0.001 & ? \\ 0.009 & 0.002 & -0.006 & 0.011 & 0.203 & ? \\ -0.107 & -0.019 & 0.005 & ? & ? & 0.036 \end{bmatrix}$$

依这些结果可知,骨的压电效应由 d_{14} 和 d_{25} 所支配的剪应力来决定,压电系数值由骨试件的含水量和周期载荷的频率所决定。

(2)弯曲骨中压电效应模型:Williams 与 Breger 做简化假设如下。

①弯曲的平面应力方程能充分描述骨长条悬臂梁弯曲时的应力分布。剪应力为

$$\sigma_{yz} = \frac{-3F}{4bh^3}(h^2 - y^2) \tag{10-16}$$

式中 F 为施加在自由端 y 方向上的力,b 为臂宽,h 为臂厚度。

②假定电位移 $D = 0$,由静电学中 $D = \varepsilon E + P$ 的关系,E 为电场,则横向电压 ΔVy 为场横向分量的微分,由

$$\varepsilon_{22} \frac{dVy}{dy} = -P_x \tag{10-17}$$

和 $P_x = d_{24}\sigma_{yz}$,代入可得

$$\Delta Vy = d_{24} \cdot F / \varepsilon_{22} \cdot b \tag{10-18}$$

由测量电路存在分路电容 C_s,骨的电容为 C_x,故修正后的表达式为

$$\Delta Vy = \frac{C_s}{C_x + C_x} \frac{d_{24}F}{\varepsilon_{22}b} \tag{10-19}$$

利用上式可估算横向电压的量级。

(二)骨内动电现象

骨内动电现象是在研究湿骨的压电效应时发现的。Anderson 等对湿骨进行测试时发现湿骨中力电性既有压电效应又有动电现象。动电现象包括 4 种现象:电泳、电渗、流动电位和沉降电位。骨内动电现象主要指流动电位(streaming potentials)。流体和固相之间有相对运动时,紧靠固体表面的一层流体由于吸附作用而静止,在固体表面上形成厚度约为Å量级的吸附层吸附了一层电荷(离子),这一层紧密地吸附于固体表面上,也称紧密层,由于液体内带电粒子的热运动使得所有离子呈均匀分布的趋势。电场力、范德华力的作用与热运动作用相互平衡,在紧密层外又形成一扩散层产生一非均匀的离子分布区,离子密度差随远离紧密层而降低。由于紧密层和扩散层的存在导致在固液界面到远离固液界面间有一电位分布,整个电位分布区叫作双电层,双电层的厚度约为 10 Å 的量级。

当外界的作用使液体沿固相表面的切向流动时,离子沿流动方向流向一端,这种离子的流动形成的电流称为电对流,电对流的存在沿流动方向产生一个电位,这一电位又使得离子向相反方向流动称为传导电流,电对流和传导电流相等时达到平衡状态,电位也达到稳态值,称为流动电位。

骨内细胞外液等液体本身是一种电解质,液体内含有离子,骨基质在生理条件下和

骨液接触后向骨液转移正电荷而使本身带负电,在非生理条件本身发生自然带电的现象,在骨液界面间均产生双电层。

骨受力后发生变形,使得骨内空间维管系统中在体积减小的部位引起管内压力升高,在体积增加的部分管内压力减小,导致液体流动而产生流动电位。流动电位是可测的。

由于骨的力电性质的机制与新陈代谢无关,可以在非生理状态研究骨的压电效应及动电现象并最终应用于活体骨。流动电位的测试是采用梁弯曲测试方法,将湿骨试件摆成梁放在保持湿度的铅室中,哈佛管垂直于梁的前后表面,测量弯曲加载下的流动电位,或将试件做成薄板放于缓冲液中,哈佛管垂直于板的上下表面,上部用气体加压时,液体通过哈佛管流入下部储液室,从而在上下两侧产生流动电位。

二、电磁效应的应用

电磁效应作为外界刺激作用于人体,用于调节人体失去的平衡,是治疗骨科疾病的一种方法。电磁作用于人体后会引起体内各组织的生化及物理性质变化,经过神经与体液系统产生局部或全身性的生理反应,使失调的机体恢复正常生理态,从而达到治疗目的。前述"股骨头坏死治疗仪"便是依据此原理而研制的。

三、直流电疗法——离子透入及电泳疗法

关于"诱发电场影响骨重建的可能机制"和"电刺激成骨技术"前已做过叙述,再补充介绍直流电疗法——离子透入及电流疗法。

直流电疗法是应用电流方向不随时间而改变的电压和较低的电流,通入机体后达到治疗目的的一种疗法。常用的直流电有电流强度不随时间而改变的平衡直流和电流强度随时间改变的脉动直流两种。直流电源除用干电池、蓄电池与直流电机外,常用的直流电疗机多为交流电经过全波整流、滤波和稳压等电路处理后而组成的装置。直流电经过人体时,产生一系列的物理化学变化。在直流电场作用下,人体的组织内离子向极性相反的电极移动。人体含氯化钠量最多,在直流电场下,它产生电解现象,氯化钠分解为钠离子与氯离子,即

$$NaCl \xrightarrow{电解} Na^+ + Cl^-$$

带正电荷 Na^+ 向阴极移动,结果在阴极上产生氢氧化钠,形成碱性反应

$$2Na + 2H_2O \rightarrow 2NaOH + H_2 \uparrow$$

带负电荷的 Cl^- 向阳极移动,结果在阳极上产生氯化氢,形成酸性反应

$$4Cl + 2H_2O \rightarrow 4HCl + O_2 \uparrow$$

人体中还有蛋白质高分子物质,它含有许多氨基酸,分子结构为

R 表示羟、烃、氨等各种基，蛋白质在碱性溶液中，OH^- 浓度较高，NH_3^+ 放出 H^+ 来中和 OH^-，NH_2 失去电性而留下 COO^- 呈负电性，即带负电

$$\underset{NH_3^+}{\overset{COO^-}{R}} \ \ \ \ + OH^- \rightarrow \underset{NH_2}{\overset{COO^-}{R}} \ \ \ \ + H_2O$$

人体内血液、淋巴液和脑脊液，在正常情况下为弱碱性，故人体的蛋白质胶体带负电。

人体中含有水分及各种类型离子和电荷，所以人体组织几乎都可以导电。但细胞膜对离子的移动阻力较大，所以细胞上可发生离子堆积，此种离子在细胞膜上堆积现象称为电极化。电极化产生电场，其方向相反，而阻止电流流通，所以作用电流只能从细胞间隙通过。当有交流电通过组织时，由于电流方向不断变化，离子浓度的变化为相反方向的电流所抵消，其极化现象不如直流电时明显，如为高频电流通过组织，极化现象很小，这时组织的阻抗很小。

在直流电场作用下，吸附着电荷的胶体粒子向与其极性相反的电极移动，称为电泳。机体通电后，体内同时进行电解和电泳，经过一段时间后，钾、钠离子因运动速度比钙、镁离子大，使阴极处钾、钠离子浓度增大，阴极附近的细胞膜表面钾、钠堆积，而使细胞膜疏松化，通透性增大，使一些物质透入细胞内。钾离子还能使乙酰胆碱合成增加，并使神经肌肉传导性与兴奋性增强，故在阴极表现出刺激兴奋和吸收作用。而阳极上余下的钙离子多，使乙酰胆碱破坏加强，表现出组织兴奋性降低，出现镇静止痛和消炎作用。

通过直流电将药物离子引入机体内的方法称为离子透入疗法。借助直流电将附有电荷的胶体颗粒高分子有机化合物引入机体内的方法称为电泳疗法。

离子可以通过皮肤和黏膜进入体内是受电场力作用的结果。

从交流电获得直流输出的框图，如图 10 - 11 所示，每个方块的作用如框中文字所示。

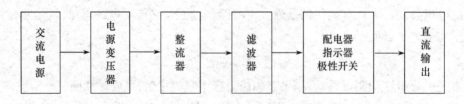

图 10 - 11　交流电变直流输出框图

第五节　形体模造

髋关节是人类千万年进化的结果，最适合于直立行走和相对灵便的活动。不仅其内

部结构,即骨小梁的排列和密质骨薄厚变化是最优结构,它的外部形状也是长期发育的适合其功能的最优形式。总之髋关节的内外结构都应是适合其正常生理功能的最优结构形式,且髋臼与股骨头间有理想的间隙和摩擦力,既有利于相对运动,又不产生冲击。其接触面也是理想的几何曲面。

股骨头坏死不仅使内部结构如骨小梁出现断裂、卷曲、重叠、变性、间隙改变及骨架吸收或变异,部分区域,直至整体力学性质改变,强度变弱,失去故有承载能力,刚度也随之改变,可能小于,也可能变的大于正常生理态;随病情的发展,其外部几何形态也常发生变化,出现膨大、关节间隙变宽或变窄、股骨头表面塌陷、崎岖不平甚至黏结骨化等。这些变化使髋关节失去了其正常生理能力和承载能力,因此,不仅使患者活动受限,也给患者带来许多不必要的痛苦。

如何使髋关节恢复其正常生理功能?我们治疗的原则,仍是依据骨科生物力学基本原理。为使受损股骨头内部结构、表面几何形状及间隙恢复或接近原有生理功能,新疗法利用了功能适应性原理的两种不同表现形式,即增加骨量和减少骨量,活体骨为使之能更好满足其功能需要,对骨量不足部分增加骨量,而对多余骨量,即非功能所需要的,又可逐渐消失。其内部结构也是如此,并使其结构形式朝最优方向发展。因恢复或加强自身正常生理功能是生物体重建的最终目标。

一、增骨量——骨功能适应性正向效应

关于力对骨组织质与量影响原理,本书及本法则已做过较多叙述,这里再把骨内部与表面重建理论简单做一介绍。

骨重建的问题是骨的功能适应性原理的另一种描述。Cowin 和 Hegendus 把骨看作是由骨细胞、细胞外液和骨基质组成。细胞外液与血浆相接触,由血浆提供合成骨基质的材料。

其内部重建服从如下的本构方程

$$\frac{d\xi}{dt} = \frac{1}{\nu}C(\xi, \varepsilon_{ij}) \tag{10-20}$$

$$\sigma_{ij} = \zeta \cdot C_{ijke} \cdot \varepsilon_{ke} \tag{10-21}$$

方程(10-20)和(10-21)中,ξ 为骨基质的体积百分比;ν 为骨基质的质量密度;$C(\xi, \varepsilon_{ij})$ 为骨基质的生长速度,与骨重建的化学反应有关;σ_{ij} 与 ε_{ke} 为应力与应变张量;C_{ijke} 为骨基质弹性模量的四阶张量。

对表面重建有这样的描述,取坐标原点在骨表面,坐标为 x_1, x_2, x_3,其中 x_3 轴垂直骨表面,x_1 与 x_2 在和骨表面平行的平面上,设 x_1, x_2 平面内的应变为 ε_{12}、ε_{22},如果表面重建正比应变的变化,则在 x_3 方向上骨基质增长率 u 为:

$$u = k_{11}\left(\varepsilon_{11} - \varepsilon_{11}^0\right) + k_{22}\left(\varepsilon_{22} - \varepsilon_{22}^0\right) + k_{12}\left(\varepsilon_{12} - \varepsilon_{12}^0\right) \tag{10-22}$$

式中,$k_{11}, k_{12}, k_{22}, \varepsilon_{11}^0, \varepsilon_{12}^0, \varepsilon_{22}^0$ 均为常数。

然而实验表明,拉应力和压应力对骨表面重建的作用相同。而且表面剪力也会引起

表面重建,方程(10-22)不能包括这个事实,由冯元桢建议改为

$$u = k_{ij} \quad \varepsilon_{ij}{}^2 - \varepsilon_{ij}^{0}{}^2 \tag{10-23}$$

式中,$i,j = 1,2,3$。

方程(10-23)概念比较清楚,用此本构方程,可以求出骨的表面重建。但问题是如何确定材料常数。

以上骨内部和表面重建的描述未必能完全使用于受损股骨头的修复或再造过程,但它可以提示我们受损骨小梁和表层密质骨的修复,需要提供必要的力环境。

二、减骨量——骨功能适应性原理的逆向效应

所谓骨功能适应性,即骨组织无论其强度、刚度、密度、内部结构,还是外表几何形状,都是以该正常生理功能为其重建的目标。不足于功能需要的部位,其骨量要增加,我们把力环境促使骨量增加的过程,称为骨功能适应性的正向效应。反之,对于非功能用骨,其骨量将减少,直至消失,我们把它称为骨功能适应的逆向效应。

髋关节若出现骨性连接、膨大、凸起区域等则使正常功能受到影响。因此,应以解除连接、消减多余骨量来达到治疗目的。解除连接、消减多余骨量,新疗法采用了两种方式。

1. 消减多余骨量 新疗法是通过有计划、有目标、适时、适度的功能锻炼完成对多余骨量消减的方法。对正常髋关节而言,功能锻炼只能使其整体在不改变它的外部几何形状前提下发生重建,以适应所处力环境不断改变的需要,这是由于髋臼与股骨头之间摩擦系数很小,摩擦力几乎可以忽略的缘故。但受损的髋关节则不然,关节面可能已非正常生理态,髋臼与股骨头面间摩擦力已不能再忽略,正是由于它的存在,才具备通过功能锻炼——模造八法,达到消减多余骨量的目的。直至达到髋关节能完成或接近完成正常功能。

通过磨损消减骨量主要是对失去正常生理功能的骨组织而言,因力环境对它的重建已无明显影响,即无正常反馈系统。对正常骨组织还是通过功能适应完成其修复。

2. 解除骨性连接 骨性连接及关节粘连等都有碍于髋关节完成其正常生理功能。对这种情况,新疗法采用了自行研制的"骨盆平衡调整器"。通过该器械在对已倾斜的骨盆调整回位过程中,采取适当的受力方式,将连接处牵开。

骨盆平衡调整器的结构、施力方式及生物力学特征,另有详细介绍。

第六节 痛动互汇

所谓痛动互汇即是说动可以制痛,疼痛的减轻,又可使患者增加功能活动的欲望和活动量,两者互为因果,互相促进。

一、痛因

我们知道,人体感受器接受内、外环境的各种刺激所产生的神经冲动,分别通过神经系统内不同神经元链自周围传至大脑皮质或其他高位中枢。而自脑的各级中枢发出的神经反应,也通过神经元链达到受刺激处。这种由特定的神经元通过突触构成的神经元链,在脑和脊髓中传导不同感觉和运动的途径,即中枢神经传递通路,痛觉的反馈就是通过感觉传导通路完成。

心血管系统和淋巴系统的脉管,都是以心肌为中心分布于全身的连续封闭管道,管道内分别流动着血液和淋巴液。血液除保证正常的新陈代谢外,对维持体内酸碱平衡,调节体温等也起着重要作用;而淋巴除辅助体液的回流,淋巴结等淋巴器官和组织,也可产生淋巴细胞和抗体,参与机体的免疫功能,构成人体重要的防御体系。

当血液流经毛细血管时,水及营养物质透过毛细血管壁滤出进入组织间隙,形成组织液,组织液与细胞进行物质交换后,大部分被毛细血管重吸收进入小静脉,少部分进入毛细淋巴管成为淋巴,沿淋巴管道向心性流动,途中经若干淋巴结,最后流入静脉。因此,淋巴系统也可视为静脉辅助部分。

此外,内分泌腺分泌的激素,直接为血液和淋巴液吸收,并随血循环运送到身体各处,激素在血液中含量虽微,但对机体的生长、发展、新陈代谢等功能都起着重要促进和调节作用。并可间接调节人体各血管的功能活动,称为神经－体液调节。

当股骨头出现坏死后,一般情况下局部血运可能受到影响,回流路线不通畅,局部代谢产物聚集,淋巴组织液等也逐渐沉积,造成局部压力升高,由于对神经的压迫而出现痛感,随压力增大疼痛随之加重;同时,由于代谢产物二氧化碳、尿素及无机盐的局部聚集、pH值的偏离,也使传导系统受到超正常生理刺激。在这种情况下,患者就会畏痛而少动,局部压力对周围神经传入纤维的增大,代谢产物进一步聚集,pH值更加偏离生理态。因此,疼痛也将随之加重。

二、以动制痛

在这种情况下除采用活血化瘀、消肿止痛的药物外,简单而有效的方法即进行适时、适度、适式、有针对性的功能锻炼。功能锻炼可发挥对血液循环"泵"的作用,肌肉收缩时,组织间压力增高,推动静脉环流;舒张时,压力减低,可使更多的毛细动脉血管血液、淋巴液及组织液流向静脉,促进了髋关节周围软组织和骨内的血液循环,可逐步回收聚集的代谢产物和沉积的组织液等,降低对周围神经的压力,使pH值接近生理态,减低疼痛感。肌肉活动时所产生的代谢产物,如乳酸等,又能使局部血管扩张,肌肉内备用血管开放,保证更多的血液通过。同时,对形成新的血液环流也具有积极意义。

根据人体观察和动物实验证明,受试者前臂肌肉持续强烈收缩1分钟,或狗的小腿腓肠肌收缩3分钟,肢体动脉血流量可增加3~4倍。若切断狗的腓肠肌,该肢体瘀血,最后产生骨质疏松,如重新恢复腓肠肌力,骨质疏松情况好转。

除上述外,功能锻炼对股骨头坏死治疗的意义远不止如此,它对防止髋关节周围肌肉萎缩、关节粘连、韧带松弛、软骨变性等均具有积极意义,这些正常功能的改变,对受损股骨头恢复正常生理态的影响也是不容忽视的。由于这些病变的影响,不仅使髋关节不同程度地丧失了正常生理功能,也影响着股骨头恢复中新骨形成所需的物质供应。

三、制痛机制

(一)微循环中的血流特性

1. 首先从生物力学观点介绍一下微循环中的血液流动问题 血液从心脏发出后便进入动脉→微动脉→毛细血管→微静脉→静脉,最后返回心脏。在微动脉到微静脉间这一阶段的血液流动称为微循环。这一阶段的流动具备四个特性。

(1)微血管内血流雷诺数很小,血流的惯性力可忽略,而黏性力占主导地位。血流阻力很大,心脏提供的能量大部分为之消耗。

(2)微血管和血球尺寸为同一量级,表面光滑程度与流动状况对微血管变形性能的影响更加明显。

(3)毛细血管壁内皮细胞间存在 $0.01 \sim 0.02\mu m$ 间隙,当血液流经毛细血管时,血浆可透过管壁以实现与周围组织的物质交换。它是物质开放系统,也是一个热力开放系统。血管外体液流动情况也影响着血管内的液体流动。

(4)由于微循环系统距心脏较远,心脏压力已不足以推动血液在微循环下的流动,还要靠微动脉中的平滑肌收缩来起调节作用,现行的一种看法是,振动式的节律性收缩压迫着血细胞在毛细血管中前进。

2. 微动脉中的流动 在微动脉这样较细的血管中,影响血液黏度的因素很多,为便于研究,使讨论更为简化,引入了表观黏度和相对黏度的概念。为此,先将均匀介质中的牛顿流体的泊肃叶定律

$$\frac{\Delta P}{\Delta L} = \frac{8n}{\pi R^4}Q$$

改写为

$$n_{\alpha\varphi} = n = \frac{\pi R^4}{8}\frac{1}{Q}\frac{\Delta P}{\Delta L} \tag{10-24}$$

式中,$n_{\alpha\varphi}$ 为表观黏度;ΔP 为 ΔL 长度上的压力改变;Q 为体积流量;R 为血管直径。再依泊肃叶定律求出的黏度作为黏度标志,称为表观黏度。

如血浆的黏度为 n_0 ,则

$$n_T = \frac{n_{ap}}{n_0} \tag{10-25}$$

称为血液对血浆的相对黏度。它是一无因次量,并可由下式求得

$$n_T = \frac{\Delta \frac{p}{Q}_b}{\frac{\Delta p}{Q_N}} \tag{10-26}$$

式(10-26)中,下标 b 表示血液,下标 N 表血浆。应注意的是,无论表现黏度或者相对黏度,都不是血液的固有特性。对同一血液而言,n_{ap} 和 n_T 都会依照具体流动条件改变。

Fahraeus 与 Lindquist 测量了血液在玻璃管中流动时的黏度。发现当管径大于1mm时,表观黏度与相对黏度均与管径的大小无关。当管径小于1mm时,表观黏度与相对黏度均随管径的减小而下降。之后,Barbee 等做了进一步测量和分析,指出,当血液由较粗的管道流向较细的管道时,血浆比红细胞更易进入较细管道。即血流流入的支管中血细胞比容比主管要低。特别是支管较细或支管轴线与主管轴线有较大夹角时,红细胞更难流入。所以,支管中血细胞比容更低些。当然,血浆较血液流动阻力较小,从而测出的黏度也低。

但如管径进一步下降(如小于29μm)时,血液的表观黏度与相对黏度将随管径的减小而增加。这是因为过细的管道妨碍了血细胞前进,所以,显示出黏度增大。

3. 毛细血管中的血液流动　许多毛细血管的直径(细的仅5μm)比红细胞直径(一般为8μm左右)要小,因此,红细胞必须在变形后呈单列在毛细血管中流动。红细胞之间有流动着的血浆,与毛细血管间也有薄的血浆层,红细胞之间的血浆,靠近管壁的血浆因黏性而减速,比中心血浆流得慢,从而形成回流。回流的存在有利于物质交换,也起到润滑作用。

图10-12 显示了血液上游和下游间的压差与流速间关系。该曲线是用模型模拟的红细胞在不同直径的管中运动得到的。图中 P_u 和 P_D 分别代表红细胞上游和下游压力。D_c 和 D_t 分别代表红细胞变形前的直径和毛细血管的内径。由图中可见,为了达到一定流速 V_c,对 D_c/D_t 较大的情况,需有较大的压差。

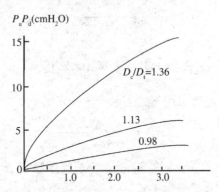

图10-12　血液上游间压差与流速关系

综上所述,微循环具有如下特点,血管的直径并不远大于血细胞直径,不能再将血液看成均匀、连续介质。因微血管距心脏较远,心肌力已不足以成为血流的唯一动力。在血液流动过程中,红细胞的分布已不均匀,由于物质和流动的不均匀性,加上微动脉平滑肌的收缩作用,使微循环的流动极不稳定,在很大程度上带有随机性和突然性。

（二）静脉管中的血流

血液经微循环后，由微静脉汇集于静脉，微静脉和静脉中的血流特点如下。

（1）静脉管路较动脉大，容有人体血量80%。所以，其容积改变对整个血液循环有较大影响。

（2）静脉多与动脉伴行，可借动脉波动推动其回流。

（3）血流在静脉中的压力远低于邻近动脉压力，甚至低于大气压；

（4）除腔静脉外，在许多静脉中有瓣膜，可以防止血液回流。

（5）在静脉管中无血时，其管腔截面变成无规则形，不同于动脉管仍可保持圆形。这是由于静脉的材料以胶原纤维为主，弹性纤维和平滑肌较少所致。

（6）在人体运动时，由于骨骼肌的收缩和静脉瓣膜的协同作用，会明显影响静脉血液的流动。有学者对踝静脉进行压力测试（图10－13），在直立行走时，静脉压为85mmHg（1mmHg＝0.133kPa），跨出第一步后，因肌肉的收缩使血压略升，以后因肌肉的松弛血压逐渐下降，直至18～30mmHg，停步后血压又逐步恢复到原有状态。

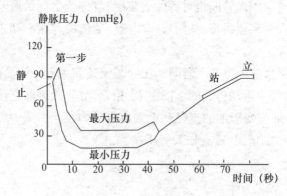

图10－13　步行踝静脉压力变化

静脉管在外压下的稳定性可用下式表示

$$\Delta P = \frac{E h^3}{4\ 1 - \mu^2\ R^3} \tag{10－27}$$

式中，E 为血管单向拉伸下的弹性模量；h 为血管壁厚度；μ 为泊松比；R 为血管半径。

上式略去了静脉管截面几何变化的影响，长度远大于直径，由弹性稳定理论分析，在不失稳的前提下所能承受的最大内外压力差。

当静脉管承受的压力大于 ΔP 时，血管塌陷。一般情况下，首先成椭圆形，进一步受载情况下则两边并在一起，从而阻止了血液向心脏的回流。

实际上，由于静脉管中血液流动的压力梯度很小，许多外界因素都可影响其流动，右心室的舒张对静脉流动有很大影响，但这个影响随着到心脏距离的增加而减弱，直至消失。左心房的收缩压经动脉和毛细血管，到静脉时影响也较小。因此，动脉的搏动、运动时的肌肉收缩、呼吸及静脉内瓣膜的运动对静脉流都有影响。

（三）淋巴系统

淋巴系统由淋巴管道、淋巴器官和淋巴结组成。

血液流经毛细血管时,水及营养物质渗过毛细血管壁进入组织间隙,形成组织液。组织液与体细胞进行物质交换后,大部分被毛细血管再吸收进入小静脉,小部分进入淋巴管成为淋巴,沿淋巴管道向心性流动。

途中经过若干淋巴结,最后流入静脉,因此,可将淋巴系统视为静脉的辅助部分(图10－14)。淋巴系统不仅参与体液循环,且有造血和免疫功能。

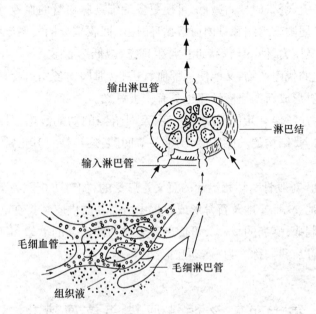

图 10－14　淋巴系统示意图

我们较为关心的是毛细淋巴管和淋巴管。毛细淋巴管是淋巴管道的起始部分,它们膨大的盲端起于组织间隙(图10－14),彼此吻合成网。管径粗细不等,一般比毛细血管略粗,管壁由单层细胞呈叠瓦状扣合而成,其通透性大于毛细血管,一些大分子物质如蛋白、脂滴、细菌、异物等都较易进入淋巴管。除上皮、软骨等少部区域外,毛细淋巴管遍布全身各处。

淋巴管是由毛细淋巴管汇集而成,其结构形态与静脉相似,但管径较细,管壁较薄,瓣膜很多,外形呈串珠状。淋巴管的淋巴液在向心运行中,通常经过一个或多个淋巴结。浅部淋巴管常与浅静脉伴行,收集皮肤和皮下组织淋巴,深淋巴管与深部血管伴行,收集肌肉和内脏淋巴。浅、深淋巴管间有许多通路。

（四）小结

(1)微血管和淋巴管,尤其毛细血管和毛细淋巴管其管径非常微小,直至血红细胞变形才能通过,而静脉血管和淋巴管又都易变形。所以,其周围任何障碍都会使其回流受到影响。

(2)右心房的舒张和左心室的收缩对循环末端的影响都很弱,因此,其回流的动力还要靠振动式节律性收缩、运动时肌肉动力和呼吸等作为回流能源的补充。

（3）股骨头坏死后，其骨小梁网架断裂、卷曲、重叠、变性，骨间隙改变及骨架吸收溶解或变异，致使在股骨头髓腔内、骨小梁网架结构间隙中分布的"毛细血管"和"血管床"遭到挤压、破坏，使循环系统与血运阻断。阻断影响到的部分区域压力梯度增大，pH 值偏离正常生理态，由于力学和化学环境的改变，压迫和刺激传导神经，成为诱发疼痛的原因。

（4）功能锻炼时肌肉的伸缩，对血液循环起到"泵"的作用。肌肉收缩时，组织间压力增高可推动静脉环流，舒张时压力减低，可使更多毛细动脉血管的血液、淋巴液及体液流向静脉促进髋关节周围软组织和骨内血液循环，逐步回收聚集的代谢产物和沉积的组织液，降低对周围神经压力，使 pH 值接近正常生理态，减低疼痛感。

肌肉活动产生的代谢产物，又能使局部血管扩张，肌肉内备用血管开放，保证更多的血液通过。同时，对形成新的血液环流也具有积极意义。

股骨头坏死往往还伴有几何形状的改变，及时恰当的功能锻炼，对防止股骨头进一步向异型发展，促进骨结构的功能适应，调整关节间隙，逐步恢复其正常几何形状也具有积极影响。

如上所述，"动"对股骨头坏死治疗的意义是广泛的，如对防止髋关节周围肌肉萎缩、关节粘连、韧带松弛、软骨变性及新骨形成过程中所需物质供应都具有重要意义。

总之，动可以制痛，疼痛的减轻又可使患者增加功能活动的欲望和活动量，两者互为因果，互相促进，所以，我们称之为"痛动互汇"。

第七节 功能适应性与适应进化

一、广义功能适应性

笔者曾多次提及并广泛应用"骨功能适应性"原理这一术语，该"原理"已被普遍认可，并自觉不自觉地应用于生活、医疗等多个方面。它不仅应用于对人体发育的认识、对骨伤治疗，近些年来对骨病临床及理论分析也得到广泛关注和应用。

关于"功能适应性"原理，它不仅对骨组织，对生物个体（即无论动物还是植物）各个组织和器官，直至对生物族群都是适用的。

对生物个体而言，不仅骨具有功能适应性，它的所有组织和每个器官都是如此。总而言之，生物个体的组织和器官在未超过其承受能力的情况下，都在不断变化，以适应其所处外部环境变化的需要。

在动物个体中，骨的功能是承重和保护，两者都是以力的方式表现出来。所以，骨对环境的适应便是对力的适应。因此，在通常情况下，力决定着活体骨组织结构和几何形状的变化。骨组织通过自身的不断变化来适应外部环境，即适应所受力的改变。这种改变体现在多个方面,确切地说表现在所有方面,如骨的几何形体、内部结构、力学性质、骨单元排列、小梁骨次序、密度分布等。

对生物族群而言,也是随环境的改变而变化,这便是生物族群对环境的适应。这与达尔文生物进化论是相一致的。对外部环境的改变,必然会给生物族群的生存提出新的要求,这些新的要求,生物族群可能暂时不能适应或不能完全适应,在该情况下,拟保持族群的生存和发展就必须改变故有生活方式,生活方式的改变必然导致其自身组织和器官的变化,这就是生物族群的功能适应性,如果完全不能适应变化后的环境,则该种群生物将被淘汰。

二、生物个体的功能适应性

所谓生物个体的"功能适应",是指生物个体当代,由于外部环境改变而导致自身组织和(或)器官改变的适应过程和结果,这个过程相对时间较短,其时间段可以是周、月或年,即我们可以观察到的变化。

(一)对动物的观察

最容易观察到的是肌肉组织。我们知道,肌肉组织的作用是将化学能转化为机械能,以驱动自身完成各种拟"想"的动作。所以,其效应是以机械能,即"力"的方式表现出来。外部环境要求肌肉做功越多,它需转化的能量越多,肌肉为适应外部环境需要就必须改变自身,加强(或薄弱)其转化能力。这就导致机械功做得越多(或少)肌肉越发达(或削弱)。

骨组织也是如此,拉脱维亚的一项研究(Shumskii 等)观察了当加载增大时对骨组织重建的影响。在该项研究中,9 组单个胫骨的声速用超声波方法确定。这 9 组都是训练有素的运动员(运动健将、候补运动健将及一级运动员):游泳运动员、滑雪射击运动员、中距离赛跑运动员、跳高运动员、跨栏运动员、田径运动员、二级及三级中距离赛跑运动员,以及一些非运动员个人。研究所得结果见表 10－1,可以看出,胫骨声速是随各级运动员的技能而增加的。已知,声速与杨氏模量的平方成正比,因此,较大的杨氏模量,意味着随运动员具备的技巧难度的增加,骨沉积及骨组织密度也增大。

表 10－1　人胫骨内的声速　　　　　　　　　单位:m/s

序号	组　别	声　速	
		右腿	左腿
1	未参加运动的个人	1257	1270
2	三级中距离赛跑运动员	1315	－
3	二级中距离赛跑运动员	1430	－
4	一级中距离赛跑运动员	1656	1710
5	游泳运动员(2 个健将、2 个候补健将、6 个一级运动员)	1340	1365
6	滑雪射击运动员(候补运动健将)	1502	1490
7	跳高运动员(4 个候补健将、6 个一级运动员)	1775	1860
8	一级跨栏运动员	1702	1576
9	一级田径运动员	1876	1820

骨功能适应性随动物不同发育阶段重建方式也有差别。通过动物腿骨施加载荷,可使动物腿骨表面重建。Woo 增加猪的体力活动量,发现腿骨的骨膜表面向外移动,骨内膜向内移动。当 Uhthoff 等减少猎兔犬前肢载荷时,发现幼龄猎兔犬其骨内膜表面没什么移动,可骨膜表面有大量再吸收。但对老猎兔犬前肢减少载荷时发现,骨膜表面没什么移动,而骨内膜表面有大量再吸收。

动物器官也有很强的功能适应性,如长跑运动员的肺活量远大于非运动员。由于长跑中需加快循环过程,增加氧供以满足运动员长跑中的需要,这就要求加强肺组织功能。

总之,动物个体的各种组织和各个器官都具有功能适应这一特性,即都满足功能适应性这一原理。这是动物个体生存所需要的,否则将降低、甚至失去它所处环境的生存能力。

(二)植物个体的功能适应性

对植物体影响大的应是阳光、水分及营养素,因植物生存所需物质及转化、运送过程均与其有关。但载荷对它们的影响也是不可忽视的,因它们要承重、抗击风的侵袭等。因此,植物也必须适应载荷环境变化的需要。

笔者从生物力学角度就植物个体对载荷环境变化的适应性做了实验观察,简要介绍如下。

观察对象:国槐。

方式、方法:选择 4 株适于观察、树龄相同、地域接近、长式(势)相当的国槐,所谓长式相当,即每株都生有一个向外横伸(接近横伸)的树枝,且粗细大体一致,距地面高度成人伸手可触;所谓长势相当,是指它们的"健康"状况相近。

选择好实验对象后,其中一株外伸横枝不施加任何人为载荷,将其作为对照。另 3 株外伸横枝隔日数次加载。加载方式是做引体向上,或双手握横枝而脚离地重吊。连续数次,时间无严格限制。

经 3 年观察,3 株实验组国槐外形得到不完全相同结果

首先,不施加人为载荷的一株国槐,其横伸枝近乎相似形方式加粗,其变化相对不明显。

其次,人为加载的 3 株中有两株,其横枝外形长的颇近力学理论要求。

若把选择观察的横枝看作一悬臂梁,由材料力学知,当对观察对象加载时,横枝将受到弯矩和剪力作用,最大弯矩在横枝的基部,随远离基部弯矩成比例减少。剪力也是相对基部较大(图 10 − 15),根据功能适应性原理,横枝为满足功能需要,基部截面面积应最大,随远离基部则逐渐减小。3 实验组国槐中的两株横枝截面长的颇近力学要求,即满足功能适应性原理(图 10 − 16,10 − 17)。

与对照组比较,这两株实验组国槐横枝有如下特点。

(1)相比对照组,横枝基部明显粗大,随远离树干,逐渐变细,到稍远处略有下垂。对照组虽也是由粗渐变细,但截面变化梯度远小于实验组,且稍远处无明显下垂表现。

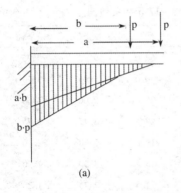

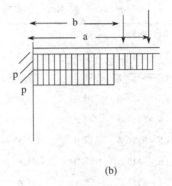

图 10-15 枝干受到的弯钜和剪力图示

(a)弯矩图;(b)剪力图

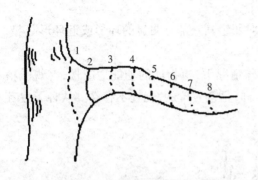

图 10-16 实验组国槐示意图　　　　　　**图 10-17 实验组国槐示意图**

(2)两实验组国槐横截面呈椭圆形,且纵向直径明显大于横向,这也是一个突出特点。因在同样横截面面积情况下,椭圆截面可有效增强抗弯曲能力。对照组横枝虽也近椭圆,但长半轴与短半轴之比远小于实验组(表10-2,10-3)。

表 10-2　实验组国槐图 10-16 示相关数据　　　　　　　　单位:cm

序号	截面间距	高度	宽度	截面形状	周长	长半轴	短半轴	截面积
1	(1-2)4.5	12	7.0	纵椭圆	37.0	6.00	3.50	65.97
2	(2-3)8	9.0	4.5	纵椭圆	21.5	4.50	2.25	31.80
3	(3-4)8	6.5	4.2	纵椭圆	17.5	3.25	2.10	21.44
4	(4-5)9	5.5	3.8	纵椭圆	15.0	2.57	1.90	16.40
5	(5-6)8	5.0	3.5	纵椭圆	13.5	2.50	1.75	13.74
6	(6-7)6.8	4.0	3.5	纵椭圆	11.5	2.00	1.75	10.99
7	(7-8)6.2	3.9	3.5	近似圆	11.0	1.95	1.75	10.72
8		3.4	3.7	横椭圆	10.0	1.70	1.85	9.88

表 10 – 3　实验组国槐图 10 – 17 示相关数据　　　　　　　　单位：cm

序号	截面间距	高度	宽度	截面形状	周长	长半轴	短半轴	截面积
1	(1 – 2)10	18.5	10.5	纵椭圆	54.0	9.25	5.25	125.56
2	(2 – 3)12.5	11.5	7.5	纵椭圆	30.0	5.75	3.75	67.75
3	(3 – 4)11.5	10.0	6.0	纵椭圆	25.0	5.00	3.00	47.12
4	(4 – 5)11.5	7.5	5.5	纵椭圆	22.5	3.75	2.75	32.39
5	(5 – 6)14.5	7.0	4.8	纵椭圆	19.0	3.50	2.40	26.39
6	(6 – 7)15	7.0	3.8	纵椭圆	15.2	3.50	1.90	20.89
7	(7 – 8)15	5.5	3.6	纵椭圆	14.5	2.75	1.80	15.55
8	(8 – 9)13.5	4.5	3.5	纵椭圆	13.7	2.25	1.75	12.37
9		4	4.2	近似圆	14.0	2	2.1	13.19

注：在截面 6 的纵向有个小的突起。

（3）两株实验组国槐的另一特征是，相比对照组其基部有明显的环形或近环形凸起，加固并增强了横枝承载能力。

笔者只是观察了对横枝施加载荷一种特殊情况下，植物体的功能适应性，客观上植物个体表现出的对所处环境的适应，同动物一样，是全方位的，无处不存在。从种子发芽到成熟结果全部成长过程均是如此。

最后，3 株实验组国槐中的另一株与上述两株横枝几何形状则不相同，在观察枝的根部长了个明显圆形环，周围向外突起，根部略粗，随远离树干渐细，但变化梯度远没另两株实验组大，其枝基本呈抛物线形（图 10 – 18）。横截面虽呈椭圆形，但长半轴与短半轴差距较小（表 10 – 4）。仅从外部形状看，我们无法从力学上做出解释，只能认为它是

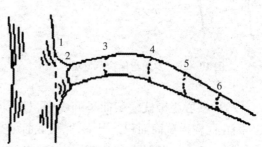

图 10 – 18　实验组国槐示意图

通过内部木质结构、密度分布、强度分布等的改变来适应外部环境需要，但我们未对其做进一步实验研究。

表 10 – 4　实验组国槐图 10 – 18 示相关数据　　　　　　　　单位：cm

序号	截面间距	高度	宽度	截面形状	周长	长半轴	短半轴	截面积
1	(1 – 2)5	12	8	纵椭圆	44.0	6.00	4.00	75.40
2	(2 – 3)11	5.5	4.5	纵椭圆	17.0	2.75	2.25	19.43
3	(3 – 4)11	4.2	3.5	纵椭圆	14.0	2.10	1.75	11.54
4	(4 – 5)10	4.2	3.4	纵椭圆	12.6	2.10	1.70	11.21
5	(5 – 6)10	4.2	3.3	纵椭圆	11.5	2.10	1.65	10.88

虽然 3 株实验组国槐结果不尽相同，但我们仍可看出，力环境对它们有着明显影响。

植物体也是随环境的改变而不断变化,使之能更好适应所处环境的需要。

三、生物族群的适应进化

（一）适应进化概述

对生物族群而言,其功能也是随环境的改变而不断变化,这里所谓"变化",不同于生物个体的功能适应性变化,其功能结构的改变往往是根本性、本质性的,直至其遗传基因的改变。所需时间段也较长,需若干代或若干世纪完成,这种"改变"称为"适应进化"。若把生物族群的适应进化看作一个链条,则生物个体的功能适应,不过是链条中的一个链节,若把生物族群的适应进化看作一座高山,则生物个体的功能适应不过是一个台阶而已。

适应进化的推动力源于宇宙万物运动的永恒和地球外部环境无休止的变化。

所处环境的不断变化,给生物族群的生活、生存提出新的要求,拟延续种群的存在和发展,必须改变其固有生活方式,随生活方式的改变,将引发自身组织、器官做出相应变化,即结构性变化,但若环境改变程度超出生物族群适应能力,族群自身改变跟不上环境改变速度,则它们无法再生存下去,从而导致族群消亡。所以,生物体结构必须适应功能需要。这里所谓结构是广义的、全方位的,包括生物体的各方面。

（二）生命的起源和进化

生命是宇宙间极为奇特的一种现象,除地球外,目前,尚未发现其他天体存在生命。

地球形成于约46亿年前。生命起源于海洋中元素的化学变化,在地球原始能量作用下,一些无机物首先进化成有机物,进而,进化成多分子有机化合物。约38亿年前,海洋中开始孕育生命,产生了具有遗传复制和新陈代谢能力的原始细胞,之后一支向植物发展,另一支向动物发展。

最初的生命体属于单细胞无核生物,具有外形而无细胞核,类似现在的细菌。又经过数亿年逐步演化成原始细胞生物,如藻类。由于原始藻类的繁殖和光合作用,产生大量氧气和二氧化碳,使地球大气变成了氧化大气层,这又为生物的进化创造了有利的客观环境,又经过亿万年的进化,产生了珊瑚、水母、三叶虫等生物。随着藻类中的蓝绿藻进化成陆地低等植物,植物开始向大陆发展,这又为动物登陆创造了条件。随着自身机制的完善及对环境的适应,陆地植物迅猛发展,到古生代后期,蕨类植物已形成大面积森林。3.5亿年前,种子蕨出现,1.45亿年前,被子植物出现,到新生代已遍布全球。

在6亿~7亿年前,无壳类无脊椎动物广布全球海洋,在古生代,各门类无脊椎动物迅速发展,其中最多的是三叶虫。之后,昆虫类崛起。6500万年前,全球生物大灭绝使无脊椎动物家族有的无一幸存,有的急剧衰退或彻底更替。4亿年前,有颌类脊椎动物进化为无颌类,再演化成今天的鱼类,到泥盆纪晚期,某些鱼类向两栖进化,开始征服陆地。由两栖类进化来的爬行动物,在中生代得到大发展。同样,在那场大灭绝中受到重创,只留下一些小型爬行动物,如龟、蛇类。

哺乳动物在新生代开始兴盛,尤其胎盘类动物,新生代以来的6500万年,是哺乳动物大发展的时代,突出的是人类的发生、发展。

经过38亿年岁月,生物经历了由简单到复杂,由低级到高级,由海洋到陆地的进化过程,形成一个完整生物圈。

(三)适应进化的推动力

现在生物约有200万种,在漫长的征途中,是什么力量推动它们不停地进化呢?简言之,就是由于它们所处环境的不断变化。

(1)如螳螂,由于地球各地气候条件不同,寒、温、热带,不仅气候、雨量分布差异大,相应植被也各不相同,在同一地点气候、植被往往还随海拔高度而变化,天敌分布亦异。螳螂是肉食动物,它也是其他动物的猎物,因生存竞争和种族延续需要,经数千年的适应进化,逐步形成能适应地球各地环境的2200多个不同品种,如竹节状、树叶状、树枝状、花状及不同大小和各种各样颜色等。适应进化的目标就是适应其所处生存环境。

(2)据世界保护野生动物组织公布的资料显示,骆驼原产地在中国蒙古、甘肃一带。目前,野生原种骆驼仅存80只左右。现在的家养骆驼便是野生驼驯化而来,由于生活条件的改变,生存风险降低,它们也随生存环境的改变而演化,现在家养驼基因链上较野生驼少了3条;非洲单峰驼也是中国驼进化来的,由双峰变为单峰,证明,随环境变化其基因链条也发生了改变。

(3)再如,现存很古老的昆虫蟑螂,约出现在3.5亿年前。此后,地球发生多次变迁,环境骤变,它们顽强生存下来,这是由于它具有特殊的生存本领。其可以忍受极为恶劣的环境,可一个月不吃不喝,可久在水下藏身3个月。当遇到威胁时,能向攻击者喷出毒液,使敌方难以对它们造成伤害,还能分泌一种油状飞沫,借助润滑逃生。当用药剂消灭它时,只要有活下来的个体,其基因会随之发生变化,产生抗药力。

还有一个重要原因,在于它生殖能力非常强,一对蟑螂一年可繁殖40万只。

由此看来,蟑螂之所以3亿多年来一直能生存到现在,就是由于它有很强的适应环境能力,或说能随环境变化而不断进化,推动蟑螂演化进程,使之始终立于不败之地。

(4)再看生物的另一支,植物进化的推动力,同样,是所处环境的不断变化所致。如"光棍树",它产于非洲热带沙漠地区,本来它也是枝繁叶茂,多姿多彩的植物,随着所处环境的沙漠化进程,它也逐步改变着自身,以适应变化着的环境。今日的非洲大沙漠烈日炎炎,滴水难寻,为适应恶劣环境。原来枝繁叶茂的它必须减少对水分的依赖,并防止自身宝贵的水分蒸发,因而,它的叶子逐渐退化、消失。没有叶子的光棍树欲继续生存,必须用树干、树枝替代原有叶子的功能,进行光合作用,所以,它的枝、干都变成了绿色,以满足自身生存的需要。

非洲原来的绿地,经若干世纪演化变成了今日的大沙漠,光棍树也由原来枝繁叶茂的植物演化成今日的"光棍树",正是它能适应所处环境的改变,它才能在今天的大沙漠中继续顽强的生存着。

任何一种生存下来的生物,都有其适应进化史,都是在客观环境的推动下,不断改变着自身几何形状,内部结构及表色等,以维持自身种族的生存发展。

这正是达尔文确立的生物进化论。

四、广义功能适应性之管见

(一)功能适应是生物体固有属性

所谓固有属性,是生物体自身具备的不以人的意志为转移的固有性质,它是生物生存、发展的前提。任何一种生物如果不具备这一特性就不具备生存条件,就会在大自然中丧失其生存能力,导致自身消亡。我们认识这一特性,就可以更好服务于人类生活。笔者提出的"骨折治疗的弹性固定准则""髋关节修复与再造准则"及"H·G·G法则",主要是基于骨组织具有的这一特性。

(二)功能适应与适应进化

两者既有联系又有区别,一般所谓"功能适应"这个术语是对生物个体而言,而适应进化是对生物族群而言。功能适应只是使生物个体适应其环境改变的需要,时间段较短,生物个体只是通过自身组织和器官的加强或削弱来适应外部环境的改变。而适应进化是长期的,时间段是若干代或若干世纪。进化的表现更显著,甚至是质的改变,如基因变化。上述骆驼的进化便是一例。可以这样比喻,"功能适应"是"适应进化"高山中的一个台阶,若干台阶的累积组成"适应进化"这座高山,即由量的积累到质的变化。

(三)适应度

所谓适应度,即适应能力的限度。无论生物个体,还是生物族群都有相应的适应度。对生物个体而言,它对外部环境改变的量级适应能力是有一定限度的,在适度的范围内,它可通过改变自身适应外部环境的变化,若超过其适应度,将导致对生物体的伤害,直至消亡。动物骨组织就是如此,随外部载荷的不断增加,骨组织也在逐步加强,以便适应外部环境的需要。但这种适应是有限度的,当超出限度时,骨组织不仅不再增加,反而会消减,直至破坏。

生物族群的适应进化也是如此,如珊瑚,它需要一定温度下生存,若水温升降梯度适度,它们是可以适应的,并可逐渐改变自己,使之适应不断改变的环境。但因近些年海水温度梯度改变明显增大,某些珊瑚品种不能适应其变化,给珊瑚生存带来灾难性后果,这便是近些年来澳大利亚某些珊瑚逐渐消亡的原因。

(四)股骨头坏死治愈标准的设定

生物体的任何组织和器官都是为完成其自身功能需要而存在,并在不断改变自己使之能更好适应外部不断改变的环境。因此,治疗股骨头坏死的目的,也是以使其恢复自身功能为目标。在髋关节修复与再造准则中,笔者提出,在治疗过程中,要使髋关节获得修复与再造应力。即当股骨头损伤较轻时,治疗的最终目标是,不仅应使之恢复正常功能,还要争取恢复固有几何形状和结构,这时应给予股骨头的是修复应力;但若股骨头损伤严重,恢复其固有几何形状与结构短期或根本无望,则以恢复髋关节功能为治疗目标,这时需给予它的应力称为再造应力。所以,我们提出的治愈标准是恢复或基本恢复髋关节正常生理功能,这是治疗的最终目的。

(五)是"准则"中"非功能替代""适时、适度、适式"力环境的理论基础

在"骨折治疗的弹性固定准则"和"髋关节修复与再造准则"中有一条"非功能替代"和"适时、适度、适式"力环境要求。为什么它是不可忽视的条件呢?就是基于这一原理。因为只有在功能状态下修复或再造的髋关节,才能满足正常功能需要,在功能替代下修复或再造的髋关节,可能出现关节面不平、间隙不当、粘连、骨化、脆弱等,导致治疗的失败。

骨折或骨病治疗中实施的功能锻炼一般分两种:即主动功能锻炼与被动锻炼。主动功能锻炼是指患者自己自觉的活动,通过自身肌肉活动完成的;而被动功能锻炼是指按摩、机械加力等非患者主动活动。两者虽都可使患部得到应力刺激,但后者不能使患部得到正常生理状态下所需受力方式。被动锻炼虽然对治疗也有帮助,但在整个治疗过程只有主动功能活动才是基本的,最有益的。所以,若治疗方式不能使患部得到符合功能要求的应力刺激,具有明显功能替代是不可取的。被动锻炼占据整个治疗过程,也会放慢功能恢复速度。因而,只有在患者不能完成主动锻炼或不能较好完成时,辅以被动功能锻炼为佳。

要求"适时、适度"即患部得到的力环境,不能超出其当时情况下的适应能力。

五、适应进化的无终极性

生物族群的每一链节,即每一代生物个体都随所处环境的变化,不断改变自身几何形状、结构及表色等。但这种改变是非本质性的,相对微小的,不易被观察到的。随着族群链节的延续,若干代的适应进化,则可能出现本质性进化。如前面曾举过的例子,非洲单峰驼便是我国野生双峰驼进化而成,虽然仍保留了双峰驼许多生存方式和特性,但外部几何形状已发生明显改变,即基因已有别于双峰驼。非洲单峰驼是否停止进化呢?不会,只能认为它"暂时"适应了所处环境,它们还会随非洲环境的改变而进化。

蛇的出现约有一亿年历史,开始都是无毒的,近数千年由于食物缺乏,并由于防范天敌的需要而演化出有毒蛇。继而,不仅可从咬噬中流出毒液,还可将毒液远距离射向对方,对捕捉食物、自身安全提供了保障。这也绝非它们进化的终点,试想如果像獴一样的天敌和被捕食者适应了它们的毒液,它们将如何生存、发展?

英国有一种达尔文蛾,本是白色,工业革命时期环境污染严重,该蛾渐变为黑色。随着对污染的治理,该蛾又恢复白色。此例说明,进化过程中,生物体的某些特征也可能随环境的改变而重复出现。

所谓生物适应进化的无终极性,是指任何一种生物族群的适应进化都是无止境的,只要其族群不被无法适应的"骤变"环境所淘汰。

适应进化无终极性的外因在于,宇宙万物运动的永恒与地球环境变化不止所致(见附录二)。

就是说,所谓生物适应进化的无终极性是一般而论,有些生物族群可能由于不能适应"突变"环境而被淘汰。地壳变迁、气候变化、环境污染、小行星光顾、人类居住点扩张等,都可能导致某些生物族群灭绝。令人痛心的是,在当代"文明"社会,由于人类自身原因,每天都可能有生物种群在消亡。

附录一 国槐功能适应性的实验观察

一、基本状况

生物体功能适应性正是人们关注且熟悉的一个术语,也曾进行过大量实验和实践观察。我们知道,所谓生物既包括动物,也包括植物体,多年来人们普遍关心的多是动物体功能适应性研究。较少见到对植物体功能适应性研究报道。笔者为加深对植物体功能适应性问题的认识,全面了解生物体的这一特性,特对植物体功能适应性做了实践观察。

笔者采用国槐作为观察研究对象,因国槐一般相对树干较低、木质较坚硬、长速也较慢,适于较长期做实验观察。

笔者共选择 4 株生长区域接近、长式(势)相当的国槐。所谓长式相当,是指便于实验观察,各有一个接近横伸的树枝(枝干),树枝的粗细相仿,与树干间的夹角便于施力,外伸长短差距也不太明显(因树枝自重产生的弯矩也会影响枝干本身外部形状与内部结构)。所谓长势是指选择对象的"健康"状况也大体一致。且要求观察者站在地面伸手便可摸到,把这样的树枝(枝干)作为研究对象。

二、原理依据

4 株国槐中有 3 株作为实验组,1 株作为对照组。植物体的外部环境同动物体一样,也是很复杂的,且不停地连续变化。植物体为求得生存和发展同样必须适应外部环境的变化,随外部环境改变而不断改变其自身,这就是植物体的功能适应性。

影响植物体生存、发展的外部环境除阳光、水分、多种营养物质等基本元素外,温度、风力、重力等也是植物体必须适应的外部条件。对风力、重力的适应,则体现在对外部"力"环境的适应,就是说,植物体的外部几何形状与内部结构也必须适应外部力环境的需要。

本实验就是基于这一原理进行的。

三、实验方法

对国槐施力方式是,对国槐确定的实验枝干的确定部位,时常做引体向上,或人体垂吊,每周至少进行 3 次(一般隔日一次),每次时间长短、次数无严格限制,春、夏两季相对次数较多,时间也较长些,而秋、冬两季相对时间较短,次数也较少。但每次施力时间或次数各株国槐间大体是一样的。

该项观察共用 3 年时间,3 株实验观察的国槐中结果并不完全一致,其中两株长式更接近符合力学原理,更明显体现出植物功能适应性。而另一株,从几何外形看则不明显符合力学原理,其内部结构由于当时没有条件进行研究分析,所以,不知其然。笔者认为,它的功能适应可能更多体现在木质结构上。

四、实验结果

为便于从力学观点讨论上述问题,我们把实验枝干看成一悬臂梁。

由于是双手施力,设每只手用力大小是 P,则枝干受到的弯矩和剪力,如图 10-15(a)、(b)所示。

从弯矩图 10-15(a)看到,最大弯矩在悬臂梁的基部。如双手到悬臂梁的距离分别为 a 和 b,则最大弯矩

$$M_{max} = a \cdot P + b \cdot P$$

从剪力图也可看出,悬臂基部剪力相对也是最大的,

$$Q_{max} = P + P$$

植物体拟满足力环境需要,生长过程及结果必须满足上述弯矩和剪力分布规律要求(当然还有自重、风力及植物生理等多种因素),即其几何形状和内部结构必须满足所处力环境需要。

由于对照组和实验组除人为施力外,其他环境因素均同,所以,观察结果主要体现在施力与不施力间的区别。

为能做出定量结果,我们在 3 年观察结束后,对实验枝干,分段测量了其周长、高(即纵向),宽(即横向)尺寸,并计算了各段截面积大小,可定量了解有关力学指数,见图10-16～10-18 及对应的表 10-2～10-4。

从图 10-18(表 10-4)可以看出,虽然施力时间、大小与另两株国槐(图 10-16,10-17)是一样的,但从外部几何形体看与前两者不尽相同,虽然从整体看,也是基部较粗,随远离树干逐渐变细,截面也呈椭圆形,但它变化梯度远小于前两株实验组国槐,似乎不太满足力学原理。这是由于我们还忽视了一个问题,即生物体对环境的适应,一是几何的;二是内部结构的全方位的适应。因我们没考查它的内部结构情况,尚不能断定它是"病态",可能主要是进行了内部结构重建(图 A-1～A-3 是图 10-16～10-18 的原照)。

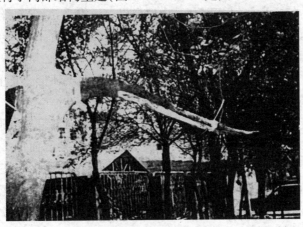

图 A-1　图 10-16 原照

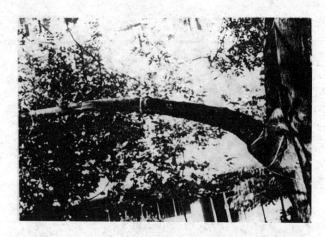

图 A－2　图 10－17 原照

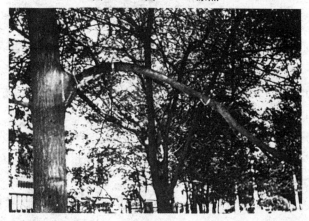

图 A－3　实验组国槐截面变化不显著

五、几点初见

（1）3 株实验组国槐外部几何形状共同特点之一是,它们的枝干基部生长有一个较明显的环形支座。

这可能是由于在枝干中,弯矩是使其中性层以上纤维受拉,下部纤维受压,虽还有剪力,但相对基部受力方式还是较简单。枝干的基部则不然,不仅枝干纵向纤维受到拉、压,树干纤维也受到拉、压力作用。因此,基部的树干部分也必须对力做出响应。枝干、树干对外力环境的变化同时做出反应,因此,形成明显突出环形。它增强了枝干基部固定稳定性,也是适应力环境的结果。

（2）3 株实验组国槐共同特征之二是,它们的枝干截面都呈椭圆形。为什么都长成椭圆断面呢? 为避免繁琐运算,这里仅用材料力学知识梁截面的几何特性简要说明一下。

梁的强度计算通常是由正应力强度条件控制的,当弯矩已定时,最大正应力的数值随着抗弯截面模量的增大而减小。因此,为了节省材料,减轻自重,所采用的横截面形状应该是截面积尽量小,而抗弯截面模量却较大。即对于两个截面面积相等,而形状不同的截面,抗弯截面模量较大的,其抗弯强度就高。最明显的如一个宽为 b,高为 h 的矩形截面($h > b$)梁,平放时承载能力就小,而竖放时,承载能力就大。这是由于平放时,其抗弯截面模量为

$$W_z' = \frac{1}{6}hb^2$$

竖放时

$$W_z'' = \frac{1}{6}hb^2$$

而

$$\frac{W_z'}{W_z''} = \frac{\frac{1}{6}hb^2}{\frac{1}{6}bh^2} = \frac{b}{h} > 1$$

即

$$W_z'' > W_z'$$

因此,竖放时有较大的抗弯强度。这是人们在建筑上都是将梁竖放的原因(图 A-4)。

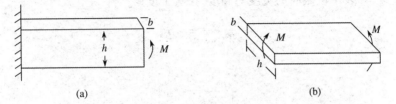

图 A-4 梁受力示意

(a)横向尺寸小于纵向;(b)横向尺寸大于纵向

所以,同样的材料,不同的使用方法,其经济性则不同。在悬臂梁中,梁截面的上、下边缘处,弯曲正应力最大,近中性轴处弯曲正应力很小。因此,为节省材料,减少重量,应尽量使材料分布在距中性轴较远处,才能充分发挥它的作用。而圆截面恰恰相反,使很多材料不能发挥它的作用。

椭圆截面有比圆截面较多的材料分布距中性轴较远处,所以,枝干可以用相对较少的材料抵抗相同的外载荷。这正符合生物体功能适应原理。

(3)我们如果观察实验组国槐枝干承载段,它们都呈椭圆锥状。为什么长成此形状,我们仍从材料力学中等强度梁知识加以说明。

对于等截面梁在剪切弯曲时,各截面的弯矩是不相等的,如果用最大弯矩确定截面尺寸,则除最大弯矩所在的截面外,其他各截面的应力均低于许多应力,这时,材料没得到充分利用,即枝干长了一些木质在承重上不起作用,这是生物体所不允许的。这种情况下,说明结构与功能不相符。为了充分利用材料,枝干的截面必须沿轴向变化,以达到各截面最大正应力相等,即结构与功能相适应。

如上所述,若把枝干看成悬臂梁,则要求枝干必须成为等强度梁,使各截面的最大正应力都等于材料(生长中的木质)的许用应力。只有在这种情况结构与功能才能一致。

设枝干任一截面的弯矩为 $M(x)$，该截面的抗弯截面模量为 $W(x)$，根据等强度梁的条件

$$\frac{M(x)}{W(x)} = [\sigma]$$

其中 $[\sigma]$ 是许用应力，得

$$W(x) = \frac{M(x)}{[\sigma]}$$

从此式便可以确定等强度梁截面没梁长变化规律。

这里仍以矩形截面梁为例，令悬臂梁自由端有一个力 p 作用，则梁任一截面的弯矩为

$$M(x) = -px$$

矩形截面的截面模量为

$$W(x) = \frac{1}{6}b_x h_x^2$$

式中，b_x、h_x 表示该截面的宽度与高度，按等强度梁条件

$$\frac{M(x)}{W(x)} = [\sigma]$$

有

$$\frac{px}{\frac{1}{6}b_x h_x^2} = [\sigma]$$

设梁的宽度不变，即 $b_x = b$（常数），则求出梁高沿轴线的变化规律为

$$h_x^2 = \frac{6p}{b[\sigma]}x$$

其形状如图 A-5(b) 示。

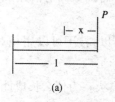
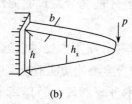
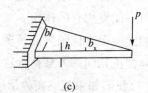

(a)　　　　　　　　(b)　　　　　　　　(c)

图 A-5　不同梁示意

(a) 悬臂梁；(b) 纵向尺寸大的等强度梁；(c) 横向尺寸大的等强度梁

如果梁的高度不变，即 $h_x = h$（常数），同样，可求得

$$b_x = \frac{6p}{b[\sigma]}x$$

其形状如图 A-5(c) 示。

从上述例示可以看出，由于实验组国槐枝干受到的剪力和弯矩基部最大，随远离基部逐渐减小，所以，只有长成椭圆锥状，才既节省材料，又满足功能需要。

（4）3 株实验组国槐，虽然其枝干横截面均为椭圆，但其长、短半径之比不同，如表 A－1 所示。

表 A－1 3 株实验组国槐横截面短半轴/长半轴数据

第一株	第二株	第三株
0.583	0.567	0.666
0.500	0.652	0.818
0.646	0.600	0.873
0.690	0.733	0.809
0.700	0.685	0.785
0.875	0.542	
0.897	0.654	

第一株数据说明，枝干基部短半轴与长半轴之比值最小，即椭圆相对最偏，之后，总体看比值渐增，越来越与 1 接近，即枝干随着远离基部，逐渐接近圆截面。

从第二、三株看，比值接近一常数，说明该两株截面接近相似形（笔者从树上用卡尺量度尺寸，由于树皮、枝茬等原因，数据会有些误差）。

结果说明，生物体对外部环境的改变都以各自的不同方式在变化，以适应变化着的外部环境。但适应方式并不完全相同，个体间存在差异。

（5）树的枝干若向上生长，或与竖直夹角较小时，其横截面还是以圆形最佳，这不仅符合植物生理，也能适应多方面力环境需要。

但若与竖直夹角较大时，由于自身重力影响，其断面也会呈椭圆形，只是与实验组相比，短半轴与长半轴比值更大些。

之所以没给出对照组图片，是因从处处都可观察到。

（6）笔者只是从人为对植物体施加载荷角度，讨论其功能适应问题，植物体所处环境是复杂的，还有植物生理需要及遗传基因等多个因素决定着它的生长。

附录二 生物适应进化无终极性的外在因素

其外在因素主要是由于,宇宙万物运动的永恒与地球环境的不断变化。

一、宇宙万物处在不停变化之中

(一)什么是宇宙

宇宙是指无限空间,宙是指无限时间。概括地讲,宇宙就是天地万物的总称。

现在宇宙学有"观测到的宇宙"和"物理宇宙"之分,前者是指人们可观测到的宇宙空间和存在的天体、弥漫物质的总称,约有 200 亿光年的空间,包括几亿个星系。后者,在空间上是无边际的,在时间上无始无终,处于不断运动发展之中。

(二)宇宙有多大

这可从具体说起。地球的直径是 12700km,太阳体积约等于地球的 130 万倍。日、地间距离 1.5 亿 km,太阳和太阳系的引力半径 6750 亿 km,太阳可以算大了,可在银河系中约有 1000 亿颗像太阳这样的恒星。可以观测到的像银河系这样的星系约有 10 亿个之多。这还只是"观测到的宇宙",实际宇宙之大只能用无穷来形容了。

(三)宇宙的形成

20 世纪初美国学者发现大多数星在退行,渐远离我们而去,这意味着宇宙在膨胀。1929 年天文学家哈勃指出,所有星系都在退行之中,越远的退行越快。

若把星系退行的方向倒过来,回溯到从前,那么所有星系就应汇集密度很大,温度很高的一个"原始火球",也有人称它是"宇宙蛋"。由于某种原因这颗宇宙蛋爆炸了,开始膨胀起来,宇宙时钟开始走动,100 万年后,物质在万有引力作用下,开始聚集,1 亿年后星系开始形成,又过约 100 亿年演化成今天观察到的模样。

(四)宇宙会否"死亡"

生物有死亡,宇宙如何?对它的前景有三种说法:"开宇宙""闭宇宙"和"加速宇宙"。

若宇宙中物质总量不够多,那么物质中产生的引力就有限,如果不停膨胀就会变冷,数亿年后所有恒星就会"死去",宇宙将变成阴冷、黑暗空间。这是"开宇宙"说。

如果物质足够多便形成"闭宇宙",强大的物质引力可终止其膨胀,物质在猛烈的撞击中塌缩,所有星系又变成"宇宙蛋",温度再次升高再爆炸,再诞生一个新宇宙,如此循环不止。

哈勃在观察宇宙时发现存在"反引力",它还在把星系向外推,宇宙不仅膨胀,且加速膨胀,越远的星系运动越快。因此,认为宇宙是加速的,星球和星系也随加速而发生很大变化。

宇宙中还存在星系间相撞形成星暴,进而形成更大的新星系。

上述有的虽属学说,但宇宙万物都在不停运动之中是人们普遍认可的现实。

二、不断变化的地球外部环境

(一)运动中的地球

相对浩渺的宇宙,地球可谓是沧海一粟,然而,相对生物体它又很大,它的"一举一动"都决定着生物的命运。

地球由地表到内部,大体可分地壳(厚约33km)、地幔(深约2900km)、地核三部分。地核又分内、外核,分界线约在深5100km处,外核为液态,内核是固体(由铁、黄金构成)。

地球除绕太阳运转,还在自转。自转速度并非人们认为的匀速,在100年中,一天的长度大约增加1/1500～1/1000秒。对化石的研究说明,4亿年前一年是400天,3.2亿年前一年是380天,这可能与潮汐等有关。

多数学者认为,地球年龄为46亿岁,分成远太古代、太古代、元古代、古生代、中生代和新生代六个阶段。前三代为地球发展初期,到古生代已有不少生物出现,并渐向高级进化,到中生代、新生代时,恐龙、始祖鸟、鱼龙、古象等大动物相继出现,生物界已颇繁荣。

(二)变化中的地球环境

1. 七大洲的形成　普遍认可的"大陆漂移说"认为,3亿年前的地球上只有一块大陆,由密度较小、质量较轻的硅铝层组成,它浮在密度较大、质量较重的硅镁层组成的洋底上。约2亿年前,在离心力、天体引力及地幔热量等作用下,大陆开始破裂、分解,经漫长地质年代,分离、漂移渐成今天的五大洲。

地壳由六大块组成,即太平洋板块、亚欧板块、非洲板块、美洲板块、南极板块、印度洋板块,都在不断运动之中。

2. 地球的三次大冰期　首次是震旦纪大冰期,约7亿年前,冰厚几百到上千米,从西伯利亚到我国长江流域,从西北欧到非洲,从北美到澳洲,几乎都是雪原和冰山;第二次是石炭一、二叠纪,约2亿年前,主要影响南半球;第三次是第四纪大冰期,约200万年前,即便赤道高山,也有大冰川活动。它直接影响生态环境和生物界变化,是生物进化的最新阶段,一些老的生物种群灭绝,新的种群出现,包括人类的祖先。

三次大冰期,我们可看作气候变化的极端情况,但可想而知,气候对生物生存、发展的影响是何其巨大。

3. 地壳的变迁　虽然地幔、地核都在运动,但对生物影响较大的还是地表的运动。

由于地球自转的离心力,其他天体的引力、潮汐、内部能量冲击等多种原因,把古大陆分裂成若干块。因组成洋底层的岩石比组成大陆的岩石重,所以,大陆地壳像"浮游物"一样在洋底岩石上漂移。引发地球表面海、洋、山、谷的不断变化。

青藏高原本是一片大海,由于印度洋板块挤压欧亚板块逐渐隆起,形成世界最高山脉——喜马拉雅山和青藏高原,海水减退、蒸发,只留下今日的青海湖。

据考证,距今32亿年前,中国只有扬子古陆、华北古陆和东北古陆,其他均为大海。到距今6亿年前,中国几乎被海洋吞没,只剩内蒙大陆和柴达木盆地。又过2亿年东北和华北又升为大陆,直至距今7000万年,才变成今天的中国大陆。大陆仍在变化,西部在上升,东南沿海在下沉。

地球板块的运动,可造成地震、火山等突然变化。

只要地球存在,地壳变迁就不会停止,生物所处环境的改变就会继续。

4. 人类对环境的影响 人类对环境的影响随世界人口膨胀负面作用在增加,就我国而言,20世纪初期,人口约4亿,但到20世纪末,我国人口达13亿。随人口数量增加,居住点要扩大,自然资源消耗增多,垃圾废物增加,给生物生存环境造成较大压力。不少地区山林被砍伐,江、河、湖、海被污染,20世纪也是科技"爆炸"时期,科技进步有效增强了人类对自然开发利用能力,同时,也加重了环境污染,地球温度增高、臭氧层破坏、冰山溶化、海平面上升、地下水下降、地层沉陷、空气污染、酸雨、植被破坏、沙漠入侵、泥石流灾害、食物污染、动植物种群灭绝等无不与人类活动有关。就我国华北平原地区而言,20世纪30年代,野生动物狐狸、獾、野兔等常可见到,甚至偶有狼的身影出现。到20世纪后期,不仅上述动物连蛇、蝎都成了稀有动物。

被伤害的自然环境,必会反作用于人类自身和其他生物群体,虽然人们已认识到环境污染将带来的灾难性后果,并加大治理力度,但治理与污染将长期并存。

5. 自然力对环境的影响 这是个内容广泛的课题,这里仅讨论上面未提到风、雨、阳光、潮汐的影响。

它们对环境的影响可在短期内完成,亦可通过漫长年代体现出来。如黑海的形成就是在短期内完成的,约7500年前,地中海到黑海一带下了一场大雨,迅速将一个较小的淡水湖变成了辽阔的大陆内海。我国的鄱阳湖也是大水过后留下的年轻湖泊。大的潮汐也可迅速改变局部环境。但影响大的还是持久作用的自然力,它可把岩石化为碎块、细沙,通过风力、河流、泥石流搬到遥远处,堆成沙山、吞没良田、破坏植被,造成坡、岗、沟、壑;加快水分蒸发,加速湖泊干枯进程,如罗布泊。但它们对生物的贡献也是无法估量的,大江、大河、美丽溶洞都是它们的杰作,花草树木,生物群体的食物来源,各种能量的提供等无一不是它们"辛勤劳动"的成果。没有它们的存在便没有生物的今天,没有今天看到的秀丽美景和花花世界。它们对地球生物的贡献无法用数据描述。但它们也会"犯罪",对生物群体造成灭顶之灾。

综上所述,生物依存的自然环境的变化是客观存在的,它不以人的意志为转移,且这种变化是无止境的,时时、处处、日日、年年地进行着。一般是缓慢而连续进行。相对生物族群的进化尺度,也可能出现骤变。生物体必须适应所处改变着的环境,适者才能延续、发展,否则将被环境所淘汰。因此,总体而言,生物的适应进化是无止境的,没有终极。

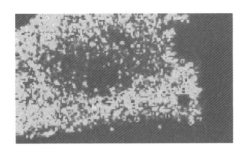

彩图 1(图 6-7) 第 1 周实验组

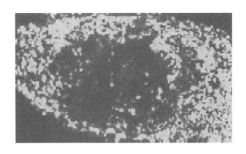

彩图 2(图 6-8) 第 1 周对照组

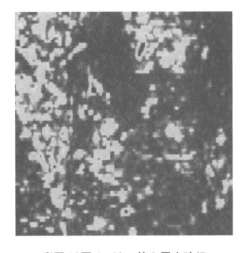

彩图 3(图 6-9) 第 2 周实验组

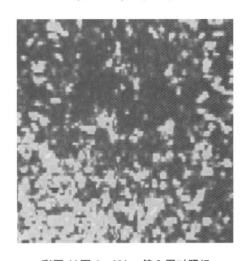

彩图 4(图 6-10) 第 2 周对照组

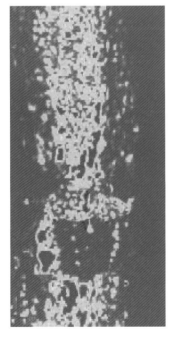

彩图 5(图 6-11) 第 3 周实验组

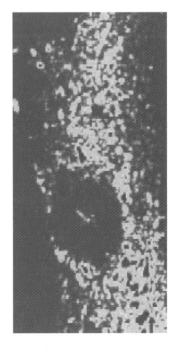

彩图 6(图 6-12) 第 3 周对照组

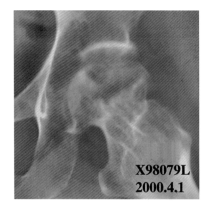
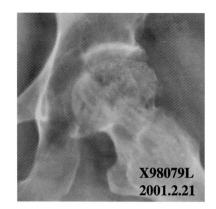

（a）　　　　　　　　　　　　　　（b）

彩图7（图6－13）　患者X线表现

（a）治疗前;（b）治疗后

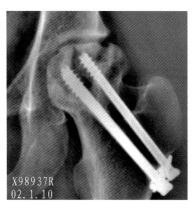
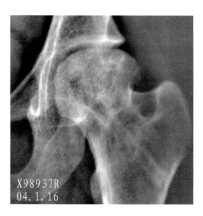

（a）　　　　　　　　　　　　　　（b）

彩图8（图6－14）　患者X线表现

（a）治疗前;（b）治疗后

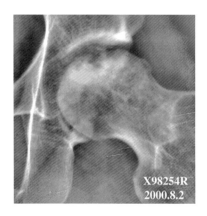
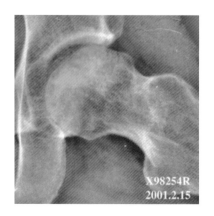

（a）　　　　　　　　　　　　　　（b）

彩图9（图6－15）　患者X线表现

（a）治疗前;（b）治疗后

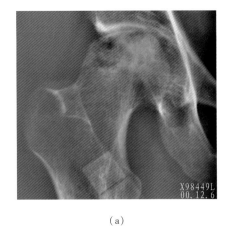
（a）

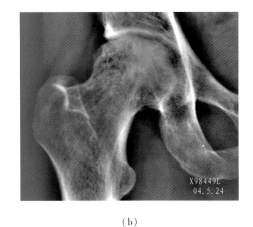
（b）

彩图 10（图 6-16） 患者 X 线表现

（a）治疗前；（b）治疗后

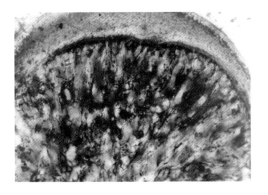

彩图 11（图 7-1） 正常大鼠股骨头毛细
血管致密、粗大，排列规则，软骨下层
可见密集的毛细血管（×40）

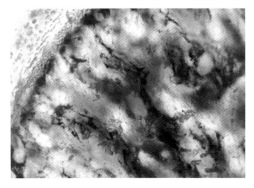

彩图 12（图 7-2） 正常大鼠股骨头毛细血管
呈纵横分布（×200）

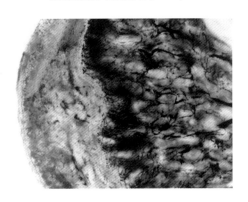

彩图 13（图 7-3） 大鼠坏死股骨头毛细血管
变细、扭曲，软骨下层毛细血管缺如（×40）

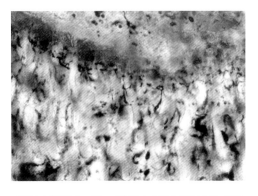

彩图 14（图 7-4） 模型大鼠坏死股骨头毛细
血管明显稀疏、卷曲、间断（×200）

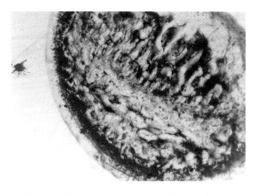

彩图 15（图 7-5）　给药组大鼠股骨头毛细
血管变粗、致密，排列有序（×40）

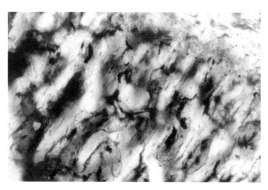

彩图 16（图 7-6）　给药组大鼠股骨头可见清
晰的粗大毛细血管，排列有序（×20）

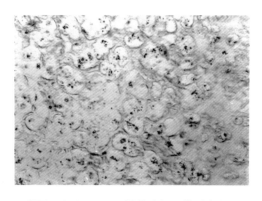

彩图 17（图 7-7）　股骨头坏死模型大鼠股
骨头骨细胞内可见大量脂肪滴（×200）

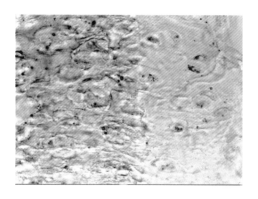

彩图 18（图 7-8）　股骨头坏死模型大鼠
股骨头软骨细胞内可见大量脂肪滴（×400）

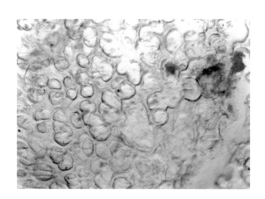

彩图 19（图 7-9）　正常大鼠股骨头骨细胞内
未见脂肪滴，髓腔内可见丰富的血窦（×200）

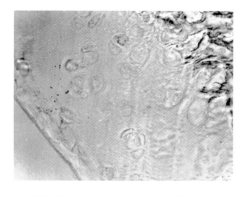

彩图 20（图 7-10）　正常大鼠股骨头
软骨细胞内只见少量脂肪滴（×400）

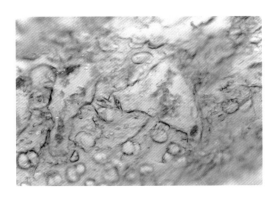

彩图21(图7-11) 服用承载丸大鼠股骨头骨细胞内未见脂肪滴,髓腔内可见较丰富的血窦(×200)

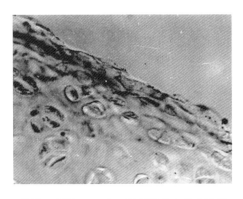

彩图22(图7-12) 服用承载丸的大鼠股骨头软骨细胞内只见少量脂肪滴(×400)

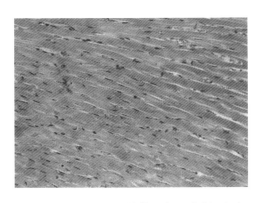

彩图23(图7-19) 给药6个月对照组心脏

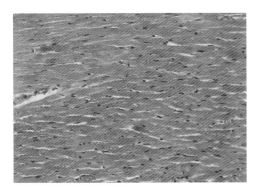

彩图24(图7-20) 给药6个月承载丸低剂量组心脏

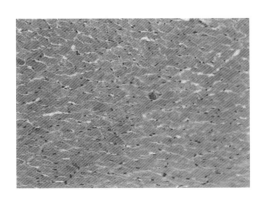

彩图25(图7-21) 给药6个月承载丸高剂量组心脏

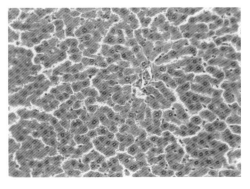

彩图26(图7-22) 给药6个月对照组肝脏

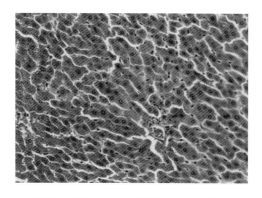

彩图 27（图 7 - 23） 给药 6 个月承载丸
低剂量组肝脏

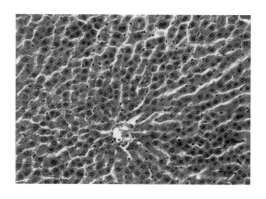

彩图 28（图 7 - 24） 给药 6 个月承载丸
高剂量组肝脏

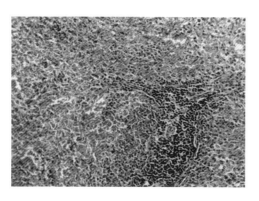

彩图 29（图 7 - 25） 给药 6 个月对照组脾

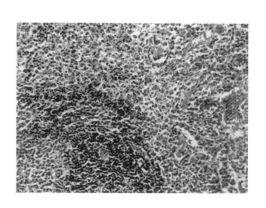

彩图 30（图 7 - 26） 给药 6 个月承载丸
低剂量组脾

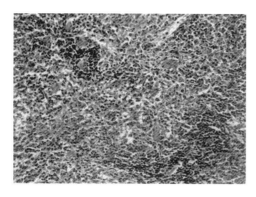

彩图 31（图 7 - 27） 给药 6 个月承载丸
高剂量组脾

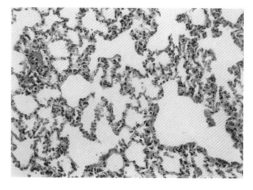

彩图 32（图 7 - 28） 给药 6 个月对照组肺

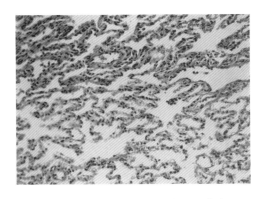 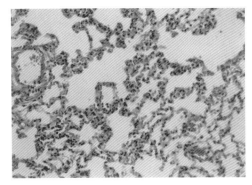

彩图 33（图 7 - 29） 药 6 个月承载丸　　　　彩图 34（图 7 - 30） 给药 6 个月承载丸
　　　　　低剂量组肺　　　　　　　　　　　　　　　高剂量组肺

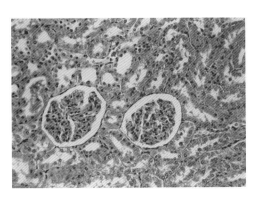 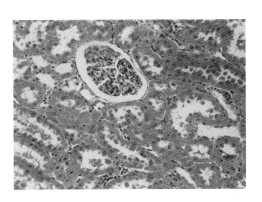

彩图 35（图 7 - 31） 给药 6 个月对照组肾　　　彩图 36（图 7 - 32） 给药 6 个月承载丸
　　　　　　　　　　　　　　　　　　　　　　　　　低剂量组肾

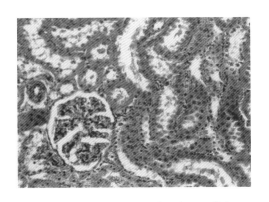 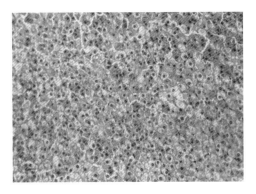

彩图 37（图 7 - 33） 给药 6 个月承载丸　　　　彩图 38（图 7 - 34） 给药 6 个月
　　　　　高剂量组肾　　　　　　　　　　　　　　　对照组肾上腺

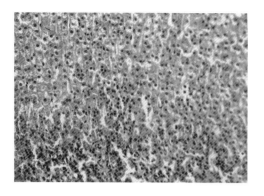

彩图 39（图 7 – 35）　给药 6 个月承载丸
低剂量组肾上腺

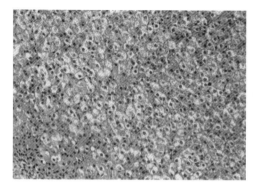

彩图 40（图 7 – 36）　给药 6 个月承载丸
高剂量组肾上腺

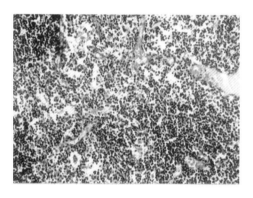

彩图 41（图 7 – 37）　给药 6 个月
对照组胸腺

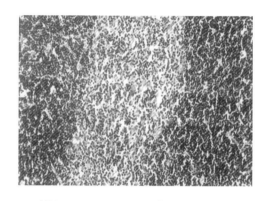

彩图 42（图 7 – 38）　给药 6 个月承载丸
低剂量组胸腺

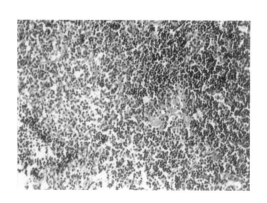

彩图 43（图 7 – 39）　给药 6 个月承载丸
高剂量组胸腺

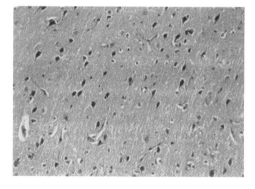

彩图 44（图 7 – 40）　给药 6 个月
对照组脑

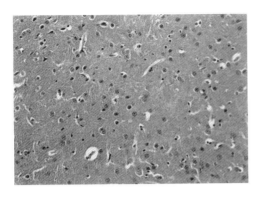

彩图 45（图 7 -41） 给药 6 个月承载丸
低剂量组脑

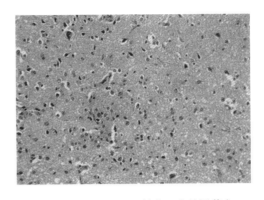

彩图 46（图 7 -42） 给药 6 个月承载丸
高剂量组脑

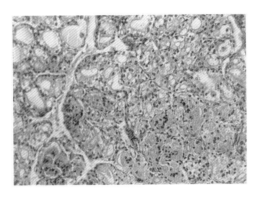

彩图 47（图 7 -43） 给药 6 个月
对照组甲状腺

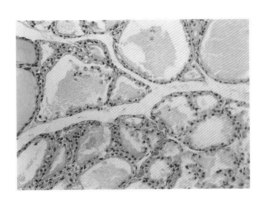

彩图 48（图 7 -44） 给药 6 个月承载丸
低剂量组甲状腺

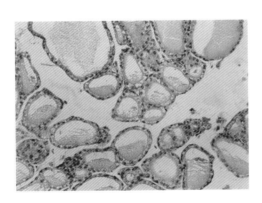

彩图 49（图 7 -45） 给药 6 个月承载丸
高剂量组甲状腺

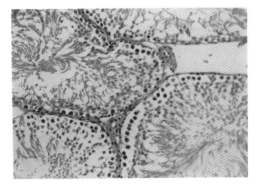

彩图 50（图 7 -46） 给药 6 个月
对照组睾丸

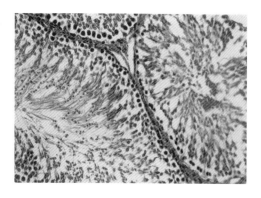

彩图 51（图 7-47）　给药 6 个月承载丸
低剂量组睾丸

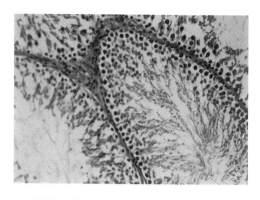

彩图 52（图 7-48）　给药 6 个月承载丸
高剂量组睾丸

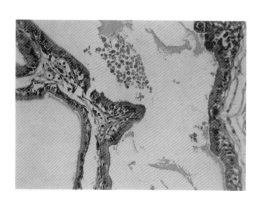

彩图 53（图 7-49）　给药 6 个月
对照组前列腺

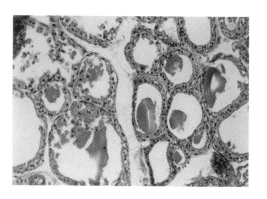

彩图 54（图 7-50）　给药 6 个月承载丸
低剂量组前列腺

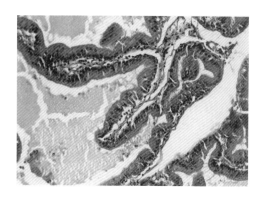

彩图 55（图 7-51）　给药 6 个月承载丸
高剂量组前列腺

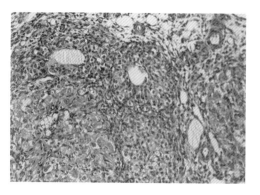

彩图 56（图 7-52）　给药 6 个月
对照组卵巢

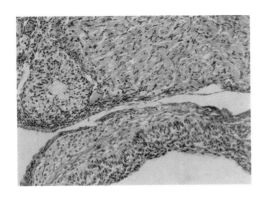

彩图 57（图 7 - 53） 给药 6 个月承载丸
低剂量组卵巢

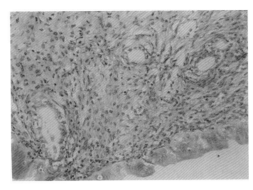

彩图 58（图 7 - 54） 给药 6 个月承载丸
高剂量组卵巢

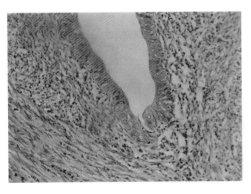

彩图 59（图 7 - 55） 给药 6 个月
对照组子宫

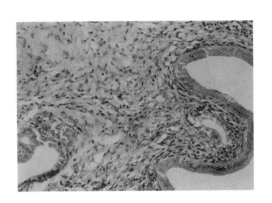

彩图 60（图 7 - 56） 给药 6 个月承载丸
低剂量组子宫

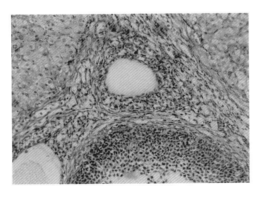

彩图 61（图 7 - 57） 给药 6 个月承载丸
高剂量组子宫

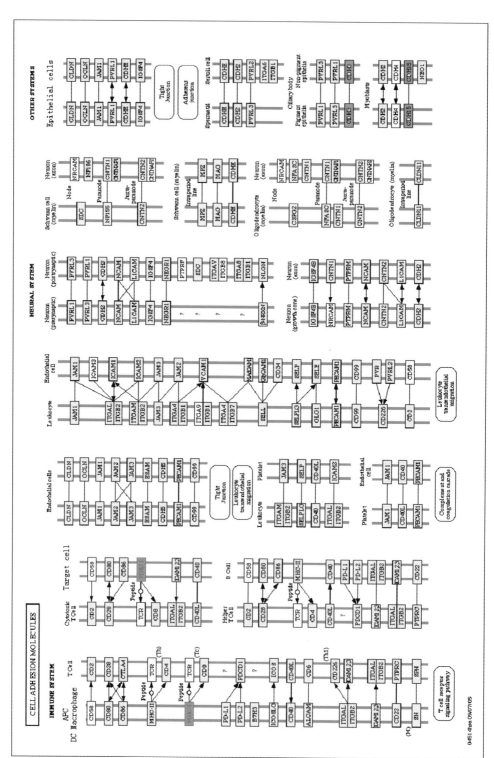

彩图62（图7-66） 巨噬细胞路径

· 12 ·

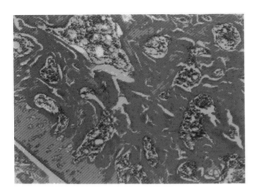

彩图63(图7-67) 对照组大鼠股骨骨小梁
均匀,骨细胞生长旺盛(×100)

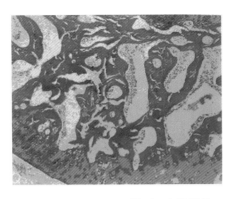

彩图64(图7-68) 模型组大鼠股骨
骨小梁稀疏、变细,面积减少(×100)

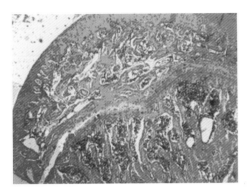

彩图65(图7-69) 对照组大鼠股骨个别
骨细胞出现空骨细胞陷窝(×100)

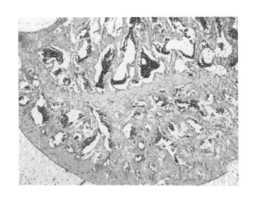

彩图66(图7-70) 模型组大鼠股骨空骨
细胞陷窝数量增多,比例增高(×100)

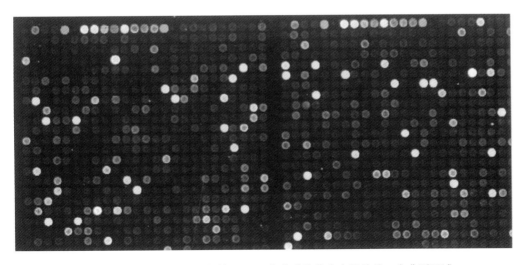

彩图67(图7-71) 大鼠全基因27K表达谱芯片杂交图片的一个典型区域

彩图68（图7-72） 脂肪代谢通路

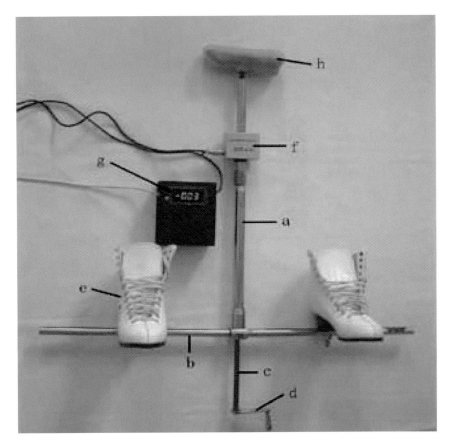

彩图 69(图 9 - 33) 骨盆平衡调整器